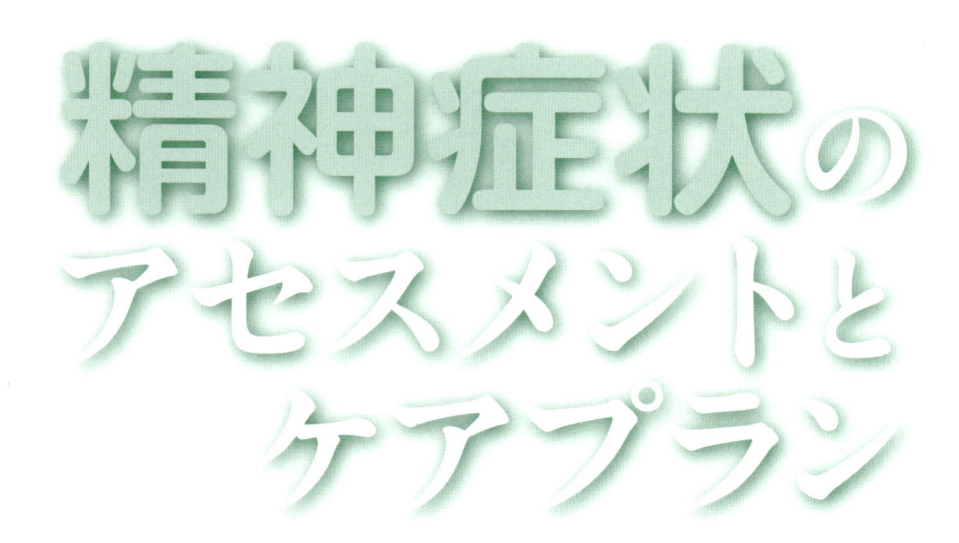

精神症状の
アセスメントと
ケアプラン

32の症状とエビデンス集

編著 川野雅資

メヂカルフレンド社

● 編 集

川野　雅資　元奈良学園大学保健医療学部

● 執筆者（執筆順）

川野　雅資	元奈良学園大学保健医療学部	
横井　志保	静岡赤十字病院看護部	
杉原　正美	さわ病院看護部	
佐々木章倫	吉祥寺病院看護部	
髙橋　寛光	都立松沢病院看護部	
山本　祐子	駒木野病院看護部	
島崎みゆき	国立精神・神経医療研究センター病院看護部	
児野　愛未	前国立精神・神経医療研究センター病院看護部	
大柄　昭子	国立精神・神経医療研究センター病院看護部	
樋田　香織	国立病院機構久里浜医療センター看護部	
熊地　美枝	岩手医科大学看護学部	
佐々木　愛	吉祥寺病院看護部	
齋藤香奈恵	旭山病院看護部	
北野　進	都立松沢病院看護部	
大嶺　靖子	国立国際医療研究センター国府台病院看護部	
畑　由美子	国立病院機構下総精神医療センター看護部	
緑川　綾	東邦大学看護学部	
篠木　由美	精神医学研究所附属東京武蔵野病院看護部	
煤賀　隆宏	札幌医科大学附属病院看護部	
塩月　玲奈	横浜市立大学医学部看護学科	
荒川　好美	国立病院機構小諸高原病院看護部	
新澤　安江	国立病院機構肥前精神医療センター看護部	
竹花　令子	国立病院機構小諸高原病院看護部	
柳田　崇姉	紫雲会横浜病院	
石川　博康	都立松沢病院看護部	
西田多美子	国立病院機構久里浜医療センター看護部	
馬場華奈己	大阪公立大学医学部附属病院	
岩切真砂子	慈圭病院看護部	
高木　明子	東京慈恵医科大学附属病院看護部	
安田　妙子	東京女子医科大学病院看護部	
片山　典子	湘南医療大学保健医療学部	
柘植　三昌	国立病院機構東尾張病院看護部	
佐藤　雅美	精神医学研究所附属東京武蔵野病院看護部	
一ノ山隆司	金城大学看護学部	
安永　薫梨	福岡県立大学看護学部	
松枝美智子	星槎大学大学院	
鈴木　啓子	名桜大学人間健康学部	
吉野　淳一	日本医療大学保健医療学部	
曽谷　貴子	川崎医療短期大学	
揚野裕紀子	山陽学園大学大学院看護学研究科	
宮野　香里	福岡県立大学看護学部	
伊礼　優	名桜大学人間健康学部	
浅井　初	第一薬科大学看護学部	
平上久美子	名桜大学人間健康学部	
坂田志保路	福岡県立大学看護学部	

序　文

　精神疾患あるいはこころの病気はわかりにくいといわれている．その理由は，「数値で現れないし検査しても明確にわからない」ことに起因する．現在，医療機器の進歩と大脳生理学の研究が進み脳血流量などで測定することが試みられているが，未解明なことも多く，数値として測定しにくい．精神疾患は五大疾患の一つであるのに，客観的なデータが示せないのは不思議なものである．精神が病むあるいは精神的に不健康な状態にある患者の精神活動やこころの状態は，見えにくく測定しにくいが，ある面ではとてもわかりやすいともいえる．それは疾患の症状が，患者の外観や表情，動作，会話，選択，そして何となく感じるものとして，日常生活のあらゆる場に立ち現れるからである．

　患者はこの外に現れる精神症状に苦しみ，社会生活で困難を感じ，家族はどうしたらよいかわからず疲労が積み重なっていく．患者は，精神医学的な診断がついてもつかなくても，その症状で苦しんでいる．たとえば，統合失調症という診断は，完全にスティグマが取り払われているわけではないものの，半世紀前とは事情は大いに異なる．診断がついた（疾患名が宣告された）ことへの苦しみがあるとしても，患者が苦しんでいることの大部分はその患者が体験している症状である．つまり，被害関係妄想のように症状そのものが苦しいうえ，被害関係妄想によって日常生活や社会生活が制限されることが苦しいのである．家族は，被害関係妄想の内容を言葉で訴えられ手助けを求められても，実在しない対象に何か具体的な対策を講じることはできない．患者と家族は，精神症状そのものによって苦しみ，そして精神症状に付随したり精神症状の引き金になったりした日常生活や社会生活，あるいは身体機能障害の変調によって脅やかされている．

　こうした様々な症状は楔のように絡み合い，結びついている．多くの場合は，精神症状そのものが優位であるものの，必ずしもそうとは言い切れず，付随していると思っていることが実は精神症状の発端になっている場合も少なくない．また，症状は固定していないため，症状の日内変動，周期的変動，週間変動，季節変動，対人関係による変動，出来事による変動に注目しなくてはならない．そして，症状の出現には，ある期間持続する持続症状，短期間だけ現れている孤立症状，短期間に同時多発する同時多発症状，ある症状から次の症状へと移っていく遷移症状（移行症状），そして規則性がなく散らばる散発症状群がある［中井久夫（1997）．分裂病の多次元診断の治療過程．臨床精神病理，18（2），125-139］．

このように，精神症状は複雑に関連しているものの，患者は絶えず症状に苦しめられ続けているわけではない．症状から解放された時期に合わせて患者の健康的な力を支持し，行動化を促進する視点と介入技術をもつことが重要である．

　看護師が活用する技術には，①観察，②治療・ケア・予防，③教育（SST，心理教育，服薬指導），④依頼（多職種専門家への依頼と協働），⑤支持（もっている力，よい点を支える），⑥体験の共有（行動を共にする．たとえばレクリエーション，ゲーム，外出など），という6つがある．

　看護師は，精神障害者あるいはこころが不健康な状態にある患者とその家族に対し，症状の出現が一定ではないという視点をもち，看護独自のケア技術を開発・駆使していく．そこには，看護師が個人で行う技術，多職種の専門家と協働して行う集団的な技術，地域の資源と協働する連携の技術が必要になる．

　具体的には，看護技術としてのコミュニケーション技術が基本になる．このコミュニケーション技術を用いるときに，看護師の技能が伴わなくてはいけない．それらは①共感，②受容，③信頼，④自己提供，⑤自己開示，⑥相互性，⑦ケアリングである．さらに，看護師には，かかわっている自分自身について振り返る力，すなわち自己理解が必要になる．患者との間で生じうる転移–逆転移に気づき，感情を調整していく力が重要になる．この技術と技能とが合わさって患者–看護師関係が発展していく．

　本書は，様々な精神症状を取り上げ（時代のニードを反映して，性別違和についても記載した），その特徴を解説し，アセスメントのコツやエビデンスに基づいたケアプランを提供するものであり，執筆は現在臨床で活躍している実践者に多く参加してもらい，実践している臨床でのエビデンスを紹介した．32の精神症状，心理社会的反応，そして，精神障害者が被りやすい身体反応を網羅している．また，資料編としてそれぞれの症状のエビデンスも紹介した．

　本書は，看護学生，精神科を含むすべての臨床看護師，保健師，教員を対象として企画・編集した．看護学生には，特に臨地実習で示唆を得るものになると思う．多くの人に活用していただき，ご指導とご鞭撻をいただければ幸せである．

　最後になったが，本書の企画から刊行まで辛抱強く導いていただいたメヂカルフレンド社編集部の佐々木満氏に謝辞を述べたい．

2012年10月

編者　川野雅資

目次

序論 精神症状の特徴と看護の視点
／川野雅資　1

1. 幻　覚／川野雅資　6
2. 妄　想／横井志保　14
3. 興　奮／杉原正美　23
4. 暴　力／佐々木章倫　32
5. 希死念慮・自殺企図／髙橋寛光　40
6. 多弁・多動／山本祐子　52
7. う　つ／川野雅資　58
8. 操　作／島崎みゆき・児野愛未・大柄昭子　67
9. 否　認（依存）／樋田香織　76
10. 否　認（犯罪・罪）／熊地美枝　87
11. 怒　り／熊地美枝　95
12. 不　潔／佐々木愛　104
13. 易刺激性／齋藤香奈恵　112
14. 自　傷／北野進　122
15. 集団不適応（児童・思春期）／大嶺靖子・畑由美子　132
16. 認知障害／緑川綾　139
17. 睡眠障害／篠木由美　149
18. 身体化／川野雅資　165
19. 性別違和／煤賀隆宏　172
20. 強　迫（思考・行動）／塩月玲奈　186
21. 施設症／荒川好美・新澤安江・竹花令子　196
22. 自閉・ひきこもり／柳田崇姉　203
23. 無　為／石川博康　213
24. せん妄／西田多美子　220
25. 不　安／馬場華奈己　229
26. パニック／岩切真砂子　237
27. 恐　怖／齋藤香奈恵　245
28. 悲　嘆／高木明子　253
29. 喪失感／安田妙子　261
30. 便　秘／片山典子　268
31. 水中毒／柘植三昌　278
32. その他の身体的副作用症状／佐藤雅美　287

資料編　エビデンス集　299

1. 幻　覚／一ノ山隆司　300
2. 妄　想／安永薫梨・松枝美智子　302
3. 興　奮／鈴木啓子　304
4. 暴　力／吉野淳一　306
5. 希死念慮・自殺企図／曽谷貴子・揚野裕紀子　308
6. 多弁・多動／松枝美智子・宮野香里　310
7. う　つ／伊礼優　312
8. 操　作／吉野淳一　314
9. 否　認（依存）／一ノ山隆司　316
10. 否　認（犯罪・罪）／一ノ山隆司　318
11. 怒　り／鈴木啓子　320
12. 不　潔／伊礼優　322
13. 易刺激性／吉野淳一　324
14. 自　傷／一ノ山隆司　326
15. 集団不適応（児童・思春期）／一ノ山隆司　328
16. 認知障害／一ノ山隆司　330
17. 睡眠障害／浅井初・松枝美智子　332
18. 身体化／吉野淳一　334
19. 性別違和／吉野淳一　336
20. 強　迫（思考・行動）／曽谷貴子・揚野裕紀子　338
21. 施設症／曽谷貴子・揚野裕紀子　340
22. 自閉・ひきこもり／平上久美子　342
23. 無　為／吉野淳一　344
24. せん妄／松枝美智子・坂田志保路　346
25. 不　安／安永薫梨・松枝美智子　348
26. パニック／松枝美智子・浅井初　350
27. 恐　怖／鈴木啓子　352
28. 悲　嘆／曽谷貴子・揚野裕紀子　354
29. 喪失感／曽谷貴子・揚野裕紀子　356
30. 便　秘／一ノ山隆司　358
31. 水中毒／坂田志保路・松枝美智子　360
32. その他の身体的副作用症状／吉野淳一　362

索　引　365

序論 精神症状の特徴と看護の視点

1 精神症状をもつ患者の理解を妨げる要因

　看護師にとって，精神症状をもつ患者が体験している世界を理解するのはなかなか困難な道のりである．その理由には様々なものがあるだろう．ここで思いつくままにいくつか考えてみることにする．

1. 患者の個別性の問題

　患者を理解するのに，医学的診断が一つの助けになることは事実である．しかしながら，医学的診断は枠組みが総括的で，たとえば統合失調症と病名がつけられた患者と，目の前にいる患者との間に隔たりを感じることがある．病名では，患者各々の個別性を表しきれないのである．個々の患者の状態をより近い概念で表現するには，患者の精神症状あるいは状態像が鍵になる．

　精神症状は，単独よりもいくつかの症状が複合的に重なり合って現れることが多いため，理解しにくく状態をとらえにくい．一人の患者が同時に複数の症状や，時には相反する症状を体験していることがある．たとえば，幻覚と妄想は重複して現れることが多く，過食と拒食，多幸気分と希死念慮はしばしば共存する．

　さらに，患者が呈する精神症状は個別的で一般論が活用しにくいことがある．一口に妄想といっても，その患者が体験している妄想はその人がおかれている人間関係，家族関係，社会経済的背景と密接に関連しており，その人の生活とかかわり合いが深いため，きわめて個別的な問題や状態として出現する．

　こうした個別的な背景のうえ，前述のように複数の症状が重なり合っているため，看護師が大きな枠組みで患者の問題や状態をとらえようとすると，焦点化できないことがある．

2. ケアの有効性を判断しにくい

　精神疾患の場合，医療および看護が実施したケアの結果が見えにくいので，ケアの有効性の判断がしにくいということも患者を理解することを困難にしている．患者の問題や状態を漠然ととらえているだけで，詳細で焦点化した理解をもっていないと，ケアの有効性の判断は至難のことになる．

3. 教育の機会と内容の検討が不十分

　2012年度には看護系大学が203大学（208課程）となり，教員の不足が大きな課題となっている．特に，精神科の臨床経験が乏しい教員が，大学院を修了したということで教職に就いている現状がある．また，研究業績の評価を重視し臨床から遠ざかる教員も多く，ほとんどの大学教授は臨床から離れて数十年が経過している．教員の実践力の低下は教育の質の低下につながっている．日本の看護教員は，臨床と教育，研究，管理を分けることが求められ，教員として正当な評価がなされてこなかった．このような状態は，看護短期大学，看護専門学校にも影響し，精神看護の教員を確保することが難しい実情を生み出しており，早急な対策が求められる．

　また，実習施設の不足も否めない．臨地実習に適する病院は限られており，複数の学校から学生が殺到するため，実習施設の負担が荷重になり，さらに特定の患者が何回も受け持ち患者になるという患者への負担が生じる．きめ細やかな実習を望んでも，実習指導者の教育・育成が不十分で，臨床は常に人材不足である．

　教材においても，精神看護に関する書籍や雑誌は数多く発行され，視聴覚教材も作成されているがまだ不十分で，開発の余地がある．特に，熟練した臨床看護師の経験，知識，技術を初学者に伝達できる教材が不足している．

　以上の状況を踏まえて，精神症状をもつ患者の看護を実践する看護師には以下の4つの能力が必要だと考えている．①患者の状態を判断する能力，②多くの看護行為のなかからその患者に適した看護行為を選び取り実践する能力，③自分が実践した看護を評価する能力，そして④看護師として向上する能力である．この4つの能力を教育できる教育者，実習環境そして教材が必要である．

2 精神科看護師に求められる能力

1. 患者の状態を判断する能力

　看護師は，患者の示す症状や状態像を，患者理解の糸口にする必要がある．看護師は，精神症状をもつ患者に現れる行動上，対人関係上，生活上，そして身体上の現象について，いつも直接働きかけるわけではない．看護師は，症状を呈している患者が，生活者としてどのような影響を受けているのかを冷静に分析し，障害を受けている生活を整えるよう援助する．専門的で適切な援助を行うには，患者の生活に影響している患者の症状を正確に理解・評価しなければならない．

　また，患者の症状は変化しているということを肝に銘じ，患者が急性期のときなども焦らず症状の変化を観察し，的確に判断する．これは慢性期や回復期も同様である．時に，看護師が焦るあまり，患者の症状はもう軽減している，もっと高いレベルのことができるはずだと思い，患者に対して苛立ちを感じることがある．看護師は，

患者の症状の変化とともに看護を展開していく，いわば症状の変化の伴走者でなくてはならない．そのためには，その症状が始まったとき，次第に程度が強くなっていくとき，極期，少しその状態から離れ始めるとき，ほとんど離れたとき，というような経過のなかに患者がいることを理解する必要がある．そのうえで，今の症状がこれからどういう状態になっていくのか，今後の見通しを立てる．

看護師には，刻々と変化する患者の症状を観察する能力が必要である．患者の症状は，患者の言語的また非言語的メッセージとして表出される．特に，非言語的メッセージを敏感に察知する力が症状観察の基本である．

2．看護行為を選び取り実践する能力

看護学は実践の科学である．患者を知り，その患者に必要な看護ケアを実施することが大前提である．たとえば，患者が不安を体験しているときに，不安に関する一般的な対応策だけでは不十分である．もちろん，ある種の一般的ケアは功を奏するのだが，個々の患者が体験している不安は，それぞれに個別的なため，その個別性を理解した対応策を見出すには，その個人を包括的に理解することと理論的に不安を理解することが肝要になる．

臨床で出会う患者は，ある病名としてくくられた人ではなく，ある症状を体験している個人である．看護師は，患者の症状を理解して援助の方策を選び取っていくわけだが，そのプロセスを明確にすることが実践能力を高めていくことになる．すなわち，自分のケアの根拠を明らかにするプロセスをたどり，そのプロセスを，ケアを受ける患者および家族，看護師同士，また他職種の専門家と共有する．互いに，なぜこのようなケアを実施したのかを理解し合うことで，看護師の実践能力が根拠に基づいたものとなり，他者との合意のうえで実施することで，より洗練されたものになる．クリティカルパスは，この考えに基づいて発展している．

精神症状を体験している本人は，自分の症状を客観的に判断できない．たとえば，妄想状態にある患者にとって妄想は現実であるため，自分が体験している妄想をわかってほしいと願う．看護師からすれば，患者の妄想は実際にはありえないことだから，「そんなことはない」と否定したくなるが，このような対応は患者の不信感を助長する以外の何物でもない．

精神症状をもつ患者に対応するには，その体験世界を理解して科学的根拠に基づいた看護を実践していく必要がある．そのためには，対人関係を発展させる能力が大切である．ペプロー（Peplau HE），トラベルビー（Travelbee J），オーランド（Orlando IJ），外口玉子らの対人関係論（治療関係，患者−看護師関係，援助関係）について理解を深めることが前提になる．この対人関係を発展させる看護師の能力には，①共感，②受容，③自己理解，④相互性，⑤自己開示，⑥信頼，⑦ケアリング，⑧転移・逆転移がある．看護師は，これら8つの技能を教育・訓練をとおして身につける．そして，そのもとになるコミュニケーション技術を体得していく．それらの力が備わって初めて精神科看護師としての看護技術が身につく．

精神科看護師が患者・家族に提供するケアの方向性は，以下の6つがある．①観察，②ケア・治療・予防，③教育，④依頼，⑤支持，⑥一緒に遊ぶ・体験あるいは空間を共有する．これらのケアを具体化したものが，日常生活の援助（食事，清潔，排泄など），集団療法（社会生活技能訓練，心理教育，レクリエーション，家族会），訪問，電話相談，看護カウンセリング（相談），薬物療法の管理，症状マネジメント，包括的暴力防止プログラム（CVPPP），早期介入，疾病，予防，連携，市民教育などである．

3．自分が実践した看護を評価する能力

　現在の診療報酬制度の基本は出来高払い方式である．つまり，何日入院していても病院の収入が減ることはなく，むしろ入院が長いほど病院の経営は安定する．このことだけが理由ではないが，日本の精神科病院の平均在院日数は301日（2010年）とあまりにも長期化している．厚生労働省では，この出来高払いから，この病気であればこれだけの費用は保険でみようという定額払い制度への切り替えを一部導入している．

　米国では，1980年代にこの定額払いシステム（診断群別分類：DRG）を制度化させた．そして，いま米国の保険で，統合失調症の急性期の患者に支払われる治療期間は5日間だけである．そうなると，何日でどれだけの治療効果を上げるか，ということに躍起にならざるをえない．

　厚生労働省は，定額払い制度ではないが，精神科の入院患者の入院期間を短くする方針を打ち出した．国内の精神疾患による入院患者は約33万人（2008年）で，約22万人が1年以上の入院，そのうち7万人が10年以上である．退院困難な「重度かつ慢性の患者」を特定し，その患者以外は退院を，という方針を明らかにした．

　患者が退院できるには，看護師は提供したケアを評価する必要がある．いつまでにはどういう状態になるのかという短期目標（あるいは期待される結果，成果）を設定し，その目標が達成されることで実施した看護が有効だと評価できる．一方，看護師の不十分な判断，妥当でないケアの提供，評価方法の不備，あるいは患者の症状や状態像の変化や影響によってその目標に達しないとしたら，実施している看護が有効ではなかったことになる．このような評価を繰り返すことで，妥当な目標の設定やケアの組み立てが現実的なものになる．

　評価のためには，患者の症状の変化を観察する能力が必要で，どのような医療・看護の結果なのかを理解していなくてはならない．薬物療法，集団療法，日常的なケア，患者の話を聞くこと，患者と家族への情報提供などの効果の評価を，他職種の専門家，患者・家族と共に確かめ，症状の変化を推論し，評価する．ケアの有効性を評価するのに，ケアを受けた患者の満足度で判断することが重要である．患者と家族が実施した看護をどう感じていたのかを知ることは，真の評価になる．米国（ハワイ州）では，患者と家族の満足度に応じて，保険会社が支払う料金が異なる．患者と家族の満足度を高めるケアとしては「強制しないケア」が重要であることがわかった．そしてエビデンスに基づいてこのようなケア技法を開発している．

表1 ■ 精神科看護の最近10年間の変化と今後

- 2012年6月，厚生労働省は精神科への入院を原則1年とする方針を決めた．そして入院治療が必要ない患者は地域で暮らせるように支援することとした
- 医療観察法による治療・看護が始まり，これからの精神科医療では，医療観察法病棟で行われていることが一つのモデルになっていく
- 多くの病院・病棟で，チームナーシングやプライマリナーシングが取り入れられている
- 患者の人権を尊重することが叫ばれ，インフォームドコンセントも一般化している
- 経験的な看護をより科学的に展開する看護過程やPOS方式を導入し，看護記録をSOAPで記述したり，フォーカスチャーティングの記録にしたりという工夫がされている．情報が電子化されることで多職種専門家の情報共有がスムースになってきた
- 看護理論は，対人関係論に加えてオレム（Orem DE）のセルフケア理論が精神科では有効だとされている
- ソーシャルサポートの重要性が検証され，SSTが慢性期の精神症状をもつ患者に有効とされている．SSTは看護師2人で実践でき，かつ診療報酬が得られるという利点があり，多くの病院で実践しているが，実はSSTにはもっと魅力的な利点がある．それは，看護師が患者のよい点を認め支持することである．看護はこれまで患者の問題に焦点を当てすぎてきた．SSTの導入によって，看護師は患者の問題だけではなく，患者のよい点にも焦点を当てることにより，よい点も問題ももっている患者というとらえ方が可能になる
- 対象は，従来の成人期に加えて，児童・思春期，高齢者が増えると思われる
- 統合失調症，気分障害，物質依存，認知症，発達障害など，精神症状を有する対象者の多様化と増加が予測される
- 入院での看護の人員配置が増える一方，地域医療はアウトリーチ（訪問）が主体になる
- 精神科の病院・病床が削減され，地域での看護に拡大していく．これからの精神科看護は，以下の3つに集約される
  ①入院が1年以内の急性期から回復期の看護
  ②長期入院患者の退院調整・退院支援そして地域連携の看護
  ③教育と早期発見・早期介入の予防的看護

表2 ■ これからの看護師に求められる能力

- 発展する様々な精神医療のシステムを活用する能力
- 地域にある資源を活用し調整する能力
- 早期に退院を促すことがいいのかという倫理的ジレンマを生じることがあるため，その葛藤を処理する精神力，倫理観
- 社会への説明の義務・責任（アカウンタビリティ）が求められるようになるので，正確な現状把握，データに基づいて実施している看護の内容を表現する能力
- 個と集団に対して多職種専門家・医療以外の専門家との協働・連携する力
- 一般住民，地域社会に向けた予防，早期発見のための情報を発信する力

4. 看護師として向上する能力

　看護を取り巻く状況は日々変化しており，看護師は，常に自分の看護実践能力を向上させていかなければならない．精神科看護の領域においても，この10年の間の変化は目覚ましいものがある（表1）．

　このような時代に対応していくには，常に敏感に情報のアンテナを張り巡らせ，看護師として向上をし続けなければならない（表2）．

1　幻　覚

1　幻覚とは

　錯覚は実在する対象を別のものと間違って知覚することで，幻覚（hallucination）は，実際にはないのにあるように感じることである．このように，幻覚は感覚や知覚に変調が生じている状態で，人間の五感にかかわっている．幻覚には様々な分類があるが，本項では，感覚の種類により，幻聴，幻視，幻嗅，幻味，幻触そして体感幻覚に分けて解説する．

1．幻　聴

　統合失調症では幻聴（auditory hallucination）が最も多くみられ，声や物音，音楽として体験する．
　声（幻声）は，自分が知っている人，知らない人，芸能人などの場合があり，1つの単語，あるいはフレーズで聞こえてくる．また，1人の声と複数の声の場合があり，複数の場合は多くが言い争っている．さらに，「親を殺せ，そうすればお前には何もしない」「飛び下りろ」と声が命令する場合がある．声は，患者自身のことを「あなた」と呼ぶ場合（二人称幻覚），また「彼」「彼女」と呼ぶ場合（三人称幻覚）がある．また，考えていることが声になって聞こえる（考想化声 audible thoughts）ことがあり，自分が考えていることが家族の声になって聞こえる場合がある．患者の行動に批判的な意見を述べる声の場合，患者はイライラしたり思うように行動ができなくなったりする．

2．幻　視

　幻視（visual hallucination）は，器質性精神障害，精神作用物質による中毒症，症状性精神障害において現れることが多く，統合失調症においてはさほどみられない．統合失調症では，他の幻覚がないのに幻視だけが現れることはない．テレビに映し出されるような場面幻視，小動物幻視，小人幻視がある．
　統合失調症では，考えていることが映画の字幕やテロップのように幻視として現れる考想化視（visible thoughts）がある．さらに，具体的な人が見えることがあれば，オーラ（霊気）が見える，というように漠然としていることがある．また，特定の色が見えることがある．せん妄では，幻視よりも錯視（optical illusion, parablepsia）が

多い．高齢者では，断片的な事物がはっきり現れるシャルル・ボネ症候群という特殊な幻視がある．

3. 幻　嗅

　幻嗅（olfactory hallucination）とは，においを感じるもののそのにおいは以前感じていたにおいとは異なっており，たとえば，炊き立てのご飯が便のにおいがするというように，多くの場合不快なにおいを感じる．

　自己臭恐怖（fear of emitting body odor）は思春期や青年期に多く，自分の身体のにおい（体臭，口臭，尿臭，腋臭，ガス）が他者を不快にしているのではないかと感じる．頻繁に清潔にし，強迫的になったり，人を避けて引きこもることがある．

4. 幻　味

　幻味（gustatory hallucination）も幻嗅に似て，以前と異なる不快な味がする．被毒妄想（飲食物に毒を入れられたと思い込む被害妄想．統合失調症にみられる）と結びつくことがある．

5. 幻　触

　幻触（haptic hallucination, tactile hallucination）は，口の中に糸や髪の毛があると感じる，電気が走る，皮膚を虫が這うように感じるなど，体の比較的表面で感じる違和感や蟻走感である．

6. 体感幻覚

　体感幻覚（cenesthesic hallucination）は，体の深部や臓器に違和感を感じるもので，たとえば，腸がドロドロと体から出てしまう，脳を手でぐじゃぐじゃにされている，陰部を触られている，という感覚が長く続く状態である．

　感覚・知覚の異常としては，上記のほかに，躁病にみられる時間の経過を遅く感じる時間緩慢現象，うつ病にみられる時間迅速現象，初めての場所をすでに見た場所と感じるデジャヴュ（既視感）や見慣れているはずの場所を初めて見ると感じるジャメヴュ（未視感）がある．

　また，特殊な起こり方による幻覚の分類として，入眠時に現れる入眠幻覚（hypnagogic hallucination），切断した四肢があると感じる幻（影）肢（phantom limb）などがある．

　さらに，感覚刺激の感じが低下する感覚鈍麻，感覚器官の刺激を非常に強く感じる感覚過敏，実際よりも大きく見える大視症（macropsia），小さく見える小視症

(micropsia)，別の形に見える変視症（metamorphopsia）がある．

2 幻覚の出現する背景

　幻覚が出現する背景には，生物学的要因として，脳内の電気的または神経活動による情報伝達の混乱，情報過多によることが考えられる．視覚情報は目から視床へ，そして扁桃体，海馬，さらに前頭葉へと流れるが，扁桃体など視床下部の下に結びついている組織から視覚・聴覚情報が逆に入力されると，その情報が視床で映像として再現されて前頭葉に伝わり，様々な幻覚が現れる．このように，脳の中の各組織が複雑にかかわり合うことで様々な幻覚を生み出している．また，幻覚の発現には，脳内の神経伝達物質であるドパミンが関与していると考えられている．

　心理社会的要因としては，過度なストレスが加わっていると，その出来事が頭から離れず声になって聞こえてくる．特に，そのことを誰にも相談できないでいると自分のなかでその体験が増大していく．すなわち，不安や恐れ，ストレスなどが原因で扁桃体からの言語情報や視覚情報が視床に伝わり，それが現実の言葉や視覚として前頭葉に伝わり，現実的なものとして脳がとらえる．幻覚の回復には，薬物療法だけではなく，ストレスの軽減や意識の転換などが有効なので，心理社会的要因が治療継続の可否に影響を及ぼすといえる．

　幻覚が現れる疾患としては，すべての精神疾患が考えられる．そのなかでも統合失調症が最も多く，71％に幻聴が現れるといわれている[1]．アルコール幻覚症や覚醒剤精神病では，自分を責め，攻撃するような幻声を認める．気分障害，器質性精神障害，物質依存でも幻覚が現れる．アルコール離脱症状（禁断症状）や幻覚剤で生じる幻覚は，主として幻視である．

　精神疾患以外では，脳血管性認知症など脳の損傷や疾患による場合は，脳の病変や外傷が脳の機能を変更して幻覚を生じさせることがある．また，ある種のてんかんでは幻嗅や幻味を体験する．意識障害を伴う身体疾患（ウイルス性脳炎，脳腫瘍）やせん妄状態でも，幻覚は生じる．

3 ケアのポイント

1．看護方針

1）ケアを行ううえでの留意点

　幻覚は個人的・個別的であり，内容や現れ方など非常に多様である．看護師は，患者の訴えだけでなく，患者の様子（壁を見つめている，独語が続いているなど）や行動（イヤホンで聴いている音楽のボリュームが異様に大きく外に漏れているのは，実は幻聴が聞こえないようにしているなど），そして本人の幻聴に関する表現，また幻覚（特に命令的な幻聴）に行動が左右されていないかを観察することで患者の状態を

判断する．

2）ケアの流れ

（1）急性期

　急性期は幻覚の影響が大きく，患者自身と他者に危険が及ぶ状態である．たとえば，「ガスのホースをくわえろ」「飛び下りろ」「首を絞めろ」「刃物で殺害せよ」と命令されたという幻覚などは，最も危険性が高い状態である．また，幻覚の程度がそれほど強くなくても，幻覚のために日常生活が行えなくなる状態が急性期である．たとえば，「風呂に入れ」と命令する幻聴によって，入浴時ではないのに脱衣するなど，幻覚の出現で自分が本来行いたい行動ができない状態である．

　このように，急性期では，患者は幻覚によって生命の危険や日常生活の大部分に支障が生じており，薬物療法を主とした集中的な治療が必要である．自傷他害の可能性があるときには，隔離室や拘束など，行動制限が必要な場合がある．

　治療の結果，多少は幻覚のない状態がみられることがある．この場合は，薬物療法に加えて患者の幻覚を軽減するケアが重要になる．患者は，幻覚の影響によってセルフケアが行えず，恐怖や不快感を生じさせる幻覚を振り払おうとして周りの人や社会活動から離れたり，社会的に受け入れられない行動をとるなど，日常生活が送れない状態にある．患者は幻覚への対処行動をもっている場合もあるが，時には効果的ではない行動をとることがある．看護師は患者の不足しているセルフケアを援助し，社会的に認められない行動（脱衣行為など）に対してプライバシーを守るよう配慮する．また，患者のできる範囲で一緒に効果的な対処方法を見出していく．

（2）回復期

　幻覚の程度が弱くなり，症状の出現頻度が少なくなっていることを自覚できる時期である．多少の幻覚が残っていても，日常生活がさほど影響されずに過ごせるようになり，対処行動を習得している．この時期は，患者がもっている対処行動を，外出や外泊といった刺激が多い場面でも活用できるように支援し，社会復帰の準備をしていく．

（3）慢性期

　幻覚の頻度がさらに少なくなり，程度も弱くなっているが，時に頻繁に現れ強くなることがあり，日常生活が著しく影響されることが1年以上続いている時期である．

　患者は，対処方法を心得ており，症状が出現したときには自分なりの対処方法でしのいでいる．この時期には，看護師は患者の対処行動が現れていないか患者の状態をよく観察する．幻覚の出現する原因として，服薬を継続していないことがあるので，患者の服薬行動を観察し，症状が強く現れたときは，患者がもっている対処行動を活用するとともに，臨時の薬物療法が必要かどうかを判断する．症状が安定しているときは，作業療法などリハビリテーションに取り組み，その際に幻覚が出現するかどうかを観察する．

　患者の状態が安定している時期が長くなれば，社会復帰について時間をかけて徐々に準備していく．大きな変化はストレスとなり，幻覚が出現するきっかけになるので，急がないことが肝要である．

3）家族支援

　患者の家族は，患者が幻覚に苦しんでいることを理解しがたいと感じている．家族は，幻覚の影響による患者の行動を困ったこととしてとらえており，患者自身に何とかしてもらいたいと望んでいる．

　家族は，自分の生命にまで危険が及ぶような事態は考えていないので，突然被害者になることがある．その結果，家族は患者に対して怒りや憎しみを感じ，患者を受け入れることができなくなってしまう．もう少し軽度な状態（たとえば，患者が隣の部屋から声が聞こえるので，壁に穴を空けて聞き耳を立てているなど）でも，患者の行動にあぜんとし，対処の仕方がわからないでいる．また，自己臭恐怖で学校に行けない思春期の子どもの親は，進学や受験のことが心配になり，何とか学校に行けるように消臭グッズを買ってきて登校を促すなど，不安な毎日を送っている．

　多くの家族は幻覚を理解できないで困惑している．家族に対しては家族の心配ごとを聴くカウンセリングと，状態を理解できるように導く心理教育が有効である．

2. アセスメントとケアプラン

1）アセスメントの視点

　幻覚の内容や現れ方は非常に個別的なので，その患者が体験している幻覚について，初めは「ほかの人には聞こえないのに自分にだけ聞こえることはありますか」などと問いかける．幻覚の内容が特定できたら，次には「その声によって行動しようと考えていますか」と行動化について尋ねる．

　そして，患者が幻覚に自分がどれだけ巻き込まれているのかを理解しているかを判断する．「幻覚に影響されるときとされないときがあるのか」「どのようにすると幻覚が少なくなるのか」，特に「今，私と話しているときに幻聴は聞こえますか」というように，今，ここでの体験が幻覚に影響されているのかどうかを判断する．

　次に，幻覚が現れたときの対処法や，どのようにすると幻覚が現れないか，患者の理解度を判断する．対処法として，言葉で表現するか，行動で対処しているか，対処したことの効果はどうなのか，他の対処方法を探索する意思があるかどうかをアセスメントする．

　家族の幻覚に対する理解度と患者へのかかわり方をアセスメントし，家族への支援が必要かどうか，支援を望んでいるか，患者は家族にどうしてほしいと思っているか，そのことを家族がどう思っているかを判断する．

2）ケアプランと根拠

　ここでは，看護師が最も出会うことが多い幻聴の急性期からやや回復期に向かった時期のケアプランを提示する．幻聴のある患者と家族の問題点として，以下の3つがある．

#1　時々現れる強固な幻聴のため日常生活が送れない
#2　効果のない対処行動
#3　家族の理解不足

幻覚

問題点	短期目標	ケアプラン（OP：観察　TP：ケア　EP：教育）	根　拠
#1　時々現れる強固な幻聴のため日常生活が送れない	「幻聴に影響されない時間が増えた」と言う	[OP] ①幻聴に影響されてできなくなっている日常生活（行動が止まる，何もしない，ベッドで丸くなっているなど） ②幻聴に影響された行動化（脱衣，壁を叩く，大声をあげる，空笑など） ③幻聴から離れている時間が増えたかどうか ④患者が「幻聴に影響されない時間が増えた」と言うかどうか [TP] ①幻聴があるとき患者のそばにいる ②可能なかぎり周りの刺激を少なくする ③短い言葉で現実に基づいた会話をする（「昼食の時間です」など） ④患者にとっては幻聴があることは事実であると受け入れるが，私には聞こえないと事実を伝える ⑤「あなたにとっての声」または「あなたには聞こえる声」と表現する ⑥「声はいつか聞こえなくなる」と伝える ⑦幻聴があるときの患者の感情表現を促す ⑧「その気持ちはわかる」と感情に共感する ⑨「幻聴がとてもつらいですか」と問いかける ⑩患者が「つらい」と言ったら「臨時の薬を飲みますか」と問いかける ⑪OP③を観察したら「幻聴から離れている時間が増えましたね」と伝える ⑫「ご自分ではどう思いますか」と尋ねる [EP] ①「幻覚に影響されている時間が確実に少なくなってきているのは○○さんが努力しているからです」と伝える	・その患者の個別性に応じた幻覚の出現を観察する ・短期目標が評価できるように即応した観察を行う ・看護師がそばにいるという現実を察知することで，幻聴から離れられる可能性がある ・現実感を養うことが，幻聴から離れることに役立つ ・認知に働きかけることが重要である ・TP⑤は専門的な技術なので使用に際しては十分スーパービジョンを受けてから用いる ・幻聴を外在化させる ・急性期から回復期に移行する時期なので，薬物療法を効果的に用いることが回復を促進する ・変化に気づくことで患者の回復意欲が高まる ・患者の努力を認めることが回復への力になる．患者自身が幻聴が少なくなることの楽さを自覚する必要がある
#2　効果のない対処行動	「幻聴が聞こえてきた」と看護師に言える	[OP] ①幻聴の独特な対処行動（ベッドから出ない，ボーとしている，イヤホンで大きな音量で音楽を聴いている，人から	・個別性に応じた対処方法を観察することが重要である

問題点	短期目標	ケアプラン (OP:観察 TP:ケア EP:教育)	根　拠
		離れる，電気コードを抜く，壁に耳を当てている，特定の食事を食べないなど） ②「看護師に幻聴が聞こえてきた」と伝えられるか ③OP①，②の頻度が変化するか [TP] ①幻聴の対処行動について「自分なりの工夫なのですね」と伝える ②観察したことを言葉にして伝える ③「（そう感じていると）つらいのではないですか」と感情表現を促す ④「今は聞こえますか」と問う ⑤「今は聞こえない」と言ったら，「私と話しているときは聞こえないのですね」と伝える ⑥「はい」と言ったら，「では，幻聴が聞こえてきたら看護師に『幻聴が聞こえている』と伝えてみませんか．そうすれば私たちが今のように（幻聴が聞こえなくなるように）お話しします」と提案する ⑦「やってみます」と言ったら，「それをうかがってほっとしました」と看護師が感情表現をする ⑧「では，そうしてみましょう」と伝える ⑨OP③を観察したら，行動が変化していることを伝える ⑩どういうふうにしていると聞こえにくくなるか，患者の体験を表現するように促す [EP] ①TP⑥，⑩についてどちらが楽な方法かを患者と一緒に話し合う．「よくなってきているのは○○さんが努力しているからです」と伝える ②「自分に合った対処法を見つけることが大切」と伝える	・短期目標の評価を行うことができるように観察する ・患者の対処する力が高まっているかを判断し，その結果を治療的に活用する ・患者が一番理解してほしいことは，幻聴によって生じている感情である ・今ここでの体験を共有することが回復に結びついていく ・看護師が考える対処方法を提示して，患者が選択する ・患者と看護師が目標を共有することで，共に解決に向かうことができる ・患者は自分なりの対処方法をもっているので，その方法を尊重する ・看護師が提案して共有した対処方法と患者がこれまで行ってきた対処方法を比較検討して，一番患者に合った方法をできるように促進する
#3　家族の理解不足	家族が「患者の行動は幻聴のためだった」と	[OP] ①患者の幻聴に影響された行動に対して，家族が何と言うか ②幻聴について，家族はどう理解してい	・家族には様々な思いがあり，どのように幻聴を理解しているかを知ることが家族支援のもとに

問題点	短期目標	ケアプラン（OP:観察　TP:ケア　EP:教育）	根　拠
	表現する	るか ③「患者の行動は幻聴のためだった」と表現するか [TP] ①患者の幻聴があるときの行動について説明する ②家族はどう思っているか，考えていることを表現できるように問いかける ③たくさん話せるように会話を促進する ④家族がどう感じているか，感情表現を促す ⑤家族の気持ちを受け止める ⑥「心理教育が役に立ちます」と提案する ⑦「（心理教育に）参加する」と言ったら，日時と何をするのかを伝える ⑧参加後の感想を尋ねる ⑨家族の考えや気持ちに変化が生じたら，看護師に生じた感情を表現するように促す [EP] ①「患者の行動は幻覚に影響されている」と伝える ②心理教育の効果を家族と共に話し合う	なる ・短期目標を評価し，家族を支援していくために必要な観察項目である ・家族には様々な思いがあるので，家族が安心して思いを表出できる場を設定することが相互の関係発展に重要である．家族が考えを語ることで気持ちが楽になり，看護師の提案を受け入れることが可能になる ・家族にとって重要なプログラムなので，家族の気持ちを受け止め，そして提案が妥当だと感じたらTP⑥を行う．時期に応じて，実施する ・家族の気持ちを重要視する ・看護師と家族の間に人間的な結びつきが生まれることで相互の信頼感情が醸成される ・家族が患者を受け入れて，患者の行動は病気の症状によるものと理解できれば，患者は安心して家族の力を得ることができる

●文　献

1) 精神医学講座担当者会議監，山内俊雄・小島卓也・倉知正佳編（2004）．専門医をめざす人の精神医学，第2版．医学書院．p.371.

2 妄　想

1 妄想とは

1．妄想の定義

　妄想（delusion）とは，思考内容の障害の一つであり，「自己に結びついた不合理な内容をもつ，訂正不能で強固な個人的確信」[1]である．その内容が，他人にとっては明らかに受け入れがたく理解不能で通常の日常経験からかけ離れた「奇異なもの」である場合と，状況が違えば現実に実際に起こりそうな「奇異でないもの」である場合がある[2]．いずれの場合も，①通常の信念とは比較にならないくらい強く確信している，②理論的な説得では訂正できない（本人に病識がない），③内容が不合理である，④内容は本人に関係していることが特徴である．本人が妄想と現実との区別をつけることは難しく，観察している第三者により病的なものであると判断される[3]．
　たとえば，仕事や人間関係がうまくいかないときなどに，周囲の人に意地悪をされていると感じたり，仲間はずれにされているのではないかと不安になったりすることは，多かれ少なかれ誰もが体験することである．通常，そのような思いは一時的なものであり，友人と愚痴を言い合ったり，気晴らしをしたりしているうちに緩和され，修正されていくものである．妄想のある人の場合は，「意地悪をされている」「仲間はずれにされている」ことを事実として強く確信し，その確信を修正することができず周囲の人々への被害感情や疎外感をつのらせ，現実の仕事や人間関係に支障をきたしてしまう．

2．妄想の種類

1）発生機序による分類
　妄想は，その生じ方により，心理的に理解できない真正妄想（一次妄想，原発妄想）と，心理的な状況や環境などから理解・了解可能な妄想様観念（二次妄想，続発妄想）に分けられる（表1）．

2）内容による分類
　妄想は，その内容により以下のような様々な種類に分けられる[1,3]．

（1）微小妄想（delusion of belittlement）
　自分の価値を見失い「生きている意味のない人間だ」「この世の邪魔者である」

表1 ■ 妄想の発生機序による分類

真正妄想 （一次妄想） （原発妄想）	妄想気分	周囲のすべてが新しい意味を帯び，不気味で何かが起ころうとしていると感じる体験．増強すると世界没落体験（この世の終わりが間近にくると確信する）につながることがある
	妄想知覚	正常な知覚に誤った意味づけをするもの 例：腕にある茶色の小さな斑点を見て，「寝ている間に誰かが自分に血液を注射している」と確信する
	妄想着想	突然何のきっかけもなく特定の誤った考えを確信すること 例：注射されたと思うような痕跡がないのに「寝ている間に誰かが自分に血液を注射している」と確信する
妄想様観念 （二次妄想） （続発妄想）	説明妄想	作為体験や幻覚を説明するために二次性に発生した妄想
	全体感情妄想	抑うつ気分から二次的に発生した微小妄想や，逮捕を恐れる人が通行人を刑事だと思う妄想
	妄想的曲解	判断の間違い，嫉妬，邪推から二次性に発生した妄想

北村俊則（2000）．精神・心理症状学ハンドブック．日本評論社．p.95-96．より引用改変

などと確信する．取り返しのつかない罪を犯してしまったと自分を責める罪業妄想（delusion of guilt），資産や財産などを失ってしまった，貧しさのあまり使えるお金がないと確信する貧困妄想（delusion of poverty），体の調子が悪くて治る見込みがない，不治の病に侵されているなどの心気妄想（hypochondriacal delusion）は，うつ病の三大妄想といわれているが，統合失調症などの疾患でもみられる．

(2) 誇大妄想（grandiose delusion, megalomania）

自分には特別の才能や能力があると確信する妄想である．皇族など高貴な家系の出自であると確信する血統妄想（descent delusion），画期的な発明により大成功をおさめたなどの発明妄想（delusion of invention），救世主の再来であると信じるような宗教妄想（religious delusion）がある．

誇大妄想は，統合失調症，妄想性障害，躁病に典型的である．

(3) 関係妄想（delusion of reference）

周囲の出来事をすべて自分に関係づけて解釈し，普通に考えれば取るに足りないような他人の言動，様子，状況を，特別な意味があるものとして確信する．そもそもすべての妄想の内容は患者に関連したものであるため，広い意味での関係妄想でない妄想は存在しないが，特に自分との関係性がテーマの中心であるものを関係妄想という．

(4) 被害妄想（delusion of persecution）

自分が迫害や陰謀の対象となり，誰かに見張られている，尾行されている，盗聴されている，妨害されているなどと確信するものである．迫害の主体は，知り合い，同僚などのこともあるが，政府や警察などのことも多い．

被害妄想の多くには関係妄想が存在し，誇大妄想との併存も少なくない．

(5) 被毒妄想（poisoning delusion）

誰かが自分を傷つけ殺そうとして飲食物に毒を入れている，天井や換気口からガスや有害物質を散布されているなどと確信する．毒が入っているために変なにおいがする，変わった味がするなどのように，幻嗅や幻味などの幻覚を伴う場合がある．

(6) 恋愛妄想 (love delusion)

他人（年長で社会的地位のある人物の場合が多い）が自分のことを愛している，その人物から求婚されていると確信するものであり，関係妄想をきっかけとして生じる．女性に多くみられる．

(7) 嫉妬妄想 (delusion of jealousy)

自分の配偶者（あるいは恋人）が他人と浮気していると確信する．統合失調症，妄想性障害，アルコール依存症などでみられる．

(8) 妊娠妄想 (delusion of gestation)

実際には妊娠していないのに妊娠したと確信するものであり，想像妊娠（imaginary pregnancy）ともいう．恋愛妄想，血統妄想，誇大妄想の一部をなすこともある．ほとんどが女性であるが，まれに男性に出現する．

(9) 憑依妄想 (possession delusion)

犬，狐，その他の動物，神，天使，悪魔，霊などが自分に憑いた（憑依した）と確信する．憑依された動物の行動に似た行為（犬のように吠えるなど）をすることもある．

(10) 残遺妄想 (residual delusion)

統合失調症などにみられ，急性期を過ぎても妄想の一部が残存するものである．妄想体系は崩れていることが多い．

2 妄想の出現する背景

妄想は，ある特定の疾患にだけみられる症状（特異症状）ではなく，多くの疾患で認められる症状（非特異症状）であり[1]，統合失調症，気分障害，妄想性障害，急性一過性精神病性障害や適応障害，発達障害などの多くの精神疾患でみられる[2]．

たとえば，うつ病の微小妄想（罪業妄想，貧困妄想，心気妄想）や追跡妄想（delusion of pursuit，誰かに追跡され狙われているという被害妄想の一種），躁病の誇大妄想と追跡妄想は，抑うつ気分や爽快・高揚気分などの気分に関連して発生する二次性妄想である[3]．また，妄想性障害では，想像上の家族や配偶者が迎えに来るなどの訴えや，近隣住民に嫌がらせをされていると主張するなどのように，孤独な生活や漠然とした不安感などに対する防衛機制として，あるテーマをもった妄想として体系化される場合がある．

表2 ■ 妄想の原因

神経学的疾患	脳腫瘍，脳血管性障害，ハンチントン病，多発性硬化症，てんかん，聴神経や視神経の損傷，片頭痛，中枢神経感染症，ウィルソン病
内分泌疾患	甲状腺機能亢進症・低下症，副甲状腺機能亢進症・低下症，副腎皮質機能亢進症・低下症
代謝疾患	低酸素血症，高二酸化炭素血症，低血糖
その他の身体疾患	電解質不均衡，腎疾患，肝疾患，自己免疫疾患（全身性エリテマトーデス）
物質的要因	非合法薬物（アンフェタミン，マリファナ，コカイン），アルコール，ステロイド，L-ドパその他のドパミン作動薬

古川壽亮・堀江邦彦・早野順一郎（2003）．器質的原因を見逃さないために．古川壽亮・神庭重信編．精神科診断学—エビデンスからナラティブへ．医学書院．p.79. より引用改変

また，どのような精神症状であれ，身体疾患による影響と，物質による生理学的作用の２点をまず検討する必要がある[4]．一般身体疾患による器質的要因や物質的要因により妄想が生じる場合もあるため（表２），妄想の改善を図るには，原因となる精神・身体の要因を見極め，原疾患に対する適切な治療を提供することが重要である．

3 ケアのポイント

1．看護方針

1）ケアを行ううえでの留意点

　妄想のある患者は非常に敏感であり，曖昧な表現やごまかしを鋭く察知して不信感や妄想を強める．また，真剣な訴えを茶化したり冗談めかして対応をすると，拒絶・軽視されたと感じる場合があるため，誠実かつ正直な態度で慎重に対応することが原則である[2]．

　また，妄想が現実のものではないことを理解してもらおうと説得・議論することは，不信や孤立につながり信頼関係を妨げるうえ，かえって病的体験へのこだわりを強めて妄想を強化する場合がある．また，看護師が妄想を現実のものと認めていると思わせるように振る舞うことも，患者の妄想を強化する[2]．

　たとえば「誰かに嫌がらせをされて物がなくなった」という患者の発言に対して，看護師が「嫌がらせをされないようにどこかに隠しておきましょう」と物を片づけたり，「嫌がらせをする人に止めてほしいとお願いしましょう」と手紙を書くように促すことは，「物がなくなったという事実は誰かの嫌がらせによるものだ」という妄想的な思考を現実的な理由として認め，病的体験を強化するかかわりとなる．

　看護師は，「自分にとっては妄想が現実のものかどうかはわからない」という事実を伝え，患者がそのように認識しており，それに伴う不安や苦悩を感じているという感情に対する共感を示していく．たとえば，「私には嫌がらせかどうかはわからないのだけれど，嫌がらせをされていると思うと本当につらいですよね．どういう理由であっても物がなくなるのは困りますよね」と伝えて，物がなくならないための管理方法や，なくなったときに誰に相談するかという対処について，患者と一緒に考え実践できるように支援する．

2）ケアの流れ

（1）急性期

　患者は完全に妄想に巻き込まれて病的体験と一体化しており，妄想と現実の区別がつかない状態にある[2]．様々な刺激が混乱や不安を高めたり妄想を発展させたりする可能性があるため，周囲の物音や採光，ベッドの位置や持ち物，現実的で必要最小限の人とのかかわりなど，安心して安全に休めるための物的・人的な環境調整を図る．この時期に病的体験の言語化を促すことは，妄想を発展し体系づけて強化するリスクが高いため，表情やしぐさ，態度などの非言語的なコミュニケーションを重視してか

かわる．

　病状の波や変化に合わせて，調子のよいときに介入の目的や意図を端的にわかりやすく説明し，安心・安全で現実的なかかわりのなかで日常生活上のセルフケアを補う．特に，食事，水分，排泄，睡眠・休息などセルフケア不足の影響による身体状態の悪化が著しい場合には，安全や生命維持を最優先として強制的な介入を要する場合もある．

（2）回復期

　この時期には，妄想の強さや頻度がやや減弱し，少しずつ現実検討能力と他者への信頼感が得られ，病的体験と現実を区別できるようになる[2]．刺激を避けた安心・安全な環境から，徐々に刺激を増やして現実的なやりとりの時間を増やしていくことが可能になるが，急性期の疲れが持続しており，心身ともに余裕がなく揺り戻しが生じやすい時期である[5]．

　エネルギーを消耗して活気がなく休んでばかりいる場合や，反対に病気がすっかり改善したように感じて不調だった時期を取り戻そうと頑張りすぎる場合があるため，本来の調子に戻るまでは焦らずに休息することの必要性を伝え，無理のないペースで活動できるように支援する．特に統合失調症では，急性期後の抑うつ気分や思考力の低下だけでなく，睡眠障害，食欲の低下（または亢進），肩こり，頭痛，消化器症状などの様々な身体症状を呈する場合があるため[5]，心身ともに慎重にケアする．

　過去の不調と現在の改善を自覚し妄想を言語化できるようになるが，症状の揺り戻しが生じやすい時期のため，症状に意識を向けるやりとりは最小限にして，改善した点や健康的な側面に注目して強化する．

（3）慢性期

　この時期には，妄想がほとんどなくなる場合と，固定化し持続しながらもそれに耐える力が強化され，病状に惑わされず生活できるようになる場合がある[2]．病状の波や変化は目立たず安定しているが，長い経過により自尊心や自己効力感が低下しており新しいことや変化に対する不安や抵抗感が強いことが多いため，できないことよりもできることに注目しながら，根気強く時間をかけて丁寧にかかわる．

　妄想とうまくつきあいながら日常生活を送ること，妄想の再燃・悪化を防ぐための服薬継続，そしてストレスコーピングの工夫について支援する．特に，症状の固定化や変化の乏しさから，身体状態が悪化してもいつもの訴えとして見逃しやすいので，慎重にフィジカルアセスメントを行い，早期に対処することが重要である．

3）家族支援

　家族は，妄想による患者の言動や振る舞いに戸惑いや不安を抱えて日々対応している．そのため，疲弊し感情的に巻き込まれて混乱したり，自分自身を責めている場合が多い．まずは，これまでの家族自身の頑張りや苦労について話を傾聴し，混乱や不安を感じることは当然のことであり，一生懸命頑張るほど自分を責める気持ちになることもあるが，そのように感じる必要はないことを伝えて十分にねぎらう．

　そのうえで，病気や治療，患者とのかかわり方などの家族の具体的な疑問や不安に対して，時には看護師がロールモデルを示しながら心理教育を行う．また，生活の

場，相談できる相手，経済的な支援に関する社会資源の活用により，患者・家族に対する病院外でのサポート体制を整える．

2．アセスメントとケアプラン

1）アセスメントの視点

　看護が対象とするのは，「妄想そのもの」ではなく，それにより生じている日常生活上の困難とそれに伴う不安や恐怖，苦悩を含めた「患者の生きにくさ」である[1]．患者の多くは，妄想による不安や恐怖心を抱え，生活上の援助を必要としていながらも，病的な言動や振る舞いのために他者と適切にかかわることができず，孤立した状態にある．看護師は，「誰かに狙われている」ことそのものについての解決を図るのではなく，病的体験による苦悩を抱えた患者のよき理解者として，妄想による不安や恐怖心を緩和しながら，「狙われているために食事がとれない，外出できない」など妄想により生じている日常生活上のセルフケア問題に対して，健康的な生活が送れるように援助する．また，患者は現実的な問題を適切に認識したり表現したりすることができないことが多い．訴えの内容を妄想によるものと決めつけず，現実に生じている生活の問題や社会的な不利益，身体状態の悪化に対するフィジカルアセスメントなどにより，客観的な事実を正確に把握する．

　患者が体験している世界を理解し，妄想の内容に応じて対応することが必要であるが，妄想の有無を尋ねたり，内容をあれこれと聞き出すことは，病的体験に注意や関心を向けてとらわれる機会を増やし，そのためにより強固に確信し体系づけて病状を悪化させるリスクがある[2]．たとえば「誰かに嫌がらせをされる」という訴えに対して，「どうしてそう思うのですか」「嫌がらせをされるようなきっかけがあったのですか」などのように妄想の内容を詳しく質問することは，患者がそれに答えるために，さらに病的体験に注意を向けて発展し体系化させてしまい，妄想を悪化させる．妄想の内容を知るには，患者が自ら言語化するものを手がかりに，表情や態度，行動などを観察し，既往歴や現病歴，家族などの情報と合わせて現在の体験世界を推し量り，言語的コミュニケーションよりも非言語的コミュニケーションを重視して理解していくことが大切である．

　たとえば「誰かに嫌がらせをされる」という患者が，配膳時に緊張した表情で看護師の手元をじっと注意深く見張っている，看護師がコップに入れた水を一度捨ててから自分で水道水をくみに行く，疑い深い表情で食事のにおいをかいだりごくわずかに味見をしたりしてそれ以上は食べようとしない，下膳する前にこっそりと食事を捨てている，病院食には手をつけないが自分自身で購入した物や未開封のものであれば摂取できているとする．家族から「統合失調症の疑いでクリニックへの通院歴がある」「一人で食事をとることが多くなり，最近はずいぶんやせてしまった」「自分を殺すつもりかと母親に詰め寄ることがあった」の情報がある場合，おそらく患者は「食事や飲み物に毒を入れられて命を狙われている」などのような被害妄想，被毒妄想により飲食物がとれない状態にあると予測される．それらのアセスメントに基づき，看護

師が妄想そのものではなく「食事を食べられるためにはどうしたらよいか」を話題にしながら援助し，その過程のなかで，ふとしたときに「売店で買ってきたものなら食べられる．毒が入っていないから」などのように，日常生活上の問題の背景にある理由として自ら表出するもののなかから，妄想の内容を敏感にキャッチしていく．

2）ケアプランと根拠

セルフケアとは，こころ，身体，暮らしの健康を維持するための自己決定を含んだ意図的な行動であり，①食事・水分摂取，排泄，保清，活動・休息，人づきあいなど，人が生きることや生活していくために必要なもの，②服薬，リハビリテーションなど，病気や障害などによる影響や治療に関して必要なもの，③就学，就労，妊娠，養育など，人が成長する過程で起こってくる状態や出来事に関して必要なものがある[6]．

妄想により障害されているセルフケアの問題を見極め，①生命・安全にかかわるもの，②ケア度が高いもの，③現実的に介入できるもの，④本人や家族が希望するものなどの条件から問題の優先度を判断し，患者自身では不十分な部分を看護師が補いながら日常生活上のセルフケアを援助する．

ここでは，看護師が最も出会うことが多い急性期における妄想についてケアプランを提示する．このような状態にある患者と家族の問題点として，以下の3つがある．

#1 妄想状態により適切な服薬行動がとれない
#2 妄想状態による自傷他害のリスクがある
#3 妄想状態により家族に対する拒絶や攻撃が強い

問題点	短期目標	ケアプラン（OP：観察 TP：ケア EP：教育）	根　拠
#1 妄想状態により適切な服薬行動がとれない	定時薬を確実に服薬できる	[OP] ①自身の症状や不調をどのように認識しているか ②服薬による改善を自覚しているか ③副作用による苦痛や不安を感じていないか [TP] ①症状による苦痛や疲労をねぎらい，それらが服薬により緩和されることを伝える（「（狙われているなどの状態では）疲れているでしょう．よく休むためにお薬を飲みましょう」など） ②拒否が強く服薬できないときには，時間をおく，人を代えるなど，妄想や気分の変化に合わせて対応する ③副作用症状を緩和するための対処を行うとともに，薬剤師，医師との相談により改善を図る [EP] ①症状やそれによる苦痛・不安が，服薬により改善していることを自覚できる	・病識を得るには，自覚するよう働きかけることが重要である ・副作用の影響により服薬できない場合がある ・妄想の最中にそれが疾患による症状であると認識することは難しい．妄想による苦痛や疲労の自覚とそれらを改善するものとして服薬を動機づける ・病状の波に合わせて，強制ではなく主体的に服薬できる体験を積み重ねることが重要である ・副作用の観察・対処だけではなく，適切な薬剤調整のために他職種と協力する ・症状が安定しているときに，過去の不調と現在の改善した状態

問題点	短期目標	ケアプラン (OP:観察 TP:ケア EP:教育)	根 拠
		ように確認する（「以前は狙われている（そのため夜も眠れなかった）と言われていたけど，お薬を飲んでいる今ではそのようなことがなくなり（眠れるようになり）ましたね」など） ②服用している薬剤の種類や作用・副作用，服薬方法についての知識を提供する	について，薬効と関連づけて確認する ・適切な知識の提供は，服薬に関する不安の緩和や主体性の向上につながる
#2 妄想状態による自傷他害のリスクがある	自他に対する危険行動がみられない	[OP] ①妄想による被害感・恐怖心・攻撃性・自責感などの強まり ②さしせまった行動化のサイン（生理的徴候，会話，行動の変化） ③周囲の環境（危険物，音や光などの不快な刺激，他者との距離） ④行動の引き金となる要因（対人関係や経済的問題・制限やルール） [TP] ①感情を言語化できるように促す ②気分転換やエネルギーの発散方法を促す ③行動の引き金となった問題やルールを検討し，解決策や妥協点を見出す [EP] ①落ち着いているときに危険行動についての振り返りを行い，暴力以外の適切な対処について検討する	・妄想による強い不安や恐怖心，抑うつ感などが自傷他害につながる場合がある ・妄想以外にも知覚や気分を刺激する不快な要因に配慮し，刺激を回避することが重要である ・不安や恐怖心などの感情を表現することや気分転換など，フラストレーションを発散できるように支援する ・要因となる問題について，現実的に対処できるように支援する ・興奮しているときに振り返りを行うことは，再行動化のリスクにつながる
#3 妄想状態により家族に対する拒絶や攻撃が強い	面会・電話など家族とのやりとりが落ち着いて行える	[OP] ①本人と家族の会話や通信の内容・状況 ②本人・家族の双方に対する思いや認識 ③家族のおかれている状況（住居，経済，ライフイベント） [TP] ①本人・家族の双方に対する思いを傾聴し，適切な会話や振る舞い方を検討・実践できるように支援する ②面会・電話に立ち会い，現実的なやりとりができるように補う [EP] ①患者の病気や治療，コミュニケーションの方法などについて，家族に対する心理教育を行う	・本人に期待される役割と現実とのギャップや，重要他者との離別や家族の加齢など，家族関係における様々な問題が，拒絶や攻撃につながっている場合がある ・両者の不安や負担に配慮しコミュニケーションの量・方法を調節しながら，看護師がロールモデルとして振る舞う ・家族が本人の病気を理解して適切に対応することが，両者にとっての安心・安定につながる

●文　献

1）武井麻子（2009）．精神症状論と状態像―理解への手がかり．武井麻子・末安民生・小宮敬子・他編著．精神看護の基礎―精神看護学1＜系統看護学講座専門分野Ⅱ＞，第3版．医学書院．p.119-124.
2）Schultz JD, Videbeck SL（2002）／田崎博一・阿保順子・佐久間えりか監訳（2007）．看護診断にもとづく精神看護ケアプラン，第2版．医学書院．p.182-187.
3）北村俊則（2000）．精神・心理症状学ハンドブック．日本評論社．p.93-104.
4）古川壽亮・堀江邦彦・早野順一郎（2003）．器質的原因を見逃さないために．古川壽亮・神庭重信編．精神科診断学―エビデンスからナラティブへ．医学書院．p.79-94.
5）中井久夫（2007）．こんなとき私はどうしてきたか＜シリーズ　ケアをひらく＞．医学書院．p.115-183.
6）Underwood PR, 南　裕子監, 野嶋佐由美・勝原裕美子編集委員（2003）．パトリシア・R．アンダーウッド論文集　看護理論の臨床活用．日本看護協会出版会．p.38-110.

3 興奮

1 興奮とは

　興奮（excitement）とは，何らかの刺激が感情に作用し，意志の力では抑制できなくなり，普段とは逸脱した激しい情動を引き起こした状態である．つまり，何らかの刺激によって怒り，喜び，不安，恐怖などの感情が高まり，抑制が効かなくなった状態をいう．

　臨床精神医学では「精神運動興奮（psychomotor excitement）とは，急激に起こる統制不能で過剰な激しい運動が持続した状態」[1]と定義している．つまり「興奮」と「精神運動興奮」はほぼ同じ意味で用いている．

　スポーツ観戦などで興奮することは日常生活においてよく経験することである．しかしそのような興奮と比べて，幻覚や妄想，せん妄などによる興奮は，何か異質なものと感じるのではないだろうか．それらとの違いは，刺激と反応の関係に対する了解可能性（理解および共感ができるかどうか）と，刺激によって引き起こされた反応（情動）の程度に対する了解可能性および意識障害の有無によって生じる（表1）．

　脳神経学的には，興奮とは大脳辺縁系の神経刺激による交感神経系の活動である．生理学的な変化は交感神経系の過活動によって引き起こされており，興奮の程度によって差はあるが，心拍数や呼吸数の増加，血圧上昇，発汗などが起こる．血液検査ではクレアチンキナーゼ（CPK）の上昇や血清カリウム値の低下が生じる．不感蒸泄や発汗の亢進により脱水が起こることもある．交感神経の過活動によって高まったアドレナリンは90分持続するといわれている．

　興奮は，臨床場面で遭遇する頻度の高い状態像である．暴力や破壊的行為に発展する可能性を含んでいるため，早い段階での対応が必要である．また，衝動的・突発的に起こる興奮は，周囲にいる者に脅威を与え，感情的に巻き込まれたり，強い恐怖心から近づけないことがある．

表1 ■興奮（精神運動興奮）の種類

了解不可能で意識障害を伴わないもの（不適応反応によるもの）	幻覚妄想状態，緊張病性興奮，躁病性興奮，激越うつ病，不安状態，発達障害，精神遅滞，パーソナリティ障害
了解不可能で意識障害を伴うもの	もうろう状態，せん妄，アメンチア，酩酊
了解可能で意識障害を伴わない	健常の興奮

表2 ■ 興奮の原因

意識障害のないもの	意識障害のあるもの
①幻覚妄想状態，②緊張病性興奮，③躁病性興奮，④激越うつ病，⑤不安状態（パニック状態），⑥パーソナリティ障害，発達障害，精神遅滞などの不適応反応	⑦もうろう状態，⑧せん妄，⑨アメンチア，⑩酩酊

2 興奮の出現する背景

幻覚妄想状態など精神疾患が背景にあるものや，精神遅滞，パーソナリティ障害など衝動がコントロールできない状態，患者を取り巻く出来事に対する不適応反応としても現れる．また，アルコールや脳の器質的変化による意識変容によって生じるものがある（表2）．

1. 幻覚妄想状態

意識障害はない．内因性の幻覚妄想が刺激となって興奮が生じる．たとえば，「テロリストに命を狙われている」という妄想による恐怖で興奮した患者は，周囲からは「わけのわからないことを言って暴れている状態」と観察される．統合失調症が代表的であり，自傷他害行為に及ぶことがある．

2. 緊張病性興奮

意識障害はない．周囲との疎通性が失われている．統合失調症の一亜型である緊張型において出現する．2つの相反する意志が拮抗した状態が破綻した結果，興奮状態が唐突に出現する．他者には理解できないような，周囲の状況に適合しない奇異な行動となって現れる．

3. 躁病性興奮

意識障害はない．思考や気分とともに意欲が高まり，多弁，誇大妄想的で，行為心迫（躁状態の一つで，急かされるように行動し続けること）や観念奔逸（様々な観念が次々に出現し，思考がまとまらなくなること）がある．躁病や躁うつ病の躁状態でみられる．

易刺激性のため些細なことで興奮し，興奮の原因とその反応はよくよく観察すると関連性はあるものの，興奮の程度は了解できないものである．

4. 激越うつ病

意識障害はない．自責感や罪業妄想（うつ病による妄想の一つで，罪や責任を確信する）による内向きの攻撃性が外向きに発露したときに興奮として観察される．自殺

企図に及ぶ可能性が高い．

5．不安状態（パニック状態）

　意識障害はない．パニック発作（突然の制御できない強い不安状態）と自律神経症状を中心とする身体症状（呼吸困難，身体の震えなど）を伴う．

　興奮の原因とその程度は他者には理解しがたいものであるが，患者にとって，原因（広場，閉所，高所，人前など）は脅威と感じるものである．

6．パーソナリティ障害，発達障害，精神遅滞などの不適応反応

　意識障害はない．欲求不満耐性の低さから対人関係の悪化によって短絡的・衝動的行為に至る．患者の物事のとらえ方や解釈が被害的・短絡的である場合に多くみられる．

7．もうろう状態

　意識障害がある．意識混濁（意識の清明度の低下）は軽度であるが，意識野の狭窄を認める．外界は認知できるが，適切に把握することが困難である．注意力の低下，思考のまとまりの欠如から，適切な言語表現や行動ができなくなる．通常は開始と終了が明確で，その間の記憶がない．一見まとまった行動をとっているようにみえることが多く，もうろう状態とわからないこともあるが，その行動を制止しようとすると突然衝動的になったりする．

　てんかん性，心因性（解離性），病的酩酊，急性アルコール中毒，コカイン中毒などに出現する．

8．せん妄

　意識障害がある．軽度ないし中等度の意識混濁に錯覚や幻覚，恍惚，不安などの情動変化が加わった複雑な状態である．認知機能や見当識の障害がみられる．

　アルコール（振戦せん妄，アルコールの離脱症状としてみられ，幻視など意識障害や失見当識を伴う）や薬物中毒によるもの，認知症などの脳器質性によるもの（夜間せん妄），心肺機能の低下，代謝性疾患，脳炎を含む感染症など全身性疾患によるもの，心因性によるものなどがある（「24　せん妄」の項，p.220参照）．

9．アメンチア

　意識障害がある．意識混濁は軽度であるが，高度の思考障害が加わり，錯乱と困惑を特徴とする．症状精神病（身体疾患を原因として出現する幻覚や妄想），非定型精神病，産褥精神病などでみられることがある．

10. 酩　酊

　意識障害がある．薬物やアルコールの摂取により，急性中毒症状として意識混濁に発揚（精神や気分が高揚していること）が加わったものである．

3 ケアのポイント

1．看護方針

1) ケアを行ううえでの留意点
　興奮状態の患者に対応するとき，看護師はその行動や感情の激しさに圧倒され，脅威や恐怖を感じ，動揺し冷静さを失うことがある．まずは看護師が自分自身にわき起こる感情を受け止めることが，興奮している患者に感情的に巻き込まれない方法である．また，看護師自身が感じたその感情は，患者が抱いている恐怖や不安，苛立ちと同等であると思うことで共感的にかかわれることがある．緊張度の高い場面になることが多い興奮状態の患者の対応は，終始患者の尊厳に配慮したものでなくてはならない．このときの対応がその後の患者−看護師関係に大きく影響するからである．

2) ケアの流れ
　興奮の前兆から興奮までを初期，興奮のピークから徐々に治まりつつあるが再興奮のリスクが高い状態を中期，再興奮のリスクが減り通常の患者の状態に戻りつつある状態を回復期とする．

(1) 初　期
　意識障害の有無や興奮の程度などを見極める必要がある．患者がその興奮をコントロールできない状況にある場合（高度の精神運動興奮）は，薬物による鎮静や行動制限（隔離や拘束）などの措置を講じることがある．暴力や器物破損などに至る可能性を予測しながら患者やその周囲，看護師自身の安全への配慮を忘れてはならない．患者に対応をする際は，意識障害の有無にかかわらず「この措置は興奮が治まるまでのもの」という説明を伝える．

(2) 中　期
　興奮状態がピークから徐々に治まり始める状態のときは，些細なことが刺激となり再度興奮することがある．興奮状態が激しく長いほど，心身の消耗が著しいため，全身状態を観察しながら不足しているセルフケアの援助を行う．静かな環境を提供し，刺激を少なくする．

(3) 回復期
　行動制限をしていた場合は慎重に少しずつ制限を解除し，興奮時の行動について振り返りを行う．興奮の事実と解釈を分けて，時系列化して他の選択肢を患者と共に考えることで建設的な振り返りができる．

興奮によって人や器物を傷つけたことと自制できなかった自分に対して，患者自身が自己嫌悪に陥ることがある．看護師は興奮の結果だけに注目せず，興奮に至った経緯から共感できるものを探し，支持的にかかわることで，自尊感情や自己効力感を高め，衝動コントロールに対する動機づけを高める．

　意識障害があった場合は，そのときの興奮状態を覚えていないことが多い．患者の失われた記憶を患者と共に補う作業をすることで，患者が自分自身の状態を把握することができる．患者は興奮状態だったことをなかなか認めることができず怒り出すこともある．

3）家族支援

　興奮直後，家族は感情的に巻き込まれていることが多い．普段と違う患者の状態をみた家族は，「なぜこんなことをするのか」という恐怖や怒り，「どうしてこんなことになったのか」という不安や戸惑い，「私のせいで」という自責感など様々な感情を抱いている．興奮のきっかけや患者の攻撃の矛先が家族だった場合は，さらに家族の感情は大きく揺れている．看護師は家族がそのような状況であることを理解したうえで家族をねぎらい，必要があれば家族に患者との面会を控えてもらうなど，物理的・心理的な距離をとることで家族が落ち着くのを待つ．興奮のきっかけが家族のかかわりだったとしても，興奮の背景には病気が存在することを伝える．

　興奮後，初めて患者と接する場面では，家族・患者共に緊張が高まる場合があるため，看護師がすぐに対応できるように近くにいるなど配慮する．また，面会後，患者，家族の思いを聞き，家族関係の回復を図る．家族がフィンク（Fink SL）の危機モデル（危機のプロセスを「衝撃→防御的退行→承認→適応」の4段階で表している）[2]のどの段階にいるのかアセスメントすることによって家族の反応を予測し，必要なケアを提供することができる．患者の状態を様々な感情から歪んでとらえがちな家族に寄り添い，正しく冷静にとらえることができるよう支援し，患者と共に新たな生活を送る力を家族につけてもらえることが家族支援の目標である．

2．アセスメントとケアプラン

1）アセスメントの視点

　興奮の原因となった刺激やその反応としての情動との関係，情動の程度，意識障害の有無を観察する．

（1）状況因

　興奮の原因となるものが何かをアセスメントする．幻覚妄想によるもの，対人関係や出来事などに対する不適応反応，アルコールなどによるものなど，原因によって意識障害の有無がある程度判別できる（表1，2を参照）．

（2）興奮の程度

　軽度ないし中等度の興奮状態ならば，看護師の声かけや対応によって興奮を鎮静化できることもある（表3）[3]．

表3 ■ 精神運動興奮と鎮静の評価尺度（ACES）による興奮の程度

高度の精神運動興奮	身体活動レベルの高度亢進により言語的表出が顕著に増加する場合もあれば物理的暴力が現れる場合もある．求められても精神運動興奮のコントロールは不可能であり，持続的な看護・監視または身体拘束，あるいはその両方を必要とする
中等度の精神運動興奮	身体活動レベルの中等度亢進により言語的表出が増加し，言葉による脅迫がみられる場合もあるが物理的暴力はない．求められれば精神運動興奮を部分的にコントロールすることができるが標準的な看護・監視を必要とする
軽度の精神運動興奮	身体活動レベルの中等度亢進により言語的表出が軽度増加する（声量を上げるなど）場合もあるが，脅迫，暴力いずれでもない．求められれば精神運動興奮をコントロールでき標準的な看護・監視を必要とする
正常	言語的活動および身体活動ともに正常レベルで，開眼した覚醒状態が持続している

小野久江（2007）．Agitation-Calmness Evaluation Scale（ACES）精神運動興奮と鎮静の尺度．臨床精神薬理，10（6），1063-1066．より一部抜粋

（3）服薬状況

拒薬や怠薬など，服薬のコンプライアンスの状況や，処方変更の有無について確認する．内服の変更や減量時は，幻覚妄想状態が出現しやすい．興奮を速やかに鎮静化するために使用した薬剤の効果や副作用を評価する．

（4）セルフケアの状態

興奮によって集中して食事ができない，休息がとれない，身体拘束によって自発的に行動できないなどのセルフケアが不足する状況になることもある．

（5）周囲への影響

興奮時の患者の言動によって他者が影響を受けることがあり，他の患者，医療者，家族などが冷静さを失う場合がある．トラブルに発展することもあるため，物理的・心理的な距離をとる．

2）ケアプランと根拠

ここでは，興奮の前兆から興奮時までを初期，興奮後から通常の状態に戻るまでを中期，通常の状態以降を回復期としてケアプランを提示する．このような状態にある患者と家族の問題点として，以下の4つがある．

#1 自傷他害，器物破損などのリスクがある（初期）
#2 セルフケアの不足（中期）
#3 自己尊重の状況的低下（回復期）
#4 家族機能の変調

問題点	短期目標	ケアプラン（OP：観察 TP：ケア EP：教育）	根　拠
#1 自傷他害，器物破損などのリスクがある（初期）	自傷他害，器物破損などを起こさない	[OP] ①表情・言動・態度・行動から，意識障害の有無，興奮の程度 ②周囲に危険物などがないか ③攻撃の対象となっているものは何か	・意識障害の有無や興奮の程度によって対応方法が異なる ・突発的な他害（自傷）を防ぐ ・攻撃の対象者の安全を守る

問題点	短期目標	ケアプラン（OP:観察　TP:ケア　EP:教育）	根　拠
		[TP] ①軽度の興奮の場合ならばディエスカレーション*する	・（意識障害のない患者の興奮の場合）軽度の興奮の場合にはディエスカレーション[4]を行うことで興奮を鎮静化させることが可能である
		②患者の脅威にならない配慮をしながら複数で対応する	・患者・看護師双方の安全のために複数でかかわるが，言葉をかける看護師は一人にし，議論などはしない
		③医師の指示により，行動制限（隔離，身体拘束）および薬剤の投与を行う	・刺激の遮断，活動の抑制は興奮状態を短期間にするための方法であるとともに，患者と周囲の安全を確保することができる
		[EP] ①興奮状態であること，その状態を抑えることが必要であること，そのために必要な処置を行うことを説明する	・インフォームドコンセントに努めることは医療者の行った処置や対応を患者が被害的にとらないために必要である
#2 セルフケアの不足（中期）	自発的あるいは促しによりセルフケア行動がとれる	[OP] ①食事・水分の摂取，排泄・清潔行動の状況	・興奮（症状）や行動制限，薬剤の影響により不足しているセルフケア行動をアセスメントし援助の必要性や方法を判断する
		[TP] ①患者の状態によって見守り，一部または全介助する．長時間にならないよう，複数のスタッフでかかわったり，時間の制限を設ける	・セルフケアを援助しながら患者との信頼関係を構築していく ・興奮が鎮静化していても，再興奮しやすい時期であるために刺激は最小にする
		・食事：消化がよく栄養価の高いもの，食べやすい形態のものを選択する	・興奮によって脱水など起こしやすい状況であるため，必要な量が摂取できているか把握する
		・排泄：時間を決めて排泄を促す．排泄状況を把握し，排便（便秘）・排尿障害があれば医師に報告する	
		・清潔：興奮や衝動性の程度に合わせて清拭やシャワー浴などを選択する	・清潔を保つ行為を援助することは患者が他者から大切にされていることを実感しやすい
		②行動制限は可能な限り最小，短時間にする	・長すぎる行動制限は患者が「報復」と考えやすい
		[EP] ①行動制限や薬剤の投与など，行われて	・患者の自律性が損なわれている

*ディエスカレーション：興奮の原因を取り除いたり軽減したりすることで，怒りや衝動を和らげるコミュニケーション技法．

問題点	短期目標	ケアプラン (OP:観察 TP:ケア EP:教育)	根拠
		いる処置について不満や拒否をする場合，一時的な処置であることや，必要であることを説明する	ときは，理性への働きかけが不足しがちである．必要性や治療の見通しなどを丁寧に説明する
#3 自己尊重の状況的低下（回復期）	自己尊重が低下しないコントロールの方法を考えることができる	[OP] ①自己を否定するような発言・罪悪感の表出の有無 ②双極性障害の患者の場合はうつ状態への移行の可能性 ③意識障害のあった患者は，興奮時の行動について正しく把握しているか ④興奮時の行動についての患者の思い [TP] ①行動を振り返り，直面できる力を評価・支持する ②患者の興奮によって生じた被害（他者や物質）について，被害の回復（関係の修復や弁償方法など）について患者と一緒に考える [EP] ①病気によって生じていることの理解を促すが，自分自身でコントロールできることを説明し，方法を見つけるよう支援する	・うつ状態の徴候として自己尊重の低下がみられる ・意識障害時の記憶は失われている，もしくは曖昧なことがあり患者は事実を聞いて驚くことがある ・興奮時の行動や興奮した事実について患者がどのように思っているかを知る必要がある ・病気によって生じた結果であることでも事実を認め，患者が自分の行動について責任を負うことは，他者に肩代わりされるよりも自尊心の維持・回復につながる
#4 家族機能の変調	患者の状態を正しく理解できる	[OP] ①患者に対する家族の感情表出 ②家族が危機モデル[2]のどの段階にあるか ③患者の家族に対する思い [TP・EP] ①危機モデルの段階に合わせた援助を家族に行う ・衝撃の段階：心理的ショック状態⇒家族を見守る．必要時面会を控える ・防衛的退行の段階：患者の状態を受け入れられず現実から逃避したり無関心になったりする⇒このような状態も適応までの段階と考え，家族が現実を受け入れられるように支援する．面会は患者・家族の状態をみながら短時間から開始する	・興奮状態を家族が正しく理解することは家族機能の回復を促すが，家族は危機に陥っているため，危機の段階に合わせた支援が必要である ・すべての段階をとおして，家族の感情表出を促進し受け止めることが大切である

問題点	短期目標	ケアプラン（OP：観察　TP：ケア　EP：教育）	根　拠
		・承認の段階：苦悩や絶望を抱きつつ，患者の状態を認めようとし始める時期⇒家族の変容を支持・承認していく．面会など患者とのかかわりを支援する ・適応の段階：家族が建設的に問題に取り組むことができる段階⇒家族が現実を正しく理解できるように支援する（家族心理教育など）	

● 文　献

1) 磯谷俊明（2008）．精神運動性興奮（興奮発作）．Medical Practice編集委員会編．新・図解救急・応急処置ガイド．Medical Practice2008年臨時増刊号．文光堂．p.160.
2) 武藤教志（2012）．専門的な思考を鍛える看護のためのフレームワーク．精神看護出版．p.54-55.
3) 小野久江（2007）．Agitation-Calmness Evaluation Scale（ACES）精神運動興奮と鎮静の尺度．臨床精神薬理，10（6），1063-1066.
4) 包括的暴力防止プログラム認定委員会編（2005）．医療職のための包括的暴力防止プログラム．医学書院．p.53-65.
5) 大熊輝雄（2005）．現代臨床精神医学，改訂第10版．金原出版．p.57-58.
6) 八田耕太郎（2010）．精神運動興奮．月刊レジデント，3（10），18-22.
7) 松下正明・坂田三允・樋口輝彦編（2009）．精神看護学新クイックマスター，改訂版．医学芸術社．p.517-519.
8) 杉山直也（2009）．興奮状態への対応．山内俊雄総編集，岡崎祐士・神庭重信・小山司・他編．精神科専門医のためのプラクティカル精神医学．中山書店．p.531-535.
9) 大塚公一郎・加藤　敏（2003）．騒いで，しゃべりまくっている．精神科救急ガイドライン，精神科治療学．第18巻増刊号．星和書店．p.13-17.
10) 八田耕太郎（2003）．幻覚妄想状態．精神科救急ガイドライン，精神科治療学．第18巻増刊号．星和書店．p.105-109.
11) 八田耕太郎（2003）．緊張病性興奮．精神科救急ガイドライン，精神科治療学．第18巻増刊号．星和書店．p.99-104.
12) 八田耕太郎（2003）．訳のわからないことを言って，暴れている．精神科救急ガイドライン，精神科治療学．第18巻増刊号．星和書店．p.9-12.
13) 小林美子（2011）．精神機能の障害．日本精神科看護技術協会監，天賀谷　隆・遠藤淑美・小川貞子・他編著．精神機能／神経科診断＜実践精神科看護テキスト3＞，改訂版．精神看護出版．p.42-44.
14) 濱田秀伯（2009）．精神症候学，第2版．弘文堂．

4 暴　力

1 暴力とは

　自分や他者に害を及ぼすような不当な力，または相手の意志に反して強制的に行われる行為を暴力（violence）という．

　暴力として行使する力には腕力や権力などがあり，その属性は同一ではない．また，身体的損傷を受ける身体的暴力と，精神的被害を受ける精神的暴力に分類できる．精神的暴力は，昨今では一般社会において様々なハラスメント（嫌がらせ）として認知されてきている．身体的および精神的暴力は，その程度や内容によって両方の被害を同時または時間差で受ける．

2 暴力の出現する背景

1. 精神症状による要因

　疾患別の精神症状に分けて，暴力が出現するリスクを述べる．

1）統合失調症

　統合失調症の幻覚妄想状態にある患者は，「殺し屋に命を狙われているからここ（病院）を出なければならない」「家族が事故で危険な状態になっている」「地球が危ないから今すぐ退院しないと」など緊急の状況を訴えてくる．患者は焦燥感にかられ，今すぐ何とかしなければと，切迫した表情で訴える．患者は使命感に駆られているため，障害となるもの，すなわち患者の訴えや行為を引き止める看護師や医師を排除するしかないと考える．ここで対応を間違えると，即座に暴力行為に発展する．

　妄想には様々な種類のものがある．共通していえることは，患者はそれぞれの妄想による病的な世界を体験しているということである．看護師が妄想を否定すると，患者は自分自身を否定されたと感じてしまう．このような安易な否定が暴力を生むことになる．

2）双極性障害

　双極性障害の躁状態では，気分高揚，全能感，多弁・多動，抑制消失が生じるため，他の患者とトラブルを起こしやすい．規範意識が増幅し「あいつはまだ風呂に入っていないから注意してやる」「たばこを吸うと健康によくないから喫煙室に入れないようにしてやる」「便所を汚すやつがいるから見張っている」「大声で話すやつ

にはしゃべらせない」など他の患者に干渉することが多い．自らがトラブルの原因になっているにもかかわらず，いったんトラブルに発展すると気分がより高揚し感情のコントロールがきかなくなり暴力に発展する．

3）広汎性発達障害，高次脳機能障害

精神症状をもつ広汎性発達障害，高次脳機能障害では，コミュニケーションの障害が暴力のリスクになる．意思の疎通や感情の表出が困難な状況では，表現方法として暴力を使うことがある．

たとえば，広汎性発達障害患者の病室に行き，服薬の声をかけるといきなり殴りかかってきたという場合，落ち着いてから話をよく聴くと「入院が長引き，周りは退院していくのに，自分は一生ここにいるような気がしている」「薬を飲むと顔が引きつるから，明日の外出が不安である」といった気持ちでいたところに声をかけられたため，思わず殴ってしまったとのことであった．暴力という結果だけみると理由がわからないが，よく話を聴くと様々な問題や不安を抱え，薬への不信感も抱いていた．

このように，悩みを言語化し相談できる能力があれば暴力といった表現方法によらず解決することができるが，発達においてコミュニケーションスキルが確立していない場合や高次脳機能障害で言語能力が障害された場合，十分に相談できない環境などの要因によって暴力が噴出する．また，ストレス耐性が低いことも暴力に関係している．

4）パーソナリティ障害（境界性パーソナリティ障害）

パーソナリティ障害のうちの境界性パーソナリティ障害では，自分の満たされない欲求や，耐えがたい恐怖に対する不適切なコーピングが暴力の主な理由となる．自傷他害，器物破損などがみられ，肉親や医療者に対する暴言や攻撃性がみられることがある．

5）認知症

一般に，認知症の看護では患者の暴力のリスクが高い．認知症患者では，本人にとっては正当な理由がある行為でも，認知障害のため不適切な状況に陥っているように思え，介助者がそれを制止や中断しようとして介入するために暴力が起こる．行動の阻害が暴力行為に発展するのである．

2．環境要因

精神科の入院においては，他の科とは違った特色がある．以下のような要因が暴力出現のリスクとなる．

1）入院形態

入院形態は任意入院，医療保護入院，措置入院の3種類あるが，任意入院以外は本人の同意によらず入院を法的に強制するものである．本人にとって不本意な入院は非常にストレスとなる．

2）病棟処遇

病棟は，男性，女性，混合のいずれかであり，完全開放病棟，時間開放病棟，閉鎖病棟など制限の度合いにも違いがある．日中や夜間に出入りができる時間が制限され

ている.

3) 病室環境

個室，2〜6人の複数人病室がある．自傷他害の危険が高い場合など保護室（隔離室など）という外から施錠できる部屋に収容する場合がある．

4) 行動制限

身体拘束，隔離のほかにも外出や外泊の制限があり，範囲，時間，同伴を必要とするなどの細かな段階がある．物品の持ち込みに制限がある場合が多く，特に閉鎖病棟では持ち込み品の確認を行う．面会制限も必要があれば実施される．本人の人権を擁護する機関（公的な相談窓口，弁護士など）との連絡は，いかなる場合も制限されない．

5) 療養生活

起床，消灯に始まり，食事時間，入浴，共用テレビ，騒音など団体生活におけるルールが設定されている．様々なルールに慣れないうちは，患者に多くの負荷がかかる．

3 ケアのポイント

1．看護方針

1) ケアを行ううえでの留意点

疾患別の精神症状に分けて，暴力のリスクの場面や介入のポイントを述べる．

(1) 統合失調症

妄想の内容が突拍子のないことであっても患者にとっては現実であり，介入時に妄想内容を否定すると正面からぶつかり合うことになる．看護師は味方であるという立場をとり，患者が直面している妄想内容に対して支持的にかかわり，患者自身が納得できるよう対応する．

たとえば，「殺し屋に命を狙われているから，ここ（病院）を出なければならない」と訴える場合は「今の病室が危険ならば安全な場所を一緒に考えたいと思いますが，よろしいですか？」と対応する．「家族が事故で危険な状態になっている」と表現する場合は「家族がそのような状況かどうか電話で確認してみてはどうでしょうか？」と提案する．「地球が危ないから今すぐ退院しないと」という場合は「地球が危ないというのはどのようなことか教えてくださいませんか？」と声をかけ，患者が安心できるように調整する．このように妄想から現実に気づくきっかけをつくり，患者自身が気づくのを待つことが望ましい．患者のなかに「実際はそうではないかもしれない…」といった気持ちが生じれば現実検討ができるようになるため，頓服薬などの服用を促すなどの介入を行う．妄想の出現は夜間や早朝に多いことも特徴である．

統合失調症の緊張型では，著明な興奮状態になることがある．一見して意味のない奇異な行動や，過剰な常同行動（同じ姿勢を続けたり同じ言葉や行動を繰り返す），

奇声,意識障害,昏迷などが急に出現する.具体的には,病棟で奇声をあげながら走りまわる,コップをテーブルに激しく何度も打ち付ける,平手で顔を繰り返し叩くなどで,自傷他害のリスクが高く,薬物投与や一時的な行動制限が必要となる.

介入のポイントは,何を,何人で,どのタイミングで,どこで行うかを事前に決めてから介入することである.場当たり的に介入すると近づくだけで抵抗を受ける.患者は極度の不安や緊張状態にあり,行動にまとまりがないようにみえるが,後で聞くと鮮明に覚えているため,心身喪失状態にみえても倫理的な配慮を怠ってはいけない.

(2) 双極性障害

観察点として,声の調子や大きさの変化,冬なのにランニングシャツ,夏なのにジャンパーを着込む,室内でサングラスをかけるなどの整容の不自然さ,不眠,早朝覚醒,通信販売での不要な買い物,性的な言動の出現などに着目し,エスカレートしていく前に対応する.直接的にも間接的にもトラブルの原因になりうるため,医師と連携し対処する.患者は行動の変化に無自覚なため,高揚のピークを迎える前に指摘するとセルフコントロールができることもある.激昂している状態での制限や介入は避け,時間をおいて介入するとスムーズである.

(3) 広汎性発達障害,高次脳機能障害

言語化でき,悩みを相談できる能力があれば暴力といった表現方法にはならないので,十分に相談できる環境を整える.看護師は,患者のストレス耐性が低いことを把握しておく.

(4) パーソナリティ障害(境界性パーソナリティ障害)

境界性パーソナリティ障害では,前述したように不適切なコーピングによる暴力発生がみられるが,それらの予測は他の疾患に比べると立てやすい.発生時の対処方法を取り決めておく.たとえばリストカットしたくなったら,手首に巻いたゴムをはじくなど別の行為に置き換えるトレーニングをすると,一時的な興奮を受け流し,暴力発生を予防することができる.

(5) 認知症

認知症患者の暴力的行動には,それぞれ本人にとっての理由がある.行動の防止・抑制を考えるよりも,その理由や思いにアプローチしていくことが結果的に暴力を予防することにつながる.たとえば,廊下で排泄しようとしているところを「ここは廊下ですよ,止めてください」と言うのではなく,「あちらにいいトイレがもう一つあるので行きませんか?」と声をかけることで患者の反応が軟化する.暴言や不快な態度をとられると介助者に陰性感情や逆転移が生じる.治療関係が不適切な状況に陥ると,患者が虐待の被害を受ける可能性が高くなる.

2) ケアの流れ

包括的暴力防止プログラム(comprehensive violence prevention and protection programme:CVPPP)[1]の考え方を現在広く臨床で用いている.これは,暴力の発生前からリスクアセスメントを行い,実際の暴力発生時における対応技術を体系的に示している.一連の過程を理解し包括的な方法を学ぶのに非常に有効であり実践に即している.基本的な流れは表1のとおりである.

表1 ■ 包括的暴力防止プログラム（CVPPP）のプロセス

①攻撃に対する「リスクアセスメント」
②怒りや攻撃性を鎮めるための「ディエスカレーション*」
③暴力行為に対してチームで身体介入を図る「チームテクニクス」
④突発的に襲われた際に適切に逃げるための「ブレイクアウェイ」
⑤暴力がおさまった後のアフターケアとしての「ディブリーフィング**」

*ディエスカレーション：興奮の原因を取り除いたり軽減したりすることで，怒りや衝動を和らげるコミュニケーション技法．
**ディブリーフィング：大規模災害や危機的出来事によるストレスに対し，振り返りを行うなど心理的結末をつけることを目的としたグループミーティング．

3）家族支援

患者の暴力によって慢性的に被害を受けていた場合，トラウマとなり，患者・家族双方に共依存関係が形成されていることがあり，暴力に対する認識を改めていく作業が必要である．また，調査票の内容や患者の話だけでは，家族の本心が見えないし，脅しを受けている場合もある．家族と個別に話をする場を設ける必要がある．患者の暴力行為が精神症状の一端であること，患者もつらい状況であることを知ってもらい，向き合っていけるように動機づけを高める．患者が暴力行動を改善しても，家族の理解が進まない場合，家族のもつイメージを変えていく．その働きかけとして，具体的な結果を示し，段階を少しずつ上げていく．いきなり患者との面会は無理でも，手紙のやりとりや電話ならできるというようなレベル設定を行う．

2. アセスメントとケアプラン

1）アセスメントの視点

精神科の領域では身体的，精神的どちらの暴力においても発生するリスクが高く，患者から医療者，患者から患者だけでなく，医療者から患者への暴力も起こりうる．誤解してはいけない部分として，一般的な暴力行為は対象に対しての感情が明確で，意図的で計画的なことが多いが，精神科では当事者が症状や病態により自己の主体性を失い，様々な刺激によりうっ積したストレスや，病的な思考の終着点が攻撃性という症状になって表出しているのである．暴力行為という結果が同じであっても，発生の要因や抑制がきかなくなる原因が複雑に病態と絡み合っている．このような理由から，ケアにあたるうえで観察力，疾病の知識，介入技術，医療者としてのモラルが求められる．暴力の危険性のリスクをアセスメントするツールとしてBroset Violence Checklist（BVC）などを活用するとよい（「11 怒り」の項，p.100 図1参照）．

2）ケアプランと根拠

ここでは，統合失調症患者の暴力についてケアプランを提示する．このような状態にある患者と家族の問題点として，以下の3つがある．

#1 幻覚・妄想に左右された思考・行動による暴力行為
#2 入院環境など精神・身体的ストレスに起因した衝動性の増加
#3 過去の家族への暴力による相互関係の変調

問題点	短期目標	ケアプラン（OP:観察 TP:ケア EP:教育）	根　拠
#1 幻覚・妄想に左右された思考・行動による暴力行為	看護介入にて対処行動が行え，暴力行為を起こさない	[OP] ①日常生活行動の変容，日常会話の内容（表情の険しさ，被害感情・恐怖心・敵対心・自閉・緊張感などが感じられるか） ②変調を誘発する事象の有無（騒音，他の患者との関係，空腹，天気，面会，電話など） ③対処行動（頓服薬の要請・コミュニケーションによる解決・症状悪化のサインが出せているかなど） ④幻覚の有無，内容と程度（イヤホンからもれる大音量の音楽，徘徊，着衣の変化，喫煙本数の増加，食行動など個別性を見きわめる） [TP] ①OP①～④に変調があれば「今日はいつもと何か違うように見えますが，困っていることがありませんか」など声をかける ②観察項目において暴力のリスクがあるとする状態を事前に話し合い，介入のポイントを患者と相談し伝えておく ③変調をきたす要因について調整する ④幻聴に左右される行動がみられた場合，患者の幻聴を否定せず，支援者としての立場をとり傾聴する．こちらには聞こえていないことを伝える ⑤事前に対処行動がとれた場合はその場で評価し，次回もできるように約束をする．継続的な記録を残し患者へ示す ⑥包括的暴力防止プログラム（CVPPP）を活用する ・リスクアセスメントによって患者が何らかの暴力行為を起こす危険性が高い場合，実際に起こした場合は，怒りや攻撃性を鎮めるためのディエスカレーションを行う ・一人で対応せずチームテクニクスを用いて行動を制止する．一人の場合はその場を離れる ・暴力行為に対してチームで身体的介入を図る．チームテクニクスの実施では，介入前の取り決めをはっきりし，リーダーの指示を確認しておく	・変調時の感情を把握し発展する妄想などを見きわめ介入のポイントを見つける ・きっかけがわかれば対処法を見つけ，セルフコントロールを促す ・自己評価を高める．また看護師が観察できれば患者の評価につなげることができる ・危機的状況の判断ができる ・症状の変調時は急激な変化や処置に対応できず，混乱を招く．平穏時に事前の取り決めをして処置につなげる ・否定はせず，現実的な判断を取り戻すきっかけを待つ ・他者評価が自己評価の形成に必要である ・負傷を防止し，安全性を確保する ・指示系統が複数あるとかえって危険が増し，より患者の混乱を招く

問題点	短期目標	ケアプラン (OP:観察 TP:ケア EP:教育)	根 拠
		・暴力がおさまった後のアフターケアとしてのディブリーフィングを行う [EP] ①セルフコントロールができていることを伝え，自分なりの対処法が行えれば大丈夫であると認める ②幻覚妄想状態の体験を振り返り，服薬や休息の必要性を理解してもらう	
#2 入院環境など精神・身体的ストレスに起因した衝動性の増加	患者がストレスを解消・発散できていると言語化する	[OP] ①日中の活動量，散歩や歩行，離床時間，休息時間など年齢や体力に応じたものか ②夜間の睡眠状況，入眠時間・睡眠時間と起床時間のバランス ③職員，他の患者とのかかわり，偏った傾向や仲間関係など人間関係での障害の有無 ④入院前の生活パターンで制限されているものの有無 ⑤現在の行動制限の状況（制限の段階や期間，患者の思い） [TP] ①作業療法やレクリエーションへの参加を促し疲労感を適切に感じてもらう ②日照時間を利用して，可能であれば室外で過ごす時間を設け体内リズムを整える ③本人の趣味，希望を可能な限り自己実現するように援助する．退院したら実現したいことを，現在できることに置き換えて実施してもらう ④入院生活や行動制限に伴うストレスへの言語的な介入，相談・傾聴，看護師から声をかけて感情の表出を促す ⑤リフレクソロジーの活用 [EP] ①対処方法や評価基準を一緒に考え，患者主導で実施する ②対処不能な場合の頓服薬の使用を決めておく	・10代と50代では同じ活動量でも負荷が違う．その患者の年齢，性別，体格，生活歴に応じて健康的な活動量が充足されている必要がある ・入眠困難や中途覚醒などの睡眠障害が活動の不足やストレスの増加の目安となる ・集団生活が対人トラブルの原因になり，ターゲットをつくることにつながる ・様々な制限が通常起こらないストレスを生じさせるため，治療の理解度や思い，不満を知っておく ・様々なストレスコーピングから患者に合ったものを行う．運動，芸術活動，静かな環境で過ごす，外気に触れる，コミュニケーションをとるなど方法は人それぞれである．精神病患者といった枠にとらわれず柔軟な発想で一緒に考えていく ・衝動性を自覚し，対処行動を自主的に実行できることが，自己評価を高めることにつながる

問題点	短期目標	ケアプラン（OP：観察　TP：ケア　EP：教育）	根　拠
#3　過去の家族への暴力による相互関係の変調	家族が患者と面会，外出・外泊を安心して行えると言える	[OP] ①患者の過去の暴力情報と患者の受け止め方 ②面会の様子（面会の有無・頻度・時間，面会者の続柄，面会中の様子） ③面会前後の患者・家族の表情・言動・行動の変化 ④家族の患者に対しての思い，疾病の理解度 ⑤外出・外泊時における患者の行動や言動 [TP] ①家族問題に関して患者と家族の両方から話を聞き，食い違いや今後の希望を明確にする ②患者と暴力行為のあった状況を振り返る ③治療段階に応じて行動を拡大し，その都度，家族に説明する．必要に応じて，看護師は面会や外出の付添いをして不安の軽減に努める ④患者が暴力なく過ごせるようになったこと（言葉や行動）を具体的に家族に伝える ⑤面談を行い家族に過剰な責任感が生じないように，不安がある段階では無理に接しなくてもよいと伝える ⑥活動の段階を進めるときには，必ず医師，家族，患者，看護師で取り決めをし，進行度合いに家族・患者双方の理解を得る [EP] ①家族会への参加を促し，疾病の理解とサポートを行う	・情報から現在の関係性をアセスメントし，双方の感情を正しく把握しておくことで接触のタイミングやかかわり方を工夫できる ・閉鎖的な面会室での必要のない糾弾や，過剰な反応を観察してさらなる関係の悪化を防ぐ ・暴力行為にかかわらず，家族との接触前後は精神症状の変調を来しやすい

●文　献

1）包括的暴力防止プログラム認定委員会編（2005）．医療職のための包括的暴力防止プログラム．医学書院．

5 希死念慮・自殺企図

1 希死念慮・自殺企図とは

1. 自殺とは

　何らかの方法で自らの行動の結果死に至った場合，それが即"自殺（suicide）"と呼べるのだろうか．たとえば，アルコールによる酩酊状態や強いストレッサーに直面したときなど，衝動的に自傷行為（self-mutilation）を行った結果死へとつながったとする．この場合，本人が本当に死を望んだのかどうかについては不明である．これについて高橋[1]は，「自らの死の意図」と「結果予測性」が自殺の定義にあたって問題になるとし，自殺と自殺企図（attempt of suicide）は多くの共通点を認めるが，完全に一致するものではなく，既遂自殺者群と自殺企図群はまったく異なる人口に属するという意見が少なからずあると述べている．

　希死念慮（suicide idea）とは自らの意図的な死についての願望であり，自殺企図とは希死念慮をもった自殺を意識した行動と考えられる．希死念慮がなく衝動的に自傷行為を行った場合，厳密には自殺企図とはいえない可能性がある．介入を踏まえた臨床的な視点では，この定義と若干異なる立場に立つため，詳しくは，「自傷行為と自殺」（p.42）で述べる．

2. 自殺の状況

1）世界の自殺の状況

　世界保健機関（WHO）によると，世界中で毎年約900万人の命が自殺により失われており，これは40秒ごとに一つの命が失われている計算となる．自殺の危険因子としては，うつ病，パーソナリティ障害，アルコール依存症，統合失調症などの精神疾患と，神経疾患，がん，HIV感染などの身体疾患をあげている[2]．

　自殺はその土地の文化や社会背景と関連しており，WHOではインターネット上で国別およびアジア，ヨーロッパなどの地域ごとに分けて，自殺とその土地の文化などとの関係性を公表している．自殺の原因を明らかにする方法として，心理学的剖検*が多くの国で実施され報告されている．

2）日本の自殺の状況

　わが国では1998（平成10）年に自殺者が3万人を超え，以降10年以上にわたって3万

人を超える高い水準で経過しており，自殺対策が急務となっている．

自殺対策基本法に基づいて決められた自殺総合対策大綱では，以下の9点に集中的に取り組むとしている．
① 自殺の実態を明らかにする．
② 国民一人ひとりの気づきと見守りを促す．
③ 早期対応の中心的役割を果たす人材を養成する．
④ 心の健康づくりを進める．
⑤ 適切な精神科医療を受けられるようにする．
⑥ 社会的な取り組みで自殺を防ぐ．
⑦ 自殺未遂者の再度の自殺を防ぐ．
⑧ 遺された人の苦痛を和らげる．
⑨ 民間団体との連携を強化する．

これらの指針をもとに，国が中心となって地域と連携し，うつ症状や自殺のサインを認識し，地域において適切な精神科医療へとつなげる役割となるゲートキーパーの育成が始まっている．地域においては保健師やゲートキーパーが窓口となって自殺のリスクの高い対象者を早期に精神科医療へつなげ，精神科医療では対象者に合った適切な身体的・心理的・社会的治療を行って，社会全体としての自殺のリスクを下げる．こうした地域と病院が連携した仕組みづくりが進められている．

3) 病院と自殺の状況

日本医療機能評価機構認定病院患者安全推進協議会の「精神科領域における医療安全管理検討会」の調査によると，2005年時点で過去3年間に入院患者の自殺について調査したところ，精神科病院および精神科病床を有する病院の66％で自殺が起きていた．また，一般病院では，29％に自殺が発生し，うち最も多い診断名は悪性腫瘍の37％と報告されている[3]．

このように，精神医療の場で働く看護師は，他の領域で働く看護師よりも自殺に関連した場面に遭遇する可能性が高く，自殺に対して学ぶ姿勢が求められる．また，一般病院においても自殺は発生している．看護ケアの中心となるのは，対象者の視点に立った受容的な態度と傾聴であるが，一般病棟ではある程度の時間を使って耳を傾けることは容易ではない．しかし求められるのは，時間ではなく真摯な態度で接することである．看護師が患者の最も身近な存在であることを忘れず，一般科においても自殺と向き合うことが重要である．

---

*心理学的剖検：死の原因を明らかにするために検死を実施するのと同様に，自殺をした人の言動や性格をよく知っている遺族などに面接を行い，自殺の理由を明らかにすることである．心理学的剖検には，面接対象者に負担にならないよう配慮した介入を行い，面接対象者をケアするという側面がある．海外では1950年代から実施，分析を通じた知見によって自殺対策において一定の効果をあげている．日本においては，2007年から国立精神・神経医療研究センターに設置された自殺予防総合対策センター自殺実態分析室を中心に「自殺予防と遺族支援のための基礎的調査」として始まった．

2 希死念慮・自殺企図の出現する背景

1. 精神疾患と自殺

　精神疾患と自殺は関係しており，うつ病，アルコール依存症，統合失調症，パーソナリティ障害に対して早期発見，早期治療を行うことは自殺のリスクを下げることにつながる．ここでは，うつ病，アルコール依存症，統合失調症，パーソナリティ障害でみられる自傷行為と自殺について述べる．

1) うつ病と自殺

　うつ病ないしうつ症状は，自殺との関連性が多く指摘されている．うつ病の心理社会的な危険因子としては，死別や就職，定年退職といったライフイベント，事故や災害といった急激な心理的負担，人間関係や育児といった慢性的なストレスなどがあげられる．また，うつ病には，不眠，体重減少，食欲不振，疲労感，思考力や集中力の低下といった症状がみられるが，うつ病の危険因子や症状はうつ病のサインとしてだけでなく，自殺の注意サインとしてみることもできる（「7　うつ」の項，p.58参照）．

2) アルコールと自殺

　自殺はアルコール依存症だけでなく，一般的な飲酒行動も含めたアルコール全般と関係している．アルコールは衝動性を高め，自殺をする・しないといった振り子のように揺れる気持ちを自殺する方向へ後押しし，自殺のリスクを高める．

　精神疾患と飲酒が重なるケースでは，自殺のリスクが高まる．また，アルコールの問題を抱えるケースは，うつ症状が現れたときに自殺のリスクが高まる．このように，アルコールとうつ症状が重なると自殺のリスクが特に高まるため，知識の伝達や注意喚起といった心理社会的な介入が必要となる．

3) 統合失調症と自殺

　統合失調症患者の自殺では，幻聴の指示による自傷行為や妄想に関連した飛び降りなど，精神症状の悪化による自殺が考えられ，陽性症状に焦点を当てたケアが必要となる．幻聴や妄想といった陽性症状は常に一定ではなく，時間や状況によっても揺れ幅が存在する．一見すると強固な妄想と思われても，看護師との関係性やタイミングを図ることで心理社会的な介入ができることも少なくない．

　人間関係は一長一短にできるものではないため，短期間に人間関係に軸をおいた介入を行っても成果を得るのは困難である．限られた期間ではアルコールやうつと自殺の関係を中心とした教育的なかかわりなどが中心になる．また，不安や心理的負担の増強は，妄想や幻聴の悪化につながり，結果自殺のリスクを高めるため，不安の軽減を図る介入が求められる．

4) 自傷行為と自殺

　自傷行為と自殺は関連しており，希死念慮はなく自傷行為を繰り返す患者も，長期的にみると自殺に至ることがある．自傷行為と自殺企図は，希死念慮の有無をキーワードとして異なる介入が求められるが，一方でともに自殺に関連した行動であるた

表1 ■自殺の危険因子

1. 自殺企図歴	自殺企図は最も重要な危険因子 自殺企図の状況・方法・意図，周囲からの反応などを検討
2. 精神障害の既往	気分障害（うつ病），統合失調症，パーソナリティ障害，アルコール依存症，薬物乱用
3. サポートの不足	未婚，離婚，配偶者との死別，職場での孤立
4. 性別	自殺既遂者：男＞女，自殺未遂者：女＞男
5. 年齢	年齢が高くなるとともに自殺率も上昇
6. 喪失体験	経済的損失，地位の失墜，病気やけが，業績不振，予想外の失敗
7. 性格	未熟・依存的，衝動的，極端な完全主義，孤立・抑うつ的，反社会的
8. 他者の死の影響	精神的に重要なつながりのあった人が突然不幸な形で死亡
9. 事故傾性	事故を防ぐのに必要な措置を不注意にも取らない 慢性疾患への予防や医学的な助言を無視
10. 児童虐待	小児期の心理的・身体的・性的虐待

高橋祥友（2006）．自殺の危険―臨床的評価と危機介入，新訂増補版．金剛出版．p.45．より引用

め，自殺予防という観点から同じ視点でケアしていくことも重要となる．また，過去に希死念慮を抱いて自殺企図を行った患者は，再度自殺を試みる可能性があるため注意が必要である．

　自傷行為および自殺企図歴と自殺の関係から，何らかの自殺関連行動をとった経験をもつ患者は自殺につながる可能性があるといえる（「14　自傷」の項，p.122参照）．

2. 自殺の危険因子（表1）[4]

　自殺に追い込まれる人には共通する心理があり，どうにもならないと思う状況を解決するための手段として，自殺という選択肢を選ぶことになる．もしこのような徴候がみられたり言動が聞かれたりしたら，特に注意が必要である．

3 ケアのポイント

1. 看護方針

1）ケアを行ううえでの留意点
（1）プリベンション
　プリベンション（予防，防止）とは，自殺に至る前のうつ状態の治療から心理社会的な教育に至るまで，自殺予防全般を指して用いる．自殺予防に対して何らかの知識を得て，その知識を生かしながら予防に取り組もうとする姿勢はプリベンションを行っているといえる．
（2）インターベンション
　インターベンション（介入）とは，今にも自殺しそうなハイリスクの患者や自殺を試みている患者に対する介入のことで，高い建物の上に立っている，刃物を身体に当

ているといった場面から，自殺企図直後の救命センターにおける身体的な治療もこれに含む．病棟において患者の一番身近な医療者である看護師は，インターベンションを求められる場面に最も多く遭遇する職種である．

(3) ポストベンション

ポストベンション（事後対応）とは，不幸にして自殺が生じてしまった場合に，他の人々に及ぼす心理的影響を可能な限り少なくするためのケア全般を意味している．家族や医療者が対象となることが多く，心理的な負担も大きいため，直接ケアは精神科医や，精神看護専門看護師（CNS）などの専門家によるスーパーバイズを受けた介入が望ましい．

2) ケアの流れ

何らかの自殺の徴候がみられて入院となった場合，基本的には自殺の危険があると考えてケアする姿勢が求められ，入院直後（急性期），回復期初期，退院前後の時期（社会復帰期）は特に自殺のリスクが高まるために注意が必要である．

(1) 急性期

入院直後は，精神症状が悪化し入院に至ったと考えられ，環境の変化による不安や自尊感情の低下，家族や職場に対する罪悪感が自殺の危険を高める．

(2) 回復期

入院時に活動性が低下していた患者は，回復期にも注意が必要である．治療を受けることで回復した意欲や活動性が，治療や社会復帰への活動に向かうだけでなく，今までできなかった自殺企図に向かう可能性がある．また，治療により心理的視野狭窄の状態から視野が広がることで自らを客観視することができ，それが新たなトリガー（引き金，きっかけ）となって自殺に結びつくこともある．

作業療法は回復期初期から，社会資源に関する教育は回復期中盤以降から導入されるため，多職種との調整を行う．

(3) 社会復帰期

社会復帰期は退院が近づく時期であり，特に退院前後は社会復帰への不安が最も増強する．外出や外泊が始まり入院治療が終わりに近づき，以前の生活に戻れるか，スムーズに職場復帰できるかといった不安が精神症状を悪化させる可能性がある．

3) 家族支援

対象者の突然の自殺企図により，家族はどう対応すればよいのかわからず混乱している．家族支援では，家族療法の一環であるナラティブセラピーの視点からの傾聴が重要となる．家族の話は対象者以上に長時間にわたることが少なくないため，十分な時間をとってかかわる．

患者にとって，家族は最も重要なキーパーソンである．入院直後から退院後に至るまで，患者の最も身近なソーシャルサポートとなる可能性がある．家族関係を考慮しながら「注意サイン（精神症状悪化のサイン）」や自殺に関する正しい知識を得る教育的な介入を実施する．

2. アセスメントとケアプラン

1) アセスメントの視点

(1) 情報収集・アセスメント

患者にどのくらいの自殺のリスクがあり，どのような方法で自殺をする可能性があるのかアセスメントを行う．自殺のリスクは，自殺の危険因子（表1参照）や過去の自殺企図歴から考えることができる．自殺の方法については，希死念慮が強い場合は，高所からの飛び降りや縊頸（いっけい）などのより確実に死に至る方法を選択し，希死念慮が弱い衝動的な自傷行為の場合は，手首を傷つける，少量の薬を一度に内服するなど，直接的に死とは結びつきにくい行動が考えられる．

希死念慮と自殺企図の方法を考慮したうえで，リスクアセスメントを行い，環境を変える，病棟の巡回回数を増やす，危険物に配慮するなどを検討する．刃物など入院生活で必要とせずかつリスクの高い物品は一律持ち込み禁止とするが，ベルトやひも，T字カミソリなどの扱いは判断が分かれる．危険物となりうる物品の「一律禁止」と「患者によって一部可」のラインについては，病院・病棟の指針を考慮し，定期的な見直しを行いながらスタッフでよく話し合う．

(2) 教 育

アルコールやうつ症状についての知識の伝達，うつ症状が現れたときの対処方法など，個別もしくは集団で教育的なかかわりを行う．集団の場合は，他の患者の個人情報に配慮する．開始前に①ここでの話は外では話さない，②知識を獲得する場であり，個別の相談については終了後スタッフが対応するといった枠組みを示す．

集団精神療法の視点を生かした講義を行う場合は集団心理が働き，自殺のリスクを高める可能性もあるため特に枠組み設定に注意する．

治療が進んでからは，患者ごとに特徴的な精神症状の悪化のサインとなる「注意サイン」を患者自らが把握できるようにかかわる．入院中から，退院後の注意サイン出現時の対応を検討し，退院後の生活に生かしていく．

(3) 介 入

希死念慮の有無を患者に直接確認する．これまで文化的な背景もあり死に関係する言葉はタブーとされてきたが，自殺予防の観点では有効な手段となる．

希死念慮の確認方法は，患者との関係性ができた場合や，患者が自らの思いを語ったときに行うことが多い．精神科の熟練した看護師は，患者を脅かすことなく表情や言動からタイミングを図りながら，自然とこれらの情報を導き出すことができるが，経験の少ない看護師には難しいこともある．この場合はチーム医療を生かし，患者と関係性があるスタッフが希死念慮を確認する窓口となるとよい．窓口は必ずしもプライマリナースである必要はなく，作業療法士（OT）や精神保健福祉士（PSW）などの専門職でもよい．

専門的な介入では，認知行動療法や弁証法的行動療法*などの精神療法がある．しかし精神療法的な介入は専門的な知識や技術を必要とするだけでなく，患者の心理的負

担から精神症状が悪化する可能性もあるため，主治医をはじめとする医療チームの同意とともに，医師，CNSなどのスーパーバイズのもとで実践する．

(4) 自殺をしたいと打ち明けられたときの対応

精神科において希死念慮の訴えを聞くことは少なくない．希死念慮の訴えがあったときにどう答えるべきか，事前にシミュレーションする（表2）[5]．

自殺をしたいと打ち明けられたときは，どう答えたらよいのか困り，耐えきれずその場から立ち去りたくなる．しかし「自殺したい」という言葉は誰でもよいから話したわけではなく，「この人なら自分の思いをわかってくれる」「この人なら話を聞いてくれる」という思いがあることを理解し，逃げ出したくなる気持ちから踏みとどまる．そして患者の思いに寄り添いながら「なぜ自殺したくなったのか？」という疑問を大事にして，患者がおかれた状況を理解するよう努め，できるかぎり時間をかけて丁寧に訴えを傾聴する．

一度話し始めると，対象者は長時間にわたってとめどなく話し続けることもあるし，患者自身の非常につらい体験を話すこともあり，どう返答すればよいのかわからないこともある．時間がないときは「大変申し訳ありません．もっとお話を聞きたいところですが，今私にその思いを聞く時間があまりありません．1時間ほどすると少し時間ができるので，もし可能ならばそのときに再度お話を聞かせていただいてもいいですか？」と返答する．「おつらい気持ちは十分に伝わりました」と受容的に接し，「私にできることは少ないですが，今私にできることがあれば，ぜひ相談してください．何かほかの方法も含めて一緒に考えていきましょう」と支持的にかかわる．

(5) 多職種医療

治療において，医師は薬物治療，精神療法を含めた治療全体の調整，臨床心理士（CP）は精神療法，OTは作業療法，PSWは社会資源の知識の普及という形でかかわる．多職種でカンファレンスを行い情報交換し，共通の目標を設定して包括的な医療を行う．

過去に自殺関連行動をとった患者に自殺のリスクがあることを考慮すると，入院中だけでなく，退院後も継続したフォローが必要となる．精神科医療にかかわる患者では，外来診療だけでなくデイケアや訪問医療など，他の医療者と接する機会もフォローの場として機能することができる．デイケアではOT，社会保健相談ではPSW，ま

表2 ■ 自殺をしたいと打ち明けられたときの対応

①誰でもよいから打ち明けたのではない	⑥安易な激励をしない
②患者は生と死の間を揺れ動いている	⑦批判しない
③時間をかけて訴えを傾聴する	⑧世間一般の価値観を押しつけない
④沈黙を共有してもよい	⑨悩みを理解しようとする態度を伝える
⑤話をそらさない	⑩十分に話を聞いたうえで他の選択肢を示す

高橋祥友（2006）．自殺の危険―臨床的評価と危機介入，新訂増補版．金剛出版．p.147. より引用

*弁証法的行動療法：共感的治療関係をもとに，治療の動機およびスキルトレーニングにより能力を高め，その技能を日常生活でも実践できるようにする精神療法．境界型パーソナリティ障害や薬物依存，自殺念慮のある重症のうつ病患者に有効な治療法とされる．

た訪問医療では訪問看護師や保健師がかかわることができる．患者にかかわる多職種が連携することで，情報や視点が増えてリスクをとらえることができ，また相談できる窓口が増えることで，より包括的な自殺予防につなげることができる．他の医療と同様に自殺予防においても，地域と病院，多職種などが互いの垣根を超えて連携した医療が求められる．

2) ケアプランと根拠

ここでは，急性期における希死念慮の強い患者についてケアプランを提示する．このような状態にある患者と家族の問題点として，以下の2つがある．

#1 希死念慮が強く，自分の身体に危害を加えるおそれがある
#2 患者の自殺に対する家族の不安が強い

問題点	短期目標	ケアプラン（OP:観察 TP:ケア EP:教育）	根 拠
#1 希死念慮が強く，自分の身体に危害を加えるおそれがある	自殺が発生しない	[OP] ①自殺念慮の有無（1日1回，週1回，月1回など） ②声かけ・面接時の表情，言動 　・声（大きさ，調子，高さ） 　・表情（笑顔，悲しみ，怒り，流涙） 　・周期（日内変動や天気・季節の変化など） ③観察方法・間隔：部屋の場所，ベッドの位置，観察間隔（常時〜5分，15分，30分） ④生活環境の変化，日中の過ごし方 ⑤危険物の有無：ロープ，ひも，ベルト，ハサミ，カッター，カミソリなど自殺に関連する物品の管理方法とそれら物品の位置の定期的な確認 ⑥治療ステージに合わせた自殺のリスク	・希死念慮の有無を確認し自殺のリスクを把握する．自殺のリスクに合わせて，把握するタイミングを検討する ・いつもと異なる表情・言動から自殺リスク，精神症状を把握する ・自殺のリスクに合わせて，部屋やベッドの位置，観察間隔を検討し，リスクが高い場合は見やすい場所や観察間隔を短くすることで自殺のリスクを下げる ・ベッド周囲がいつも以上に散らかっている，もしくはきれいに片づけられている，普段ベッドで過ごしていたのが急にテレビを見始めたなど，生活環境の変化があった場合，精神的な変化がある可能性を考える ・自殺に関連する物品の管理方法を検討することで，自殺のリスクを下げる．危険物品の位置の確認は，患者の自殺リスクを下げる ・急性期，回復期，社会復帰期で自殺のリスクが異なる．また治療がステップアップするときは自殺のリスクが高まるため，特に注意が必要となる

問題点	短期目標	ケアプラン（OP:観察　TP:ケア　EP:教育）	根　拠
		⑦患者の言動から入院前の生活状況を把握する ・食事・睡眠はとれていたか ・清潔な環境は保たれていたか ・家族・友人との関係性はどうか ・周囲（家族・友人）の人はどれくらいサポートしてくれたか ・学校や職場での状況はどうか ⑧（患者–看護師関係が構築されてから）スーパーバイザー（医師や専門看護師）らの協力のもと，患者のこれまでの経歴・成育歴 ⑨（面会者と患者の言動・表情から）入院前の生活状況 ・周囲にサポートとなるような人がいるか ・周囲の人はどれくらいサポートしていたか ・学校や職場での状況はどうか ⑩患者の言動・表情から今後の希望 ・いつ頃どのような形で社会復帰したいか ・患者の認識では，学校や職場の理解はどの程度得られるか [TP] ①患者–看護師関係を構築する ②訴えを傾聴する ③「自殺をしたい」と訴えられたときに精神療法的なかかわりをする（**表2参照**） ④うつ病，統合失調症，パーソナリティ障害など，ベースとなる精神疾患に合わせた精神看護ケアを行う ⑤定期的な面接を実施する	・自殺に追い込まれる人の共通の心理として，①極度の孤立，②無価値感，③極度の怒り，④窮状が永遠に続くという確信，⑤心理的視野狭窄，⑥諦め，⑦全能の幻想がある[1]．患者の言動から自殺に追い込まれた状況を把握し，社会復帰の際に入院前の情報を活用する ・自殺は患者がとった対処行動の一種である．患者の対処行動の理由となるこれまでの経過，成育歴，環境などを確認する ・患者が自殺に追い込まれる心理として，患者が周囲のソーシャルサポートを認識していない，もしくは機能していない可能性がある．面会者の言動・表情から患者の周囲にある人間関係を把握する ・社会復帰後について，本人の希望と現実的なラインとのズレを確認する ・すべての精神科的なかかわりは患者–看護師関係の構築に始まる．患者との関係性を理解し，温かい態度で接する ・訴えを傾聴することで精神状態の安寧を図るとともに，自殺に関連した因子を把握する ・希死念慮に対して看護師が精神療法的なかかわりをすることは，自殺のリスクの軽減と患者–看護師関係の構築，患者の精神的安寧，専門的な介入に向けての情報収集などにつながる ・ベースとなる精神疾患の安定を図り自殺のリスクを下げる ・日常業務が忙しい場合，患者の声にゆっくり耳を傾ける時間がないこともあり，看護師の気づ

問題点	短期目標	ケアプラン（OP：観察　TP：ケア　EP：教育）	根　拠
			かないところで患者の希死念慮が再燃している可能性もある．時間を設定した定期的な面接を行うことで患者の声に耳を傾け，精神状態および希死念慮の査定を行う
		⑥希死念慮に対する精神療法的な介入を行う	・対処行動は精神状態と合わせて，これまでの生育歴や生き方，過去から今の環境，そして認知が関係している．患者が歪んだ認知をしていないか，もしていたらその背景はどこにあるのか，スーパーバイザーのもとで認知行動療法的な視点から介入を行う
		⑦多職種連携によって各種調整を行う ・多職種での治療計画の策定：看護師；日常生活での精神療法的なかかわり，多職種連携のコーディネート，医師；薬物治療，精神療法，臨床心理士；精神療法，作業療法士；作業療法，精神保健福祉士；社会資源を用いた社会復帰の準備	・多職種連携の視点から介入することで包括的な治療を行い，希死念慮が高まった際に対応できる窓口を増やす
		・治療のステップアップ時期の多職種による検討	・患者の精神症状と治療のステップアップの時期を一致させることにより，治療の進行に伴う精神症状の悪化および自殺のリスクを防ぐ
		・多職種による定期的なカンファレンス	・多職種で定期的なカンファレンスを行うことで，状況に合った患者の治療を行う
		・社会復帰時の治療計画の策定	・多職種が社会復帰後の治療を理解することで，社会復帰後に患者が相談できる窓口を増やす
		[EP] ①自殺に関する教育を行う ・ノーマライジングの視点からの自殺教育	・「自殺したくなる気持ちは変なことではない」というノーマライジングの視点に立った教育を行うことで，自尊心低下への介入を行い，希死念慮発生時に相談しやすい環境をつくる
		・アルコールとうつが自殺と関連していることに対する教育：アルコール（飲酒量，飲酒頻度），うつ（睡眠状況，食欲，不安，無気力）	・アルコールとうつは自殺のリスクを高める．またアルコールは飲酒量や飲酒頻度などから，うつは不眠や食欲不振などから，精神状態を知ることができる

問題点	短期目標	ケアプラン（OP:観察　TP:ケア　EP:教育）	根　拠
		・セルフモニタリングの視点 ②「注意サイン」に関する教育を行う ③ソーシャルサポートに関する教育を行う	・患者がセルフモニタリングできるような教育を行う ・患者には，「眠りが浅くなる」「食欲がなくなる」といった，精神状態悪化の前兆となる「注意サイン」が存在することがある．患者が自分の「注意サイン」を知り，「注意サイン」発生時の対処行動を獲得するための教育を行う ・個人の心身の健康にプラスに働く対人関係（ソーシャルサポート）はストレス耐性を高めるため，その重要性を説明する．また困ったときに相談できることの大切さを伝える
#2 患者の自殺に対する家族の不安が強い	患者の自殺に対する家族の不安が軽減される	[OP] ①家族の表情・言動 　・声（大きさ，調子，高さ） 　・表情（笑顔，悲しみ，怒り，流涙） 　・精神状態（動揺，孤立，不安，不眠，食欲，無気力） ②家族の希死念慮 ③家族関係：患者と家族の関係性，家族間の関係性 　・家族がソーシャルサポートとして機能するかどうか 　・患者-家族関係がどうか 　・もしよくなければいつからなのか，その理由はなぜか ④家族の状況 　・家族の経済状況や仕事，学校の状況など 　・患者に対してどれくらいのサポートが可能か	・患者の自殺企図により家族に動揺や不安がみられる．表情や言動を観察することで，家族の精神状態を確認する．明らかな精神状態の悪化を認めた場合は精神科へのコンサルテーションを検討する ・家族に希死念慮があるケースもあるので家族の状況を確認する．表情や言動から明らかな悲しみに打ちひしがれている場合は家族の希死念慮についても確認する．ただし家族へのケアは繊細な対応を要するため熟練した看護師や専門看護師に情報を提供し，対応について相談する ・必要に応じて精神保健福祉士へ依頼する

問題点	短期目標	ケアプラン（OP:観察　TP:ケア　EP:教育）	根　拠
		[TP] ①家族-看護師関係を構築する ②家族の訴えを傾聴する	・家族関係の情報をもとに患者と家族が互いにサポートし合うように家族も含めた包括的なケアを実践する ・ナラティブアプローチの視点に立ち，家族の精神状態の安寧と，家族-看護師関係の構築を図る．必要に応じて多職種と情報を共有し，多職種からの介入を検討する
		[EP] ①家族への自殺に関する教育を行う ②家族への「注意サイン」に関する教育を行う ③ソーシャルサポートに関する教育を行う	・（家族との関係が構築でき家族からサポートが得られてから）患者と同様に自殺予防に関する教育が必要である ・家族が患者の「注意サイン」を把握することで患者の精神状態の悪化をいち早くとらえることができ，早期に適切な治療へつなげられる ・家族がソーシャルサポートの重要性を理解することで，家族機能としてストレス耐性を高める

●文　献

1）高橋祥友（2006）．自殺の危険―臨床的評価と危機介入，新訂増補版．金剛出版．p.16.
2）WHO．Health topics Suicide．<http://www.who.int/topics/suicide/en/>［2012.5.01］
3）日本医療機能評価機構認定病院患者安全推進協議会（2007）．提言　病院内における自殺予防．
   <https://www.psp.jcqhc.or.jp/readfile.php?path=/statics/teigen/teigen200704170313913.pdf>［2012.5.01］
4）前掲書1）．p.45.
5）前掲書1）．p.147.
6）小山達也（2007）．遺族への精神的ケア―遺族に寄り添い，耳を傾ける．精神科看護，34（12），32-37.
7）田中美恵子・小山達也（2010）．自殺の看護．すぴか書房．
8）寺岡征太郎（2007）．自殺未遂者やハイリスク患者へのケア．精神科看護，34（12），19-24.
9）松本俊彦・勝又陽太郎・木谷雅彦・他（2007）．心理学的剖検で自殺の実態を解明し，予防に生かす．精神科看護，34（12），38-44.

6 多弁・多動

1 多弁・多動とは

　多弁・多動（talkativeness/hyperkinesis）に明確な定義はないが，精神科では出合う機会が比較的多い症状の一つである．言葉のとおり，話すことや動くことをなかなか止められず，そのため，周囲や本人が家庭や学校，職場などでの社会生活において何らかの困難感を抱いている状態である．

　精神医学的に問題となる多弁・多動は，その状況を自分自身ではコントロールできない状態で，薬物療法や環境調整などの適切な介入がなされなければ，他者との関係性に大きな影響を与え，結果的に患者本人の不利益につながる．また，食事や睡眠，清潔の保持などのセルフケア領域への関心の低下もみられることから，日常生活そのものへの影響も少なくない．

　多弁・多動は，単独で出現する精神症状というよりは，不穏や不安，焦燥などに付随して現れるものである．これらの精神症状が精神科での治療の対象となることも多く，症状に応じた介入を行うことで多弁・多動にも改善がみられる．

2 多弁・多動の出現する背景

　多弁・多動の程度は，強い興奮や焦燥を伴ったものから，「何となく落ち着かない」「そわそわしている」というものまで，かなりの幅がみられる．また同じ患者であっても，時間帯や状況によって多弁・多動の程度は変化する．

　多弁・多動が出現する背景も様々であり，精神医学的な問題がない人々においても，緊張感や不安が高まった状況や，それらから解放された状況において軽躁状態になり，一過性の多弁・多動がみられることがある．治療の対象となる多弁・多動は，その出現背景や程度によって効果的なケアが異なるため，患者の状態を適切にアセスメントすることが必要である．

　多弁・多動がみられる精神疾患として，統合失調症，気分障害，注意欠如・多動性障害（attention-deficit/hyperactivity disorder：ADHD），せん妄，認知症などがある．気分障害の場合にみられる多弁・多動は，躁病のときに限るものではなく，DSM-IV-TRにおける気分障害の大うつ病エピソードの診断基準の一つにあげられる精神運動性の焦燥により起こる可能性がある．

　また，自分の健康状態を言語化することが難しい患者は，痛みや不快感などを背景とした多弁・多動の症状を呈することがあるため，その可能性も考慮する．そのよう

なときには，精神状態のアセスメントと同時に身体面のアセスメントを実施し，身体疾患の存在を除外しながら対応する．

薬物療法を受けている患者のなかには，「常に足をもぞもぞ動かしている」「部屋や廊下を休むことなく歩いている」といった行動がみられることがある．患者は抗精神病薬の副作用の一つであるアカシジア（じっとしていられないと訴える状態）の「足がむずむずする」という不快な感覚に対処するため，このような行動をとっている場合がある．他者からは多動な状態であっても，その出現背景は精神症状がもととなっている場合とは異なっている．アカシジアの可能性がある場合には，薬剤の変更などを含めた治療チーム全体での対応を優先する．

そのほかにも，甲状腺機能亢進症などの身体疾患や術後せん妄，ステロイドなど薬物誘発性の躁状態から多弁・多動がみられることもある．

3 ケアのポイント

1. 看護方針

1）ケアを行ううえでの留意点

多弁・多動がもたらす患者本人や周囲の人々への影響は様々であり，画一的なケアには限界がある．そのため，患者の年齢や社会的背景といった基本的情報，そして多弁・多動をもたらしている疾患や環境を考慮したケアが不可欠である．

多弁・多動のある患者の言動やその主張は，時に理解しがたいと感じるかもしれない．しかし，患者の言動を丁寧に観察することで，それらの意味が見出されることもある．

ここでは双極性障害の躁病エピソードによって多弁・多動を呈する入院患者のケアを想定し，述べていく．

2）ケアの流れ

（1）初　期

躁状態の極期にある患者は，外界から受ける刺激をコントロールすることができない状態である．患者の気分は高揚し，絶え間なく話し続けたり，エネルギッシュに動き続ける．躁状態にある患者は疲れを感じにくく，休息をとることへの欲求が低くなるため，患者よりも先に周囲の人々が疲労感や困難感を抱くことも少なくない．さらに，強い興奮を伴ったり過干渉がみられる場合には，容易に対人関係上の問題に発展する．そのほかにも，自己に対する誇大妄想や注意力の散漫さ，判断能力の低下が，浪費や不特定多数との性的接触など，危険な行動をもたらすこともある．

この時期の入院治療では，外界から受ける刺激を減らすために，患者一人で過ごすことが可能な個室でのケアが望ましい．また，薬物療法を含めた休息につながるケアを展開していく．

興奮が強い多弁・多動の患者には，自身や他者の安全を守るため，一時的に日常生

活上の制限が必要になる．時には，隔離や身体拘束といった行動制限が必要となることもある．

過度な刺激を与えることは回復の妨げになるが，患者の状態や周囲の環境を密に観察し，患者がおかれている状況を説明することも治療関係の構築に重要である．躁状態の場合には，簡潔にわかりやすい言葉で伝える．

治療的な意味で何らかの制限をしている状況にあっても，患者にとっては生活の場であることを念頭におき，倫理的な配慮を行うことが，その後の患者との信頼関係につながる．

(2) 中　期

徐々に躁状態は改善し，多弁・多動の程度にも落ち着きがみられるようになる．短い周期で躁状態とうつ状態を繰り返す患者の場合には，入院期間中にうつ状態に入ることもあるため，注意深く観察する．

この時期になると，患者は大部屋での生活も可能になる．他の患者と触れ合うことで，患者は自らの回復を感じる反面，一人の空間が保ちにくく不安やストレスを抱く場合があるため，個室への移室も含めた環境調整を臨機応変に行う．ストレスに対する耐性はまだ十分ではないため，入院初期に引き続き，患者が安心感をもてるような療養環境を整える．この時期は，医療者側が焦らないことが大切である．

(3) 退院準備期（再発予防に向けたケア）

多弁・多動が改善し，様々な現実的問題と直面する時期である．双極性障害をもつ患者の多くは，症状が安定すればそれまでの社会生活に戻り，家庭や職場でそれぞれの役割を担いながら生活を送ることとなる．そのため，この時期は家族との関係性や復学・復職に対して不安を感じやすい．

退院後の症状再燃を予防することが，患者のその後の生活を左右する一方で，入院初期に比べて対人関係の範囲が広がり，より大きなストレスを感じる状況におかれる．また，軽躁状態にあるほうが職場や家庭で生産的に活動でき，エネルギーに満ちた感覚があることから，その状態がベストだと感じやすく，服薬の自己中断や躁状態再燃のサインを見逃す可能性もある．

この時期は中期と併せて，自らの疾患への正しい知識を得ること，そして退院後の生活のなかでどのように症状の再燃を予防するかを考える大切な時間となる．心理教育は，それらを助ける支援の一つであり，正しい知識を得ることによって，入院が患者に大きな心理的衝撃を与えている場合でも，その体験を整理していくことにつながる．

3) 家族支援

患者と一緒に暮らす家族は，患者の日常生活を支援するキーパーソンであることが多く，患者の病状の波による影響を受けやすい．また患者を支援したいという気持ちの一方で，患者の病状や言動に，不安，無力感，怒り，罪悪感を感じることもある．

看護師は，家族に対しても心理的ケアとエンパワメントを目的として，思いを言語化するよう促す．心理的ケアやエンパワメントは，医療者からのみ提供されるわけではなく，同じような立場にある人々から得られることも多い．家族には家族会などの社会資源を紹介し，参加を促す．患者本人だけでなく，家族にも心理教育を行うこと

表1 ■多弁・多動のアセスメント

- 多弁・多動の程度，出現の仕方：時間依存性なのか
- その他の精神症状（幻覚妄想，興奮，焦燥，不安，せん妄など）
- 現実検討能力や判断能力などの精神状態
- 多弁・多動が出現する前後の状況
- 患者本人，もしくは周囲の人の対処法とその効果
- セルフケアへの関心と充足の程度：食事，排泄，清潔の保持，睡眠・休息，周囲の人との関係性，危険な行動の有無
- 患者や周囲の人々は何に困っているのか，どうなることを望んでいるのか
- 多弁・多動の背景に身体疾患が存在していないか
- 薬物療法の内容

で，患者が呈する症状への理解を深め，適切なかかわりにつなげていくことができる．

2. アセスメントとケアプラン

1) アセスメントの視点

多弁・多動の患者にあたっては，表1の点をアセスメントする．

2) ケアプランと根拠

ここでは，躁状態により多弁・多動を呈する患者の入院初期のケアプランを提示する．このような状態にある患者と家族の問題点として，以下の3つがある．

#1 十分な休息がとれない
#2 他者との適切な距離を保つことができず，対人関係上のトラブルが生じる
#3 家族が疲労している

問題点	短期目標	ケアプラン（OP：観察　TP：ケア　EP：教育）	根　拠
#1 十分な休息がとれない	夜はベッドで休むことができる	[OP] ①1日の生活リズム ②夜間の睡眠状況 ③睡眠欲求の有無 ④患者がとっている対処法とその効果 [TP] ①日中も静かな環境で過ごせるようにする ②就寝時間になっても横になっていない場合には，就床の声かけを行う ③患者には，必要に応じて頓服が使用できることを伝える [EP] ①不穏や不安，焦燥が強くなる場合には状況に応じて疾患の特徴や休息をとる意味を簡潔に伝える	・躁状態の場合には疲労感を感じにくく，自発的な休息につながりにくい ・看護師からの声かけなどの介入が必要になる．躁状態の改善につれて，介入時の患者の反応にも変化がみられるようになる

問題点	短期目標	ケアプラン（OP:観察 TP:ケア EP:教育）	根　拠
#2 他者との適切な距離を保つことができず，対人関係上のトラブルが生じる	他者との距離の近さに気づくことができる	[OP] ①言葉や行動の切迫感 ②患者の表情・発言の内容，行動のまとまり（目的に応じた行動がとれているか） ③他者との距離感（過干渉がないか，相手のパーソナルスペースを侵していないか） ④他者との関係性 ⑤患者が感じている対人関係上の不安や困難感 ⑥患者なりの対処法とその効果 [TP] ①切迫感がある多弁・多動の場合には，看護師とゆったりした環境で話せる場を設け，総合的な精神状態を査定する ②他者との距離感が近すぎる場合には，患者に声をかけ適切な距離を調整できるよう働きかける ③声をかけるだけでは距離感を保てず，トラブルに至りそうな場合には個室の使用など，一定の期間過ごすことができる環境を整える ④日頃から患者に対人関係に関することで困っていることがないか確認し，ある場合にはその解決方法を一緒に考える [EP] ①患者自身が努力し，うまく対処しようとしていることには支持的なフィードバックを返す	・看護師の心理状態や態度は患者に影響を与える．落ち着いた態度で接する ・声かけに対する患者の反応により，精神状態を把握することができる ・患者が主体的に問題解決に取り組んでいけることは，患者の自己コントロール感や自信につながる ・患者の努力を認めることは，患者のエンパワメントにつながる
#3 家族が疲労している	適切な支援を受け，疲労を軽減できる	[OP] ①疲労の程度と日常生活への影響 ②患者の症状をどのようにとらえているか ③患者の症状にどのように対処しているのか ④患者の疾患に対する知識の有無 ⑤社会資源の利用を含めたソーシャルサポートの有無 ⑥患者に対する希望や期待 ⑦価値観やライフスタイル	・家族会などの自助グループでは，同じ立場にある人同士で体験の共有を図ったり，心理的なサポートが得られる ・医療者が今回の入院治療のゴールとする状態と，家族の希望や

問題点	短期目標	ケアプラン（OP:観察　TP:ケア　EP:教育）	根　拠
		[TP] ①心理教育をとおして患者の疾患や症状の理解を促すと同時に，どのようにかかわることが双方にとって有効かを伝える ②疲労感をもつことは決して悪いことではなく，状況に応じては当然のことであると伝え，家族が抱える感情の言語化を促す ③生活のすべてを患者中心にする必要はなく，家族の生活を守ることも大事なことだと保証する ④家族会なども含めた活用できる社会資源を紹介し，家族が医療者以外からの心理的サポートを受ける機会をつくる [EP] ①心理教育をとおして家族が気づいたことを実際の生活に生かすことができるよう，具体的な工夫やかかわりを共に整理する	期待は異なることがある．患者や家族との協働関係のもとに治療を進めていくためにも，その家族の価値観やライフスタイルを知っておくことは重要である ・家族は患者の症状に対して自責感や無力感を抱きやすい．また，それらの感情を他者に話すことに心理的抵抗がある場合もある．家族の感情が言語化されたときには，肯定的な態度で応じることが家族の安心感につながる ・時に，家族は患者を入院させることや自分たちの生活も大事にしたいと思うことに罪悪感を抱く ・症状の理解には困難が伴うことがある．否認などの防衛機制が働くこともあれば，症状そのものの複雑な出現背景が理解を阻むこともある．どのような場合にも，家族が理解できるようわかりやすく説明する．防衛機制が働いている場合には，無理に介入すると，さらに家族を脅かすことがあるので避ける ・心理教育をとおして得た知識や情報を生かす具体的な方法を共に考えることが必要な場合もある．家族が相談しやすい雰囲気をつくる

●文　献

1）中井久夫・山口直彦（2004）．躁うつ病圏の病気．看護のための精神医学，第2版．医学書院．p.154-172.

2）日本うつ病学会双極性障害委員会（2012）．双極性障害（躁うつ病）とつきあうために．<http://www.secretariat.ne.jp/jsmd/sokyoku/pdf/bd_kaisetsu.pdf>［2012.5.15］

3）市川宏伸（2008）．注意欠如・発達（性）障害．齊藤万比古総編集，宮本信也・田中康雄責任編集．発達障害とその周辺の問題＜子どもの心の診療シリーズ2＞，第2版．中山書店．p.77-88.

4）American Psychiatric Association（2000）/米国精神医学会編，高橋三郎・大野　裕・染矢俊幸訳（2002）．DSM-Ⅳ-TR精神疾患の診断・統計マニュアル．医学書院．

7 うつ

1 うつとは

　うつ病（depression）は，いつまでも続く気分の落ち込み，活力低下，無関心，自信喪失，絶望感を感じている病態で，死を考え実行することもある．自殺するうつ病患者は自殺しないうつ病患者に比べて，年齢が高く，独身，離別，死別の割合が高く，過去に自殺を試みた回数が多い．症状がうつ病性障害（depressive disorders）の診断基準を満たすほどではないが，患者にとっては様々な障害が存在する．このような状態は一般診療の場ではよくみられることである．
　うつ病の有病率は，男性で1,000人当たり20～30人，女性で40～90人と推定されている[1]．うつ病は気分障害（mood disorder）に含まれ，気分障害は一般診療でみられる精神疾患のおよそ2/3を占めるといわれる[2]．

1．身体症状

　うつ病の身体症状の出現率をみると，1位は睡眠障害でうつ病患者の80％以上に現れる．次に多いのは疲労・倦怠感である．身体が重たく感じ少し動いただけで疲れてしまう．食欲不振も多くの患者が体験する．味覚が変化し「今までと味噌汁の味が変わった」と言い，家族が気づくことが多い．重症になると食べることも飲むことも拒む．続いて，頭重・頭痛，性欲減退，便秘・下痢，体重減少がある．食欲が低下するので1週間で5kgやせる患者もいる．そして，めまい，月経異常がみられる．そのほかには，手足がしびれる，だるい，腰が痛いなど，個別的な症状が出現する．

2．思考障害

　この先，何も希望がない，いいことなど何もない，真っ暗闇だという否定的・悲観的な考えが浮かぶ．物事を否定的に受け止め，自分は役立たずで皆に迷惑ばかりかけている，こんなことが続くのならいっそ死んだほうがましだという罪責感や自尊感情の低下とあいまって，死や自殺を考えるようになる．
　注意力や集中力が低下して，物忘れが起こる（鍵の置場所を忘れた，財布や携帯電話をなくしたなど重要な生活道具を忘れたり紛失したりする）．
　妄想は病気や死に関すること，あるいは近所や職場の人からの被害的な考えが浮かぶ．幻覚が生じることはまれだが，生じるときは幻聴が多い．

3. 気分の症状

　気分の症状が必ず現れる．抑うつ気分よりも不安やイライラが先に現れる．それから気分の落ち込み，快感の喪失が現れる．悲しみや喪失の感情，もぬけの殻といった空虚な気分になる．むなしさや後悔に似た感情も体験する．
　この気分の状態は悲嘆の状態とよく似ている．

4. 行動に現れる症状

　身体が重くなり，何をするにも億劫になる．これまで活動的だった人が，まるで人が変わったかのような状態になるので，家族はすぐに気がつく．行動がゆっくりになる．たとえば，朝の洗面，歯磨き，着替えにこれまでの倍以上の時間がかかったり，飲み物を飲むのに，時間が長くかかるので，患者も家族も「おかしい」と感じる．遅刻しない人が遅刻したり，身体的な病気でもないのに会社を休んだりするようになり，1日，ほとんど何もしないで，ぼーとしていたり，横になっていたりする．

2　うつの出現する背景

1. 一次性・二次性

　うつの出現には，一次性と二次性がある．大うつ病性障害（major depressive disorder）や双極性障害（bipolar disorder）という気分障害が前景に出ている病態が一次性である．二次性は，他の精神疾患（表1）が前景にあり，その一部として抑うつの状態になっている．また，アルコール依存症とうつは密接な関係があり，どちらかが一次性になっていることがある．
　身体疾患による二次性もあり，重度な疾患，回復しない疾患，難治性疾患（内分泌異常としてのクッシング症候群，アジソン病，甲状腺機能亢進症），急性に発症した

表1 ■ うつ病性障害の原因となる精神疾患

- パーソナリティ障害
- 統合失調症
- 不安障害
- 認知症
- 薬物乱用
- 季節性感情障害：うつ病性障害を1年の同じ時期に繰り返す．特別な原因は特になく，季節で変わることが特徴である
- 強迫性障害の経過中の抑うつ症状：強迫症状が先に現れる．うつ病性障害では抑うつ症状の後に強迫性の症状が現れる
- 青年期のうつ病性障害：気力の喪失，家庭での人間関係が困難，社会的な接触からのひきこもり，学校での低い学業成績．深い抑うつ気分や極端な罪悪感はそれほどみられない

疾患，重傷，産後のうつ症状，産後うつ病性障害，脳血管疾患の発作の後によくみられる抑うつ気分などである．

2．うつ病の原因

うつ病の原因はいまだ明確にされていないが，生物学的，心理学的，社会的，遺伝的な視点からの考え方がある．

1）生物学的原因

ドパミン，ノルアドレナリン，アドレナリン，セロトニン（5-HT）などのモノアミン神経伝達物質の変化によるとされている．βアドレナリン受容体と5-HT_2受容体はうつ病治療に使用されている．セロトニンに異常が生じ，代謝産物の濃度が減少し，セロトニン濃度が減少する．また，ノルアドレナリンの減少がうつ病に起因する．

また，一部のうつ病患者には，甲状腺機能障害などの神経内分泌学的異常が考えられる．前頭葉の血流低下がみられ，ストレスにさらされても抑制が効かず，海馬の神経細胞が障害されて萎縮しているとの考えである．うつ病性障害では特徴的な睡眠中の脳波変化（レム睡眠の潜時短縮）がみられる．

2）心理学的原因

ストレス耐性の脆弱さが考えられる．病前性格として，循環気質，執着気質，メランコリー親和型性格がある．

循環病質は循環気質が顕著となったもので，社交的で人情味があり，善良，親切，情味深く活動的な面と，陰気，不活発な両面がみられ，気分高揚と抑うつの変動が激しい．特に双極性障害の病前性格に多く，40〜70％にみられる．

執着気質は，几帳面，仕事熱心，凝り性，強い正義感や責任感をもつ性格である．大うつ病性障害，特に，初老期うつ病に多いとされている．

メランコリー親和型性格は，大うつ病性障害でみられ，執着気質に似て，綿密，几帳面，他者への配慮，良心的で秩序正しさを示す性格である．

執着気質とメランコリー親和型は類似しており，適応困難な状況でも休息をとらずに活動を続け疲弊して発症するとされ，壮年期に初発するうつ病によく認められる．

3）社会的原因

幼少期の親との離別・死別，重大なストレス体験，虐待が心に深く傷をつくり，ストレスに対応しきれない状況となる．最近のライフイベント（生活上の出来事）が素因を引き出して発症するとの考えがある．ライフイベントとしては，死別，重症の身体疾患，昇進，失業，女性では出産，加齢（退職）などがあり，特に，信頼できる人間関係がない人は，リスクが高い．

4）遺伝的原因

家族歴または遺伝としては，親が気分障害の場合の遺伝は24.4％，同胞は12.4％といわれている．双生児の研究では，一卵性で50〜70％，二卵性で15〜25％である．特に双極性障害はうつ病の家族歴との関係が強い．スペクトラムは，気分障害の家族ではな

く，アルコール依存症やパーソナリティ障害の家族歴がある場合をいう．関連する家族歴がない場合に，突然発症する場合を散発例とする．

3 ケアのポイント

1．看護方針

1）ケアを行ううえでの留意点
抑うつ状態の程度に応じてケアを行う．

（1）軽　度
原因を取り除くことと休息が大切になる．必要があれば抗不安薬を用いる．多くの場合，睡眠障害が現れるので睡眠薬の使用を検討する．睡眠が十分にとれることで軽快することがある．

人間関係の調整や，頼れる人に相談することが役に立つ．家族の問題や慢性疾患などのように原因を取り除くことができない場合は，カウンセリングを併用する．

（2）中等度
抗うつ薬の治療をし，十分な休息をとる．何もしないでゆっくりする．ストレスフルな環境から離れた入院治療が効果的な場合がある．

ある程度休息がとれたら，好きなことから徐々に活動を開始する．カウンセリングで行動変容，認知の修正，アサーティブネスの力を高める．また，自分なりのリラックス法を習得する．

（3）重　度
うつ病と診断される状態である．大量服薬や希死念慮があれば入院する．激越うつ病は入院治療が必須で，家庭では生命の安全を保てない．強度の抗うつ薬，時には持続点滴で集中治療を行い，自殺の予防をする．セルフケアの不足を補い，栄養管理と排泄の援助，十分な睡眠と休息をとる．

急性期から回復してきたら，自殺を防止しつつ行動範囲を拡大する．日内変動がある場合は，夕方に活動量を増やす．この頃には精神療法，特に認知行動療法が効果的である．

2）ケアの流れ
数十年前は，うつ病で入院する患者の多くは，大うつ病エピソードが多く，激越型もまれではなかった．しかし，現在はストレスケア病棟が増え，うつ病に対する社会的関心の高まりと患者数の増大から，精神科専門病院・専門病棟に入院する患者の多くが中等度である．そのため，ここでは，中等度の抑うつ状態で入院してきた患者の入院時と退院時の看護を述べる．

（1）入院時
入院時，患者は疲労困憊した状態である．うつ症状を何とかしたいと思っていると同時に，抱えている問題やストレスから逃れたいと望んでいる．職場のストレスが原

因の場合は，仕事や職場の人間関係から離れ，面会もしばらく遠慮してもらい，電話もつながないようにする．患者が，ひとまず安心できることが重要で，刺激を避けてゆっくり休むことに集中する．病室は個室が望ましく，食事も食堂ではなく自室でゆっくりとれると楽になる．

夜間の睡眠が特に重要なので，睡眠薬を使用して静かな環境で休めるよう配慮する．数週間，ゆっくり休むことができたら，外泊などを試みて，認知行動療法を行い，患者の予定や希望に合わせて退院を計画する．

(2) 退院時

退院時には，入院に至った問題が解決できたのか，何が引き金だったのか，危険のサインは何だったのか，どうしたら問題が生じたときに解決できるか，その資源は何があるのか，というように入院の体験で学んだことを振り返る．入院中の生活で何が役に立ったのか，それを退院後も継続できるか，再発予防に必要なことは何かを整理する．時には文字や模式図などで表すことも役に立つ．

3) 家族支援

家族にとっても，何か月も不調な患者と生活を共にしているのはストレスな状況である．特に，患者が会社を休んでいる場合は，休業補償などがあったとしても経済的な問題が発生しやすい．日中家でごろごろしている患者を見ているのは，家族にとっても活力が低下する．さらに，患者にどんな言葉をかけたらいいのか，あるいは何も言葉をかけないほうがいいのか，そうすれば無視しているような感じになり，対応に苦慮して疲れきっている．患者が入院してほっとする場合があり，家族にとっても休息が必要である．

家族の様々な思いをアセスメントし，支援していく．

2. アセスメントとケアプラン

1) アセスメントの視点

うつの重症度をアセスメントする．入院時に医師が診断するので診断結果を共有する．機能の全体的評定（Global Assessment of Functioning：GAF）尺度による判定で，30点以下であれば重症，31〜50点であれば中等度と判断する．さらに，患者の口調，声の大きさ，会話の速度，表情，身なり，動作を観察し，疲労感，気分，意欲を判断する．家族からも話を聞き，総合的に患者のうつの程度をアセスメントする．

一次性のうつなのか，二次性のうつなのかを身体面の既往歴，現病歴，家族歴，職歴，ライフイベントの情報から総合的に判断する．

2) ケアプランと根拠

ここでは，中等度のうつ状態についてケアプランを提示する．このような状態にある患者と家族の問題点として，以下の3つがある．

#1　意欲の低下
#2　身体的疲労

#3　家族の疲弊

問題点	短期目標	ケアプラン（OP:観察　TP:ケア　EP:教育）	根　拠
#1　意欲の低下	「億劫さが減った」と言う	[OP] ①日常生活動作 ②OP①のときの表情（眉をひそめる） ③OP①のときの動き ④意欲に関する発言 ⑤「億劫さが減った」と言うか [TP] ①「入院して何かする気持ちはいかがですか」と問いかける ②OP④を観察したら患者の言動を受け止めて反復する（「まだ動くのがつらいのですね」「少し動くのが楽になったのですね」） ③「○○の時間ですけど，いかがしますか」と問う ④「まだ動けない」と言ったら，「しばらく休みましょう」「△の頃また伺います」と伝えて患者の動きを待つ．TP③を繰り返す ⑤TP③で「それでは，○○をしましょう」と答えたら「ゆっくり○○をしてみましょう」と伝える． ⑥OP①～③で観察したことを伝える ⑦変化していることを伝える（「昨日よりも動作が少し早くなったようですね」「まだ動くのがつらそうですね」） ⑧「無理をしないで，自分のペースで生活しましょう」と，安心できるように保証する [EP] ①「何もしていなくてもとても疲れているときです」「今はゆっくり休むことが大切です」と伝える ②「病院ですから遠慮なく休んでください」と行動の決定を促す	・意欲の低下は日常生活動作に顕著に現れる ・表情に険しさが現れる ・動作の速度に意欲の程度が反映する ・日常生活動作を起こすもとになる意欲について確認する ・観察したことを表現することで患者は自分のことを理解しようとしている看護師に気づく ・患者の自己決定を尊重する ・患者の意欲に合わせて入院生活のプログラムを決める ・自分の変化を客観視でき，看護師が関心をもっていることに気づき，看護師と共に行動する気持ちになる ・患者はどうすることがいいのかと戸惑っている．特に周りに対する配慮から無理をする傾向がある ・患者の状態を客観的に伝えることで，患者は自分の行動決定に安心できる ・患者は「寝ていていいのか」と罪の意識を感じている．心の中で葛藤しているので安心して休めるように言葉を添える
#2　身体的疲労	「少し疲れがとれた」と言う	[OP] ①「ゆっくり休んだ」と言う ②「疲れがとれた」と言う	

問題点	短期目標	ケアプラン（OP:観察　TP:ケア　EP:教育）	根　拠
		③眼の色の輝き	・疲労は目の色に現れる．濁っているか，輝いているかをみる
		④眼窩の腫れぼったさ	・疲労は眼窩の腫れぼったさに現れる
		⑤全体的な印象（さっぱりしている，活力がある）	・うつは何となく感じるものである．活力があるかないか，エネルギーが出ているかどうかを感じる
		[TP] ①OP③〜⑤を観察したら，看護師が観察して判断した疲労の程度を伝える（「まだ疲れていそうですね」「少し疲れがとれたようですか」）	・疲労の程度が改善している場合はいいが，まだ改善していないときには患者にとって負の刺激になるので，看護師の判断を伝える
		②OP①，②を患者が表現したら「よかったです．疲れをとることがまず重要です」と伝える	・よい状態の反応であれば，看護師の自己開示を行うことで患者にも回復の喜びが伝わる
		③OP①，②を患者が表現できないときは「何かできることはありますか」と患者が要望を表現できるように問いかける	・疲れがとれない理由を患者が知っていることもある．治療・入院環境がその原因になっている場合があるので，患者の考えを聞き，疲れをとる方法を患者と一緒に考える
		④「すぐに寝つけない」と答えたらEP①を提示する	・看護師は解決策をいくつも用意し患者に合わせて，現実的な案を提示する
		⑤TP③の後にTP④以外の回答があったときには，看護師が考える提案をEP①のように提示する	・看護師は，いろいろな患者の困りごとの解決策を用意しておく
		⑥TP④，⑤の後「やってみます．お願いします」と言ったら，現実的な方策を患者と一緒に考える	
		⑦TP⑥の結果が出たら「いかがでしたか」と問う	
		⑧「おかげでよく休めて，少し疲れがとれた」と言ったら，EP②を伝える	
		⑨「それはよかったです．そううかがって嬉しいです」と看護師の考えと気持ちを伝え「しばらく，この方法をやってみましょう．また，何か変化があったら考えましょう」と継続を保証する	・継続して実施して，効果を感じることができるまで行う
		[EP] ①「ベッドに入ったら，ゆっくりと深呼吸をしてみましょう」「いろいろなことを考えないで寝ることだけを考えて	・解決策の提示は患者にとって助けになる．患者は，解決策をたくさんもち，自分に合う方法を

問題点	短期目標	ケアプラン（OP:観察 TP:ケア EP:教育）	根　拠
		みましょう」「温かいお湯を少し飲んでみてはいかがでしょう」「30分以上寝つけないときは追加の睡眠薬を使いましょう」といくつかの方策を提示する ②「いい方法が見つかってよかったです．この方法が合っているのですね」と選択したことの価値を保証する	提示してくれる看護師に信頼感をもつ ・退院後も使用可能な方策が見つかると患者は自信がつく
#3 家族の疲弊	「話を聞いてもらって少し疲れがとれた」と言う	[OP] ①家族の表情・血色・様子（歩き方，肩を落とす） ②話し方（まくしたてるように話すなど） ③患者に対する不満 ④怒りの表出 ⑤発言（「少し疲れがとれた」と言う） [TP] ①「ご家族も大変でしょう」と家族をねぎらい，自由に発言できるように会話を開始する ②「はい．大変です」と答えたら「そうだと思います．具体的にはどんなことでお困りでしょう」と焦点を絞って問う ③家族が話すことに相づちをうつ ④「そうですか．そうだったのですね」と受け止める ⑤「○○についてはいかがですか」と家族が何でも話せるように問う ⑥TP③，④を活用して話を聴く ⑦TP⑤の会話が進んだら「経済的な面についてはお困りではないですか」と家族が話しにくい話題も話せるように問う ⑧「よく頑張ってきましたね」「しばらくは入院になりますので，ご家族もこの間にゆっくり休んでください」と伝えEP①で家族を支援する ⑨「今いかがですか，しばらくお話しして」と今の家族の心情の表現を促す ⑩OP⑤を観察したら「それをうかがって	・家族の疲労は血色や動作に現れるので，外観の観察が重要になる ・家族が本心を表出しているか，覆い隠そうとしているかが判断できる ・家族の大変さを推論し，家族を支援しているという姿勢を表す ・まず，家族の気持ちを受け止めて，それから会話を促進する．単に問いかけても家族は安心して話すことができない ・共感的に聴き，言葉と態度で表す ・家庭内の私的な心配事は表現しにくい．何でも聞いてもらえると感じたら，家族は一番気になっていることを話せる．ここを話さないと，家族は表面的な安心で終了する ・家族が努力してきたことを支持すると，家族はこれまでの苦労が報われた気持ちになる．荷卸しをする時間を提示することで，家族はゆっくり休もうという気持ちになれる ・今ここでの体験を共有する．深い治療関係を形成する

問題点	短期目標	ケアプラン（OP：観察　TP：ケア　EP：教育）	根　拠
		よかったです」と看護師の感情を表現しEP②を用いる [EP] ①「ご家族も疲れていますので，今は休息が大事です」と情報提供する ②「いつでもお話を聴きます．今ご家族にはこのような場が役に立ちます」と提示する	・家族が安心して休めること，そしてエネルギーを充電することが重要である ・安心できる場があることは家族の救いになる

●文　献

1) Golder M, Mayou R, Goddes J（2005）/山内俊雄監訳（2007）．オックスフォード精神医学．丸善, p.107.
2) 前掲書1), p.105.

8 操 作

1 操作とは

　操作（manipulation）とは，人が自分の欲求を充足させるために他者を利用することで，対処行動（コーピング）の一つとして位置づけられる．操作は，臨床場面だけでなく親と子，上司と部下などの一般的な関係性のなかにもみられるものであるが，臨床場面では主に患者が自分の欲求を充足させるために，自身の言動によって周囲の他者（医療者，他の患者，家族，友人など）の感情，考え，行動を自分の都合のよい方向になるように力動的に動かすことを意味する．

　臨床場面では，特に境界性パーソナリティ障害にみられる高い操作性をもつ患者において，患者の操作的言動が周囲の人間関係を混乱させることで治療や看護上の問題となる場合が多く，時には病棟の人間関係（患者間，患者-看護師間，医師-看護師間，看護師-看護師間など）に心理的対立を生み出し，治療構造の混乱を招きチーム医療の不安定化の原因になる．

　ここでは，このような高い対人操作性をもつパーソナリティ障害にみられる不適切な対人関係パターンについて述べる．

2 操作の出現する背景

　操作出現の背景を理解するにあたっては，前述したパーソナリティ障害の病態を理解することが必要である．パーソナリティ障害とは，幼少期からの生育過程において培われたパーソナリティ（人格）の偏りによって，自分や周囲の人間関係に困難が生じ，社会生活に支障をきたす病態である．臨床的な問題は，その人の養育期や青年期からの延長線で育まれた人格と現在の環境の相互作用により生じうる．

　人は，生育過程において，家族からの愛情や対人関係・社会活動での成功体験から自己肯定感を獲得していく．そうした愛情や成功体験の獲得が少ないと，自分にまったく自信がもてず慢性的に空虚感や寂しさが持続するようになる．

　さらに「他人は私を見捨てるに違いない」などの極端で柔軟性のない認知パターンが培われ，自分にとって重要な他者から見捨てられないように必死に努力し，周囲の関心が常に自分に向くように周囲に働きかける言動をとる．「この人は自分を見捨てないだろうか」という思いから，周囲の人を極端な方法で試す行動（テスティング）を繰り返すうちに，周囲の人は実際に患者のことが重荷になってくる．こうして，患者は現実場面で見捨てられ，こうした経験を経て見捨てられ不安が現実化し確固たる

ものになっていく．

　慢性的に自己肯定感が低下している患者は，空虚感を紛らわし，見捨てられないための行動として，しばしば自傷行為など自己破壊的行動をとるようになる．

　また，患者は，刹那的にでも自分の欲求を満たしてくれた人間を「いい人」と過度に理想化するが，少しでも自分の欲求とは違う方向へ行動すると，突然「最低の人間」とこきおろす．こうした白黒の思考パターンをもつため，対人関係は常に不安定なものとなる．このような患者の言動は，患者自身のもつ内面のスプリッティング（分裂）機制*を背景にしており，それが周囲の人間に投影されて起きている．このような対人関係パターンを，患者にかかわる他者から観察した場合，自己欲求を満たすために他者を都合よく操っているようにみえ，これが対人操作として述べられるようになった．

　患者は，一見，人の好意を踏みにじることに快感を感じているようにみえるが，人間関係の不安定さや現実的な見捨てられ経験をもっているため，低い自己評価や空虚感が増すだけで，実際は決して快感なわけではない．したがって，対人操作に配慮した看護や治療はもちろん重要であるが，一方でこのような患者のもつ慢性的な空虚感や寂しさ，つらさに技法としての共感を行う．すなわち，そのような症状をもちつつ今まで生活してきたことに共感することで，まずはよい信頼関係を構築する．治療や看護はこの信頼関係を土台として進んでいく．

3　ケアのポイント

1. 看護方針

　実際の臨床場面では，「操作」という問題を主な治療目的として入院するケースはほとんどない．むしろパーソナリティ障害の多彩な臨床症状である自傷行為，希死念慮，自殺企図，摂食障害，衝動性，抑うつ症状，不眠などに対する薬物療法や患者本人による現在の環境からの緊急的避難または疲弊した家族の休息などのために入院している．

　また，高い操作性はパーソナリティ障害に限局してみられる現象ではなく，パーソナリティ障害に類似した精神病理をもつ他の疾患でもみられる可能性がある．入院場面の人間関係（患者間，患者-看護師間など）において，様々な疾患で操作的言動が問題となる可能性がある．

　まずは休息や睡眠を十分にとり，自傷行為など自己破壊的行為を予防し，不眠や情動などに対する薬物療法や環境調整を支援する．そのうえで，困難な課題ではあるが，上手な対処行動について共に考え学習することが，退院に向けての最終的な目標

---

*スプリッティング（splitting）機制：同じ対象を「よい対象」と「悪い対象」に分け，全体としてとらえることができないため，白か黒かしかなく中間のない極端な二分割思考となる．悪い対象がよい対象を破壊するのではないかという不安のために分割化して防衛している．

となる．

1) ケアを行ううえでの留意点

　患者の操作性の高い言動によって，看護師が心理的な距離を保てなくなり，患者の言動に大きく左右され巻き込まれたり，その逆に，あんな患者にはもうかかわりたくないなどと心理的距離が極端に離れ，本来必要な共感や看護ケアの提供を困難にすることがある．このため，看護師は患者のもつつらさに技法としての共感を行い，生活を援助していくことで患者との信頼関係を維持しつつも，患者との心理的距離をできるだけ一定に保つようにする．

　患者との相互関係によって生じる自分の様々な感情や考えに向き合い，客観的にとらえ，自分の感情に疑問を抱いたときには患者にかかわるチームのスタッフに相談しながらケアを進めていく．そのうえで，操作的言動とその前後の状況，言動の背景にある感情（これは患者自身では自覚することが難しい）について患者と共に話し合い，患者自身の感情や情動，願望について自己表現できる機会を提供する．ただし，ここに至るまでの治療関係を構築していくには相当な困難があると予測される．以下の点に留意してケアを進める．

(1) パワーゲームにしない

　パワーゲームとは要求の押し付け合いである．要求水準が高く要求の多い患者に対しては，看護師も一方的に判断を押しつけるような二項関係になりがちである．押し付け合いの関係では問題解決には至らず，互いにネガティブな感情をもって疲弊するだけである．そのため，問題を外在化する三項関係が望ましい（図1）．

(2) 患者・看護師の感情を把握し，チームで情報を共有する

　患者の極端な感情表出や操作的言動は，チーム医療を不安定にする原因になるため，看護師は患者の転移感情*や自身の逆転移感情*を把握することが重要である．

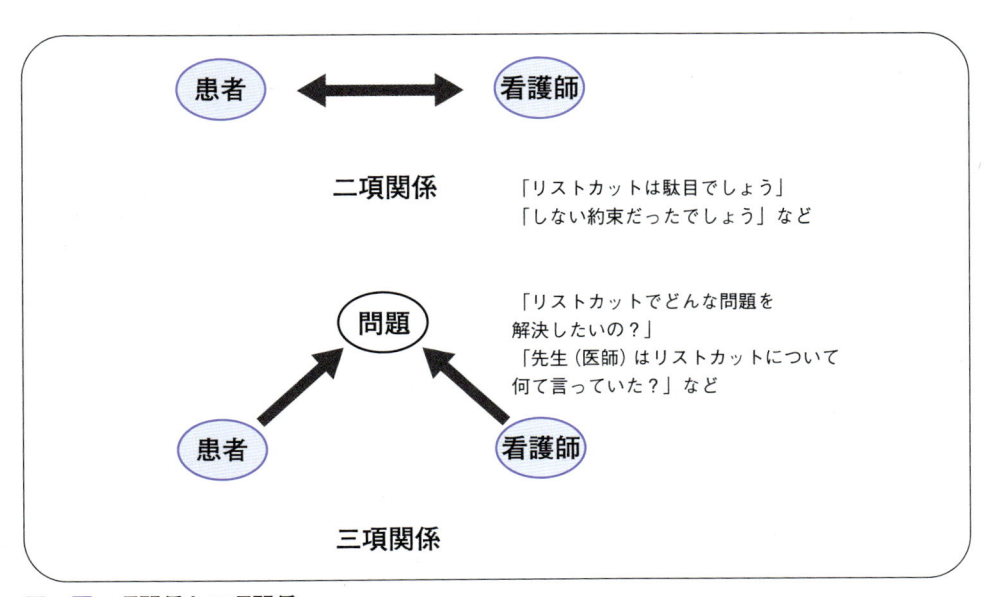

図1 ■二項関係と三項関係

たとえば，話を聞いてもらえた受け持ち看護師に対し，患者は「こんなふうに真剣に話を聞いてくれる人は初めて」「他の看護師と違ってあなたは最高の看護師ね」と言う．その看護師は時間外でも患者の話を聞くようになり，段々負担を感じるようになる．あるとき「後にしてほしい」と断ったところ，患者はリストカットを行い別の看護師や医師，他の患者に受け持ち看護師により傷ついたことを繰り返し訴える．家族へも「看護師にひどい目にあわされた」と訴え，家族からクレームが入る．患者は別の看護師に「受け持ちはあなたがいい」と言い，別の看護師は「私のほうが信頼されているみたいだから受け持ちを替わろうか」と受け持ち看護師に話す．受け持ち看護師は「あんなに信頼していると言ったのに受け持ちを替えるなんてひどい」と感じる．……このような操作的言動によって，受け持ち看護師や他の看護師，家族，他の患者が揺れ動き，患者を取り巻く構造が不安定になる．

こうしたことを防ぐために，患者の言動，看護師の対応，看護師がもつ感情や心理的な距離をチームで話し合い，全体で共有する．チーム内では，それぞれの看護師がもつ感情や考えを抵抗なく話し合えるシステムづくりが重要になる．

2）ケアの流れ
（1）初　期

主訴や治療方法によって異なるが，基本的には休息や睡眠，食事など日常生活が行えるようサポートする．そのなかで，技法としての共感を行いつつ治療関係を築いていくことはきわめて重要であるが，イコール患者の言動をすべて受容するということではない．看護師は患者の言動を観察し，入院生活や治療の約束・ルール，入院時にあらかじめ伝えた枠組みを守ってもらうよう見守る．患者は，自己願望や欲求を不適応な対処行動（リストカット，過量の服薬，離院などの衝動的な行為など）で満たそうとするため，①行動化しない，②自傷行為や希死念慮があるときは医療者に相談する，③入院のメリットよりデメリットが大きいと感じたときは申し出る，などを病棟ルールとして作成して，入院時に患者に伝える．

パーソナリティ障害は，長い時間をかけ，治療によって徐々に改善していく病態であるため，短い入院期間での完治はありえない．そのため，入院の目的として，現実的な目標を設定しておかないと患者も看護師も目標を見失い，患者は依存的になる傾向がある．

入院の際は，今回の入院で成し遂げられそうなできるだけ簡単な治療ゴール（夜眠れる，規則正しく朝起きることができるなど）を患者と共に設定する．また，あらかじめ決められた病棟ルールを守るよう治療契約を結ぶ．こうした約束事が，今後の入院生活や治療の枠組みを崩さないための，すなわち入院を患者の失敗体験にしないための重要な導入部分となる．

（2）中　期

治療過程のなかで，患者は抑圧していた過去の体験や自身の感情に直面することが

---

*転移感情，逆転移感情：転移とは，患者が過去に自分にとって重要だった人物（多くは両親）に対してもった感情を治療者に向け，過去の願望を満たそうとする防衛機制．また治療者の側に未解決な心理的問題があった場合など，治療者が患者に対して転移を起こす場合を逆転移という．

ある．その際，自傷行為などの不適応な行動に至ることもあれば，その前に言語化することができたり，対処行動を一緒に考えることができることがある．

一方で，前述したルールや枠組みが崩れるような状況が出現した場合，一貫した態度をとりつつ共感・支援し生じた問題を解決していく．最初は一緒に適切な対処行動を考え，患者自身で対処行動がとれるようになったら，その都度肯定的で支援的な評価を患者にフィードバックする．

自己崩壊的な考え方や不適切な行動化によって均衡を保ってきた患者にとって，適切な行動をとるということは困難な課題である．また，不安が高かったり自己評価が低いと，看護師に対し依存的になることが少なくない．適切な対処行動を共に考えるにあたり，はじめは「どうしたらよいと思いますか？」などのオープンクエスチョンではなく，こちらがいくつか例をあげて提案して患者に選択してもらうなどの工夫をする．

(3) 退院準備期

数週間から数か月の入院期間では，入院時に設定した治療目標（不眠の改善など）は達成できても，適切な対処行動を身につけられるというのはそう容易なことではない．まずは，治療・教育により患者が自身のこれまでの不適切な行動化に気づくことが重要であり，行動化以外の対処行動を経験し，また入院治療目標を達成することで入院自体が成功体験となることが現実的なゴールである．

そのためには，患者が看護師と信頼関係を構築し，感情や自分の思いを表現しても大丈夫だという安心感を得ることが必要である．患者の操作的な言動により看護師の感情が揺れ動いた末に，よい信頼関係の構築に至ることもあるため，看護師はそれを十分に意識しておく．

3）家族支援

日常的に操作の対象になってきた患者の家族は疲弊している．患者が不安定な場合や，操作したい看護師がなかなか思いどおりに操作できない場合には，入院中であっても家族を操作し続けることがある．家族の協力が不可欠であることを伝え，家族にも支持的な対応を行い，よい信頼関係を構築し，家族とも密に情報を共有する．

2. アセスメントとケアプラン

1）アセスメントの視点

(1) 感　情
- 抑うつ，不安，怒り，悲観，空虚感，見捨てられ不安．
- 表情．
- 自己評価．
- 自尊心．

(2) 行　動
- 物質依存の有無．
- 衝動性．

・希死念慮，自殺企図の有無．
・対人関係パターン．
・身なり．
・他者に対する威圧感，支配，依存．

2）ケアプランと根拠

　操作的行動のみられる患者の治療目的は様々であり，個別性を重視したかかわりが必要である．しかし，高い操作性をもつ患者のケアの実践においては，治療構造が確立していないと，気づかないうちに患者に逆転移感情をもち患者を支援するスタッフ（患者にとっての「よいスタッフ」）と，患者に否定的な感情や負担感をもつスタッフ（患者にとっての「悪いスタッフ」）という患者の感情が投影された対立構造に陥ることがある．患者の欲求を充足させる言動に振り回され，スタッフ同士や家族に心理的対立が生まれることや，スタッフや家族が患者の味方と敵に分裂して治療構造が混乱しチーム医療が崩れてしまう危険性がある．

　ここでは，パーソナリティ障害患者の，入院初期における操作の状態についてケアプランを提示する．このような状態にある患者と家族の問題点として，以下の3つがある．

#1　周囲の環境に対する耐性が低く，衝動性のコントロールができない
#2　操作的な行動により自分の要求を満たそうとする
#3　家族機能の変調

問題点	短期目標	ケアプラン（OP：観察　TP：ケア　EP：教育）	根　拠
#1 周囲の環境に対する耐性が低く，衝動性のコントロールができない	・患者を取り巻く環境を治療的環境として整える ・治療に対して主体性をもつことができる ・自分の衝動性に気づき，衝動性への対処法を学ぶ	[OP] ①成育歴，家族背景，社会環境 ②身なり ③行動 ④物質依存の有無 ⑤自傷行為，希死念慮，自殺企図歴 ⑥対人関係パターン ⑦ストレスへの対処法 [TP] ①治療に対して主体性がもてるよう，現実的な目標を一緒に設定する ②限界設定を決める	・環境に影響されることが多いため衝動性の背景や周囲の環境を明らかにする：母親に評価されたくて常に「良い子」でいようと演じていたり，寂しさを紛らわすために自傷行為や物質依存，交際相手を次々に替えたりする．露出が多かったり，入院直後より他の患者と仲良くなり部屋に出入りしたり，一緒に外出したりと患者間の距離が近くなることがある．こうした行為は患者を取り巻く人々が患者の操作的な行為に取り込まれる要因になる場合がある ・取り組み可能な目標を設定することが治療の主体性につながる ・限界を超えた際，振り返りは患

問題点	短期目標	ケアプラン（OP：観察　TP：ケア　EP：教育）	根　拠
		③衝動性をコントロールできたときはポジティブフィードバックをする [EP] ①患者自身の衝動性や現在までの対処方法の特徴について共有する ②ストレスへの適切な対処方法について提示する	者の問題を一緒に考えるきっかけとなる ・自我が未熟で自己効力感が低下していることが多いため，ポジティブフィードバックを繰り返して自信につなげる ・自分の不適応な行動やその背景について自覚することが難しいため，客観的な事実を伝え，直面化させる．負担の大きい作業であるため，信頼関係の構築が土台となる
#2 操作的な行動により自分の要求を満たそうとする	・自分の問題に気づくことができる（自分の感情や考え方，欲求，対処行動に気づくことができる） ・スタッフや患者を取り巻く対人関係のなかで，操作するための努力をしなくなる（自分の感情や考え，欲求を率直に適切な方法で表現することができる，効果的な問題	[OP] ①成育歴，家族背景，社会環境 ②身なり ③行動 ④感情表出パターン ⑤物質依存の有無 ⑥自傷行為，希死念慮，自殺企図歴 ⑦対人関係パターン ⑧ストレスへの対処方法 [TP] ①安心できる環境を提供し，安定した態度で接する ②患者が操作的行動に及んだ場合にはそのような行動に至ったその前後の状況とのつながりを明確に示す ③患者の行動背景を推測する ④スタッフ間で情報を共有する	 ・感情表出の仕方は様々である（自傷行為や他者への暴力，食べ吐き，筆記，叫ぶ，ひきこもるなど，患者により表出パターンがある） ・過去に生じた操作的な行動や対人関係は患者の内面では分裂しつながりがないため「今，ここで」のタイミングで話し合う ・幼少期から家族関係が不安定であり，信頼関係の構築された経験が乏しいことが多い．そのため，医療者との信頼感に満ちた安定した人間関係を経験することで自信につながる ・背景や行動を理解することで，患者との心理的距離を一定に保ち，患者のもつつらさに技法としての共感を行い生活を援助する看護的かかわりを継続する ・身につけた行動パターンと現在の環境要因が操作的行動を引き起こしている可能性があるため，環境要因や行動背景を推測する ・不適切な対人関係パターンを強化しないよう，スタッフ間で情報

問題点	短期目標	ケアプラン（OP:観察 TP:ケア EP:教育）	根　拠
	解決を行動で示すことができる）	⑤患者が気持ちを表出したときは感情を受け止め支持する ⑥患者との秘密はもたないようにし，できない約束はしない [EP] ①操作的行動について患者本人がどう思っているか話し合う ②操作的行動を受けたときの印象を率直に伝える ③具体的なルールを説明する ④問題を認識するための介入として，患者の視点から困っていること，そのときの感情，行動，患者を取り巻く環境に及ぼす影響を患者と共に考える ⑤患者が問題解決のために何ができるのか，どのようなスキルを身につける必要があるのかを患者と共に評価する ⑥対人関係パターンをどのように変容していけばよいかを話し合う ⑦感情や考え方を率直に表現する練習をする ⑧問題解決のための行動プランを作成する ⑨患者が率直なコミュニケーションをとれたり，指示された課題や個人の責任を果たしたときは支持をする	・を共有し感情表出ができるような信頼関係づくりが必要である ・患者本人がどう思っているかを確認することで，患者が依存的ではなく主体的に治療に取り組めるようになる ・親密な関係をもつことは疾病利得を強化する可能性がある ・自分の考えや意見を表出しても大丈夫だという感覚を味わってもらう ・患者は自身の不適応な行動について自覚していないことがあるため，患者の視点から感情や環境に及ぼす影響について医療者と共に考えることが重要である ・患者にとって率直に表現することは恐しいことであるため，練習し経験する必要がある ・支持することで，自己肯定感を得，自己評価を高めることにつながる
#3　家族機能の変調	家族が疾患について理解し，役割を自覚することができる	[OP] ①患者とのコミュニケーションのとり方 ②疾患への理解の程度 ③医療者に対する態度 [TP] ①家族の疲労やネガティブな感情を受け止める	・患者が家族を操作するばかりでなく，家族が患者に対し操作を行っていることも少なくない ・家族が患者に対して抱いている理想を聞くことで家族の願望と治療者の期待と本人の望みを明確にし，互いが現実的な目標を共有することで入院体験が成功体験につながる ・家族の苦労や感情に共感し患者の治療に協力してもらえるようよい関係を築く ・家族が安定した態度で接するこ

問題点	短期目標	ケアプラン（OP:観察 TP:ケア EP:教育）	根　拠
		[EP] ①操作の病理の構造を伝える ②現実的で段階的な目標設定の必要性を一緒に考える ③望ましい心理的距離の保ち方について話し合う ④自立した対等な関係を築けるよう指導する	とで患者が自立して対等な関係を築ける可能性がある ・患者だけでなく家族に対しても疾病教育を行うことで，患者に対する誤った理解を修正する ・適切な距離をおいて自立した大人として向き合うようにする

● 文　献

1）平井孝男（2002）．境界例の治療ポイント．創元社．
2）牛島定信監（2008）．境界性パーソナリティ障害（人格障害）のことがよくわかる本．講談社．
3）市橋秀夫監（2006）．パーソナリティ障害のことがよくわかる本．講談社．
4）Schultz JM, Videbeck SL（2002）/田崎博一・阿保順子・佐久間えりか監訳（2007）．看護診断にもとづく精神看護ケアプラン，第2版．医学書院．

9 否認（依存）

1 否認（依存）とは

　私たちは，日常生活のなかで起きている物事や状況を，時には事実として認めたくないと思うことがある．そして，その事実を認めたくないがために，見ないふりをしたり否定したりと様々な反応を示す．おそらく誰もがこのような経験をしたことがあるだろう．このような否認はごく自然な防衛反応であって，病的な症状ではない．

　病的な依存とは，依存性の高い物質（アルコール，ニコチン，薬物など）の使用や行為（ギャンブル，買い物など）によって興奮や刺激を求め，自分の意志では止めることができず様々な問題が生じている状態である．本項で扱う「否認denial（依存dependence）」は，依存症患者が，こうした様々な問題が生じているにもかかわらず，問題も依存自体も認めることができない状態とする．

　否認がある依存症患者は，身体的・精神的・社会的な様々な問題を抱えている．身体的問題には，離脱（禁断）症状の出現，依存性の高い物質を使用し続けたことによる身体合併症の罹患，治療を拒否することによる合併症の悪化などがある．精神的問題には，不安，イライラ，不眠，幻覚，自殺企図などがある．社会的問題には，失職・休職，退学，借金，家庭崩壊，刑事事件などがある．依存症患者はこのような問題が多数発生している状況下でも，第三者の助言を聞かず「自分は依存症ではない」と病気であることを否認し，「まだ大丈夫だろう」と現状を否認して依存する物質を使用し続け，さらに問題が増大するという悪循環に陥っている．

　このように，依存症患者に否認の症状が認められる場合は，患者の回復への障害となるため，否認をどのように扱っていくかが重要となる．特にアルコール依存症（alcohol dependence）は「否認の病気」といわれており，否認の言動を示すケースが多い代表的な精神疾患である．看護師や家族らがアルコール依存症患者に起きている問題を客観的に指摘すると，患者は現在の状況を維持しようと様々な否認を展開する．そして否認を続けた結果，患者の問題はさらに増大し病状も悪化する．そのような状況に長年巻き込まれてきた家族や周囲の人は，次第に疲労が蓄積して共倒れの状態になってしまうのである．こうした現象はアルコール依存症に限らず，どの依存症も同じような経過をたどる．

　否認がある依存症患者の回復に必要なことは，患者本人が依存によって様々な問題が発生していることを認識することと，その問題を解決するために依存を断つことを自らが選択することである．自らが依存を断つ決意をもったときが，患者にとっての治療のスタート地点となるのである．

2 否認（依存）の出現する背景

1. 依存症とは

　依存症には，アルコールや薬物などを摂取することで得られる刺激によって，一時的に現実逃避する物質依存（アルコール，薬物，ニコチンなど），ある行為をする過程で得られる興奮や刺激を求めてのめり込むプロセス依存（インターネットや買い物，ギャンブル，摂食障害など），相手を支配・束縛，人とのつながりを求める対人依存（共依存 co-dependency，ドメスティックバイオレンス domestic violence：DVなど）がある[1]．

　ICD-10では，依存症候群について，「そのひとにとってかつては高い価値観を有していたそのほかの行動よりも，その薬物の使用がより高い優先度をもつようになる身体的・行動的および認知的障害の一群」と定義している．診断基準を**表1**[2]に示す．

　依存症は物質などを繰り返し使用するなどの行動により，それらに強くなり（耐性の形成），それらがないと不安になり（精神的依存），離脱・禁断症状が起きる（身体的依存）疾患であることが特徴である．依存症は思考や行為をコントロールできない慢性疾患といえる．

2. 依存症患者に否認が起きる原因

　アルコール依存症の場合，飲酒中の出来事を覚えていないブラックアウトが否認の原因としてある．ブラックアウトや，飲酒中の記憶が曖昧であるため，アルコール依存症患者のこころのなかの世界が現実の世界を反映せず，家族や周囲の人と大きなズレが生じ，否認が生じる．さらに，自分が今までに身につけてきた生き方では生きづらいために，アルコールの助けを借りることが必要不可欠になる．つまり，アルコールによって生じる問題があることを認めるとアルコールの助けを借りることができなくなるので，飲酒問題を否認する必要性が生じてくる．否認によってしか，飲み続けることができないのである．飲酒問題が深刻になればなるほど，問題が増えるようになり，ますます飲酒によってストレスを回避したいという欲求が強くなり，否認は強固なものになっていく．このようにして，アルコール依存症患者のこころのなかの世界と現実の世

表1 ■ 依存症の診断基準（ICD-10）

①飲酒・薬物摂取したいという強烈な欲求，強迫感（渇望）
②節酒ないし薬物制限の不能（抑制喪失）
③離脱症状
④耐性の増大
⑤飲酒や薬物使用や，それからの回復に1日の大部分の時間を消費してしまう，飲酒や薬物使用以外の娯楽を無視（飲酒・薬物中心の生活）
⑥精神的身体的問題が悪化しているにもかかわらず，断酒ないしは薬物を中止しない（負の強化への抵抗）

上記のうち3項目を満たすと依存症と診断される

表 2 ■ 依存症患者の否認のパターン

単純な否認	事実を指摘されても認めない．酒（薬物）の問題が出ると話をそらす．無視する
過小評価	いわゆる「酒飲み」であることや薬物使用自体は認めても，それによって生じている問題の大きさを認めようとしない
合理化	「ストレスがたまっているから飲む」「大麻は煙草に比べて害がない」「疲れをとるのに必要だ」など，自分の飲酒・薬物使用を正当化する理由をつける
一般化	「男なら誰だって」「最近はこれぐらいのこと」など，話を一般化することで個人の問題から焦点をそらす
攻　撃	「うるさい！」「あなたにわかるものか！」など，自分の不安，恐れ，当惑を相手への怒りにすりかえる
退　行	「もう私はダメだ」「誰もわかってくれない」など感傷の世界に閉じこもることで問題に直面するのを避ける
投　影	「どうせ私のことをどうしようもない人間だと思っている」「このまま飲んで死ねばいいと思っているだろう」など，自分自身の不安を相手の評価であるかのように置き換える

界は大きく食い違い，現実の世界で暮らす家族は苦しみが深まっていく[3]．

3. 依存症患者の否認のパターン

否認には様々なパターンがあるが，依存症患者に否認がある場合には，表2のような言動が現れやすい[4]．

4. 回復過程における否認と気づきの移り変わり

否認のある依存症患者は，治療が進むと自分と向き合うことで次第に否認の存在を認め，少しずつ新たな変化を見せ始める．表3は，アルコール依存症患者の回復過程における否認と気づきについて段階ごとに表したもの[5]である．

3 ケアのポイント

1. 看護方針

1）ケアを行ううえでの留意点

看護師は否認の強い依存症患者の言動を目の当たりにすると，ネガティブな感情を抱いてしまったり，自分の力のなさを見せつけられ敗北感を感じやすい．依存症患者の心理や行動面での特徴，その回復過程における否認の移り変わりなどを理解することが，否認のある依存症患者の看護には必須である．
①患者が依存に至った原因や背景，依存によって発生している問題を把握する．
②患者の否認の有無，行動変容を客観的にアセスメントする．
③患者の否認がどの段階にあるのかをアセスメントし，否認の段階に応じた看護を実

表 3 ■ アルコール依存症患者の回復過程の段階

第 1 段階：自分には何も問題はない	【問題そのものの全面的な否認】 自分には何も問題がない．感情の問題や飲酒による家族への影響も否定する
第 2 段階：自分に問題がないわけではない	【飲酒問題の関連性の否認】かつ【飲酒以外の問題性の気づき】 自分の問題を話すこともあるが，飲酒に関する問題はすべて否定する
第 3 段階：酒は問題だが，ただ飲みすぎただけ	【飲酒問題の重要性の否認】かつ【飲酒による問題性の気づき】 飲酒によって起きた問題があることは認めるが，その問題は自分でどうにかできると確信している
第 4 段階：酒を止めるとよいだろうが，飲みながら（節酒）でもやっていける	【飲酒問題の自己帰属性の否認】かつ【飲酒問題の重要性の気づき】 飲酒に大きな問題があると認める．過去に飲酒量を調節できなかったことは認め，自分をアルコール依存症と呼ぶが，同時に自分をアルコール依存から切り離し，何とか飲酒を続けようとする
第 5 段階：酒を止めるとよいとは思うが，自分では止められない	【飲酒問題の自己責任性の否認】かつ【断酒の必要性の気づき】 酒を止められないことに気づき，不安，罪悪感，恥などを感じ，援助を求める．アルコール依存症が病気だとはわかっているが，その重要性は理解できないままである
第 6 段階：自分は飲まないでいられる	【具体的取り組みの必要性の否認】かつ【しらふで生きる重要性の気づき】 酒を飲まずにしらふで生きていくことに意欲的だが，自分ですべてできると思っている．自分はアルコール依存症だとは認めているものの，しらふで生きていくことは簡単だと思っている
第 7 段階：酒のない生活はやはり難しい	【自己内省の重要性の否認】かつ【社会生活での難しさと工夫の気づき】 酒を飲まずにしらふで生きていくことに必死に取り組む．断酒の継続，生活上の問題を解決すること，社会的スキルには焦点が当たるが，過去や現在を深く内省することはまだできない
第 8 段階：生きていくことは難しいが，何とかやっていける	【過去－現在－未来の自分への気づき】 飲酒についての無力さを認めたうえで，酒のない新しい生活に成功し，意味を見出している．自分のことを振り返って語ることもできる．再飲酒がどんなに簡単か理解し，慎重さと謙虚さで現実に積極的に向き合い対処する

篠原光代（2009）．アルコール依存症者の否認と気づきの段階評定表の作成．Journal of Japanese Clinical Psychology, 27 (1), 76-87. より一部引用し作成

践する．
④患者に依存を断つことが回復には必要であることを根気よく指導する．
⑤疾患についての正しい知識や必要な情報を提供する．

2）ケアの流れ

(1) 初 期

　この時期は，医療者や家族から勧められて入院に至るため，否認が顕著に現れやすい．さらに入院直前まで依存性物質を使用している場合，依存を止めたくないために入院を拒み抵抗を言動で示しやすい．患者の安全を確保しながら患者に起きている問題を伝え，治療の必要性を十分に説明・説得し治療へと導いていく．

　否認がある患者は，本人の意思とは裏腹に入院を強いられているため，入院生活において問題を起こしやすい．集団生活および治療プログラムへの参加中はルールを遵守するように，治療契約書を交わす．

　また，この時期は離脱（禁断）症状が出現するので，注意深く観察する．アルコール依存症の場合は，アルコール離脱症状重篤度評価尺度改訂版（CIWA-Ar，**表 4**）*の評価に基づいて観察する．離脱症状や身体・精神症状から，患者にアプローチをする．

表4 ■ アルコール離脱症状重篤度評価尺度改訂版（CIWA-Ar）

患者氏名：＿＿＿＿＿＿＿＿＿＿

評価日時：＿＿年＿月＿日　評価時間：＿＿＿

脈拍（1分間測定）＿＿＿＿　血圧＿＿／＿＿

1. 嘔気・嘔吐
「胃の具合が悪いですか」「吐きましたか」と質問して観察
- 0　嘔気・嘔吐なし
- 1　嘔吐を伴わない軽度の嘔気
- 2
- 3
- 4　むかつきを伴った間欠的嘔気
- 5
- 6
- 7　持続的嘔気　頻繁なむかつき　嘔吐

2. 振戦
上肢を前方に伸展させ，手指を開いた状態で観察
- 0　振戦なし
- 1　軽度振戦：視診で触れないが，触れるとわかる
- 2
- 3
- 4　中等度振戦：上肢伸展で確認できる
- 5
- 6
- 7　高度振戦：上肢を伸展しなくても確認できる

3. 発汗
観察
- 0　発汗なし
- 1　わずかに発汗が確認できるが，手掌が湿っている
- 2
- 3
- 4　前頭部に明らかに滴状発汗あり
- 5
- 6
- 7　全身の大量発汗

4. 不安
「不安を感じますか」と質問して観察
- 0　不安なし　気楽にしている
- 1　軽い不安を感じている
- 2
- 3
- 4　中等度不安，または警戒しており，不安であるとわかる
- 5
- 6
- 7　重篤なせん妄や統合失調症の急性期にみられるようなパニック状態と同程度の不安状態

5. 焦燥感
観察
- 0　行動量の増加なし
- 1　行動量はふだんよりやや増加している
- 2
- 3
- 4　落ち着かず，そわそわしている
- 5
- 6
- 7　面接中，うろうろ歩いたり，のたうち回っている

6. 触覚障害
「かゆみ，ピンでつつかれるような感じ，やけつくような感じや，感覚が麻痺したり，皮膚に虫が這っているような感じがしますか」と質問して観察
- 0　なし
- 1　瘙痒感，ピンでつつかれる感じ，灼熱感，無感覚のいずれかが軽度にある
- 2　上記症状が中等度である
- 3　上記症状が高度にある
- 4　軽度の体感幻覚（虫這い様感覚）
- 5　中程度の体感幻覚
- 6　高度の体感幻覚
- 7　持続的体感幻覚

7. 聴覚障害
「まわりの音が気になりますか．それは耳障りですか．そのせいで怖くなることがありますか．不安にさせるような物音は聞こえますか．ここにはないはずの物音が聞こえますか」と質問して観察
- 0　なし
- 1　物音が耳障りか，物音に驚くことがあるが軽度
- 2　上記症状が中等度である
- 3　上記症状が高度にある
- 4　軽度の幻聴
- 5　中等度の幻聴
- 6　高度の幻聴
- 7　持続的幻聴

8. 視覚障害
「光が明るすぎますか．光の色が違って見えますか．光で目が痛むような感じがしますか．不安にさせるようなものが見えますか．ここにはないはずのものが見えますか」と質問して観察
- 0　なし
- 1　光に対し軽度に過敏
- 2　中等度に過敏
- 3　高度に過敏
- 4　軽度の幻視
- 5　中等度の幻視
- 6　高度の幻視
- 7　持続的幻視

9. 頭痛
「頭に違和感がありますか．バンドで締め付けられるような感じがしますか」と質問して観察．めまいは採点しないこと
- 0　なし
- 1　ごく軽度
- 2　軽度
- 3　中等度
- 4　やや高度
- 5　高度
- 6　非常に高度
- 7　きわめて高度

10. 見当識・意識障害
「今日は何日ですか．ここはどこですか．わたしは誰ですか」と質問して観察
- 0　見当識は保たれており，3つを連続して言うことができる
- 1　3つを連続して言うことができないか，日付があいまい
- 2　日付の2日以内の間違い
- 3　日付の2日以上の間違い
- 4　場所か人に対する失見当識がある

総合得点　＿＿／67点満点　　採点者：＿＿＿＿

入院までの経過を患者，家族，職場の上司や同僚などから聴取する．成育歴，生活歴，既往歴，現病歴，依存が始まった時期やそのときの背景，依存中のエピソード，身体的・精神的・社会的問題など細かく聴取する．患者は過去の出来事や依存に関して正確に把握しておらず，少なく申告する場合が往々にしてあるので，必ず周囲の人にも整合性を確認しながら聴取する．

治療は薬物療法や精神療法が中心となる．否認のある患者は，依存を強制的に止めさせられたストレスや離脱（禁断）症状への不安があるので，患者の訴えを十分傾聴し，ケアに努める．この時期に患者との信頼関係を築くことが，患者の否認を軽減し治療導入へと進むことにつながる．

(2) 中　期

離脱（禁断）症状が消失しアルコールなどを止めていることや薬物療法および精神療法の効果により，徐々に栄養がとれ睡眠も改善してくる．否認が顕著にあった患者もつらい離脱（禁断）症状を乗り越えたことで，離脱（禁断）症状が起きたのは何が原因か気づく．医療者や同じ依存症の患者との交流から，患者自身が依存症であることを認識し始める．

この時期に依存症の正しい知識を習得してもらうことが大切である．依存症の専門病院における入院治療では，患者に依存症に関する正しい知識や情報への理解，社会復帰後の生活に必要なスキルを身につけてもらうために，治療プログラムを提供している．看護師は，否認のある患者にも治療プログラム参加へと誘導して，励ましながら援助する．治療プログラムには，勉強会や認知行動療法，社会生活技能訓練（SST）などの集団精神療法，レクリエーションなどの作業療法，外泊訓練などがある．この時期には臨床心理士，作業療法士，精神保健福祉士，栄養士，薬剤師などの様々な医療専門職が患者と接し，多角的に患者にアプローチをするために連携する．

否認がなかなかとれない患者は，集団生活場面で逸脱行動をとることがあるため，看護師は落ち着いて対応する．患者と面接をし，逸脱行動を起こす患者の理由や背景を探る．社会生活を送るうえでのマナーやルールなどを理解・学習してもらう．

看護面接では，患者の依存症についての認識や理解度を確認し，入院までの依存や問題について振り返りを十分に行う．依存を断つ意思があるのか，なぜ依存を断ちたいのかを確認する．

否認が徐々に消失してきた患者は，他者の話に耳を傾けられるようになってくる．この頃から，同じ依存症の仲間が集う自助グループへの参加を勧める．

回復過程において時には依存が再燃することがある．患者は再燃したことで挫折感をもったり後悔したりする．患者が自暴自棄にならないように，看護師は叱責せず冷静に対応する．なぜ再燃してしまったのか，物質依存においては欲求時にどのように対処していくかについて，患者と共に検討する．入院中の依存の再燃は，否認のある

---

*CIWA-Ar（Clinical Institute Withdrawal Assessment Scale for Alcohol, revised form）：急性期離脱症状の身体症状や精神症状などを評価して得点化するスケールである．患者への質問形式があらかじめ定められており，客観的評価を行うことができる．

患者への介入のチャンスととらえたい．

（3）退院準備期

入院時には否認が顕著にあった患者も，治療プログラムに参加し様々な人との交流から否認や依存の問題に気づき，回復へ向けて取り組むようになる．

しかし，順調に回復してきた患者も退院が近づいてくると，本当に依存を止め続け社会復帰ができるだろうか，社会は自分を受け入れてくれるだろうかという不安から抑うつ状態，不眠，食欲低下など精神的に不安定になりやすい．不安となっている要因を明確にして，退院までに必要な調整をする．その際，家族や職場の協力を得る必要もある．退院後も治療を継続する必要があるため，通院先や参加する自助グループを決める．

看護面接では，入院生活での患者の努力を評価し，入院時や前回の面接での否認と比較して回復がどこまで進んだかを『否認と気づきの段階』を参考にしながら客観的に表現すると患者も理解しやすい．アルコールなどの依存を継続して止めていく方法，依存の欲求出現時の回避方法，余暇の楽しい過ごし方などを具体的に再確認する．達成可能な長期目標や短期目標を設定することも，依存を継続して止めていくための動機づけが明確になる．

3）家族支援

否認は患者だけでなく，家族にも生じることがある．家族は飲酒問題を恥ずかしいことと考え，罪悪感や恐怖心，不安を感じている．家族は飲酒問題を否認して，その場を取りつくろおうと後始末をしたり，肩代わりをして家族のこころの安定を図ろうとする．そして，家族が「飲酒の支え手（イネーブラー enabler）」となり，アルコール依存症の回復のチャンスを逃してしまう[6]．

家族にも依存症の正しい知識や望ましい対応の仕方を学んでもらう必要がある．依存症の専門医療機関では，家族への教育の場として家族会を定期的に開催している．家族会での集団教育だけでなく，個別に家族とも看護面接をして家族の思いを受け止め，回復を信じることが大切であることを理解してもらい，今後の対策を検討する．

2．アセスメントとケアプラン

1）アセスメントの視点

患者の依存症や依存によって起きた身体的・精神的・社会的な問題への認識がどの程度であるかを把握する．

前述したように否認には様々なパターンがある．患者がどのような言動で否認を表現しているかを観察して，否認の有無や程度を把握する．患者の否認は，回復が進むにつれて否認だけではなく気づきも出てくる．患者が何をもとに何に気づいたかを丁寧にアセスメントする．

2）ケアプランと根拠

ここでは，アルコール依存症患者の否認についてケアプランを提示する．このよう

否認（依存）

な状態にある患者と家族の問題点として，以下の4つがある．

#1 自分にはアルコールによる問題はないと否認を続け，治療プログラムへの不参加が多い
#2 アルコール依存症であることは認めたが，適度に飲酒を続けたいと考えている
#3 再飲酒したことを認めない
#4 患者の否認に対する家族の理解不足

問題点	短期目標	ケアプラン（OP:観察 TP:ケア EP:教育）	根拠
#1 自分にはアルコールによる問題はないと否認を続け，治療プログラムへの不参加が多い	アルコールによる問題があったことを認め，治療プログラムに参加する	[OP] ①病識の有無（アルコール依存症であることを認識しているか） ②アルコールによる問題の認識の程度 ③否認の言動 ④否認の言動以外の日常生活場面での言動 ⑤アルコールへの渇望の有無と程度 ⑥イライラ感・不安などの有無と程度 ⑦入院までの飲酒に関しての振り返りの発言内容 ⑧治療プログラムへの参加の有無（参加時は参加態度や発言内容，不参加時はその理由） ⑨治療プログラムに対する参加意欲 ⑩患者が何を希望しているか [TP] ①治療プログラム参加へ声をかけ誘導する ②受容的な傾聴を行う ③イライラ感や不安，酒への渇望が非常に強いなどのときは，医師の指示で頓服与薬する ④治療プログラムに参加した場合は，参加したことを評価する ⑤TP④では，出席カードに参加した証としてスタンプを押す ⑥TP④では，参加してどうだったか確認する ⑦治療プログラムに参加しなかった場合は，次回からの参加を勧める ⑧TP⑦の場合，看護面接を行い不参加の理由や背景を把握する	・患者の言動から否認の段階を見極める ・精神症状が活発であれば，治療プログラムに参加しても集中できない ・精神症状が活発なときは内服による鎮静も対処法の一つであることを理解してもらう ・参加できたことを評価することで，患者の治療意欲の向上を目指す ・不参加の理由を把握することで，患者の否認について理解す

問題点	短期目標	ケアプラン（OP:観察 TP:ケア EP:教育）	根　拠
		[EP] ①入院してからのよい変化（検査結果などの数値や明らかな身体的な回復など）を患者に伝える ②治療プログラムの内容や意義などを説明する	る ・患者は，自己の取り組みや努力によってよい変化が起きていることに気づいていないことがある．客観的にそれらを伝えることで，患者の治療意欲の向上につながる
＃2 アルコール依存症であることは認めたが，適度に飲酒を続けたいと考えている	断酒する必要があることを認識できる	[OP] ①日常生活での患者の言動 ②治療プログラムの参加の有無，参加時の態度 ③他の患者との交流の様子 ④イライラ感・不安などの有無と程度 ⑤不眠や食欲低下などの症状の有無と程度 ⑥飲酒欲求の有無と程度 ⑦断酒の必要性の認識や理解の程度 ⑧断酒の意思の程度 ⑨適度に飲酒を続けたい理由 ⑩患者がどのような言動で否認を表出しているか ⑪家族など周囲の人との関係の変化 [TP] ①治療プログラム参加へ声をかけ誘導する ②受容的な傾聴を行う ③イライラ感や不安，酒への渇望などが非常に強いときは，医師の指示で頓服与薬する ④入院までの身体的・精神的・社会的問題について書き出してもらう ⑤日々の体験や感じたことなどを日記に書いてもらう ⑥今日一日断酒できたことを評価する	・患者はアルコール依存症と認めても，複雑な心境にある．入院生活でのストレスや飲酒への渇望の有無を把握することで，看護師は患者のおかれている状況を理解できる ・否認は変化しているが，それでも飲酒をしたい理由を聴くことで，患者の気持ちを理解する ・入院までの問題を整理することで，患者にも客観的に理解してもらう ・否認や気づきは日々変化する．患者自身がそのことに気づく手段として，日記を書くのは有効である ・1日1日の積み重ねが大切であることを実感してもらう

問題点	短期目標	ケアプラン（OP:観察 TP:ケア EP:教育）	根　拠
		⑦自助グループへの参加を勧める [EP] ①断酒を継続することでのメリットや展望を具体的に説明する	・自分と同じ依存症者の話を聴くことで，共感したり悩みが解消できることがある ・長年飲酒してきた患者は，酒のない生活をイメージすることが難しい
#3 再飲酒したことを認めない	再飲酒したことを認めて，今後の対策を検討できる	[OP] ①再飲酒の状況を家族などから聴取 ②患者に再飲酒の事実確認 ③患者の反応・言動 ④離脱症状の有無・程度 ⑤不眠や食欲低下など症状の有無 [TP] ①受容的な傾聴を行う ②家族などから再飲酒の情報を得て，出来事を整理する ③患者の同意が得られたら，アルコール呼気検査や荷物チェックなどを実施する ④正直に打ち明けることが重要であることを説明・説得する ⑤患者が打ち明ける気持ちになるまで待つ ⑥患者が再飲酒を認めた場合，正直に打ち明けることができたことを評価する [EP] ①いつでも看護師に相談に来てもよいことを説明する ②今後飲酒欲求が起きたときにどのように対処していくか患者と共に考える	・患者自身から打ち明ける場合と家族などからの相談で再飲酒が判明する場合がある ・患者は再飲酒したことへの後悔や罪悪感があるので，十分に患者の動向を観察する ・患者が自ら正直に打ち明けることが重要である ・患者が再飲酒を認めたことは，患者にとって勇気のいることである．回復への1歩が踏み出せたことをしっかり評価する ・今回の経験を生かす．具体的な正しい対処法を検討するよい機会ととらえる
#4 患者の否認に対する家族の理解不足	家族が依存症患者の否認について理解し，正しい対応ができる	[OP] ①家族が患者の否認をどのように理解しているか ②家族が今までどのような対応をしてどう感じていたか [TP] ①家族会に参加してもらい，依存症や否	・家族が依存症や否認についてどの程度知識があるかを把握して，理解度に応じた指導をする ・家族は長年患者に振り回されて多くの苦労を経験し心身ともに疲労している．十分にねぎらうことが必要である ・家族が正しい知識や対応方法を

問題点	短期目標	ケアプラン（OP:観察 TP:ケア EP:教育）	根　拠
		認に対する正しい知識や対応方法について理解してもらう ②家族が十分に話せるように会話を促進させる ③家族の気持ちを受け止める [EP] ①家族が正しい対応ができたときは，家族の努力を評価し認める ②患者の回復を信じるように説明する	理解することで精神的負担の軽減が図られる ・家族が今までとは違う対応をすることは，とても勇気がいることである ・患者の回復には時間がかかるが，回復への希望をもつことは重要である

● 文　献

1）渡辺　登監（2007）．健康ライブラリー　イラスト版　依存症のすべてがわかる本．講談社．p.14-15.
2）白倉克之・樋口　進・和田　清編（2003）．アルコール・薬物関連障害の診断・治療ガイドライン．じほう．p.6-7.
3）猪野亜朗（1996）．アルコール性臓器障害と依存症の治療マニュアル—急増する飲酒問題への正しい対処法．星和書店．p.97-98.
4）Be！編集部（2010）．ミニBe！—お役立ち用語解説．アスク・ヒューマン・ケア．p.7.
5）篠原光代（2009）．アルコール依存症者の否認と気づきの段階評定表の作成．心理臨床学研究，27（1），76-87.
6）前掲書 3）．p.98.
7）Emmelkamp P，Vedel E（2006）/小林桜児・松本俊彦訳（2010）．アルコール・薬物依存臨床ガイド—エビデンスにもとづく理論と治療．金剛出版．
8）樋口　進（2011）．健康ライブラリー　イラスト版　アルコール依存症から抜け出す本．講談社．p.40-41.
9）久里浜医療センター（2010）．アルコール依存症臨床医等研修会　看護師コーステキスト．
10）アルコール保健指導マニュアル研究会（2003）．健康日本21推進のためのアルコール保健指導マニュアル．社会保険研究所．p.188-190.

10 否認（犯罪・罪）

1 否認（犯罪・罪）とは

　否認（denial）とは，不安や恐怖などを伴うような受け入れられない現実から目をそむけ，あたかもその現実の事象が存在しないように振る舞う非適応的な防衛機制である．現実に起きていることを認めてしまうと不安や恐怖が生じ処理しきれなくなるため，否認することで心の安定を図っているといえる．否認に至る状況は様々だが，本項では，医療観察法病棟に入院中の対象者（医療観察法では対象者としているので，本項では患者ではなく対象者と表記する）で重大な他害行為に対する否認に焦点を当ててその病理を解説する．

　2005年7月に「心神喪失等の状態で重大な他害行為を行った者の医療及び観察等に関する法律」（以下，医療観察法）が施行された．医療観察法は，心神喪失または心神耗弱の状態で重大な他害行為（殺人，放火，強盗，強姦，強制わいせつ，傷害）を行った者に対して，適切な医療を提供し，社会復帰を促進することを目的としている．

　医療観察法病棟*において入院治療を受ける対象者にとって，多くの場合，入院の契機となった重大な他害行為は，不安や恐怖，後悔や自責感，罪責感を伴う厳しい現実に起因するものである．そのため，対象者によっては「自分は（他害行為を）やっていない」「第三者（宇宙人など）がやった」「記憶にない」など他害行為自体を認めないことや，「大したことではなかった」「少し押しただけ」など他害行為を軽視することが生じる．

　自分が行った他害行為を認めないことで，一時的に気持ちは楽になる，あるいは落ち着いて生活することができるが，現実には問題がなくなってはいないので，悪夢にうなされたりする．さらに，重大な他害行為を否認したままでは，被害者への共感を育むこともできず，再度の他害行為を防止するための対策を得ることができないため，社会復帰が困難になる．対象者の回復，社会復帰を支援するためには，他害行為に関連した否認にかかわり，ケアしていくことがきわめて重要である．

---

*医療観察法病棟：精神疾患による心神喪失など（責任を問えない状態）で重大な他害行為を行った人が，裁判官と精神科医による審判によって入院による専門的な医療が必要と判断され，病気の再発予防と他害行為防止のために入院治療を行う病棟．

2 否認（犯罪・罪）の出現する背景

重大な他害行為に対する否認が出現する背景には，自我の防衛および現実感の希薄さが大きく影響している．

1．自我の防衛

自我（ego）は，現実の出来事や欲求，超自我**（superego）との間で葛藤が生じ不安や不満などを感じると，防衛機制が働き心的安定や調和を保つ．自我が成熟していると，不安や不満への耐性が強く，現実に即した効果的な対処をすることができ，現実的な問題解決に至る．しかし，問題が受け止められないほど大きく，問題解決が困難な場合には，防衛機制により葛藤を解消しようとする．否認は，防衛機制の一つであり，重大な他害行為を行った人が現実を受け止めきれなくなったときに，自己を防衛するために働くといえる．

また，重大な他害行為に至る者には被虐待体験をもつ者が多いなど，その背景に過酷な生育環境などがうかがえる．過酷な生育環境のなかでは，基本的信頼感が得られず，生き延びるために，子どもの頃から自らのこころの痛みを否認することを要した[1]と考えられる．このような幼少時の体験から，対象者は，困難な現実に遭遇すると否認を選択しやすい傾向を有しているといえる．

さらに，重大な他害行為の側面に焦点を当てて考えると，一般的に，犯罪に関連した心的外傷体験では，その犯罪の目撃者や被害者が心的外傷体験の当事者として想定されることが多い．しかし，近年，そのような犯罪目撃者や被害者のみではなく，加害者側に，自らの加害行為を心的外傷体験とする心的外傷後ストレス障害（PTSD）類似症状を呈した症例があることが報告[2]されている．重大な他害行為は，加害者である当人にとっても恐怖体験であり，耐えがたい苦痛の記憶となりうる．過度な苦痛や恐怖を感じる心的外傷体験による悪影響を緩和するために，否認などの防衛機制が生じる．

2．現実感の希薄さ

重大な他害行為は，疾患のコントロールが不良で，症状の増悪時に生じている．これまでの医療観察法入院対象者は，8割以上が統合失調症[3]の診断を受けている．したがって，幻覚や妄想のある状態で重大な他害行為に至っていることから，対象者には現実との区別が困難で，現実感が希薄な状態であることがうかがえる．そのことが，重大な他害行為の否認につながりやすい一因ともなっている．

**超自我：こころのなかにある道徳観，規範，良心，理想などで，自我に対抗し統制する機能をもつ．

# 3 ケアのポイント

1．看護方針

1）ケアを行ううえでの留意点

　対象者は，自らが起こした重大な他害行為を否認することで精神の安定を保っている．看護師は，重大な他害行為が対象者にとって受け入れがたい現実であることを十分に理解したうえでかかわることが必要である．

　対象者が，否認している重大な他害行為を自分の行ったこととして受け入れるには長い時間を要する．また，対象者が安全だと思える関係や環境のなかでこそ，受け入れがたい現実を見つめることができる．看護師は，対象者の認識や思いを確認し，受け止めることから始め，対象者の気持ちに寄り添いながら，重大な他害行為について話し合っていく．その際には，重大な他害行為に至った背景も含めて理解しながら，一方的な問題の指摘や看護師の価値観の押しつけにならないよう配慮する．

2）ケアの流れ

（1）初　期

　医療観察法による入院は，地方裁判所の審判で決定される強制入院である．そのため，対象者は，入院治療の決定に納得していないことや「病気ではない」と疾患理解が得られていないことが多い．すなわち，対象者は，これから受ける医療や医療者に対する不安や不信の渦中にいる．このような状況では，重大な他害行為に関する否認も強く，自らの他害行為について話し合うことを拒否することも生じる．

　この時期は，対象者との援助関係を構築することを最優先し，対象者に安心感を与える．具体的には，入院時のインテイク面接やその後のオリエンテーションなどをとおして，今後の見通しを共有し，退院に向けて協力したい思いなどを伝え，少なくとも対象者にとって"敵ではない人"と認識してもらうことを目指す．

　また，重大な他害行為に関しては，医療者側がどのようにとらえているか，特に疾患との関連についてなどを伝える．その際，互いの認識を理解し合うために伝えるというスタンスを大事にし，対象者に対して押しつけにならないように配慮する．同様に，対象者の認識も可能な範囲で話してもらう．対象者と医療者の認識が異なっていても，また，対象者の認識が確認できない場合でも，「あなたにとって大事なことだと思うから今後も話し合っていきたい」と伝え，今後のかかわりの足がかりをつくることを重視する．

　対象者との関係構築を目指したかかわりを重視しながら，折々に重大な他害行為に関連する話題（医療観察法入院決定に対する思いや疾患に対する思いなど）や重大な他害行為に対する対象者の受け止めや思いについて話し合う機会をもつ．

（2）中　期

　重大な他害行為に対する否認が強いままの場合には，定期・不定期の個別面接などで時間をかけてかかわる．対象行為に至るまでの人生を共に確認していく作業をとお

して，対象者の気持ちを解きほぐし丁寧に整理していく．

　また，重大な他害行為を起こした日（同月同日）が近づくことで，精神的動揺が生じる場合があるため，精神症状の変動や睡眠状態に注意する．特に，重大な他害行為を否認している場合や，家族が被害者となり亡くなっている場合は，夢に被害者が現れるため夜間に覚醒し，対象者に漠然とした不安や恐怖，自責感や罪責感を生じさせる．そのため，夜間起きている対象者の気持ちに寄り添いながら話を聴き，精神的安定を図る．このような機会を通じて，対象者は重大な他害行為に直面していくきっかけを得るため，対象者の変化をとらえ，夜間などタイムリーにかかわる．このようなかかわりのなかで，対象者が徐々に自らの重大な他害行為を受け止めることができるようになっていく．

　重大な他害行為を認めることができれば，定期・不定期の面接などをとおして，重大な他害行為に関する本人の認識とともに医療者の認識，対象者にとっての重要他者の認識や被害者の視点など，多角的な視点で見つめ直す．こうした機会を積極的にもち，重大な他害行為に至った経緯やそのことの周囲への影響，責任という観点からこれまでのこととこれからの生き方を考えるという内省を深めていく．

　対象者によっては，集団プログラム（重大な他害行為に関する内省を深め，再度の他害行為を防止する目的をもつ内省グループ）[4]に参加する場合もある．同じような重大な他害行為を行った者と体験を共有し，加害に至ったいきさつや要因を振り返り，社会的責任について考える．対象者にとっては，受け止めがたい現実である他害行為と直面することになるため，プログラム参加時期は，より情緒的支援を重視するとともに，加害に至ったいきさつを一緒に振り返る機会を個別にもち，受け止めることができるよう支援する．

（3）退院準備期

　退院時には，個人差はあるが，他害行為について受け止めることができている状態である．ただし，退院となることで，他害行為に関連する場所や人との現実的な接触の可能性があり，対象者にとっては新たな精神的負荷がかかることが予想される．また，「周囲から自分がどう思われているか心配」という声もあり，過度なストレスが，病状悪化とともに再び否認を生じさせる危険性が考えられる．そのため，あらかじめ，どのような危険がありうるかを対象者と話し合い，対処法や相談できる相手を確認し，準備する．

3）家族支援

　対象者の家族は，重大な他害行為を行った対象者への驚きや怒り，不信や不安，恨みなどの感情が混在している状態である．家族によっては，症状悪化に対処できず他害行為に至らせてしまったと自責感や後悔を感じている．対象者が重大な他害行為を否認している場合には，対象者と家族との情緒的な温度差も大きく，対象者の否認状態が理解できず，受け入れることができないことも多い．家族と面接を行い，家族の思いを受容して情緒的支援を行うとともに，対象者の状態と今後の見通しを説明する．

　また，対象者が起こした重大な他害行為の被害者が家族である場合には，家族の精

神的負担や混乱はより大きいと考えられる．病棟に近づけない，対象者に会うことができないという家族もいる．家族の希望を確認しながら，場合によっては，医療者側から家庭訪問を行うことや，地域の保健師の支援を要請する．

　精神疾患をもち重大な他害行為を行った対象者の家族は，自分たちの立場を理解し，相談できる相手を見つけることが容易ではなく，孤立感を抱いている場合が少なくない．同様の体験をもつ家族同士のサポートが必要である．看護師は，多職種と共に家族会を運営し，家族間のピアサポートの機会を提供する．

2. アセスメントとケアプラン

1）アセスメントの視点

　否認の程度は個人差が大きいため，重大な他害行為についてどのように受け止めているか必ず確認する．たとえば，「医療観察法の入院についてどのように思っていますか」と聞くことで，間接的に対象行為についての認識をアセスメントすることができる．また，直接的に「対象行為（医療観察法入院の契機となった重大な他害行為のこと）について教えてほしいです」や「被害者に対してどのように感じていますか」と質問することで，対象者の受け止めと否認の程度を確認することができる．

　対象者の否認の程度は，自分が行ったこととして認めない段階から，行った内容を軽微なものととらえるなど部分的なものまで差がある．対象者の後悔の言動（表1）[5)6)]も，否認の程度を推測する一助となるため，対象者の後悔の言動を観察する．

　対象者によっては言語表現が苦手な場合もあるので，対象者の発言だけではなく，表情なども含めて観察する．

　また，睡眠の影響も大きく，中途覚醒時の対象者とのやりとりの際に，対象者の率直な思いを聴くことができるため，否認が強い場合には，特にタイミングなども見ながらかかわり，アセスメントに役立てる．

　対象者が重大な他害行為について受け入れ始めると，精神的動揺が大きくなり，過度な自責感により抑うつが生じ，希死念慮につながる危険性がある．対象者の受容過程に変化が生じているときには，特に睡眠状態や食欲，対人関係など日常生活全般について注意深く観察するとともに，自殺企図にも気を配る．

　家族に関しては，入院前の対象者との関係性と現状での家族の思いを確認し，支援の必要性や対象者の入院治療への関与の度合いについてアセスメントする．また，家族が被害者の場合には，対象者と家族との関係再構築の可能性も含めて判断していく．

　家族が過度な負担を抱え込むことがないように，家族の希望や本音を話すことがで

表1 ■ 後悔の段階

①自分が損をしたという損得勘定から悔やむ段階
②家族に迷惑をかけたことを悔やむ段階
③被害者に迷惑をかけて申し訳なく思う段階
④自らの行為による社会的な影響と責任の重さを痛感し悔いる段階

きるよう十分配慮する．

2) ケアプランと根拠

　医療観察法による医療では，否認へのケアが入院治療全体の方向性を左右する重要な位置を占めており，入院当初からのかかわりが重要となる．

　ここでは，否認の渦中にある入院初期から中期にかけての時期を想定したケアプランを提示する．このような状態にある対象者とその家族の問題点として，以下の3つがある．

#1　重大な他害行為を否認していることにより治療への主体的参加が困難
#2　他害行為の受け入れの過程で生じる精神的動揺
#3　家族の対象者に対する不安，不信

問題点	短期目標	ケアプラン（OP:観察　TP:ケア　EP:教育）	根　拠
#1　重大な他害行為を否認していることにより治療への主体的参加が困難	安心して，自分の考えや思いを言葉にすることができる	[OP] ①入院や治療，重大な他害行為に対しての言動 ②治療プログラムの参加状況 ③対人関係（スタッフとの援助関係，周囲の対象者との交流状況） [TP] ①対象者が関心をもっていることを共に行う（音楽を聴く，雑談，調理・食事）など関係構築を図る ②定期もしくは不定期の看護面接を設定し，話し合いの時間を確保する ③対象者の考えや思いのプロセスを一緒に追いながら理解し，対象者の納得のいかない思いを受容する（入院に至る過程を対象者の視点で一緒に整理するなど） ④治療や疾患と他害行為との関連について，看護師の考えと思いを率直に伝える ⑤裁判所の判断を折に触れて入院決定書面とともに一緒に確認し，認識の違いがあれば整理する [EP] ①一般的な退院までの治療経過を説明する ②考えが違っても，互いに話し合っていくことが相互理解につながることを伝える	・短期目標の評価ができるように観察する ・関係構築により安心して考えや思いを言語化しやすくなる ・話し合うことに慣れることで言語表現が促進される ・自分の思考や思いを受容してもらう体験を経て他者の視点を受け入れる余裕を得ることができる ・不信感を軽減すると同時に治療に関して考える機会となる ・退院へのプロセスを理解することが回復への意欲へとつながる ・話し合いの継続の動機づけとともに治療参加の足がかりとなる
#2　他害行為の受け入れの過	看護師に相談しながら適切な対処	[OP] ①重大な他害行為に関連した自責感や罪責感，不安や恐れの有無と程度	・対象者の状態理解が重要であり，危機介入の検討ができる

否 認（犯罪・罪）

問題点	短期目標	ケアプラン（OP:観察 TP:ケア EP:教育）	根 拠
程で生じる精神的動揺	ができる	②精神的動揺に影響されている日常生活（睡眠状態，食欲）や精神症状（幻覚，妄想など）の変動 ③OP①，②に関する対象者の対処行動 ④希死念慮の有無，自殺企図の危険性 [TP] ①OP①が高まっているときは，対象者に寄り添い感情表現を促すとともに共感的にかかわる ②夜間覚醒時などは「つらくないですか」など声をかけ，必要に応じて話を聴くことや，薬の内服など本人の希望に沿いながら選択する ③OP①，②のセルフモニタリングを行い，看護師と1日のうちの決まった時間に対処について話し合う ④「心配している」こと，「一緒に乗り越えていきたい」ことを繰り返し伝える [EP] ①精神的動揺は厳しい現実に向き合おうとしている結果であるとして，対象者の頑張りを称賛する ②看護師に相談することで，対処方法の幅も広がること，また看護師も嬉しいことを伝える	・短期目標の評価ができるように観察する ・対象者の安全を確保するため注意して観察する ・感情の言語化により気持ちの安定を目指す ・孤立感を防ぎ，安心感を高める ・看護師との協働での取り組みとなり，相談しやすい体制になる ・孤立感を防ぎ，安心感を高める ・自己効力感を高める ・相談のメリットを感じてもらい，相談意欲を高める
#3 家族の対象者に対する不安，不信	対象者に対する不安や不信が減ったと表現する	[OP] ①対象者が起こした他害行為に関してのとらえ方や思い ②疾患および疾患と他害行為との関連についての理解 ③対象者に対する不安や不信の有無と程度 ④今後の生活についての不安や希望 [TP] ①家族が思いを安心して言葉にできるように声をかけ，家族の思いを受容する ②大変であったことをねぎらう ③家族の気持ちを大事にし，対象者に無理にかかわらなくてよいことを保障する ④家族会への参加を勧める	・不安や不信に影響している要因を把握し援助の手立てとする ・短期目標の評価ができるよう観察する ・相互関係を発展させ言語化することで気持ちが楽になり，余裕が生まれる ・何かしなければならないというプレッシャーから解放される ・家族会は孤立感の軽減と先に行く仲間の姿がみられ安心できる

問題点	短期目標	ケアプラン（OP:観察　TP:ケア　EP:教育）	根　拠
		[EP] ①疾患について，疾患と対象行為との関連，治療について説明する ②現在の対象者の状態や他害行為の受け止めと今後の見通しについて説明する	・対象者の状態理解や他害行為と症状悪化を防止できる手立てを知ることで不安軽減の一助となる

●文　献

1）Miller A（1980）/山下公子訳（1983）．魂の殺人―親は子どもに何をしたか．新曜社．
2）安藤久美子・猪俣健一・島田亜希子・他（2007）．自らの加害行為によるPTSD類似症状―医療観察法の実子殺害例の検討から．臨床精神医学，36（9），1181-1189．
3）厚生労働省．医療観察法の入院対象者の状況．<http://www.mhlw.go.jp/bunya/shougaihoken/sinsin/nyuin.html>
4）今村扶美・松本俊彦・藤岡淳子・他（2010）．重大な他害行為に及んだ精神障害者に対する「内省プログラム」の開発と効果測定．司法精神医学，5（1），2-15．
5）熊地美枝・高崎邦子・小原陽子・他（2007）．対象行為に関する対象者との話し合いの実施状況と内省プロセスの明確化（第1報）．平成18年度厚生労働科学研究費補助金「他害行為を行った精神障害者の診断，治療及び社会復帰支援に関する研究」平成18年度分担報告書「他害行為を行った精神障害者の看護に関する研究」．
6）熊地美枝・大迫充江・太智晶子・他（2009）．対象行為に関する対象者との話し合いの実施状況と内省プロセスの明確化―退院後の対象者への面接調査から．厚生労働科学研究費補助金「他害行為を行った精神障害者の診断，治療及び社会復帰支援に関する研究」平成20年度分担報告書「他害行為を行った精神障害者の看護に関する研究」．p.25-34．
7）小谷英文編著（1993）．ガイダンスとカウンセリング―指導から自己実現への共同作業へ．北樹出版．
8）藤井誠二・宮台真司（2006）．「罪と罰」をめぐる対話．あとん，10，80-99．
9）土居健郎（1988）．精神分析．講談社学術文庫．講談社．
10）村上　優（2010）．触法精神障害者の自殺．精神科治療学，25（2），231-236．

11 怒り

1 怒りとは

　人には，基本的な6つの感情（喜び，驚き，悲しみ，嫌悪，怒り，恐怖）があり，怒り（anger）はその基本的な感情の一つである．怒りの種類は，他者への過度な期待や要求に基づく怒りと他者への応報感情（他者の行為に応じて報いを与えたいという感情）に基づく怒りに大別される．

　怒りが生じると，筋緊張や心拍数の増加，血圧上昇などの身体的変化が現れる．このような身体的変化から推測できるように，怒りには，他者と闘う準備や他者を威嚇する役割がある．怒りを喚起し，その怒りを表出する段階で，暴力という形で表出することもある．つまり，怒りの表出の仕方によっては，対人関係や社会生活に著しい不利益が生じることにつながる．

　また，怒りは強い情動であるため，瞬間的に怒りに支配されることで目の前の脅威に意識が集中し，視野が狭まることで物事を建設的に考えて意思決定することが困難になる．怒りによるこのような変化は，怒りに適切に対処するセルフマネジメントを阻害する．したがって，怒りによる興奮を鎮め，セルフマネジメント力を回復していくことが重要になる．

2 怒りの出現する背景

　怒りの出現する背景には，認知的プロセスによる生起と，神経伝達物質との関連が大きく影響している．

1. 認知的プロセスによる生起

　怒りは，出来事と内的過程である認知的評価と行動的反応によって引き起こる．この際，出来事それ自体が怒りの生起に直接的に作用するのではなく，その出来事を個人がどのようにとらえるか，その認知的プロセスが怒りの生起に影響している[1][2]．たとえば，Aという出来事を「挑発的だ，侮辱された」と認知的評価をすることで，怒りが喚起されるのである．しかし，同じAという出来事を「仕方のないことだ，残念なことだ」ととらえれば，怒りは喚起されない．

　怒りを喚起する認知的プロセスの特徴としては，行為を阻止された，目的達成を阻止された，欲求が満たされない，非難された，名誉毀損，不正，自尊心が傷ついた，

挑発された，などがあげられる．

2．神経伝達物質との関連

　怒りと神経伝達物質，とりわけノルアドレナリンとセロトニンは，怒りと深い関連があることが確認されている．

　大脳辺縁系は，情動発生を処理する機能を有しており，怒りも情動の一つであるため，その発生において大脳辺縁系が機能する（「25　不安」の項，p.232 図2参照）．自分自身が脅かされる出来事に遭遇すると，扁桃体が反応してストレス反応を起こし，神経伝達物質であるノルアドレナリンが分泌される．神経伝達物質のなかでも，ノルアドレナリンはストレス時に放出されることで，怒りとの関連性が高い．

　また，セロトニンが低下することにより，扁桃体による怒りの反応に対して前頭葉が抑制する働きを低下させるため，感情のコントロールができず，結果として怒りが誘発しやすくなる[3]．このことは，うつ病患者の一部に確認される怒り発作（anger attack）[4] を裏づけるものと考えられ，この種の怒りについては，薬物療法が必要となる．

3　ケアのポイント

1．看護方針

1）ケアを行ううえでの留意点

　怒りに対するケアでは，怒りによる興奮を鎮めることで患者の不利益を最小限にすること，さらには患者が怒りに対するセルフマネジメント力を回復（あるいは獲得）することを支援する．その前提として，怒りそのものは当然生じる感情であることを理解し，患者が怒りを生じざるをえなかった事情などにも配慮し，調整することが求められる．

　怒りの感情は，攻撃性であり，表出の仕方によっては対人関係を悪化させ，暴力に至る危険性がある．特に怒りの感情が高まっている状態のときには，暴力に至らずに気持ちを落ち着かせるディエスカレーション（de-escalation）[5] などのかかわりを重視する．

　怒りのセルフマネジメントを回復するには，援助者側からの一方的な働きかけだけでは限界が生じる．患者自身がマネジメントしていく必要性に気づき，主体的に取り組むことができるよう，動機づけの掘り起こしが重要になる．

　また，セルフマネジメントしていくためには，第一に，患者が自分自身の怒りについて理解することが必要である．看護師は，日常生活のなかでの怒りに関連するエピソードを一つずつ取り上げ，患者と共に患者の怒りの傾向について整理し，怒りの生じやすい状況や出来事に対する認知的特徴，怒りの表出の仕方について確認する．そ

の際，看護師の一方的な解釈の押しつけにならないように注意し，振り返りの作業をとおして，患者自身が自分の傾向を発見できるように支援する．

　感情は，出来事をとおして同時に複数生じており，怒りはそのうちの一つである．怒りに対するケアを考えるとき，怒りだけに焦点を当てるのではなく，生じている複数の感情にも目を向け，怒り以外の他者に受け入れやすい感情の表現を検討するなど患者の適切な感情表現を支援することが重要になる．

2）ケアの流れ
（1）急性期
　怒りとともに衝動性や攻撃性が高まっており，暴力に至るリスクが高まっている時期である．患者は看護師や周囲とのかかわりを拒絶し，時に攻撃的な言動が生じる．この時期には，環境調整や言語的・非言語的なコミュニケーションによる介入により患者の怒りを落ち着かせることを重視し，今後の治療に向けた足がかりとする．

　環境調整では，怒りの対象となっている人物がその場にいることで攻撃性が増すことが考えられるため，対象となっている人物との距離をとる．怒りが高じている時期に，患者からそのような行動をとることはきわめて困難なため，怒りの対象となっている人に移動してもらうか，患者に「静かなところでお話ししませんか」と伝え移動してもらう．また，人が多く刺激の多い環境では怒りが落ち着かないので，静かな環境へ誘導する．

　患者と看護師の両者が安心できるパーソナルスペースを確保しながら，怒りに至った経緯や患者の思いを聴く．その際，看護師は患者がどのように感じているのか知りたいと思っていることを率直に伝え，患者が話しやすいようにかかわる．患者の話した思いのなかで，部分的にでも看護師が共感できる点について患者に伝える．患者の話を十分に聴いたうえで，看護師の認識について率直に伝え，認識の差異を問題にするのではなく，"差異があること"を共有することを重視する．患者は自分の気持ちを言語化することで，落ち着きを取り戻すきっかけを得ることができる．

　話を聴く際に，患者の怒りが高まり，攻撃的言動になる場合は，看護師の感情（怖い，悲しい，傷つくなど）を率直に伝え，自分の状態や他者に与える影響に気づけるようにかかわる．

　患者が怒りのただなかにいる状態であっても，援助関係の構築を常に意識してかかわり，対立関係に陥らないように注意する．そのためには，怒りの契機となった出来事について一緒に解決に向けて考えていきたいと思っていることや，気持ちを落ち着けて話し合っていきたいことを繰り返し患者に伝える．そうしたかかわりは，今後の治療への糸口になるために重要である．

　患者の怒りが落ち着いてきた際には，「いつもの穏やかな〇〇さんに戻ってくれて安心しました」と伝え，患者と安堵感を共有する．

（2）回復期
　回復期では，課題の共有とともに怒りのセルフマネジメントのための準備を行い，実際の場面で対処行動を実施・評価し，個々人に合ったマネジメント方法を構築する手助けをする．薬物療法が有効な場合には，怒りのマネジメントを助ける手立てにな

ることを伝え，服薬への動機づけを図る．

　セルフマネジメントに取り組むために，患者と共にこれまでの対人関係トラブルなどを振り返る機会をもつ．生きづらさに共感するとともに，怒りのマネジメントが必要であることを確認し，取り組んでいくべき課題を共有する．

　以下に具体的な対処法をあげる．

- 患者がどのような場面で怒りを生じやすいかを患者と一緒に整理し，患者が自分の怒りの傾向を理解する手立てとする．避けることが可能な場面であるなら，積極的にそうした場面を回避する．
- いくつかの具体的な場面について患者と振り返り，その場面で自分に生じた感情の吟味と，怒り以外の感情表現の可能性を検討する．実際には怒りが前面に出た場面であっても，怒り以外の感情として困惑，悲しさ，傷つきなどが確認できれば，「そう言われても困る」など，他者に受け入れられやすい感情表現を検討する．
- 怒りが生じた場面での相手の認識や思いを検討し，患者の受け止め方以外の可能性を探る（「相手も実は困っていたのかもしれない」など）．出来事が生じたときに一つの受け止め方だけではなく，違う可能性も考えられるようになることで，怒りへの喚起を防止することができる．このようなやりとりをとおして，患者が自己の認知の傾向を知ることは，怒りの喚起を防止する一助となる．
- 患者のなかには，問題解決力や求助行動（援助を求める行動）の乏しさが怒りへとつながっていることも考えられるため，困った状況になったときに他者に相談できるスキルを身につける．
- 怒りが生じ始めているときの対処：怒りが生じ始めていると気がついたときにはどのような対処が可能かあらかじめ話し合う．その場を離れる，冷たい水を飲む，深呼吸をするなど患者が容易に行える実施可能な対処を，患者と共に検討する．
- 怒りが高まっているときの対処：どのような対処で落ち着くことができるか（スタッフに話を聴いてもらう，しばらく一人の時間をもつ，黙ってそばに付き添ってもらうなど），患者の希望と看護師の見立てをすり合わせながら対処行動を検討する．実際にそのような場面になったときには，あらかじめ決めていた対処行動をとるよう促し，その効果を評価する．
- リラクセーションの方法を一緒に練習し，怒りが生じた場面で患者が活用できるように準備する．リラクセーション方法は呼吸法*や漸進的筋弛緩法**など様々あるので一緒に練習しながら患者に合った方法を探し，患者に選択してもらう．

(3) 再発予防期（社会生活，共同）

　入院している場合は，退院後の社会生活のなかで，怒りにつながりそうな状況をあらかじめ整理し，避けることができるものは避ける工夫をし，避けることが困難な場面については，その場面をイメージした対処を検討する．

---

*呼吸法：楽な姿勢で腹式呼吸を実施する．注意点は，吐くことに注意を向けゆっくり長く吐く，心拍数が一定間隔になることを確認するなど．
**漸進的筋弛緩法：筋肉を一度緊張させてから力を抜くリラックス法．

リラクセーションについては，慣れないとうまく活用できないため，継続して練習するよう伝える．

3）家族支援

家族は，患者の怒りに基づく言動などで疲弊している場合があるため，その経緯やそれに伴う感情について十分に話を聴き，大変であったことをねぎらう．また，家族が今後のことについてどのような不安や心配を抱いているか話してもらい，不安や心配を軽減するための対策を検討する．患者が取り組んでいる課題については折々に伝え，患者の取り組みの状況（練習している対処や患者の思いなど）を説明し，家族の不安軽減につなげる．

患者の怒りなどの実際の問題場面でのやりとりについて吟味し，怒りの感情を増幅させない家族のかかわりについて検討する．その際，家族に過度に要求することは避け，可能な範囲で協力してもらう．そして，実際の場面でのやりとりを聞き，明らかに怒りを増幅させてしまう対応について家族に伝える．

また，患者・家族と共に，怒りの増幅に応じてタイムアウト（気持ちを鎮めるためにいったんその場を離れる）のタイミングを検討し，患者と家族で共有する．そのことにより，家庭内で怒りが生じた場面でも，タイムアウトを効果的に活用することができる．

2．アセスメントとケアプラン

1）アセスメントの視点

急性期では，怒りが生じる出来事と生じた怒りの程度，怒りから暴力の危険性へのリスクアセスメントが必要である．怒りによる暴力行為を予測するアセスメントツールとして，Broset Violence Checklist（BVC，図1）[6]などを活用する．また，実際のかかわりをとおして，怒りを生じさせる出来事に対する認知的プロセスの傾向を観察し，どのようなかかわりが患者に有効かをその後のセルフマネジメントに生かせるようアセスメントする．

怒りによる生活行動への影響（睡眠，食事，対人関係など）を観察し，怒りにより患者が被る不利益の程度を把握する．

セルフマネジメントへの取り組みは，患者との課題共有が不可欠である．患者の取り組みへの思いを折々に確認し，疑問や不信がある場合は十分話し合う．

患者が怒りの度合いや身体感覚などの状態をどこまで把握できているかを確認し，把握が困難な状態であれば，自分の状態を見つめることに焦点を当てるようにかかわる．

患者に合う対処（患者が可能な対処）を模索することが重要になるため，双方向的なやりとりのなかで選択する．様々な対処方法を実践して評価を繰り返す．

怒りの度合いを数値で示しその変化をみるなど，簡易な方法を患者と取り決め，共に確認する．表などにすると一緒に確認しやすい（表1）．

The Broset Violence Checklist-BVC BVCは24時間での暴力行為の予測を助ける簡便なチェックリストである	
患者No	
記録者：	患者名：
	評価日時：　　年　　　月　　　日 （　　深夜　　日勤　　準夜　　）
いつもより混乱している（発言の内容がまとまらない，あるいは説明を理解しない，幻覚妄想が活発）	
いつもより些細なことに反応する，易刺激的であり，すぐイライラする	
いつもより態度が乱暴だ（ドアを乱暴に閉める，何となく乱暴，声が大きい）	
いつもより脅かすような仕草（拳に力が入り身体が緊張している）をする	
いつもより言葉が乱暴で脅かすようなことをいう（非難する，脅かすなど）	
いつもよりものにあたる（壁をたたくなどやつあたりのような）	

性　　　男□　　女□　　入院形態□
年齢　＜20□　　20～30□　　31～40□　　41～50□　　＞50□
使用時の注意
各項目を採点時点で観察する場合，存在する（1），なし（0）の数字で採点してください．各勤務帯の開始時にその日の担当者が評価してください．勤務での観察，評価，対象患者についての知識をすべて考慮したうえで，「新たに出現したか，普段もあるがいつもは暴力に至らない人はそれよりも激しい，のいずれかの場合」1，「認められない場合」「存在するが，普段と同程度の場合」は0です．入院当初など以前の様子がわからない患者については評価時点で存在するかどうかのみを判断してください．

図1 ■ Broset Violence Checklist（BVC）日本語版

下里誠二・塩江邦彦・松尾康志・他（2007）．Broset Violence Checklist（BVC）日本語版による精神科閉鎖病棟における暴力の短期予測の検討．精神医学，49（5），531．より引用

表1 ■ セルフマネジメント表
①受け止め方（認知）

日　付	出来事	受け止め方（認知）	怒りの度合い（10段階）
○月△日	Aさんが通り過ぎるとき，Aさんの持っている袋が自分に当たったが何も言わずに通り過ぎた	馬鹿にしているにちがいない ↓ 考えごとをしながら歩いていて気づかなかったのかもしれない	10 ↓ 3

②対　処

日　付	出来事	対　処	怒りの度合い	気づいたこと
○月△日	Aさんが通り過ぎるとき，Aさんの持っている袋が自分に当たったが何も言わずに通り過ぎた	呼吸法	8 → 4	頭にのぼっていた血が落ち着いた感じ

2）ケアプランと根拠

　怒りのケアにおいて，患者の怒りに対するセルフマネジメントを高めるかかわりが重要である．ここでは，主に回復期を想定したケアプランを提示する．回復期におけるセルフマネジメントに取り組む段階の患者とその家族の問題点として，以下の3つがある．

#1　自己の感情や身体感覚に関する関心の乏しさ
#2　怒りへの適切な対処方法の不足
#3　家族の不安

問題点	短期目標	ケアプラン（OP：観察　TP：ケア　EP：教育）	根　拠
#1　自己の感情や身体感覚に関する関心の乏しさ	感情変動や身体感覚を自覚し言葉にできる	[OP] ①怒りの有無・程度，怒りの変動に関する言動 ②怒りとともに生じるその他の感情に関する言動 ③身体感覚の変動に関する言動 ④怒りが生じたときの生活行動状況 ⑤OP①～③についての他覚的観察との差異 [TP] ①1日2回そのときの気分や調子をセルフモニタリングする（セルフモニタリング用紙など記載） ②看護師からみて，怒りの変動を感じるときにはそのことを患者に伝える ③呼吸法の練習を看護師と共に行いながら，その前後で呼吸数や脈拍数を自ら測定し記録する ④怒りが高まっているときの身体感覚を振り返りながら言葉にする [EP] ①怒りのマネジメントには，自分の内側で生じている感情変動や身体感覚を自覚することが必要であることを説明する ②感情の種類について説明する	・適切な時期（タイムリー）にケア介入できる ・感情や身体感覚に関する認識の程度を把握する ・自分の内面に関心を向け，変化を感じとることに慣れる ・怒りの変動について考える機会になる ・自分の身体状況に関心を向けることに慣れる ・身体感覚の変動に関心を向ける ・自分の内面の変化に関心を向ける動機づけを図る ・感情について理解し，感情の変動に敏感になる
#2　怒りへの適切な対処方法の不足	怒りが生じたときの対処方法を2つ以上実施することができる	[OP] ①怒りが生じたときの対処の実施状況 ②対処行動の実施による怒りの変動（評価） [TP] ①怒りが生じやすい状況を一緒にあげ，回避可能な状況については回避の方法	・怒りのマネジメント状況を把握する ・怒りを生じさせる状況をあらかじめ減らすことができる

問題点	短期目標	ケアプラン（OP:観察 TP:ケア EP:教育）	根　拠
		を検討する ②怒りが生じた場面について，患者自身の思いと相手の思いなどを振り返りながら，感情の伝え方について話し合う ③対処行動を実施できるように普段から練習を繰り返しながら患者に合う方法を一緒に検討する（リラクセーション法，タイムアウトなど） ④怒りが生じたときに，TP②，③を実施し，怒りの変動をモニタリングする ⑤TP④の結果を受けて，自分に合うか活用できるか自分自身に問うよう促す ⑥困った場面などで他者に相談する方法を話し合い，実施する（相談できそうな人を増やす，相談するときの声のかけ方，過去の困った場面や怒りの場面を振り返り相談の可能性について考える，看護師が困った場面を察知した際には相談できるように患者に声をかけ実施してもらう） [EP] ①怒りはマネジメント可能であることを説明する ②相談することのメリットを説明する ③患者の取り組む姿勢を評価する	・感情表現能力を養い，結果的に怒りを抑える ・実際の場面で対処行動が効果的に実施できる ・効果的な対処行動を選択することにつながる ・取り組みへの積極的姿勢を育む ・自己効力感を高める
#3　家族の不安	「今後に対する不安が減った」と言う	[OP] ①疲労の有無，程度 ②今後に対する不安の有無，程度 ③過去の患者の怒りに対する家族の対処 ④患者に対する思い [TP] ①家族が思いを安心して言葉にできるように声をかけ，家族の思いを受容する ②大変であったことをねぎらう ③患者の怒りに関連したエピソードについて話してもらい，家族としての可能な対処について話し合う [EP] ①怒りはマネジメント可能であることについて説明する ②現在の患者の状態や今後の見通しについて説明する	・家族の状況，思いを把握する ・家族の対処能力を把握する ・相互関係を発展させ，言語化することで気持ちが楽になり，気持ちに余裕が生まれる ・対処方法を知ることで不安軽減の一助となる ・今後に向けての希望が得られる ・見通しをもつことで，安心できる

●文　献

1）Schwenkmezger P, Steffgen G, Dusi D（1999）/市村操一訳（2004）．怒りのコントロール―認知行動療法理論に基づく怒りと葛藤の克服訓練．ブレーン出版．
2）Novaco RW（1994）．Anger as a risk factor for violence among the mentally disordered. University of Chicago Press.
3）Passamonti L, Crockett MJ, Apergis-Schoute AM, et al（2012）．Effects of acute tryptophan depletion on prefrontal-amygdala connectivity while viewing facial signals of aggression. *Biological Psychiatry*, 71（1），36-43.
4）猪爪祐介・横山知行（2006）．「怒り発作」の診断と治療．精神科治療学，21（9），993-998.
5）Paterson B, Leadbetter D, McComish A（1997）．De-escalation in the management of aggression and violence. *Nursing times*, 93（36），58-61.
6）Almvik R, Woods P, Rasmussen K（2007）．Assessing risk for imminent violence in the elderly : the Brøset Violence Checklist. *International Journal of Geriatric Psychiatry*, 22（9），862-867.
7）Deffenbacher JL, Oetting ER, Huff ME, et al（1995）．Fifteen-month follow-up of social skills and cognitive-relaxation approaches to general anger reduction. *Journal of Counseling Psychology*, 42（3），400-405.

12 不　潔

1 不潔とは

1. 日常生活上の清潔と不潔

　医療における清潔（cleanliness）とは，滅菌や消毒されている状態であり，不潔（uncleanliness, dirtiness）な状態とは境界線がありイメージしやすい．しかし，日常生活における清潔と不潔の境界線はどこにあるのだろうか．

　たとえば，歯磨きを例に考えてみると，1日に食後と就寝前の4回行う人もいれば，朝と寝る前の2回の人，1日1回の人など生活習慣により様々である．そのどこからが清潔でどこからが不潔と判断するのか．歯磨きを1日4回する人からみれば1回の人は不潔にみえるかもしれないし，逆に4回の人は潔癖性にみえるかもしれない．生活における不潔な状態の判断や介入には，看護師としてというより，個人としての価値観が大きく影響する．

2. その人らしい清潔

　疾患の段階により介入する方法は違っても，看護師が設定する清潔を患者に求めるのではなく，病気によって影響されている日常生活をその人らしく送れるように整えることがポイントになる．そのためには，発症前に患者がどのような生活習慣をもっていたかを情報収集し，その状態に近づけるように援助することである．

2 不潔の出現する背景

　精神症状をもつ患者が清潔行動を保てなくなる要因として，以下の要因がある．
①統合失調症の陽性症状が活発な患者は，「入浴しなくてもいいと命令されている」「電波が強くて水がかかると命が危ない」「自分は神様だから必要ない」などと考え，清潔行動を拒否することがある．
②清潔には関連しない妄想や幻聴に聞き入ってしまい清潔行動にまで思考が及ばない．
③統合失調症の陰性症状やうつ状態の患者は，意欲の低下から臥床しがちな生活となりやすく，清潔行動を促してもとりかかるのに時間がかかる．また，入浴中で泡が体に残っていても途中で止めたり，体を拭かずに衣類を着る．

④強迫症状のある患者は、こだわりが強く、手洗いや歯磨きなど一部分だけを長時間にわたり集中して行うため、全身の清潔が保てない.
⑤病状や入院により退行がみられる患者は、依存や甘えが出現し、入院前にできていた清潔行動がとれなくなる.
⑥双極性障害などの気分障害の患者は、躁状態のときは昼夜逆転し不眠になりやすく、「一流ホテルの風呂でないと入らない」「いつでも退院できるから病院では入浴しない」と拒否することがある.

　精神科においては、治療の段階で一時的に清潔行動がとれなくなることがある.治療で抑制されている患者の清潔行動は、看護師の全介助が必要となる.また、薬物療法で一時的に鎮静され臥床傾向となり、行動に対する意欲が低下することがある.副作用により姿勢保持が困難になることや、じっとしていられない、手が震えて細かな動きが困難になることもある.さらに高齢や身体疾患など様々な要因が重なり、清潔行動に対する自立が困難となるケースもある.臨床の場では、こうした様々な要因が関連し、不潔になっていることが多い.

1. 患者自身の不潔行動

　精神疾患をもつ患者の清潔が保てない状態は、病状の段階（急性期、回復期・消耗期、退院準備期）によって患者の印象や観察・介入方法が大きく異なる.

　急性期では、数日間から数か月清潔行動がとれていない患者がほとんどである.髪はベタベタしてフケが多く、伸びていたり絡まっている.皮膚は垢で黒ずみ、落屑が目立つ.爪が長く伸び、口臭や体臭が強い.排泄の始末ができず、女性は月経の始末ができない場合もある.なかには、数年入浴していない患者もいる.

　回復期・消耗期においては、病院のスケジュールに沿って清潔ケアができるようになってくる.しかし、長年病状の悪化が続いていた、清潔行動が身についていない、体力の回復に時間がかかる、薬物療法の副作用などの影響で、患者によっては急性期以上に介入を要する場合がある.決められた日に入浴していても、うまく洗えず体臭やフケが気になることがある.入浴後に入浴前の衣服をそのまま着てしまう場合は、入浴前後の準備や片づけ、入浴中の介助が必要である.

　退院準備期となる寛解期・慢性期においては、入院中はスケジュールどおりにできていても、外泊すると刺激が増え、生活のリズムが乱れ、薬を飲まないなど病状が一時的に悪化し不潔な状態となることがある."その人らしい清潔"という観点で情報収集を行い、入院中から自宅での生活を意識したかかわりが重要になる.

2. 家族の不潔行動

　患者がどのような環境で生活していたのかを客観的な情報として得るには、家族や同居者からの情報収集が必要である.いつ頃からセルフケアができなくなってきたかを知ることも、病状をアセスメントするうえで重要である.また、家族が入院時に自

宅から持参する荷物も一つの観察項目となる．家族が患者の清潔行動に関して「特に問題なかった」と話しても，入院時の衣類がひどく汚れていたりする．家族が持参した荷物を見ると，タオルがボロボロであったり洗濯していない衣類が入っていたり，洗面器や石けん箱に水垢がたくさんついていることがある．家族の体臭や衣服の汚れが目立つこともある．このように，患者だけでなく，家族も清潔な状態のとらえ方にずれがあり，具体的な方法が身についていない場合がある．家族機能に問題がある場合は，家族全体のセルフケアレベルも低下している．同じ家に住んでいても，患者の行動をまったく知らない家族がいるため，家族の関係性も含めてアセスメントする．

一方，入院前の不潔な状態を改善しようと清潔ケアを促して，患者に怒鳴られたり暴力を振るわれたという家族もいる．「水道をひねると家の情報が外部に漏れると言って入浴をさせてもらえなかった」「患者が浴室で手だけを洗い続けるため風呂が使えず，銭湯は不潔だから行くなと言われた」など，家族が妄想や強迫行為に巻き込まれ，困惑し疲労困憊している場合がある．このような場合は，退院に際して家族が大きな不安を抱えているため，家族ケアが必要である．

3. 不潔な環境

精神科において，環境整備は重要な看護である．

急性期では，患者がどのような環境で生活していたのかを情報収集する．病状が悪化する急性期は，「部屋にひきこもり排泄も自室で済ませていた」「ごみが散乱し，その中で生活していた」「一日中外を徘徊し野宿していた」など，安全とはいえない状況で生活している患者が多い．入院してからも症状が落ち着くまでは，髪の毛や切った爪を引き出しなどに収集する，食べ物のごみがベッド周囲に散乱している，黒ずんだコップを洗わずに使用しているなどの状況がみられる．床頭台や衣類をしまうタンスの中に排泄物で汚染された下着や洗濯していない衣類をしまっていることがあるため，患者の承諾を得て一緒に整理する．

退院準備期となる寛解期・慢性期では，外泊中に自宅での掃除や洗濯ができているか，家族の協力や手伝いの程度などの情報収集を行う．また，慢性期の長期在院患者は，持ち物や衣服（特にタオル，下着，靴下）など買い替えが必要となるものがある．看護師は，患者の周囲を観察し，患者と相談して新しいものを購入し，季節に合わせた衣類を一緒に準備する．

3 ケアのポイント

1. 看護方針

1) ケアを行ううえでの留意点

患者が悪臭や排泄物にまみれていても，病状によりセルフケアに支障をきたしてい

ることを理解し，けげんな表情や言動，態度を慎む．看護師が患者を不潔と決めつけず，病状の一つととらえ，清潔行動ができない理由や思いに寄り添うことが大切である．

2）ケアの流れ

（1）急性期

精神症状が悪化しているときに清潔の必要性を説明し理解を得ようとしても，患者は混乱してしまう．患者の話をよく聴き，何に対して怒ったり怯えていたり困っているのかを把握する．入院時，患者は危機的な状態にあるなか，希望しない入院で知らない医療者に囲まれて極度の緊張状態にある．そのような状況で更衣し入浴するのは，患者にとって苦痛なことである．このようなときには，病院は治療する場所で医療者は安心できる人だと認識できるようにかかわり，症状が落ち着いてから介入する．

入院時のような緊張状態でも介入せざるをえないケースもある．たとえば，排泄物に全身が汚染されていたり，自傷他害などで身体に傷やけが，やけどを負っているときは，全身状態の観察や処置のために介入する．このようなときは，緊張状態の高い患者の対応なので暴力のリスクが高いことが予測されるため，複数の看護師でケアする．患者は病状により看護師の説明を理解できないことがあるが，必要性をきちんと説明する．しかし，同じ説明を何度も繰り返し行うことは，急性期の患者にとって苦痛となるので，大勢で四方八方から話しかけるのではなく，説明する人を決め，必要性と介入することを簡単な言葉ではっきりゆっくりと伝える．

入浴時は，清潔ケアの状況を伝える役割や実際にケアを行う役割を決め，数人でかかわる．そうすることで，衝動的な暴力や不穏な状況に対応する．不潔な状態によっては，数回の洗髪や洗体が必要となり時間を要するため，患者に説明し適切に声をかける．

入院するまで，患者の皮膚は皮脂という膜に保護されている状態である．清潔ケア後は，皮脂が落ち，一時的に落屑や乾燥，外傷部の痂皮（かひ）からの出血など皮膚の状態が悪化したり，低体温を起こすことがある．また，長期間洗髪していない絡まった毛髪を洗う際に，大量に脱毛することがある．清潔ケア後に観察し，必要であれば処置する．

（2）回復期・消耗期

回復期には，病院のスケジュールに合わせて清潔行動ができるようになってくる．患者の体力や薬物療法の副作用の影響などを観察し，状態に合った援助を行う．清拭，足浴，シャワー浴などを患者の状態に合わせて選択する．また，入院前の患者の入浴や歯磨きの回数，更衣の頻度など清潔行動に対する意識や行動の情報を収集して，入院中に介入が必要な清潔行動を明確にする．

（3）退院準備期

寛解期および慢性期においては，その人らしい清潔を意識し，入院中から自宅での生活を考慮する．外泊中の状態を患者や家族から情報収集し，自宅に退院しても無理のない状況で清潔が保てるよう，環境や手技を一緒に考える．

単身生活やグループホームなどの施設では入浴設備のない場合があるので，退院す

るときには周辺の状況を一緒に調査し，銭湯の場所や利用時間を確認する．また，訪問看護やヘルパーなどの社会資源の利用も視野に入れて調整する．

3）家族支援

　急性期には，患者の入院後，患者の散乱した室内の清掃やごみの処理で家族も疲労困憊している．患者の入院後は家族にも休息が必要である．また，入院前に不潔状態の患者に介入しようとして暴力を振るわれたり怒鳴られたりしている家族は，入院前のことが消化できずつらい気持ちのままでいるため，患者の外泊や退院に影響を与えることがある．家族の話を十分に聴き，入院前のことが受け止められるようにかかわる．また，清潔行動の低下は，病状悪化のサインの場合があるため，退院後も家族が患者の状態をみていくうえで必要な情報として伝える．

2．アセスメントとケアプラン

1）アセスメントの視点

　患者が病状に左右され清潔行動が保てないときには，患者の話をよく聴き清潔行動がとれない理由を明確にする．清潔行動を行うことで「水をかけると皮膚がただれる」「肌を見せると電波に侵される」など，患者にとって命に直結するような妄想や幻聴があるときには，「入浴することはとても怖いことですね」「そのようなことが起こらないようになるといいですね」と患者の恐怖心に寄り添い，看護師が協力者であることを伝える．また「怖いことが起こらなくなれば入浴したい気持ちはあるのですか」と患者の本当の気持ちを聞き，どれだけ病状に影響されているかを判断する．

　入浴ができなくても「手洗いだけならできますか」「更衣だけならできますか」と患者ができる範囲を段階的に聞くことで，今の患者のできること，できないこと，大丈夫なこと，大丈夫ではないことが明確になり，病状の判断につながる．こだわりや強迫症状で，一部だけを洗浄し続け皮膚の状態が悪化している患者には，「痛そうですね」「回数が減らせるように協力します」「ほかのところも洗えるようにお手伝いします」と声をかける．そうすることで患者がどれだけこの状況を改善したいと考えているのか判断できる．

2）ケアプランと根拠

　ここでは，看護師が最も出会うことが多い急性期における不潔な状態についてケアプランを提示する．このような状態にある患者と家族の問題点として，以下の4つがある．

#1　精神症状の悪化に影響され清潔行動がとれない（関心がもてない）
#2　清潔ケアを行うことによる暴力のリスク
#3　清潔ケアを行うことによる皮膚損傷のリスク
#4　家族が清潔ケアの援助をしたいが病状に影響されてできない

問題点	短期目標	ケアプラン（OP：観察　TP：ケア　EP：教育）	根　拠
#1 精神症状の悪化に影響され清潔行動がとれない（関心がもてない）	「（入浴をして）さっぱりした」と言える	[OP] ①精神症状に影響されて入浴できない理由 ②体臭や口臭の程度 ③皮膚の状態（乾燥・湿潤・湿疹・外傷の有無など） ④頭髪の状態（ふけ・かゆみ・皮脂・脱毛の程度） ⑤口腔内の歯垢や疾患の有無 ⑥眼脂・耳垢・爪の汚染などの状態 ⑦男性：ひげの処理，女性：月経の状態と始末 ⑧清潔ケア後の皮膚の状態（#3　OP参照） [TP] ①入浴や洗面を拒否したときは「入浴できない理由を教えていただけますか」と患者の話を聞く ②「髪がべたべたしているので洗ったほうがよさそうです」など客観的な情報を伝える ③患者が現実的に感じているかゆみや痛みに着目し共感する「かゆそうですね，入浴するとずいぶんよくなると思います」と伝える ④入浴や洗面ができたら「さっぱりしましたね」と声をかける ⑤患者が清潔行動に対し，不安を感じていたりできない部分については「お手伝いします」と伝え，介助し見守る [EP] ①「どのような状態になったら入浴できますか，協力できることはありますか」と患者と一緒に考える	・全身の不潔な状態を観察することで，患者がどれくらいの期間，どのような状態で生活してきたのか推測できる ・妄想や幻聴に左右され恐怖や不安を感じていたり，強迫的なこだわりに患者が悩まされているため，話を聞くことで気持ちを表出できる ・妄想やこだわりによる思考の混乱や，意欲低下により自分が他者に対してどのように見えているのかに関心がもてない．入浴後にどのように変わったのかを伝えることで，変化したことを他者が見ているという現実感を与える．伝えるときには，汚いやくさいなどの言葉を用いることは避け，今患者がどのような状態かを具体的に伝える ・看護師は協力者である，ここは安心できる場所であることを伝えることで，清潔行動を促すことができる
#2 清潔ケアを行うことによる暴力のリスク	清潔ケアを行う間，穏やかな表情や言動で行える	[OP] ①清潔行動に関連した妄想やこだわり（怒りやつらさなどの訴えはないか） ②患者の表情 ③イライラした様子・焦躁感の有無 ④話し方の粗暴さ ⑤睡眠がとれているか	・妄想や幻聴に左右されイライラしていたり興奮していると，清潔行為などが刺激となり暴力のリスクが高まる ・十分な睡眠がとれず疲労が蓄積していると，さらにイライラが

問題点	短期目標	ケアプラン（OP:観察 TP:ケア EP:教育）	根　拠
		[TP] ①「つらそうなので看護師○人でお手伝いします」と声をかける ②患者の手を握り「これから頭を洗います」「もう一度流しますよ」など状況を伝える ③「温度は大丈夫ですか」と足元や手先から湯をかけ患者の適温と感じる温度を確認する ④症状が悪化しているときは頓服薬を活用し，効果があったかを確認してから清潔ケアを行う ⑤清潔ケア中，精神症状の悪化がみられたときは，すぐに終了し「これで終わりにします」と伝える ⑥ケア終了時には「お疲れさまでした．さっぱりしましたね」と声をかけ，水分補給を促す [EP] ①「途中，イライラしたり怖くなったらすぐに伝えてください」と清潔ケアを行う前に伝える	増すため睡眠の観察は重要である ・浴室は密室であるため，暴力のリスクが高い．単独でケアを行わず，数人で対応する ・外部からの刺激に敏感な患者にとって，肌に触れる看護師の手や湯の温度なども刺激の要因となるため，触れる前に行動を伝え，温度を確かめる ・不穏な状態で清潔行為を続けることは，患者に苦痛を与え暴力のリスクを高める．しかし，体に泡がついていたり体が濡れている状態ではすぐに終了できないため，どこまでで終了とするのかを明確に伝えておく
#3 清潔ケアを行うことによる皮膚損傷のリスク	健康的な皮膚になる	[OP] ①清潔ケア前後の皮膚の状態（乾燥・湿潤・湿疹・外傷の有無など）と変化 ②落屑の程度 ③頭髪の状態（皮脂・脱毛の程度） ④爪の長さ ⑤瘙痒感の程度 ⑥感染徴候の有無 ⑦栄養状態：食欲はあるか ⑧アレルギーの有無 ⑨軟膏など処置の効果 [TP] ①乾燥があるときには保湿クリームを使用する ②落屑が多いときには，こまめにベッド周囲を清掃する ③爪を短くし，やすりなどでなめらかにする	・長期間不潔な状態になっていた皮膚は，分厚く蓄積した皮脂に保護されている．皮脂をとることで一時的に皮膚が荒れることもある．精神症状によりかゆみや痛みを訴えることができない場合，観察が重要となる ・入院時に自分のことをうまく話せず，食事やほこり，寝具などにアレルギーがあっても聴取できないこともあるので，注意する

問題点	短期目標	ケアプラン（OP：観察　TP：ケア　EP：教育）	根　拠
		④「かゆみや痛みはありませんか」と患者に尋ねる ⑤落屑のひどいところは無理に洗浄せず，クリームなどを使って軟化させる ⑥毎日清潔な衣類に着替え，シーツや枕カバーを交換する [EP] ①「一時的に皮膚が荒れますが，悪化することがないように処置しますので安心してください」と伝える ②皮膚を無理に剥がしたり引っかいたりしないように伝える	・皮膚が損傷したことを，妄想やこだわりと結びつけることもある．そうならないよう十分に説明する
#4　家族が清潔ケアの援助をしたいが病状に影響されてできない	家族が「きれいになってよかった」「安心した」と話す	[OP] ①家族と患者の関係性（怒声や暴力により怯えていないか） ②家族の疲労の程度 ③患者の病状に対する理解 ④家族構成 ⑤家族の仕事のスケジュール ⑥患者に対する思い ⑦面会時の家族や患者の表情・言動 ⑧医療者に対する感情の表出の程度 ⑨患者と生活していくことへの思い [TP] ①自宅での様子を聞き「大変でしたね」「つらかったですね」と声をかける ②家族とも定期的に面談する ③「面会してみていかがでしたか」と面会時の印象を聞く ④「お仕事はいかがですか」「忙しいですか」「休めていますか」など家族の生活に焦点を当てた質問をする [EP] ①「（怒声や暴力は）病状によるものです」と伝える ②家族教室や同じ症状のある家族，ピアサポートなどがあることを伝える	・元来の関係性が援助に影響を及ぼすことがあるため，同居している家族だけでなく単身で暮らす兄妹などにも情報収集を行う ・傾聴し共感する．感情を表出する機会ができると家族自身も行動を振り返ることができる．そうすることで患者の行動も受容できるようになる ・入院前，患者に巻き込まれ仕事や家事が思うように進んでおらず，入院してからも忙しい日々を送っている家族もいる ・同じような状態にある家族や乗り越えた家族，症状により清潔行動ができなかった時期がある患者の話を聞くことで，孤立感が軽減し安心感が得られる

●文　献

1）川野雅資編（2010）．精神看護学Ⅱ　精神臨床看護学，第5版．ヌーヴェルヒロカワ．
2）川野雅資編（2011）．精神科Ⅰ＜新看護観察のキーポイントシリーズ＞．中央法規出版．

13 易刺激性

1 易刺激性とは

　易刺激性（irritability）とは，刺激に対して反応しやすいことであるが，日常的な表現では「イライラして怒りっぽい」という状態を意味する．私たちは誰もがこれまでの生活のなかで，イライラし怒りっぽくなった経験をしている．多くの場合，それは自分の思いどおりにならない状況に対して，納得できないために起こる．思いどおりにならない状況は日常的に発生するものであり，そのたびに私たちは自分の感情と状況との折り合いをつけ，柔軟に対応し生活している．しかし，あまりに頻繁にイライラし，また激しい怒りでコントロール不能な状態になると，日常生活への影響が大きく，特に対人関係で問題が生じ，精神科での対応が必要となる．

　精神医学でいう易刺激性とは，「些細な刺激に対して感情的反応が容易に起こりやすい状態．特に怒りや不快な感情が高まり，それを抑制することができない」[1]状態のことである．精神症状として多く出現し，易刺激性の亢進と表現される．また，そのなかでも特に怒りっぽい状態を易怒性（易怒的）という．

　易刺激性は，統合失調症，双極性障害，うつ病，強迫性障害，パーソナリティ障害，依存症，認知症，てんかんなどほとんどすべての精神疾患にみられる．

2 易刺激性の出現する背景

　ここでは，統合失調症，双極性障害を中心に易刺激性の出現する背景について述べる．

1. 統合失調症

　統合失調症の原因はまだ特定されていない．しかし，脳・神経生化学の研究から，脳内の神経伝達物質の量の増減が，精神症状の出現に関与していることが明らかになっている．

　統合失調症の症状は多彩であるが，大きくは陽性症状，陰性症状，認知機能障害の3つに分類できる．中脳辺縁系のドパミンが過剰放出されることで陽性症状が，中脳皮質系のドパミンが減少することで陰性症状と認知機能障害が出現する．陽性症状には幻覚，妄想，自我障害などがあり，易刺激性などの感情の高ぶりもドパミンの増加により引き起こされると考えられている．

　患者の体験に置き換えて考えると，陽性症状である幻覚妄想が強い場合，その内容

は被害的・迫害的なものであることが多く，不安になり安心して日常生活を送ることができなくなる．患者にとって安心できない環境で生活を続けることは，相当のエネルギーを消耗し気持ちのゆとりを失うことにつながる．もともと統合失調症患者はゆとりを失いやすい傾向が強いため，些細なことで動揺しイライラしがちで怒りっぽくなり，易刺激性が亢進した状態になりやすい．

2. 双極性障害

双極性障害は躁病エピソードとうつ病エピソードを繰り返す疾患であり，多くの臨床研究からモノアミンの異常，前頭-線条-視床経路の異常や細胞内情報伝達系の異常など様々な病態が明らかになってきている[2]．

躁病エピソードには，軽躁状態，精神症状を伴わない躁状態，精神症状を伴う躁状態がある．精神症状を伴わない躁状態とは，気分高揚，活動性・社交性の増大，心身の爽快・好感情，多弁，性欲亢進などの状態である．精神症状を伴う躁状態とは，気分・思考・意欲のそれぞれが病的に亢進しており，自我感情の高揚，興奮，攻撃性，易刺激性，誇大妄想，被害妄想，観念奔逸，多弁・多動，行為心迫，精神運動興奮などの症状が強く現れ，入院治療が絶対的に必要な状況となる．こうした状況では，気分が病的に亢進し，自我感情が高揚することにより神のごとく万能感を抱くが，その言動はまとまりに欠け周囲には理解されず，むしろ制止される．制止されることで，その万能感は挫かれ，不機嫌や怒りっぽさが増し周囲に対して攻撃的になり，易刺激性が亢進した状態になりやすい．また，思考のスピードが増すため，周囲の動きや反応が遅く「ノロノロしている」と感じられ，イライラが強く現れ易怒的になりやすい．

3. アクティベーションシンドローム

アクティベーションシンドローム（賦活症候群 activation syndrome）とは，抗うつ薬の使用により，攻撃性や衝動性，自傷行為などが出現することをいう．国内外の臨床報告では，主に選択的セロトニン再取り込み阻害薬（SSRI）やセロトニン・ノルアドレナリン再取り込み阻害薬（SNRI）の服用初期（特に2週間以内）や増量に伴って出現するといわれている．

症状には，不安，焦燥，パニック，不眠，易刺激性，衝動性，攻撃性などがあり，日常生活に影響を及ぼす．また，これらの症状はSSRIやSNRIなどの新規抗うつ薬だけに出現するわけではなく，従来から使用されている抗うつ薬でも起こりうる．

3 ケアのポイント

1. 看護方針

1) ケアを行ううえでの留意点

　看護師は患者の易刺激性が亢進している場合，その原因を患者の病状に求める傾向がある．また，患者が些細な出来事に不機嫌や怒りなどの感情的な反応をすることに対して，看護師自身も感情的に反応をすることがある．このような看護師の対応は，さらに患者の易刺激性を亢進させる．

　人間は周囲の環境と相互に影響し合いながら生活しており，医療の現場では看護師も人的環境の一部をなしている．したがって，人的環境としての看護師のあり方が，患者の精神状態に影響を及ぼすという認識が必要である．看護師の言語的・非言語的な表現，そのすべてが患者にとって治療的な環境になっているかを吟味し，患者の易刺激性をアセスメントする場合，病状のみに視点を合わせるのではなく，看護師のかかわりや他の患者との関係を含めて考える．

　易刺激性が亢進している場合，刺激を遮断する意味で個室や隔離室を使用することが多くある．状況によっては身体拘束を行うこともあるため，看護師はその治療的意味を十分理解し，行動制限を最小化するようケアを考え実施する．

　易刺激性が亢進している状態の患者は，患者自身は自覚していないが，非常に疲労しておりコントロールできない感情を誰かに理解して制御してほしいと感じている．看護師は，本当は困惑している患者の気持ちをくみ取り，穏やかに安定した対応で易刺激性を低減させる．

2) ケアの流れ

　統合失調症，双極性障害での易刺激性という症状に限局したケアについて述べる．

(1) 統合失調症

　統合失調症患者の易刺激性が亢進している場合，その背景にある患者の体験を考える．疾患のステージで考えると，急性期か病状再燃の急性増悪の状態が想定される．

　統合失調症の急性期には，患者の世界から安心感とゆとりがなくなり，周囲のものすべてが脅威に変わる．こうした苦痛のなかで困惑し状況打開を必死に試みるが，患者の言動は他者には理解されず孤立感が増す．ゆとりのない世界では，偶然や「たまたま」は存在せず，すべてが必然としてとらえられ，患者は自身や周囲で起こることを因果関係で理解しようとする．そのため，すべての事象は患者にとって見逃すこと，聞き逃すことのできないものとなり，患者の感覚は過敏状態となり，些細なことで傷つき，イライラし攻撃的になるなど易刺激性が亢進した状態となる．患者が体験しているであろうこれらの状態は，幻覚妄想，自我障害という症状で説明できる．しかし，患者の症状を説明できることが重要なのではなく，患者が症状をどのように体験しているのか，という理解の仕方が看護師には必要である．

　このように易刺激性が亢進した状態の患者の体験を考えると，刺激に振り回され処

理しきれない情報を処理することにエネルギーを費やすため，ほとんど休息がとれない状態であると理解できる．したがって，患者が休める環境をつくることが最優先であり，隔離室や個室を利用し刺激を遮断する必要がある．しかし，刺激を遮断するだけでは，回復につながる休息をとることが難しい．人間は自分の居場所が安心できて初めて休息できる．看護師はこれらを踏まえ，患者の訴えを誠実に聴き，不足しているセルフケアへの介入をとおして，患者に安心を届けられるようにかかわり，易刺激性の低減に努める．

アカシジア（気持ちが落ち着かずじっとしていられない症状．定型抗精神病薬投与初期に多くみられる）により易刺激性がみられることもあるため，薬物療法の効果と副作用を観察する．看護師がアカシジアと精神症状の悪化を判別するには，患者の生活状況の把握と薬物療法の知識が必要である．

患者のイライラや怒りっぽさ，まとまりのない言動をすぐに易刺激性ととらえるのではなく，ゆっくり話を聴く時間をもつことが必要である．患者の多くは，怒りや自己主張を適切に表現し相手に伝えられないでいる．看護師が患者と共に伝え方を考えることで，患者の多くは落ち着きを取り戻すことができる．

(2) 双極性障害の躁状態

躁状態とは，感情が高揚しており，生命エネルギーが高まっている状態である．したがって，気分，思考，意欲，身体機能のすべてが亢進している状態である．軽躁状態の場合は，爽快，快調で自信があり，楽天的で疲労を感じず充実しており，自力での気分調節も可能である．しかし，軽躁から精神症状を伴う躁状態になると，気分調節が困難になり気分の持続性が低下する．その結果，些細なことで易刺激性が亢進し，喜怒哀楽がころころと入れ替わり感情の変化が激しい．また，自己評価が過大なため，自分の要求を受け入れてもらえないと激しく怒り興奮し，精神運動興奮（「3 興奮」の項，p.23参照）の状態になる．

こうした状態になると，爽快な気分は消失し患者も周囲の人も苦痛を感じ，病棟環境を治療的に保てなくなる．なるべく早く刺激を取り除くために，以下のような対応で易刺激性を低減する．

・患者の言動から気分亢進のサインをつかみ，病状を適切に把握する．
・刺激調整のため個室・隔離室を利用し薬物調整を図り，安静を保てるようにする．
・低下したセルフケアに介入する．
・易刺激性が亢進し易怒性や興奮が強い場面では，スタッフ数人で対応し，患者の言動に振り回されない．

(3) 再発予防

易刺激性が落ち着き症状が安定した後は，疾患をコントロールし生活していくための知識が必要となる．患者の認知機能や今後の生活の場や状況を考慮した心理教育を実施する．

易刺激性は症状悪化のサインとなるため，患者自身がそのサインを自覚できるようにする．易刺激性が高まっているときの患者の言葉や行動を具体的に振り返り，その対処を患者と考え共有することが有効である．

3）家族支援

　統合失調症患者の家族の多くは，患者が病気になった原因を，自分たちの育て方やかかわり方に求める傾向が強い．また，ベースにある疾患が何であろうと，精神状態が悪く，易刺激性の亢進した状態の患者を目の当たりにした家族の精神的なショックは大きく，患者の言動に巻き込まれ感情的に反応したり，逆に患者を支配し管理することがある．看護師がこれまでの家族の大変さを理解し，その努力を認めねぎらうことは，家族の不安を軽減し，ゆとりを回復することにつながる．家族が患者の状態を理解し患者との健康的な距離を保つために，家族への疾患教育とともに家族会などへの参加を促す．

　躁状態の患者の家族は，患者の躁的行動により心理的に消耗しているうえ，人間関係の調整や経済的負担などの現実的な問題に追われている．家族の負担や疲弊感はかなり強く，患者の病状が安定した後も患者を受け入れられない場合がある．看護師はそのような状態にある家族の気持ちを受け止め，患者と家族が話し合える時間と場を提供することが必要である．

2. アセスメントとケアプラン

1）アセスメントの視点

　精神科看護において，患者の状態をアセスメントする場合，症状そのものではなく「症状が患者の生活にどのように影響しているのか」という視点で考える必要がある．易刺激性が亢進している状態の患者は，気分が不安定であり自らを客観視し，自分の困っている状態を言語化することができない．看護師は，患者の病勢に巻き込まれず疾患理解に基づいたアセスメントを行う．また，アセスメントをとおして患者・家族が体験している現状のつらさ，悔しさ，苦しさを知り，寄り添えることが大切である．

(1) 患者に関するアセスメント

・入院形態とその変更の有無．
・疾患，病期，中心的症状．
・治療内容，薬物療法の内容（急な増量や処方変更はないか）と副作用の有無（アカシジア，アクティベーションシンドロームなど）．
・治療へのモチベーション，服薬アドヒアランスの程度．
・患者が安心して治療を受け入れているか，主治医や看護師との関係．
・病棟環境の状況（不穏な他の患者の存在，統合失調症・依存症患者・強迫性障害の患者との同室など）．
・患者が自分自身の安全を守ることができているか．
・症状が患者の日常生活に与える影響（食事，排泄，睡眠，休息，活動，清潔，整容，対人コミュニケーション，役割遂行など），患者が訴えられずにいる身体的不調はないか．
・精神症状が外的刺激の解釈に及ぼす影響（静かなのにうるさく感じる，他者のメッ

セージを被害的・迫害的に受け取るなど）．
- 易刺激性の状況因（時間，場所，周囲の状況）．
- 易刺激性の程度（現実的な会話が可能か，言動のまとまりはあるか，怒りや興奮につながりやすいか，自傷他害はないか）．
- 患者の易刺激性が周囲に及ぼす影響の程度（他患者の脅威になっていないか）．

（2）家族に関するアセスメント
- 患者の状況をどのように理解しているか．
- 疾患理解の程度．
- 家族の患者に向ける感情や不安，困っていること．
- 患者に関連する問題へのこれまでの対処法．
- 家族自身のサポート体制の有無．
- 家族自身のストレス耐性．
- 家族の患者へのコミュニケーションのとり方．
- 患者の今後に期待すること．

2）ケアプランと根拠

ここでは，統合失調症，双極性障害での易刺激性が亢進した状態についてケアプランを提示する．このような状態にある患者と家族の問題点として，以下の3つがある．

\#1　易刺激性の亢進により回復に必要な休息がとれない（統合失調症の場合）
\#2　易刺激性の亢進により落ち着いて日常生活を送れない（双極性障害の場合）
\#3　家族の疾患への理解不足による情緒的な巻き込まれ（統合失調症，双極性障害の場合）

問題点	短期目標	ケアプラン（OP：観察　TP：ケア　EP：教育）	根　拠
\#1 易刺激性の亢進により回復に必要な休息がとれない（統合失調症の場合）	疲労を自覚し自ら，あるいは看護師の促しで休息をとることができる	[OP] ①患者の安心感や不信感 ②表情・言動・態度から易刺激性の程度 ③活動と休息のバランス ④睡眠状況（持続時間・中途覚醒の有無） ⑤疲労感の自覚の有無 ⑥休息以外のセルフケアの状態 ⑦服薬状況（効果・副作用），頓服薬使用状況 ⑧精神症状が患者の物事の解釈に与える影響 ⑨患者の状態が病棟環境に及ぼす影響 [TP] ①患者の易刺激性の程度に応じて個室，	・安心感は回復を促進する最大の要素である ・ケアするうえでの判断材料となる ・身体感覚の意識化は患者のゆとりの指標となる ・疾患の治療は患者の内部環境を整えることになる ・隔離などの刺激調整の判断材料となる ・刺激を極力少なくすることで頭

問題点	短期目標	ケアプラン（OP：観察　TP：ケア　EP：教育）	根　拠
		隔離室を使用する目的（隔離する場合は行動制限の最小化に向けたケアが必要）を説明する ②患者の言動の裏にある気持ちを受け止め，ケアを通じて患者が安心できる関係をつくる ③ケアの際は必ず説明し，無理強いしない ④穏やかで落ち着いた丁寧な対応を心がける ⑤簡単で率直な表現で会話，説明をする ⑥ケアの受け入れがよければ，背部マッサージや足浴をする ⑦身体の調子や疲労感を話題に会話する ⑧必要に応じて不足しているセルフケアへ介入する ⑨必要に応じて頓服薬（不穏時薬・睡眠薬）を使用する ⑩リネン，ベッド周辺を清潔な環境にする [EP] ①現状が病気によりもたらされていること，またこの現状は一時的なことで今よりも楽になることを伝える ②休息をとることで現状が改善することを伝える ③イライラや不安などの感情を言葉で表出することを勧める ④内服薬の効果と重要性を説明する ⑤内服薬の副作用について説明する ⑥イライラや落ち着かないときの対処として頓服薬使用の効果を説明する	を休ませ，休息につながる．また他の患者の治療環境を守ることになる ・看護師との関係で安心を体験し休息できるようになる ・患者に安心感をもたらし易刺激性が低減する ・患者は思考が混乱しやすい ・快の感覚は安心につながり緊張が低減する ・自分の身体に意識を向けて疲労を自覚することで休息につながる ・易刺激性の低減になる ・気持ちよく休息できる環境をつくる ・患者は現状に対して悲観的でどうにもならないと感じていることが多い．回復の可能性，現状の一時性を伝えることは安心につながる ・言葉にすることで症状を対象化できコントロールしやすくなる ・治療への動機づけと服薬アドヒアランスの向上につながる
#2 易刺激性の亢進により落ち着いて日常生活を送れない（双極性障害の場合）	落ち着いてセルフケア行動がとれる	[OP] ①表情・言動・態度から易刺激性の程度・興奮・暴力のリスク ②躁状態の症状（気分，思考，意欲，身体症状）の把握 ③活動と休息のバランス ④睡眠の状況（持続時間，中途覚醒の有無） ⑤疲労感の自覚の有無 ⑥休息以外のセルフケアの状態（1つの	・適切な治療やケアをするうえでの判断材料となる ・症状安定の指標となる ・睡眠時間の確保は回復に不可欠である ・身体感覚の意識化は患者の現実感覚を刺激する ・疾患の治療は患者の内部環境を

問題点	短期目標	ケアプラン（OP:観察　TP:ケア　EP:教育）	根　拠
		ことに集中できるか） ⑦服薬状況（効果，副作用），頓服薬使用状況 ⑧患者の状態が病棟環境に及ぼす影響（他の患者や看護師への攻撃性） [TP] ①患者の易刺激性の程度に応じて個室，隔離室を使用する目的（隔離する場合は行動制限の最小化に向けたケアが必要）を説明する ②患者の言動の裏にある不安や苦痛な感情を受け止め，ケアを通じて患者が安心できる関係をつくる ③確実に内服できるようにかかわる ④患者と長い時間話し込んだり議論したりしない ⑤穏やかで落ち着いた丁寧な対応を心がける ⑥簡単で率直な表現で会話・説明をする（たとえ話をしない） ⑦約束事はスタッフ間で一貫させ必要最小限にする ⑧治療指示として，通信，面会，外出などの制限がある場合，その不自由さを受け止めたうえで治療を優先させる時期であることを伝える ⑨無理な要求に対して真正面から否定・拒否をしない（気持ちを察しながら話題を変えていく） ⑩必要に応じて不足しているセルフケアへ介入する ⑪必要に応じて頓服薬（不穏時薬・睡眠薬）を使用する ⑫マッサージや足浴などリラックス効果の高い身体ケアを実施し睡眠，休息を促す [EP] ①現状のイライラや怒りっぽさは疾患の症状であることを伝える ②治療で現状が改善することを説明する ③内服薬の効果と重要性を説明する ④内服薬の副作用について説明する	整えることになる ・隔離などの刺激調整の判断材料である ・刺激を極力少なくすることで頭を休ませ，休息につながる．また，他の患者の治療環境を守ることになる ・看護師との関係で安心を体験し易刺激性が低減し休息できる ・薬物療法は患者の内部環境を整える ・易刺激性の低減になる ・肥大化した自尊感情を傷つけず，気持ちの安定につながる ・患者は曖昧さに耐えられるほどゆとりがないため，混乱し易怒的になりやすい ・易刺激性の低減になる ・自我が肥大化しているため否定的な反応は易刺激性を亢進させる ・易刺激性を低減させ休息につながる ・快の感覚は安心につながり緊張を低減させる ・病識がもてない状況でも患者は自分の現状と今後に不安を感じている．改善の可能性を伝えることは安心につながる ・治療への動機づけと服薬アドヒアランスの向上につながる

問題点	短期目標	ケアプラン（OP:観察　TP:ケア　EP:教育）	根　拠
		⑤イライラや落ち着かないときの対処として頓服薬使用の効果を説明する	
#3　家族の疾患への理解不足による情緒的な巻き込まれ（統合失調症，双極性障害の場合）	疾患（統合失調症，双極性障害）について理解し，患者と健康的な距離を保つことができる	[OP] ①疾患に関する知識 ②患者の状況が病気の影響を受けていることへの理解 ③家族のサポート体制，ストレス耐性 ④患者に向ける感情とコミュニケーションのとり方 [TP] ①家族のこれまでの苦労をねぎらい支持的にかかわる ②面談のなかで家族の不安や困っていることなどを話題にし，家族の感情表出を促す ③面談のなかで家族のこれまでの対処行動を聞き，その内容を共に整理する ④患者と家族が冷静に話し合える場を提供する [EP] ①患者の易刺激性が亢進していること，状況に応じて隔離などの行動制限をすることを説明する ②疾患について（統合失調症，双極性障害），治療法，薬物療法，家族会などの社会資源などについて説明する ③患者の行動と疾患との関連を説明する（逸脱行動，浪費など） ④家族が患者の回復の伴走者になるため治療的なコミュニケーションについて説明し，具体的に教える ⑤家族がサポートできることを共に考え明確にする ⑥家族が自分たちの時間を楽しむことの意味を伝え，患者を生活の中心におかないことをアドバイスする	・家族のケア能力の判断材料になる ・家族の高い感情表出（EE）は再発誘発因子となる ・家族は苦労を理解されることを必要とし支持されることで安心する ・家族のストレス低減と必要としている援助が明らかになる ・家族のケア能力を査定し適切な対応が考えられる ・家族機能を含めて今後の生活を家族全体で考えることは再発防止につながる ・家族への説明は家族を安心させ，医療者への信頼につながる ・患者理解を深め，家族の孤立を防ぎ，今後の希望につながる ・家族の気持ちを和らげ患者理解を深める ・安心感の希薄な患者にとって，脅威とならないコミュニケーションは易刺激性を低減させ，再発予防につながる ・家族が患者の問題を抱え込まない環境をつくる ・患者のストレス低減と家族の人生を豊かにする

●文　献

1）日本精神科看護技術協会編（2000）．精神科看護用語辞典，新訂第1版．メヂカルフレンド社．p.9.
2）舘野　周・大久保善朗・須原哲也（2005）．双極性障害の最近の脳画像研究．精神科治療学，20（12），1263.
3）中井久夫（1984）．精神医学の経験—分裂病．岩崎学術出版社．
4）中井久夫（1998）．最終講義—分裂病私見．みすず書房．
5）織部直弥・鬼塚俊明・神庭重信（2011）．双極性障害の脳画像と神経生理学．臨床精神医学，40（3），299-305.
6）水島広子（2011）．双極性障害の心理教育と心理社会的治療．臨床精神医学，40（3），341-346.
7）石川幸代（2008）．統合失調症．川野雅資編著．エビデンスに基づく精神科看護ケア関連図．中央法規出版．p.124-130.
8）松本賢哉（2008）．気分障害．川野雅資編著．精神科看護ケア関連図．中央法規出版．p.132-139.
9）Kuipers L, Leff J, Lam D（1992）／三野善央・井上新平訳（1995）．分裂病のファミリーワーク—家族を治療パートナーにする実践ガイド．星和書店．
10）Carman L（1996）／岩瀬信夫監訳（1999）．DSM-Ⅳに基づく精神科看護診断とケアプラン．南江堂．p.77-127.
11）中井久夫・山口直彦（2001）．看護のための精神医学．医学書院．
12）浦部晶夫・島田和幸・川合眞一編（2012）．今日の治療薬—解説と便覧．南江堂．p.801-809.

14 自　傷

1 自傷とは

1．自傷の定義

　自傷（self-mutilation）について理解するために，これまで自傷に関する研究や議論されてきた経過について簡単に解説する．まず，自傷行為と自殺企図（attempt of suicide）との違いについて，次に，自傷行為という用語の定義について述べる（自殺企図については「5　希死念慮・自殺企図」の項，p.40参照）．

　自傷行為と自殺企図を区別しようとした研究は海外を中心に50年以上前から行われているが，それぞれの用語が明確に使い分けられてきたわけではなく，いまだに概念上の混乱が続いている．「死ぬ意図」を明確に評価できるのか，その行為の結果，死ぬ可能性を当事者が意識できていたのかなど，当事者も研究者も受け止め方は様々であり，評価も様々であると考えることができる．ここでは，看護師の視点から用語の説明をする．

　自殺企図とは，死ぬ意図をもって行った行為をいう．自殺様行為とは，死ぬ意図が弱い，もしくは死ぬ意図がないうえで行った行為のことで，この用語も研究者間において互いに矛盾する概念が重なり合っている．1999年，欧州WHO多施設における自殺研究において，従来用いられていた自殺様行為から，自傷行為および自殺企図の両方を含む，自殺関連行動（non-fatal suicidal behavior）という用語が使用されている．

　さて，自傷行為は上記の自殺関連行動に含まれることになるが，一方で自傷行為は自殺企図とは違ったものであるという考えも多くみられる．多く使用されている用語では，自己損傷（self injury），自傷行為，故意に自分の健康を害する行為（deliberate self-harm）がある．

　自己損傷は，自傷全般を含む概念で，切る，火傷をさせる，突き刺す，殴る，かむ，ひっかくなど包括的な用語である．しかし，死ぬ意図があるかどうかについては曖昧である．

　ファヴァッツァ（Favazza AR）[1]は，自傷行為を，自殺企図のない自傷行為であると述べている．基本的に行動記述に由来する用語で，mutilateとは切断することで，自己切傷，自己火傷，自己刺傷，自己殴打，自己咬傷，自己裂傷などが含まれる．しかし，行為の範囲が不明瞭な面もある．

　故意に自分の健康を害する行為は，上記2つの概念を包括したものと考えられ，欧

州において普及している用語である．モーガン（Morgan HG）[2]は，失敗した自殺行動はもちろんのこと，はっきりとはその意図が意識されないで身体を切る，他の身体損傷の方法，さらに過量服薬，服毒，揮発性溶剤吸入のような物質使用なども含む自己破壊的な行動様式であるとしている．ただし，致死性の高い行動およびアルコールや物質の依存・乱用，過食のような間接的に自分を害する行動は除外する．

このように，英語では様々な用語が使われているが，日本の臨床では自傷行為という言葉1つが用いられている．

以上を踏まえて，ここで使用する自傷行為は，故意に自分の健康を害する行為と考えて使用する．

2. 臨床における自傷

臨床において，看護師が自傷行為をする患者と出会うケースは，境界性パーソナリティ障害，統合失調症，そして精神（発達）遅滞や自閉症スペクトラム障害患者の自傷などがあげられる．ここでは，一般的な精神科臨床において代表的な境界性パーソナリティ障害と統合失調症における自傷について説明する．

1） 境界性パーソナリティ障害と自傷

DSM-Ⅳ-TRによる境界性パーソナリティ障害の診断基準のなかに，自己を傷つける可能性のある衝動性で，少なくとも2つの領域にわたるもの（たとえば，浪費，性行為，物質乱用，無謀な運転，むちゃ食い），また，自殺の行動，そぶり，脅し，または自傷行為の繰り返し，と記載されているように，自傷は境界性パーソナリティ障害の主症状であるといえる．相対的に身体損傷の少ない手段を選択することが多く，自傷行為を繰り返す傾向が強い．また，不安定な家族関係や幼少時期の虐待の既往が報告されることが多い．

境界性パーソナリティ障害の特徴として，しばしば自分の望む結果を得たいがために自己破壊的な行動をとることがある．患者の多くは死を望んでいるわけではなく，他者から期待する反応を引き出すため，また苦しい気分を変えるために，自傷をはじめとする「自分の健康を害する行為」を行うのである．さらに期待する利益を得る体験を重ねることで，「自分の健康を害する行為」を頻繁に繰り返すことになると考える．

2） 統合失調症と自傷

統合失調症患者の自傷は，妄想による思考障害や命令性幻聴によって生じることが多い．小さな傷から想像を絶するような直視できないほどの身体損傷までと多彩である．たとえば，眉毛をすべて抜いてしまう，耳を切り落とす，眼球を突き刺す，ペニスを切り落とすなどは，論理的に考えても自殺を意図した行為とは考えにくい．また，儀式的に自傷行為を行っていると考えられるケースもあり，妄想に基づいた思考構造のなかで行われているものと考えられる．身体を切り刻む際，傷がデザイン様であったり，十字架や梵字のようなものであったりと，本人にとって非常に重要な意味をもっている．

スウィーニーとザメクニック（Sweeny S, Zamecnik K）[3]は，急性期病棟に過去1年間入院した統合失調症患者の自傷行為について調査を行った．286人中9人が自傷行為を行っていた．そして，自傷行為を行ったグループと行わなかったグループにおいて，幻聴と妄想の内容や性質に違いがみられた．自傷行為群では「のどを切れ」「自分を銃で撃て，撃っても死なないぞ」のような自傷を命令するものが多く，行わなかった群では「外へ出ろ」「良いことを行え」といった安全なものが多かった．妄想の内容も，自傷行為群では「自分を傷つけなければ世界が滅ぶ」「自分を傷つけるのが神の意志である」など自傷行為へ影響を与えていると考えられるものが多かった．
　自傷行為の頻度に関する報告も多数あり，特徴としては，自傷行為を行う頻度は一度が多く，重傷度が高い傾向がみられた．重傷度が高いほど頻度が少なく，重傷度が低いほど頻度が多い傾向がある．

2　自傷の出現する背景

1．境界性パーソナリティ障害

1）生きるための自傷
　家庭や学校で虐待やいじめにあっていた場合，または両親から常に完璧な姿（テストで満点をとるなど）を求められ，期待にこたえられないと厳しく責め立てられる場合など，本人は自分が「ダメな奴だ」と言われ続けていると思い込んでしまう．相談しても「負けるな」「期待されているから」と言われ，親身になって誰も助けてくれない．自尊心が低下し「自分なんていなくてもいい」「消えたい」という感覚を覚え始める．自殺をしようとして，ためらい傷に終わる．しかし，傷つけることで「死にたいほどつらい気持ち」がスッキリするという体験が得られる．誰の助けも必要としなくなった結果，生きるために自分を傷つけることを繰り返すようになる．

2）周囲とのつながりをもつための自傷
　自傷行為は，初めのうちは，ひとりで孤独に行うことが多い．しかし，いったん自傷行為が周囲に知ると，本人の世界が一変する．これまで「いなくてもいい人」「消えたい」などと感じていたが，家族や周囲の人が自分に注目するようになり，存在価値や周囲とのつながりが感じられるようになる．周囲の人は，不安や心配から今までのような厳しい言葉を言わなくなり，本人は自分が中心人物になったかのように感じる．このような経験を繰り返すことで，何かストレスがあった場合，容易に自傷行為を行い，周囲の注目を簡単に手に入れようとするのである．

3）自傷行為の神経生物学的モデル
　自傷行為，たとえばリストカットを行った患者に「痛くないの？」と聞くと「スカッとしました」とよくいう．自傷行為をする人は，自傷行為をしていない通常の状態でも痛みに鈍感であるといわれている．脳内で生産されるエンケファリンというモルヒネ様ペプチドが影響していると考えられている．自傷行為を行う患者の血中エン

ケファリン濃度が常に高く，自分を切りつけても痛みに鈍感なのである．切ることで気分がスカッとし，痛みも少ないことから自傷行為を止めることができない．または自傷することで脳内のエンケファリン産生を刺激するという依存状態と考えることができる．

2. 統合失調症

統合失調症患者の自傷行為の背景には，妄想的思考と幻聴体験が強く影響している．妄想に基づく自傷行為には，妄想上の論理的根拠や判断がある．周囲の人にとっては非合理的な考えであっても，本人の妄想に対する確信（信じる気持ち）は非常に強く，早急で強い結論づけを行っている．

また，幻聴で自傷行為に至る患者は，苦痛や脅威から逃れようとするが逃れることができず，自分の体験を合理化するために幻聴と一体化する．そして，幻聴の声の主が神や悪魔となり絶対服従の状態に陥る．幻聴の声を完全に確信した患者は，神や悪魔から許しを得るために自らの身体を犠牲にして自傷行為を行うのである．大きな自傷行為を行うことで，自分は許しを得たと認識し，神や悪魔の声から逃れられると考える．

以上は防衛機制によって「幻聴→自傷行為」をアセスメントしたもので，患者の行動を理解するうえで有効ではあるが，どこか物語的なところもあり，偏らないで慎重に検討する必要がある．

境界性パーソナリティ障害，統合失調症，その他精神疾患による自傷行為を理解するには，心理学的モデルを参考にしたアセスメントが重要である．

3 ケアのポイント

疾患によって自傷行為の病理が違うことから，アプローチ方法も変わるため，ここでは境界性パーソナリティ障害患者の自傷行為に焦点を当てたケアについて述べる．

「自傷行為は自殺企図とは異なる」「死にたいという意図がない」と述べたが，長期的な視点で見ると，一度自傷行為をした人のうち3人に1人が1年以内に再度自傷行為を行っている．自傷行為をする人は，そうでない人に比べ，自殺する頻度が50倍高くなり，リスクは年を重ねるごとに高くなる．また，傷跡は繰り返すたびに深くなり，しびれや麻痺を呈することもある．自傷をケアすることは，自殺の予防につながり，非常に重要である．

以下，ケアのポイントを説明する．

①援助を求める能力の欠如

自傷患者は，身内や友人に助けを求めたときに「何でそんなことを！」「いけない」「おまえが悪い」などと叱責され，さらに悪い状況に陥ったケースが多い．両親が仕事や生活に余裕がなく，相談しても「何とかなるよ」「頑張れ」と上の空で親身に取り合ってくれず，「相談してもどうせダメだ」と安心感や信頼感を感じた体験が

ないことから，人に悩みを相談する能力が乏しくなる．こうしたケースでは，頭ごなしに「自傷を止めなさい」と言っても治療的な意味がない．自分から相談に来たら，支持・肯定し，援助を求める能力が伸ばせるよう受け止める．

②自傷のポジティブな面に注目し共感する

自尊心や自己肯定感が低い患者が多いため，「だめだ」「いけない」「親にもらった身体を傷つけるな」と否定的なことを言われると，自己否定されていると認識しやすい傾向がある．また，本人は「他人を傷つけているわけじゃない」「自分の身体だ」「あなたたちが原因だ」と考えていることが多い．このような場合，「つらい気持ちを変えるための唯一の方法」「生き続けるためにやっと見つけた方法」と生きるために頑張ってきた，苦しみながら必死に生きてきたということを肯定する．

③安易に約束をしない

「二度と（自傷行為を）しないと約束してね」などと言うと，再び自傷行為をした場合，「約束を破った」「見捨てられてしまう」という強い自責感をもち，さらに激しく自傷行為を行うことにつながる．また，見捨てられ不安を強くもつ患者では，不安に耐えられず，自分から「見捨てられる前に傷つける」行動に出ることが多い．

「自傷行為を止めなければ，もう知らない（かかわらない）」と条件をつけて自傷行為を止める約束をした場合，どういうことが考えられるだろう．「この人も今までの人と同じだ」とあきらめ，無視する，反対に攻撃的になる可能性もある．

大切なことは，自傷行為をやらないと約束することではなく，やりたくなったら，またはやってしまったら，それを報告・相談すると約束することである．

④「命」ではなく「あなた」を大切に

自傷行為を繰り返す患者から「いざとなったら死ねばいい」「だめならいなくなればいい」との言葉を聞くことがある．このようなとき，「命を粗末にしてはいけない」と話しても，もともと自尊心の低い自傷患者は自分の命を大切ではないと感じているため命の尊さが伝わらない．「あなたが心配」「自分を大事にしよう」というほうが伝わりやすい．生きているのは「命」ではなく「あなた」なのだ，ということがポイントとなる．

1. 看護方針

1) ケアを行ううえでの留意点

自傷行為を繰り返す患者は，本気で死にたいのではなく，孤独で虚無的な苦痛から助け出してほしいというメッセージ（クライシスコール）として自傷行為を行っている．しかし，何度も自傷行為に振り回されると，看護師でさえも「どうせ死ぬ勇気もないくせに，周りの人に迷惑をかけるのは止めなさい」と叱責や批判をしたくなる．そうした思いは口に出さなくても患者に伝わり，「やっぱりこの人もわかってくれない」という思いや，漠然とした「死にたいという願望」を強化するおそれ，「見捨てられ不安」を強めて，さらに人間（看護師）不信に陥る危険性がある．

怒ったり批判したりせず，以下の対応を行う．

①「不動」の日常

患者の気分の渦に巻き込まれず，気分がよいときも悪いときも，できるだけ一定の態度で接する．患者がネガティブな気分の場合，その方向を打ち消すような冷静な視点で言葉をかけ，あっさりと接する．

②ケアの限界を設定（リミットセッティング）する

境界性パーソナリティ障害の患者は，愛情飢餓を抱えていることもあり，それを看護師の優しさや愛情で満たそうとすることには大きな危険がある．際限なく愛情を注ぎケアすることは不可能である．患者が問題を乗り越えるには，他者の力ではなく，自分自身が変わることによってしかありえないということを患者自身が理解することが必要である．常に，ここまではできるがこれ以上はできないというケアの限界を設定してかかわる．患者が，行動や感情をコントロールできるようになるには，しっかりとした枠組みや制限を設定してそれらを守ってもらうことが不可欠である．

③一貫した対応

受容や共感も重要であるが，話を受け止めるときには，なるべく反応は小さくし，黙ってうなずきながら傾聴する．常に現実的な問題に視点を戻すことが大事であり，過去の話をする場合も，現在や未来につながるように看護師が一貫した視点をもって対応する．

2) ケアの流れ

直接的なケアの方法としては，自傷行為そのものを減らすべく，自傷行為に注目し，それらを行いたい衝動やそれらに付随する認知や行動に対処する．まずは，何が自傷行為の引き金になっているのかを分析し，患者の動機を高めたうえで共同作業が可能であれば，患者に行動記録表を記入してもらい，一緒に分析する．

間接的なケアの方法としては，自傷行為そのものは扱わず，ストレスマネジメントや対人関係スキル，抑うつ，不安などに対処する．たとえば，自傷の代わりの対応スキル（置換スキル）として代表的なものに，「切りたい」衝動が高まった場合に，手首に巻いた輪ゴムをつまんでパチンと鳴らす，氷を握り感覚がなくなるほどの冷たい刺激で気持ちを切り替えるなどがある．

3) 家族支援

家族をはじめとした身近な人たちの反応によって，患者が二次的に操作性や演技性を帯びてしまうことがある．自傷行為を助長させないために，家族や身近な人の対応について4つのポイントがある．

①過度に自分を責めない，患者の行動に過剰反応しない．
②感情的な言葉や行動を抑える．
③挑発的な態度をとらない（「どうせパフォーマンスでしょ」など）．
④自傷行為を無視しない．

患者同様に，家族も支援を必要とするケースもある．患者と家族に関する環境調査も必要な場合がある．

2. アセスメントとケアプラン

1) アセスメントの視点

　自傷行為がその人の生活のなかでどのような機能を果たしているのかという分析をする．行動のアセスメントをし，行動化の仮説が立てばケアの方針や計画が立案できる．たとえば同じ「リストカット」という行為でも，習慣的行為，自殺の手段，宣伝行為など，人によって位置づけは様々である．特に宣伝行為の場合，「自傷はいけない」という言葉かけそのものが自傷行為の強化因子になりうる可能性がある．ケアの方針や計画立案の前に，行動のアセスメントが必須である．

2) ケアプランと根拠

　ここでは，入院中の境界性パーソナリティ障害患者の自傷行為についてケアプランを提示する．このような状態にある患者と家族の問題点として，以下の3つがある．

#1　**病棟内での自傷行為発生のリスク**
#2　**対人コーピングスキルが低く，不適切な行動がみられる**
#3　**家族など身近な人の反応から，二次的に操作性・演技性を帯びる**

問題点	短期目標	ケアプラン（OP:観察　TP:ケア　EP:教育）	根　拠
#1 病棟内での自傷行為発生のリスク	自傷行為発生を最小限にコントロールする	[OP] ①不安・不機嫌などの気分状態 ②日常生活行動・態度・話し方・表情などの変化 ③集団における対人トラブルの有無 ④ライフイベントなどの有無 ⑤自傷願望言動の有無と程度 ⑥夜間の睡眠状態 [TP] ①必要時，患者と構造化*されたかかわりをもつ ②患者とよい関係を築き，患者自ら悩みを訴えられる関係をつくる ③些細な言動にも注意する ④危険物の取り扱いに注意する 　・身辺の整理整頓をしながら危険物がないか点検する 　・ベッド周囲の物品に注意する 　・針，はさみ，缶切り，刃物，爪切りなどの使用時は看護師が代行または付き添いで行う ⑤外出・外泊からの帰院時，持ち物の点	・モニタリングはリスク評価するうえで必要不可欠である ・対人関係における不安定感が自傷への衝動に大きく影響している ・患者の出すサインを見て見ぬふりをすることは治療的にマイナスとなり不信感を高める ・治療関係として「いつでも，どこでも，誰でも」という緩い枠組みは，患者・看護師双方にとって混乱を招く ・危険物の持ち込みや私物の管理

問題点	短期目標	ケアプラン（OP:観察　TP:ケア　EP:教育）	根　拠
		検をする ⑥患者の所在確認 ⑦自傷行為がみられ負傷した場合には，冷静で適切な処置などを医師の指示により行う ⑧落ち着いているときを選び，疾患・症状管理についての構造化された心理教育を行う ⑨週1回程度，臨床心理士と一緒に心理療法を行う [EP] ①治療契約を十分に説明し理解を得る ②困っていることは，治療契約に則って相談するように説明する	・に注意する ・スタッフの過剰な反応は二次的問題に影響する．チームで統一した冷静な対応をとる ・客観的に問題を理解することは治療上，重要である ・たとえば，弁証法的行動療法**についてはエビデンスのある治療法である ・非同意による入院治療は危機的状況を一時的に脱するだけで，長期的な視点では治療困難となる場合がある ・入院の目的を明確にし理解することは，入院治療上必要不可欠である
#2 対人コーピングスキルが低く，不適切な行動がみられる	コーピング能力の向上	[OP] ①問題行動発生時の状況 ②家庭・地域での生活環境・成育情報 ③様々な状況における患者のコーピング方法と能力（電話をどれくらい使えるか，仲間との交流はどうか，病棟スタッフ・医師などとどのようにかかわるのか，病棟生活での振る舞い，競争的な状況，自由時間ではどうなのかなど） ④ストレスコーピングスタイル [TP] ①患者の動機を高めたうえで，行動記録表を記入してもらい，自傷行為の「引き金」を患者と共に分析する ②患者が感じたことを表現しても安全だと思える環境を構築し維持する	・その人の生活のなかで行動がどのような機能を果たしているのかという認知行動の機能の分析が重要である ・患者が何ができるのか，どんなスキルを身につけているか，どのようなスキルが必要なのかを評価する ・患者の行動の意味の仮説を立てるうえで有効である ・自傷行為をマネジメントするには，まずはモニタリングの重要性を理解してもらい，それからモニタリング能力を高めることが必要不可欠である ・繰り返し同じようにかかわり，患者の自発的な変化を待つことが，患者の見捨てられ不安によ

*構造化：境界性パーソナリティ障害の患者との面接において，患者が自由に話すことで，患者の不安や動揺が治まらなくなり，衝動が高まるといった事態に陥る可能性がある．それゆえ，話し合いには枠組みを設定する必要性がある．すなわち，あらかじめ時間・場所・質問項目・順序・方法を決め，局面ごとに話の流れを評価し，それに厳密に従いながら話し合いをするフォーマル性の強い枠組みのことである．

**弁証法的行動療法：共感的治療関係をもとに，治療の動機およびスキルトレーニングにより能力を高め，その技能を日常生活でも実践できるようにする精神療法．境界型パーソナリティ障害や薬物依存，希死念慮のある重症のうつ病患者に有効な治療法とされる．

問題点	短期目標	ケアプラン（OP:観察 TP:ケア EP:教育）	根　拠
		③患者自身の感情と行動を患者自身が認識できるよう，特に患者の感情に焦点を当てて言語化を促進する [EP] ①輪ゴムパッチン，紙を破る，氷を握りしめる，腕を赤く塗りつぶすなど，自傷の衝動が高まった場合，置換スキルが効果的であると情報提供する	る自傷行為の悪化や自傷のリスクを低下させる ・患者の衝動が高まり自傷行為が抑止困難となる前に，衝動を生じやすい状況や感情に対して，患者が自分で対応する力が強化される ・代替的な対処行動をとることで，不快，つらい感情から気持ちをそらせることができれば，自傷行為をマネジメントできる可能性がある
#3 家族など身近な人の反応から，二次的に操作性・演技性を帯びる	家族が適切な対応ができ，患者との関係性を維持できる	[OP] ①家族の患者への対応と感情の状況 ②患者の自傷行為は，家族へ見せるものか隠すものか ③家族との間に起こる自傷の位置と種類，程度 ④家族の援助希求能力，対人不信感 ⑤家族と親族・地域との関係 [TP] ①臨床心理士と共に継続的なカウンセリングを行う [EP] ①家族に対する疾患理解のための心理教育を行う ②家族の対応に関するトレーニングを行う 　・過度に自責感情をもたない，患者の行動に一喜一憂しない	・家族の自傷に対する反応は，患者の自傷を理解するうえで重要な手がかりになる ・対人関係に何らかの影響を与えたいのか，内的葛藤に原因があるのかなどを考える手がかりになる ・継続的な援助関係の困難さが評価できる ・援助関係からドロップアウトする予想が立てられる ・家族自身も様々な困難を抱えていることがある ・家族も社会から孤立し，家庭が「密室化」していることがある ・患者と家族に接触する関係を維持する ・関係性維持のため，必要時，患者の支援者と家族の支援者を分けることも考慮する ・疾患を理解することは，感情をコントロールすることにつながる ・疾患を理解することは，行動の意味することを考えられることにつながる

問題点	短期目標	ケアプラン（OP:観察　TP:ケア　EP:教育）	根　拠
		・怒りに駆られて説教しない ・挑発的な態度をとらない（「死ぬ気もないくせに！」「いいかげんにしろ！」などと言わない） ・自傷行為を無視しない	

●文　献

1）Favazza AR（1996）/松本俊彦監訳（2009）．自傷の文化精神医学—包囲された身体．金剛出版．
2）Morgan HG（1979）．Death Wishes?: Understanding and management of deliberate self harm．John Wiley & Sons．p.88．
3）Sweeny S, Zamecnik K（1981）．Predictors of self-mutilation in patients with schizophrenia．*American Journal of Psychiatry*, 138（8），1086-1089．
4）林　直樹編（2006）．特別企画/自傷行為．こころの科学，127．
5）Walsh BW, Rosen PM（1988）/松本俊彦・山口亜希子訳（2005）．自傷行為—実証的研究と治療指針．金剛出版．
6）松本俊彦（2009）．自傷行為の理解と援助—「故意に自分の健康を害する」若者たち．日本評論社．

15 集団不適応（児童・思春期）

1 集団不適応とは

　児童・思春期における集団とは，一般に学校での仲間集団を意味し，この仲間集団に入れないことが集団不適応（group disadaptation）である．ここで扱う集団不適応は，自閉症，適応障害，パーソナリティ障害，怠学による不登校とは区別し，不登校の1/4が発達障害といわれ注目されている広汎性発達障害（pervasive developmental disorders）に限定して述べる．

　子どもは，学校という集団のなかで仲間集団をつくり，発達課題を達成していく．児童・思春期になると，乳幼児期とは違い，その大半を学校で過ごすことになる．つまり，親離れをしようとする思いと，その半面親から離れる不安や見捨てられ感の間で敏感に反応する．この時期に支えとなるのが，学校の仲間集団や友達の存在である．鋭敏な感覚を仲間と共有することで不安を解消し，自己肯定したり，自分の存在を認め合ったりすることができる．この「感覚を理解する（共有する）」ということが，広汎性発達障害の児童においては非常に難しい．

　広汎性発達障害には，①対人関係の障害（社会性の障害），②コミュニケーションの障害（言語機能の発達障害），③イマジネーションの障害（こだわり行動と興味の偏り，固執性）の3つの特徴があり，これらを一次障害と呼ぶ．一次障害のため，言葉の裏にあるニュアンスが受け取れず，仲間が思っていた行動と裏腹の行動をとる，自分の意思を伝えるのが苦手，同じ行動を繰り返すなど，周囲からみて理解しがたい行動をとる．その結果，友達から「空気が読めない」「何でもすぐに思ったことを言う」「何を考えているのかわからない」とみられ，集団から浮いてしまう．思春期に入ると，周囲から自分がどのようにみられているか次第にわかるようになり，自分が仲間はずれにされている，馬鹿にされていると感じ，学校へ行きしぶるようになる．この時点で，当人の受け止め方やかかわり方を一緒に考えるパートナーがいれば何とか適応できることもあるが，「自分なんかだめだ」「学校に行ってもいいことはない」といった無力感や，自己肯定感の消失を招くと，二次障害として不登校やひきこもりといった状況になる．

　児童・思春期の集団不適応を解決するために，児童の内面に目を向け，大人がよきパートナーとしての役割を果たすための援助方法について解説する．

2 集団不適応の出現する背景

　児童・思春期は，第二次性徴の発現による戸惑いや親離れの時期に入る．親から離れる不安感や孤独感を埋めるために，友達と親密な関係をつくる時期である．親密な関係において，この不安や孤独感を仲間と共有し語り合い共感することで，悩んでいるのは自分だけではないと知り，不安を回避することができる．そして青年期に向けて，自己の安定を図り，自分の理想に向かっていけるのである．

　広汎性発達障害の児童は，相手の表情やニュアンスを理解するのが苦手である．言葉をそのまま受け取るため，また自分が見たこと感じたことをそのまま表現するため，時には場にそぐわないことがある．たとえば，友達に「鉛筆持ってる？」と聞かれ，「持ってる」と答える．実際は，「鉛筆を持っていたら貸して」という意味なのだが，ニュアンスを理解することが苦手なため「持っている」と答えるだけなのである．字義的には何も間違っていないのだが，気が利かない，空気が読めない人と映るのである．思春期は，他者に対する鋭い感受性をもち，批判的な目を向ける半面，傷つきやすい特徴がある．自分が相手からどのようにみられているかを意識するようになり，自分が仲間から浮いている，仲間はずれにされているということがわかってくると，次第に学校に行きしぶるようになる．ここで適切なケアが遅れると二次障害が発現し，いじめの対象となることやひきこもり，不登校となるのである．

　発達障害とは，「発達の過程で明らかになる行動やコミュニケーション，社会活動上の障害」[1]と考えられている．広汎性発達障害では，コミュニケーションや対人関係・社会性の障害，パターン化した行動，興味や関心の偏り，不器用などがみられる．言語的コミュニケーションの問題として，相手が傷つくことを平気で言う，相手のミスを執拗に指摘する，言葉の裏の意味や冗談を理解できないなどがあり，対人関係の悪化を招く．広汎性発達障害の児童の主要な障害にあげられる対人的相互反応の質的障害では，人とのかかわり方を以下の3つに大別される．

- 孤立型：人とかかわろうとせず，かかわりを避けるかのような行動をとる．
- 受け身型：指示などには従順に従うが自発的なかかわりが乏しい．
- 積極・奇異型：他者と積極的にかかわるが，一方的で独特なことが多い．

　広汎性発達障害の児童の言動は，状況や文脈に合わないため，自分勝手やわがままと誤解されて二次障害を招く．そして，不器用さから，思うようにならないと癇癪を起こし課題をこなすことについていけなくなる．

3 ケアのポイント

1. 看護方針

1) ケアを行ううえでの留意点

　広汎性発達障害の児童は，様々な体験から自己肯定感が低く無力感に陥っている．

また，病院など新しい環境では，不安や緊張感が強い．医療者は児童に対し，安全で安心できる存在であることを伝え，共に問題を解決していく伴走者という関係を構築する．

対人関係においては，まず大人との1対1の関係を築き，そのうえで仲間集団に入っていけるように導く．遊びをとおして児童への理解を深めながら，児童自身が感じている生活のしづらさなどを明らかにする．そのうえで，具体的なルールを児童と相談しながら決めて，児童が目標達成できるように支援する．

医師，看護師，教師，社会福祉士，家族などとチームを組んで，児童に対し情報を共有して援助を続ける．看護師は24時間児童のそばにいることができるため，児童の些細な変化を見逃さず，適切なケアがタイムリーに実施できるように，そして児童の個別性を重視して，紙に記載し壁に貼ったり，「頑張り表」などを用いるのもよい．

2) ケアの流れ

(1) 初期

児童は，学校や集団での今までの経験から自己意識が低く，無力感を伴っていることが多い．また，慣れない場所での緊張感を感じている．この時期は，児童が安心して過ごせるように配慮することを最優先する．

また，対人関係の基盤となる大人との1対1の関係構築の時期である．スタッフは目を見てわかりやすい言葉で病棟のルールなど守らなければならないことをわかりやすく伝える．病棟のパンフレットで理解できないときは，児童用に表や絵を用いる．

(2) 中期

徐々に病棟での生活に慣れ，大人との1対1の関係から集団へと橋渡しする時期である．病棟のルールを守り安定して生活ができるようになったら，医師と相談して他の児童との交流を開始する．

他の児童とのかかわりの場面で，場違いなやりとりはないか，自分からかかわりがもてるかを観察する．やりとりで問題となったときにはその行動を共に振り返る．児童を責めるのではなく，共に考え，どのような対処行動がよいかを話し合う．また，望ましい対処行動がとれたときには，具体的にほめることを繰り返して自信につなげる．暴力や暴言などは決して使ってはいけないことをルールとして指導する．

(3) 退院準備期

病棟でのルールを守ることができるようになってくると，医師と相談して，院内学級（学校）への参加を検討する．児童は，病棟から学校へと，看護師からは見えない場で様々な経験をしてくる．学校での出来事や病棟での他の児童とのかかわりをとおして，児童に合った方法で対人関係を円滑に発展できるように支援する．

他の児童との親密なかかわりが困難なときは医療者が親密な関係を構築し，発達課題が達成できるように支援する．うまくいったこと，うまくできなかったことについて一緒に振り返り考えていく．また，学校との連携を密にして，児童の状況を医療者全体で共有し，一貫した支援ができるようにする．

(4) 学校との連携

院内学級併設であれば，医師，看護師，教師など多職種を交えて，情報交換を密に

行う．医療者などがチームを組み，児童に合った方法で学校生活が送れるように認識を統一する．学校でできること，病院でできることを確認し合い，それぞれの役割を果たす．また，児童の些細な行動を見逃さず，多数の大人で共有し親密な関係を構築し，安全で安心できる生活の場を提供する．

3）家族支援

家族は，入院前からの児童との出来事において悩んだり疲弊したりしている．家族に養育の仕方で起こったことではないことを伝える．さらに自責的にならないように，病気特有の症状であることをわかりやすく説明する．今まで頑張ってきたことをねぎらい，親子共に行動修正に焦点を当てるのではなく，親が児童のもつ困難さを理解し両者がよりよいコミュニケーションがとれるように支援する．

病院での児童とのかかわりをとおして，児童のできるようになったことや，どのような対応で児童の対処行動が変化するかなどを具体的に情報提供する．また，児童の家族に対する肯定的な思いを伝えることで良好な親子関係への橋渡しをする．

医師，看護師，教師などと協力しながら，家族を含めて情報を共有し，全体で児童を支援する体制を整えるとともに，家族が疲弊しないように支援する．家族会や心理教育なども有効である．

2. アセスメントとケアプラン

1）アセスメントの視点

児童がどのような状況で集団不適応になっているかを，本人および家族から情報収集する．児童の言動や表情から，どのような出来事が起きているのかを判断する．言葉のニュアンスが受け取れずに不適応なのか，場の空気が読めず自己主張してしまうのか，こだわりが強く周囲から浮いているのか，その状況分析が大切である．

また，そのような状況を児童がどのように感じているのかを聞き取る．それにより無力感が強くなっているのか，自己肯定感が低いのかを情報収集しアセスメントする．

児童を取り巻く環境についても視野を広げ，児童自身が適応できる状況か他の医療者と情報交換する．地元学校の受け入れ状況や家族の対応，友人関係などをアセスメントする．児童自身がどのように社会復帰をするかを念頭におくことが重要である．

2）ケアプランと根拠

広汎性発達障害に伴う二次障害の初期・中期・退院準備期についてケアプランを提示する．このような状態にある患者と家族の問題点として，以下の4つがある．

#1 慣れない環境に対する不安や緊張感が高い（初期）
#2 言語的コミュニケーションが苦手（中期）
#3 仲間集団とかかわりが苦手（退院準備期）
#4 ペアレンティング障害*

*ペアレンティング障害：親として子どもを育てるなど親役割の障害．

問題点	短期目標	ケアプラン（OP:観察 TP:ケア EP:教育）	根　拠
#1 慣れない環境に対する不安や緊張感が高い（初期）	安心して入院生活を継続することができる（大人との1対1の関係構築）	[OP] ①表情，言動 ②不安・緊張の有無 ③活動状況 [TP] ①本人の思いを受容的に受け止める ②非言語的表現に注意してみていく ③不要な刺激は避ける ④言動に注意する ⑤子どもの興味のある遊びを取り入れる [EP] ①集団生活においてルールを守れるように説明する ②病棟や個人のルールなどの枠組み設定をわかりやすく提示する ③表などを用い，視覚で確認でき児童に合ったわかりやすい言葉にする ④内服の必要性を説明する 　・説明は簡潔・明瞭にする 　・基本的な治療の説明は，医師を交えて行い，児童の意思を確認する	・病棟が安全で安心できる場であることがわかり，自分の思いを自由に表現できるようにする ・表情や言動を観察し，どのような状況で緊張感や不安が増すのか，逆にどのような状況で安心できるのか観察する（児童がどのように感じているのかを引き出せるようにかかわる） ・児童の行動パターンや興味のあるものは何かなど観察し，患者−看護師関係の構築に役立てる ・遊びを関係づくりに役立てる
#2 言語的コミュニケーションが苦手（中期）	他者と言語的コミュニケーションがとれる（大人との1対1の関係から仲間集団への移行）	[OP] ①表情，言動 ②生活パターン ③交流の様子 ④活動状況 ⑤睡眠状況 [TP] ①治療環境を提供する 　・ルールの設定 　・治療プログラム 　・集団療法 　・家族療法 　・院内学級 ②自分の思いを言葉で表現しやすいように援助する	・児童のストレス状況を知る根拠にするとともに，環境調整にも役立てる

問題点	短期目標	ケアプラン（OP:観察　TP:ケア　EP:教育）	根　拠
		③薬物療法に伴う援助を行う ④他者とかかわるための援助を行う [EP] ①他者とかかわる場合の基本的な技法を説明する ②言葉のやりとりのなかで場にそぐわない言動があった場合，そのズレについて一緒に話し合う ③集団のなかに入っていけるようにゲームやレクリエーションをとおしてきっかけをつくる ④児童に合ったわかりやすい言葉で説明する ⑤内服の必要性を説明する	・人との関係性を築いていくために，大人との1対1の関係を構築し仲間集団につなげる大切な時期である
#3 仲間集団とのかかわりが苦手（退院準備期）	仲間集団に入ることができる	[OP] ①表情，言動 ②非言語的表現 ③活動の状態 ④交流の様子 ⑤睡眠状況 [TP] ①治療的環境を提供する ②集団療法をとおして児童に合った技法を習得する場を設ける ③児童との仲間集団構築が難しいときは，医療者がその役目を果たし，対処方法を習得できるように支援する ④日常生活行動を査定する 　・仲間集団と円滑に生活できているか，児童および仲間の状況，適切な距離感が保てているかなど観察する [EP] ①集団生活においてルールを守れるように説明する ②内服の必要性を説明する ③他者とのトラブル時の対処方法について一緒に考え，振り返りを行う ④問題が発生したときは，仲間の感じている状況を医療者が伝え，その場の感情を振り返る ⑤児童に合った技法を選択し，対処方法を	・児童だけでなく，仲間の表情・言動も観察する．児童のかかわりによって，どのような影響が出ているか観察することは，児童に合った技法を判断する根拠となる

問題点	短期目標	ケアプラン（OP:観察 TP:ケア EP:教育）	根　拠
		指導する ⑥うまくいったときは具体的にほめる	・自信につなげ良好な行動変容が増えるようにする
#4 ペアレンティング障害	家族が患者の病状を理解し，安定した対応ができる	[OP] ①表情，言動 ②かかわりの様子（距離感） ③活動の状態 ④疲労の状態 ⑤児童・家族共々の疲労度や充実感，満足感など [TP] ①家族の頑張りを傾聴しねぎらう ②家族の思いを傾聴する ③病棟での過ごし方などを伝達する [EP] ①対応で困ったことがあれば，看護師に相談するように説明する ②内服の必要性を説明する ③必要時は家族会や心理教育などについて説明する	・表情や言動を観察し，どのような状況で緊張感や不安が増すのか，どのような状況で安心できるのかを観察する ・児童・家族から外出や外泊時の様子などを聞く．児童の思いを傾聴し，橋渡しに役立てる ・本人・家族共に自己肯定感・自尊心が低下しているため，頑張ってきたことを認め自信回復につなげられるように支援する ・家族へ病棟や院内学級での様子を伝え，児童の活動状況をイメージすることで家族の不安を和らげる ・家族へ児童にみられる行動は疾患からくる症状であることを伝える ・状況に応じた対応を習得できるような場を紹介し，家族自身の不安の軽減を図る

●文　献

1）齊藤万比古編著（2009）．発達障害が引き起こす二次障害へのケアとサポート．学習研究社．
2）齊藤万比古総編集（2009）．子どもの心の診療入門＜子どもの心の診療シリーズ1＞．中山書店．
3）齊藤万比古総編集，宮本信也・田中康雄責任編集（2008）．発達障害とその周辺の問題＜子どもの心の診療シリーズ2＞．中山書店．
4）五十嵐隆総編集，平岩幹男専門編集（2008）．発達障害の理解と対応＜小児科臨床ピクシス2＞．中山書店．
5）上林靖子監，北　道子・河内美恵・藤井和子編（2009）．発達障害のペアレント・トレーニング実践マニュアル―こうすればうまくいく．中央法規出版．

16 認知障害

1 認知障害とは

　認知機能とは，五感を通して入ってきた情報から物事を理解・判断・学習したり，行動に移すために思考したりする機能である．認知機能を働かせることで私たちは社会に適応し，日常生活を営んでいる．たとえば，「洋服を買いたい」と思ったとき，様々な情報を収集し，記憶し，金額などを計算し，判断して「買う」という行動を起こしている．このように人間の記憶，学習，計算，理解，判断，思考するといった認知機能の働きは，人間の精神活動および社会生活の要となる重要な役割を果たしている．認知機能が障害されると，何をするにも気が散って集中できない，何かを覚えようとしても記憶できない，いくつかの事柄を同時に効率よく進められない，といった人間関係や社会生活の障害が生じ，患者は様々な「生活のしづらさ」を抱えた状態となる．

　認知障害（cognitive deficit）は，その特徴から，思考障害，記憶障害（記銘力障害，失見当識），理解・判断の低下（失語，失行，失認），実行機能障害に分類できる．

1. 思考障害

　認知過程において思考が障害された状態であり，統合失調症や器質性精神病，気分障害に多い．思考の流れが混乱するため，話の内容にまとまりがない，飛躍する，要点がまとまらない，会話が中断する，という症状がみられる．以下のような特徴的な症状が出現する．

・思考抑制：考えが何も浮かばない状態．
・思考途絶：考えが突然なくなり，話も突然止まる．
・観念奔逸：気分障害の根底にある爽快気分や高揚感により目的から離れた概念が続出し，まとまりがなくなる．また，飲酒後の脱抑制状態にもみられる．
・滅裂思考：関連性のない話題を理屈っぽく，まとまりなく話す．
・迂遠：会話中に些細なことにこだわり，なかなか結論に至らずまわりくどい．
・保続：一度発した言葉や行動にとらわれたり，単語や文字の中の1文字だけを繰り返し書いたりする．また，質問内容が次に移っても，前の答えを繰り返し答えてしまう．
・思考促迫：いろいろな考えが休みなく浮かび，頭の中をぐるぐる回っている．

2. 記憶障害（記銘力障害，失見当識）

　新しい情報を学習したり，過去に学習した情報を想起したりする記憶が障害された状態である．認知症や高次脳機能障害，統合失調症でよくみられる．
・記銘力障害：さっきまで話していた会話がまったく思い出せない，冷蔵庫の中にある同じ食品をたくさん繰り返し購入するなどの行動が多くなる．
・失見当識（見当識障害）（disorientation）：時間，場所，人物に関する正しい認識が失われる．日時や季節，今いる場所，今目の前にいる人，家族のことが認識できず，混乱する場面が多くなる．

3. 理解・判断の低下（失語，失行，失認）

　後天的な脳の器質的病変によって生じ，認知症や高次脳機能障害に多くみられる．
・失語（aphasia）：聴覚・構音障害は認めないが，言葉の理解ができない，しゃべりたい言葉が話せない，会話ができない状態である．
・失行（apraxia）：運動機能障害は認めないが，目的をもった一連の動作ができない状態で，たとえば，服を着たいのにどのように着ていいのかわからないといった行動を示す．
・失認（agnosia）：感覚機能障害は認めないが，対象を正しく認識できず，何度も行ったことのある場所を訪ねようとして道に迷う，自分の手の指がどの指か認識できない，日常的に使用している物に触っても，それが何なのかわからないといった状態である．理解・判断力が著しく低下する．

4. 実行機能障害

　計画を立てて実行することや，順序立てて作業を行う機能が障害される．認知症や高次脳機能障害，統合失調症でみられる．
　認知症では，家事の手順が理解できなくなる，同じ料理を繰り返し作るようになる，現金自動預け払い機（ATM）が使えなくなる，といった状態が現れる．
　高次脳機能障害では，自分で計画を立てて物事を実行することができなくなる，行き当たりばったりの行動をとるため長続きしない，といった特徴がある．

2 認知障害の出現する背景

　認知障害が主症状となる代表的疾患は，統合失調症，認知症，高次脳機能障害である．次いで，ストレス関連障害，気分障害などにみられる．
　認知障害の出現する背景は，脳の大脳皮質・神経伝達物質によるもの，身体的・心理的要因，遺伝的要因の3点が考えられている．

1. 脳の大脳皮質・神経伝達物質によるもの

認知機能の働きは大脳皮質に依存しており，神経伝達物質としてアセチルコリンとドパミンが関連している．

頭頂葉の連合野は，頭頂葉の体性感覚野からの情報（身体の位置や皮膚，筋肉，腱，関節などからの情報）と，後頭葉の視覚野と側頭葉の聴覚野から伝達された視覚と聴覚についての情報を統合する．

前頭葉は，得られた情報のなかで，自分がどのような行動をとればよいのか判断する働きをもつ．前頭葉に大脳辺縁系から伝達された情動や過去の記憶といった情報が加わり，大脳辺縁系と前頭葉の相互神経結合を通して，様々な情報を意味づける．

認知障害は，大脳皮質内の神経伝達物質の量が減少し，大脳皮質のバランスや働きが壊れた状態である．統合失調症は，大脳皮質の機能障害で生じた疾患であるとも考えられている．高次脳機能障害は，交通事故や脳血管疾患により脳が部分的に損傷を受けたために認知障害が生じる．認知症は，後天的な脳の器質的病変によって生じる認知障害である．脳の病変部位によって，表1のように分類される．

2. 身体的・心理的要因

身体的要因として，感染症や脱水，その他身体的疾患による不調や薬物の副作用などにより，意識レベルが低下し，認知機能に影響を及ぼす．

心理的要因として，強いストレスや不安，極度の緊張などにより，認知・思考過程に障害が生じる．物質関連障害，ストレス関連障害，気分障害，発達障害，パーソナリティ障害，適応障害などにみられる．

3. 遺伝的要因

脳の認知機能の異常と遺伝との関係は明らかではない．認知機能に関連する遺伝子の異常が，統合失調症と関連しているかどうかについては，現在研究段階にある．

表1 ■認知症の分類

変性性認知症	脳の神経細胞変性による：アルツハイマー型認知症，レビー小体型認知症，前頭側頭型認知症（ピック病）
脳血管性認知症	脳の血管異常による：脳梗塞など
その他の認知症	感染症（神経梅毒），中毒（アルコール），外傷（正常圧水頭症）など

3 ケアのポイント

1. 看護方針

1) ケアを行ううえでの留意点
認知障害は，症状の特徴によって，ケアの方法が異なる．

(1) 統合失調症
患者は認知障害の結果生じた人間関係のトラブルを抱えているため，精神的疲労感が強く，人間関係におびえたり，不安や緊張を抱いたり，警戒していることが多い．患者の不安を軽減し，安心感が得られるような環境・関係づくりや援助を優先する．

認知障害が患者の対人関係，生活行動の質，社会的機能にどのような影響を及ぼしているかアセスメントし，障害されている機能を理解したうえで，リハビリテーションとして社会生活技能訓練（SST），認知行動療法（CBT），精神療法などを活用しながら援助していく．

(2) 認知症
日常的に強い不安と混乱のなかで生活しているため，慢性的な焦燥感や不快感が蓄積し，それに伴ううつ状態，衝動的で感情的な興奮，自発性の低下など様々な心理的反応を引き起こしやすい状態にある．特にアルツハイマー型認知症では，環境を整えることや，日常生活援助と精神的ケア，さらに介護者としての家族に対するケアが重要である．また，患者が長年培ってきたその人らしい能力に注目し，個性的な力を見極めることで，患者の可能性を引き出すケアへと結びつけることができる．その人のもてる能力を維持し向上させることは，情緒面の安定や人間性および社会性を回復し，尊厳保持へとつながる．

芸術療法（音楽療法，絵画療法など），リアリティオリエンテーション（日にち，曜日，場所や天気，時間などを書いて，患者の目に触れる場所に置くなど，常に情報提供する），回想法，確認療法（バリデーション）などの非薬物療法も活用する．

2) ケアの流れ
認知障害のなかでも，アルツハイマー型認知症のケアの流れについて述べる．症状出現の時期（健忘期）から混乱期，そして終末期へ，3つの段階を経て進行する．

(1) 健忘期
繰り返し同じことを聞く，会話中に言葉（特に名称）が出てこなくなり「それをとって」といった会話が目立つようになる．そしてその欠損を補うように作話が出現するため，生活に支障が出た部分を補うよう援助する．

この段階では，多くの患者が自宅で家族や社会資源サービスを受けながら生活している．

(2) 混乱期
失行・失認，記銘力障害，実行機能障害により判断力が著しく低下する．衣類の着脱ができない，トイレにたどり着けず，また迷って戻れないなどがみられる．感情や

行動の抑制力が低下し，人格変化や衝動的な興奮・行動・精神症状が出現する．

　日常生活行動への影響が大きく，自宅での家族支援や社会資源サービスの利用では対応できない段階となり，多くの患者が医療機関や介護施設などへの入院・入所が必要となる．入院や入所により，患者が安全で穏やかに生活できる環境を整える．そして家族が休息でき，家族の力を取り戻し，患者の疾患を理解して援助に参加できる環境を整える．

（3）終末期

　自分の名前，親しい友人や家族の名前などがわからなくなる．尿・便失禁が起こり，身体の統制がとれず，寝たきり，または様々な身体合併症が生じ，生命危機に陥りやすい．患者は，認知障害により自ら身体の異常を察知し，判断し，適切な行動につなげることが困難なため，身体合併症が重症化しやすい．看護師は，患者の日常生活・言動から，普段と違うことに気づくための観察をすることが重要である．

　この時期の患者は，身体的・精神的機能が低下しているので生命危機を念頭においたケアを行う．患者へは，その人らしい生活が維持できるよう援助し，患者の症状の進行に悲観し失望や喪失感をもっている家族へは，患者の最期を迎えるための精神的援助が必要である．

3）家族支援

　認知障害の患者と生活する家族は，病前と比較し，こんな人ではなかったと悲観したり，時に拒絶する．看護師は，家族の心理的葛藤を受け止めながら，疾患と認知障害による症状を理解してもらえるよう援助する．

　また，家族のもつ力や患者と家族との関係をアセスメントし，社会資源，介護保険制度などについて説明する．看護師は，患者が家族にしか見せない感情や表情があることを家族に伝え，家族の役割や自信を取り戻す過程を援助する．そして家族が援助に参加できるように支援する．

　認知障害があってもその人らしさを尊重し，家族と積極的にかかわり，家族写真などの思い出や外出や旅行などの機会が得られるよう援助する．そしてやがて迎える終末期に向けて，患者と家族が心の準備をしながら過ごす大切な過程を支援していく．

2．アセスメントとケアプラン

1）アセスメントの視点

　認知障害は，患者が日常生活を送るうえで直面する「生活のしづらさ」に対して，その原因を具体的に知り，アセスメントしていくことが援助をするうえで重要である．

　認知症では，認知機能低下による日常生活への影響が大きいため，安心して日常生活が送れるよう環境を整えることを最も優先する．そのためには，患者の生活歴を把握し，歩んできた人生に敬意をもち信頼関係を築くことが重要である．また，障害されていない機能に注目し，その人らしさを尊重し，維持できるように支援する．

　次に，認知障害により生じる心理・精神的・身体的問題をアセスメントする．認知

症は症状が進行するため，進行に合わせたアセスメントを行い，日常生活援助に生かしていく．

家族に対しては，患者と共に家族自身も日常生活への影響や心理的問題が生じているため，患者の援助とともに家族支援を行う．患者が穏やかな日常生活を送れることは，家族自身の安心した生活へとつながっているため，常に患者と共に支援し，疾患の理解を促しながら一緒にケアへ参加していける関係づくりを目指す．

2) ケアプランと根拠

ここでは，アルツハイマー型認知症における入院初期のケアプランを提示する．このような状態にある患者と家族の問題点として，以下の4つがある．

#1 入院という生活環境と習慣の変化から，安心した日常生活を送れない
#2 精神・身体症状によるBPSD*の出現
#3 身体的不調を的確に訴えられないことで生じる身体合併症の悪化
#4 家族機能の低下

*BPSD（behavioral and psychological symptoms of dementia）：認知症における行動・心理症状．知覚や気分，思考，行動の障害．

問題点	短期目標	ケアプラン（OP:観察 TP:ケア EP:教育）	根拠
#1 入院という生活環境と習慣の変化から，安心した日常生活を送れない	・入院環境や生活に慣れる ・安心して過ごすことができる	[OP] ①入院環境の変化で支障が出ている日常生活（食事，睡眠，排泄，清潔，対人関係など） ②入院生活の不安による不適応な行動 ③表情，言動 [TP] ①入院前の生活環境や習慣を本人，家族から聞き把握する ②入院生活上可能な範囲で入院前の生活環境や習慣の一部を取り入れ，調整する ③馴染みの人間関係が形成されるよう，入院環境内での関係づくりを行う [EP] ①リアリティオリエンテーション（現実見当識訓練）を行い，常に一定の情報を提供する	・新しい環境・新たな人間関係は，患者を混乱させ，大きな不安と恐怖を招く ・「不安」は身体・心理的反応として日常生活上の「不適応行動」として現れるため，その理由を具体的に観察することが重要である ・自宅で使い慣れた生活用品（食器，洋服など）を取り入れ，日課・習慣（掃除，散歩，趣味の時間など）を重視することは，習慣的な安心感につながる ・家族や近所と同等の「馴染みの人間関係」を築くことによって，患者は自分の居場所を見つけ，落ち着きを取り戻すことができる ・家族は患者と同等の不安を抱えている

問題点	短期目標	ケアプラン（OP:観察　TP:ケア　EP:教育）	根　拠
		②家族の思いを受け入れ，解決に向けて家族と一緒に考え，知識や社会資源の情報提供を行う ③患者の病気を説明し，患者の日常生活が理解できるよう支援する	・家族が家族機能を取り戻し，患者を理解して安心した生活を送れることは，患者の安心感へ大きく影響する
#2 精神・身体症状によるBPSDの出現	安心して穏やかに過ごせる時間が多くなる	[OP] ①ADL：食事，排泄，清潔，身だしなみ，歩行，睡眠覚醒リズム，行動会話など ②精神・身体症状（言語障害，感情・情緒面における不安定，心気傾向，うつ状態，夜間せん妄，多動・徘徊，幻覚・妄想状態，記憶・見当識障害，バイタルサイン，血液データ） ③身体合併症の有無，程度 ④薬剤の副作用の有無，程度 [TP] ①セルフケア能力を評価し，残存機能を生かせるよう援助する．そのアセスメントツールとして国際生活機能分類（ICF）を活用する ②過去の生活歴などを知り，趣味や得意なことを積極的に取り入れ（絵画，書道，手芸，歌など），楽しみながら自信・自尊心が維持できるよう働きかける ③患者が成し遂げたり前進したことについて明確な言葉でほめたり励ましたりする ④安全に過ごせる環境を整える ⑤その人らしい服装を整える ⑥孤独を避け豊かなコミュニケーションをとる ⑦患者のペースでゆっくり行動する ⑧服薬を援助し，確認する ⑨転室はできるだけ避け，ベッド周囲は馴染みの環境に整える ⑩失禁がみられる場合は，定期的なトイレ誘導や本人なりのトイレのサイン，パターンなどを見出し誘導する ⑪病室からトイレ環境と誤認しやすい対	・患者によって現れるBPSDは異なる．個別ケアへつながる観察が重要である ・BPSDを援助するには，身体的・心理的「不安」は何かを具体的に知る必要がある ・自信や自尊心を失いやすい状況にあるため，能力や成果をわかりやすくそのつど患者に伝えるケアが有効である ・注意集中，実行機能が低下しているため，安全に対する援助は重要である．特にベッド柵やベッドの高さへの配慮，異食につながりやすいものを避ける ・BPSDに対して薬物療法が行われることがある．内服援助は必要である ・失禁には，間に合わない，場所がわからない，ドアの開け方がわからない，トイレの使い方がわからない，着衣失行など，様々な原因が考えられる．個別の原因に応じて援助できるようにする ・ゴミ箱・洗面台などはトイレと

問題点	短期目標	ケアプラン（OP:観察 TP:ケア EP:教育）	根　拠
		象物を除去し，環境を整える ⑫おむつを使用じている場合は清潔を保ち感染徴候に注意する ⑬徘徊がみられた場合は，その理由をそのときの状況や心理面から考える ⑭夕方になるとそわそわ落ち着かない症状（夕暮れ<たそがれ>症候群）がある場合などは，「どちらへお出かけですか？」「何かをお探しですか？」などと事実に対する声かけを行う ⑮病室やトイレ，洗面所，浴室などの出入口に目印をつける（リボン，人形など） ⑯レクリエーションなどにより，適度で爽快感のある運動を取り入れる ⑰興奮や感情的・衝動的な行動がある場合は，適度な運動量や感情発散の場を確保する ⑱よく話を聞いて，家族のような信頼関係を築き，不安の除去に努める ⑲抗不安薬や睡眠薬などを使用している場合は，副作用による転倒，誤嚥，せん妄などに注意する ⑳性的逸脱行動（お尻をなでる，抱擁など）などに対しては，「止めてほしい」「困る」と伝え，はっきり断る [EP] ①患者・家族に，心配事や困り事はいつでもスタッフに話すよう伝える ②普段の生活リズムをもとに，規則的な生活が送れるよう支援する	誤認知しやすい対象物である ・徘徊の原因は空腹，尿・便意，寂しさなど基本的欲求に基づいていることが多い ・確認療法（バリデーション）が有効である ・レクリエーションは，活動量を増やし，豊かな感情表出，エネルギー放出の機会となる ・高齢者は薬物の作用・副作用が増強されて出現することが多いため，特に注意が必要である ・生理的な性機能は残存・維持している．一方で情動・抑制のコントロール機能が障害されているため，性的逸脱行動やそれによるトラブルが起こりやすい．はっきり断る，しっかり伝えることが重要である
#3 身体的不調を的確に訴えられないことで生じる身体合併症の悪化	・慢性疾患を悪化させない ・本人なりの健康的な生活を送ることができる	[OP] ①合併症の有無，身体機能低下 　・活動量，歩き方，姿勢 　・会話の内容，表情，歪み，顔色 　・呼吸状態，呼吸音，口唇の色 　・水分摂取量，排尿量，尿の性状，水分出納 　・食欲，食事摂取量，間食量 　・腹部状態，排便・排尿量，性状 　・体重変化，るいそう，浮腫など	・観察による気づきが，身体合併症の早期発見，早期治療，予防につながる．意識的観察が重要である ・脱水は，重篤な状態へ移行しやすいため，観察により予防する

問題点	短期目標	ケアプラン（OP:観察　TP:ケア　EP:教育）	根　拠
		・皮膚の状態 ・バイタルサイン ・血液データ	・皮膚のバリア機能が低下しており，皮膚疾患にかかりやすい．入浴介助や排泄介助，着・脱衣介助などのケアをとおして，皮膚や全身状態を観察する
		・打撲・転倒・転落の有無	・打撲や転倒による疼痛を適切に訴えられないため，観察による発見が重要である
		[TP] ①活動前後の水分摂取を促す ②衣類・室温・掛け物を調整する ③低床ベッド・布団・履き物を工夫する	・高齢者は脱水になりやすい．自ら飲水行動をとれず，また体内の水分調整の障害，基礎代謝量の低下などが理由である
		④誤嚥防止のため，食前に嚥下体操などのリハビリテーションの提供，食事の形態・姿勢・環境・道具を検討する	・薬物による影響，加齢による嚥下反射機能低下により誤嚥しやすいため，リハビリテーションが有効である ・水分の少ないものは窒息しやすく，水分が多すぎる，刻んだものはむせやすい．ソフト食，嚥下食など食事形態を検討し，市販のとろみ剤などを活用する
		[EP] ①正しく服薬できるように声かけ，指導を行う ②定期的な医療機関への受診を支援し，情報提供を行う	・不適切な服薬は体調を崩し，慢性疾患を悪化させる
		③嚥下体操や運動などのリハビリテーションを指導する	・身体機能を維持し，合併症を予防する
		④身体的不調が自己表現できるような声かけ，環境を提供する	・患者なりの表現を受け止められる関係づくりが重要である
#4　家族機能の低下	・認知症について理解できる ・疲労，葛藤が言葉で表現でき，少なくなる ・ケアに参加できる	[OP] ①家族構成 ②家族内での役割 ③家族のケア力 ④表情や言動，会話内容 ⑤認知症への理解度 ⑥患者-家族の関係性	・1人で抱え込んでいないか，協力体制や家族機能について理解する ・なかなか言葉にできない，感情表出できないような家族間の力動もあるため，注意深い観察が必要である ・家族が患者の病気を理解していないことにより，互いの関係性が悪化していることが多い
		[TP] ①認知症の病気について説明する ②認知症の症状と日常生活への影響を説	・家族が患者の病気を正しく知り，日常生活行動を理解できる

問題点	短期目標	ケアプラン（OP：観察　TP：ケア　EP：教育）	根　拠
		明する ③認知症の治療や薬物療法について説明する ④加齢による身体機能の特徴や変化について説明する ⑤認知症の病気について，今の状態と今後予測される経過について説明する ⑥家族からの疑問，質問に答える ⑦家族の不安を確認し，整理し，不安が軽減するよう話し合う ⑧これまでの生活から，家族が耐え難いと思っていることや問題について，一緒に考え，解決へと導く ⑨健康的な能力，その人らしさに注目し，その力が維持できるよう家族が患者と積極的にかかわるよう働きかける ⑩家族内での役割分担を確認する ⑪家族の意向を確認し，患者の思いとずれがないか確認する ⑫いつでも相談に応じられる存在であることを伝える．具体的にいつ，どのように相談できるか説明する ⑬一緒にケアへ参加できるよう説明し，具体的に提案する ⑭具体的なケアの参加方法を話し合う [EP] ①治療や社会資源，保険制度など，安心して暮らせるための情報提供を行う ②家族のためのカウンセリングや家族会などをいつでも活用できるよう，情報提供を行う	ことが重要である ・加齢による身体変化を理解することも重要である ・問題解決方法や家族カウンセリングは専門的な技術なので，十分な訓練やスーパービジョンを受けてから用いる ・患者−家族は，相互に心理的影響を受けやすい ・健康的能力やその人らしさは，普段家族の立場からは気づきにくい部分でもある．積極的に伝えることが重要である ・患者の思いを代弁することも求められる ・日常生活援助，外出，家族旅行など，家族は情報・知識不足によりあきらめていることが多い．具立的なケア方法や手段を示し，家族がイメージしやすい方法で説明する ・家族が社会資源を選び，決定を促す援助が重要である

●文　献

1）前原澄子・野口美和子監（2005）．精神機能の障害と看護＜機能別臨床看護学6＞．同朋舎メディアプラン．
2）高橋三郎・大野　裕・柴谷俊幸訳（2003）．DSM-IV-TR精神疾患の分類と診断の手引，新訂版．医学書院．
3）日本精神科看護技術協会監（2011）．詳説精神科看護ガイドライン．精神看護出版．
4）六角僚子（2005）．認知症のケアの考え方と技術．医学書院．

17 睡眠障害

1 睡眠障害とは

　睡眠障害（sleep disorder）とは，不眠（insomnia）だけではなく，過眠症（hypersomnia）や睡眠中の異常行動を含む，睡眠に関係する多様な障害を包括した総称である．多くの症状からなるため，いくつかの分類法がある．

　ここでは，広く用いられている睡眠障害国際分類第2版（ICSD-2，表1）に則って，不眠症，中枢性過眠症群，概日リズム睡眠障害群，睡眠時随伴症群にしぼって解説する．

1．不眠症

　不眠の訴えのある睡眠障害である．精神科臨床で出会う睡眠障害は，Ⅰ群に属するものが多いと考えられ，代表的な睡眠障害といえるだろう．Ⅰ群には，不眠に対する不安と恐怖から，睡眠状態に過度にとらわれることにより，かえって不眠状態が持続するという精神生理性不眠や，精神疾患や身体疾患，薬物・物質乱用によって生じた続発性不眠症が含まれる．

　代表的なものは精神生理性不眠で，不眠症のなかで最も頻度が高い．最大の特徴は「眠れなかったらどうしよう」という不安にかられる点で，その思いが精神的緊張につながり，さらに入眠を妨げるという悪循環になっている．心配事があって眠れないという一過性の不眠症とは違い，少なくとも1か月以上，その状態が続いていることが診断には必須である．

表1 ■ 睡眠障害国際分類第2版（ICSD-2）

カテゴリー	疾患名
Ⅰ．不眠症	精神生理性不眠，精神障害・一般疾患の不眠など
Ⅱ．睡眠関連呼吸障害群	閉塞性睡眠時無呼吸症候群など
Ⅲ．中枢性過眠症群	ナルコレプシーなど
Ⅳ．概日リズム睡眠障害群	睡眠相後退型，睡眠相前進型など
Ⅴ．睡眠時随伴症群	レム睡眠行動障害，睡眠時夜行症など
Ⅵ．睡眠関連運動障害群	むずむず脚症候群，周期性四肢運動障害など
Ⅶ．孤発性の諸症状，正常範囲と思われる異型症状，未決事項	いびき，寝言など
Ⅷ．その他の睡眠障害	環境因性睡眠障害（騒音，温湿度など）など

米国睡眠医学会，日本睡眠学会診断分類委員会訳（2010）．睡眠障害国際分類―診断とコードの手引，第2版．医学書院．より引用

1) 臨床症状

不眠のタイプには，入眠障害，中途覚醒，早朝覚醒，熟眠障害の4つある．なかでも入眠障害を訴える場合が多い．また，眠れないせいで気分の落ち込み，意欲低下，注意・集中力の減退，倦怠感の増加などが生じる．

（1）入眠障害

「寝つけない」という訴えに代表されるもので，不眠の訴えのなかでは最も多い．就床後入眠するまでの時間が長い，すなわち寝つきが悪く一般的には入眠までに30分～1時間以上かかり，本人がそれを苦痛であると感じている場合に入眠障害と判断する．ただし，入眠時間は個人差や年齢によっても異なるため，本来の入眠時間と比べて長くなっているか，それを苦痛と感じているかに着目する．

（2）中途覚醒

「夜間にしょっちゅう目が覚める」などと訴え，いったん入眠した後，起床するまでの間に何度も目が覚める状態である．中途覚醒は，加齢に伴って健常者でも増加する現象である．高齢者ではその回数が一晩に数回以上であるとか覚醒持続時間が長いなどで，睡眠の量・質ともに低下し，日中の活動に支障が出る場合を除けば，必ずしも病的とはされない．

（3）早朝覚醒

通常の起床時間の2時間以上前に覚醒してしまい，その後再入眠できない状態である．加齢に伴って増加する．

（4）熟眠障害

「うとうとするぐらいで眠れた感じがしない」と訴える．睡眠時間は十分であっても，深く眠った感覚が得られない状態である．

2) 診断基準

精神生理性不眠症の診断基準を表2に示す．

表2 ■ 精神生理性不眠症の診断基準（ICSD-2）

A.	患者の症状が不眠症の基準（睡眠の機会が十分にあること，持続的な睡眠障害，日中の生活上の支障）に適合
B.	不眠が1か月以上続く
C.	条件づけられた睡眠困難と同時に，または就寝時に覚醒の亢進が認められ，以下の1つ以上で確認される 　1）睡眠について考えすぎ，強い不安を感じる 　2）希望する就寝時間や予定した昼寝の時間にはなかなか寝つけないが，眠るつもりのない単調な活動をしているうちに寝てしまう 　3）家にいるときよりも外にいるときのほうがよく眠れる 　4）就寝時の精神的覚醒，考えがわきだしたり，睡眠妨害的な精神活動が止められないと感じるのが特徴である 　5）就寝時の身体的緊張，身体の緊張が解きほぐせずに寝つけないと感じるためである
D.	この睡眠困難は，他の睡眠障害，身体疾患や神経疾患，薬物使用，または物質使用障害で説明できない

米国睡眠医学会，日本睡眠学会診断分類委員会訳（2010）．睡眠障害国際分類―診断とコードの手引，第2版．医学書院．より引用

3）治療
（1）睡眠および睡眠衛生に関する教育指導

　睡眠衛生とは，外的環境要因と睡眠にかかわる生活習慣の総称である．睡眠衛生に則った生活教育（表3）によって，睡眠に関する正しい知識を提供し，質のよい睡眠をとることができるように生活上の条件を整え，日常生活をとおして睡眠に有利に作用する工夫を実践してもらうことが治療的大原則になる．特に，精神生理性不眠の場合，睡眠に関する正確な知識をもたないまま不眠の弊害を拡大解釈して過度に恐れていることがあるため，睡眠衛生教育をとおして，睡眠を妨害している誤った知識を再構成することが必要となる．

（2）非薬物療法
①刺激制御療法

　床について眠れなかったというこれまでの体験や記憶に条件づけられ，寝床に行くことでかえって目が冴えてしまうような条件不眠の状態である．睡眠を妨げるような条件反射を引き起こす刺激をすべて取り去ることから始める．具体的には，寝具や寝室は夜間睡眠時以外で使わないようにする．さらに，寝室で眠れず焦り苦しむという望ましくない条件づけの形成を防ぐために，眠れない場合は離床するように指導する．

表3 ■ 睡眠衛生教育—睡眠障害対処12の指針

1．睡眠時間は人それぞれ，日中の眠気で困らなければ十分 　　睡眠の長い人，短い人，それぞれである．季節でも変化する．8時間にこだわらない．加齢により必要な睡眠時間は短くなる
2．刺激物を避け，眠る前には自分なりのリラックス法 　　就床前4時間のカフェイン摂取，就床前1時間の喫煙は避ける．軽い読書，音楽，ぬるめの入浴，香り，筋弛緩トレーニングなど自分に合ったリラックス法を実践する
3．眠たくなってから床に就く，就床時刻にこだわりすぎない 　　眠ろうとする意気込みが頭を冴えさせ寝つきを悪くする
4．同じ時刻に毎日起床 　　早寝早起きではなく，早起きが早寝に通じる．日曜に遅くまで床で過ごすと月曜の朝がつらくなる
5．光の利用でよい睡眠 　　目が覚めたら日光を取り入れ，体内時計をスイッチオン．夜は明るすぎない照明を使用
6．規則正しい3度の食事，規則的な運動習慣 　　朝食は心と体の目覚めに重要．夜食はごく軽く．運動習慣は熟睡を促進
7．昼寝をするなら，15時前の20〜30分 　　長い昼寝はかえってぼんやりのもと．夕方以降の昼寝は夜の睡眠に悪影響
8．眠りが浅いときは，むしろ積極的に遅寝・早起きに 　　寝床で長く過ごしすぎると熟睡感が減る
9．睡眠中の激しいいびき・呼吸停止や足のぴくつき・むずむず感は要注意 　　背景に睡眠の病気，専門治療が必要
10．十分眠っても日中の眠気が強い時は専門医に 　　長時間眠っても日中の眠気で仕事・学業に支障がある場合は専門医に相談．車の運転に注意
11．睡眠薬代わりの寝酒は不眠のもと 　　睡眠薬代わりの寝酒は，深い睡眠を減らし，夜中に目覚める原因となる
12．睡眠薬は医師の指示で正しく使えば安全 　　一定時刻に服用し就床．アルコールとの併用をしない

厚生労働省　精神・神経疾患研究委託費　睡眠障害の診断・治療ガイドライン作成とその実証的研究班，平成13年度研究報告書．より引用

表 4 ■ 睡眠制限療法の行い方

1. 床上時間を2週間の平均睡眠時間（実際に一晩に眠れた時間）プラス15分に設定し，床上時間が5時間を切るような場合には，5時間に設定する
2. 起床時刻は，休日を含め毎日一定にし，就床時刻を遅くすることで計算した床上時間に生活を合わせる
3. 日中に昼寝をしたり，床に就いたりしない
4. 起床時に何時間眠れたかを記録する
5. 5日間にわたり，床上時間90％以上眠れたら，床上時間を15分増やす

表 5 ■ 睡眠薬の作用発現時間と半減期

タイプ	一般名	作用発現	半減期	その他の特徴
超短時間型	ゾルピデム	速い	約2時間	依存性や筋弛緩作用は少ない
	トリアゾラム	速い	約3時間	健忘・乱用に注意
	ゾピクロン	速い	約4時間	特有の苦みがある
短時間型	ブロチゾラム	速い	約7時間	健忘に注意
	リルマザホン	速い	約10時間	筋弛緩作用が弱く，高齢者にも適する
	ロルメタゼパム	速い	約10時間	
中間型	フルニトラゼパム	速い	7〜8時間	催眠効果が強い，健忘に注意
	ニトラゼパム	速い〜中	約25時間	抗不安作用もある
	エスタゾラム	速い	約24時間	中途覚醒に効果的
	ニメタゼパム	速い	約26時間	催眠効果が強い，乱用注意
長時間型	クアゼパム	速い〜中	50〜160時間	眠気・ふらつきに注意
	フルトラゼパム	速い	50〜160時間	早朝覚醒予防に効果的
	ハロキサゾラム	中	24〜72時間	長時間型では残眠感が少ない

②**睡眠制限療法（表4）**

不眠症患者は，少しでも長く眠ろうとして長時間床のなかで過ごしていることが多い．これがかえって熟睡感の欠如や中途覚醒の原因になっている場合がある．就床から起床までの床上時間を制限し，就床時間と身体が要求する睡眠時間とのギャップを少なくするとともに，軽度の断眠効果によって不眠を改善する．

③**睡眠前の筋緊張緩和を目的としたリラクセーション**

寝る前の軽いストレッチ，漸進的筋弛緩法，自律訓練法などがある．

(3) 薬物療法

まず，前述した睡眠衛生に関する教育や非薬物療法を試すべきであるが，実際の臨床場面では薬物療法を併用したほうが効果が上がる場合が多い．

作用発現の速さと血中半減期の臨床特性を考慮し，患者の不眠のタイプに基づいて睡眠薬を選択することが重要である（表5）．

2. 中枢性過眠症群

主訴が日中の眠気で，その原因が夜間睡眠の妨害や概日リズムの乱れではない障害

が本群に含まれる．

代表的な中枢性過眠症には，ナルコレプシーがある．突然襲ってくる抗しがたい眠気（睡眠発作）や突然両手足から力が抜ける発作（脱力発作）などを特徴とする疾患で，昼間の激しい眠気がある場合に考えるべき疾患である．

ここでは概日リズム睡眠障害，睡眠関連呼吸障害，その他の夜間睡眠障害による過眠は除いて述べる．

1）臨床症状

- 日中の耐えがたい眠気，睡眠発作：通常では考えられない状況（危険な作業中，食事中，試験中など）でも耐えがたい眠気を感じ，突如眠ってしまう．10～15分ほど眠り，覚醒すると一時的にすっきりする．
- 情動的脱力発作：怒ったり，泣いたりなど感情が高ぶる際に，呂律（ろれつ）が回らなくなったり，身体の力が抜けてぐったりする状態が数秒から数分間持続する．
- 入眠幻覚：就寝後間もなく，自覚的には目覚めているときに，鮮明な現実感のある幻覚（幻視が多い）を体験する．
- 睡眠麻痺：入眠時や覚醒時に数秒から数分間，声を出したり身体を動かしたりできなくなるなど，一過性の全身脱力症状がみられる．いわゆる「金縛り」の状態となるため，強い恐怖を体験することが多い．

2）治　療

昼間の眠気と睡眠発作に対しては中枢神経刺激薬であるメチルフェニデート，ペモリンが，レム睡眠関連症状（情動性脱力発作，入眠時幻覚，睡眠麻痺）に対してはレム睡眠を抑制する作用のある三環系抗うつ薬が有効である．

3．概日リズム睡眠障害群

睡眠‒覚醒は，1日に1回の周期で現れる概日リズム（サーカディアンリズム）をもつ生体現象である．この概日リズムに従って，通常は朝目覚め，日中に活動して，夜は眠るという生活サイクルが成り立っている．しかしながら，24時間の社会的・物理的環境により生活サイクルが，概日リズムが司る睡眠の本来のリズムに同調できなくなると，睡眠障害を繰り返したり慢性化したりする．

代表的な概日リズム睡眠障害には，睡眠相後退症候群がある．生体リズムの遅れにより睡眠時間帯が極端に遅くなっているのが特徴である．

1）臨床症状

明け方まで眠れず，昼頃にならないと起床できないのが典型的な症状である．無理に起床しても午前中は強い眠気，集中困難，倦怠感，頭重感で，仕事や勉強することは不可能である．午後あるいは夕方になるとこれらの症状は消失するが，学校生活や社会生活に大きな支障が出る．

2）診断基準

睡眠相後退障害の診断基準を**表6**に示す．

表6 ■ 睡眠相後退障害の診断基準（ICSD-2）

A. 望ましく社会的に受容された時間に起きることができないとともに，望ましい慣習的な時間に眠れないという慢性的あるいは反復的な訴えで証明されるように，主要睡眠時間帯の位相後退がある
B. 患者が自分の好きなスケジュールを選択できれば，睡眠の質と持続時間は年齢相応に正常で，24時間周期の睡眠−覚醒パターンに同調する位相は，後退しているが安定している
C. 最低でも7日間，睡眠日誌等で観察すると，習慣的睡眠時間のタイミングに安定した遅れが認められる
D. この睡眠障害は，現在知られている他の睡眠障害，身体疾患や神経疾患，精神疾患，薬物使用または物質使用障害で説明できない

米国睡眠医学会，日本睡眠学会診断分類委員会訳 (2010). 睡眠障害国際分類—診断とコードの手引, 第2版. 医学書院. より引用

3）治 療

(1) 生活指導

就寝前に強い光を浴びるような作業（携帯型ゲーム，パソコン，テレビなど），カフェインやアルコール摂取を避けるよう指導する．また，場合によっては入院により規則正しい生活スケジュールを経験してもらう．いったん睡眠−覚醒リズムが正常化しても再発することが多いので，治療後も精神療法を含めたサポートが必要である．

(2) 非薬物療法

①時間療法

毎日就寝時間を3時間ずつ遅らせ，1週間程度で望ましい時刻に就寝・起床できるようになった時点で，就床・起床時間を固定する．本疾患の患者は遅くまで起きているのには慣れているので，導入しやすい．

②高照度光療法

起床後1時間，2,500ルクス以上の高照度光を照射する．朝の光は確実に睡眠位相を前進させることができるため，朝起床後一定の時間に照射する．

(3) 薬物療法

基本的には生活サイクルの改善を指導し，前述の非薬物療法による治療を優先するが，それでも効果がない場合に薬物療法を行う．短時間作用型の睡眠薬を用いるが，通常就寝の15分前に服用するものを，5時間前に前倒しして服用してもらう．また，ビタミンB_{12}が睡眠−覚醒リズム障害に有効とされ，他の薬剤と併用することもある．

4. 睡眠時随伴症群

眠りに入る間，睡眠中，または睡眠からの覚醒中に生じる不快な身体症状である．睡眠時随伴症には，睡眠に関連した異常な運動・行動・情動・認知・夢のほか，自律神経系機能の異常を含む．

代表的な睡眠時随伴症にはレム睡眠行動障害がある．通常，レム睡眠中は脳からの運動指令が遮断されており，夢を見ていても夢と連動した行動はとれない．ところが，本症の場合は何らかの原因で骨格筋の抑制機構が働かず，そのまま異常行動となって現れる．

> **表7 ■ レム睡眠行動障害の診断基準（ICSD-2）**
>
> A. レム期抗重力筋脱力を伴わないレム睡眠が認められる．筋電図所見で，下顎の筋緊張の持続的・周期的増加が過度に認められる．または，下顎や四肢の筋電図相動性収縮が過度に認められる
> B. 少なくとも次の1つが存在する
>   1）睡眠に関連したけが，危害を加える恐れのある行為，または破壊的行為をしたことがある
>   2）睡眠ポリグラフ観察中に異常なレム睡眠行為が認められる
> C. レム睡眠中にてんかん様脳波活動は認められない
> D. この睡眠障害は，他の精神障害，身体疾患や神経疾患，薬物使用，または物質使用障害で説明できない

米国睡眠医学会，日本睡眠学会診断分類委員会訳（2010）．睡眠障害国際分類―診断とコードの手引，第2版．医学書院．より引用

1）臨床症状

突如起き上がって徘徊したり，隣で寝ている人を殴ったり，叫び声をあげたりする．そうした行動で何かにぶつかってけがをするなど外傷を負うこともある．出現時刻はレム睡眠期が生じる朝方に多い．エピソード中に覚醒させることは容易で，覚醒直後から意思の疎通は良好である．また，異常行動の内容と一致した夢内容を想起できる．

2）診断基準

レム睡眠行動障害の診断基準を**表7**に示す．

3）治　療

（1）環境調整

しばしば，家族が患者の異常行動を，「故意にやっている」「家族に対する隠された攻撃性の表出」などと誤解している場合があるので，まずは患者や家族に病態を説明し理解してもらう．

また，寝室の環境調整として，寝室の障害物を片づける，ベッドから転落する可能性があるのでマットレスを使用するなど低い位置で寝られるようにする．

（2）薬物療法

筋緊張を抑制するために，ベンゾジアゼピン系薬剤のクロナゼパム（0.5～2.0mg）を就寝前に投与する．ただし，高齢者の場合は眠気を翌日に持ち越したり，筋弛緩作用による脱力や呼吸抑制などの副作用を認めることも少なくないので注意する．

2　睡眠障害の出現する背景

睡眠障害のなかでも不眠症についてはいくつかの原因が考えられている．以下に示すように身体的要因（Physical），精神医学的要因（Psychiatric），薬理学的要因（Pharmacologic），生理的要因（Physiological），心理的要因（Psychological）の5つに分けられる．いずれも英語の頭文字がPで始まることから「5つのP」といわれている．

1．身体的要因

身体的な疾患や症状が不眠の原因となっているものである．痛み，かゆみ，のぼせや

ほてり，呼吸困難，不随意運動，頻尿などの身体症状をきたす疾患では特に不眠が多い．

患者の既往歴や現病歴を尋ね，睡眠を阻害する症状の有無を確認し，基礎疾患の治療を行う．

2. 精神医学的要因

不眠はほぼすべての精神疾患に伴う症状である．精神状態の安定に伴って不眠が解消されることが多く，逆に，精神疾患の再発・増悪時に不眠が先行して出現することも少なくない．不眠の有無は精神状態を査定する重要な指標ともいえる．

不眠以外の精神症状の有無，精神症状の変化と不眠との関連性について査定し，まずは基礎疾患の治療と並行して不眠の治療を行う．

3. 薬理学的要因

服用している薬物が原因となって睡眠障害が生じている場合を指す（**表8**）．たとえば，選択的セロトニン再取り込み阻害薬（SSRI）による不眠，アカシジア（抗精神病薬の副作用）に伴う不眠，抗精神病薬の過量投与による過眠，睡眠時無呼吸症候群，およびせん妄などの夜間行動異常がある．また，アルコール，カフェイン，ニコチンは睡眠を浅く，細切れにし睡眠の質そのものを低下させる．また，大衆薬やサプリメントのなかにも不眠を引き起こすものがあるので注意が必要である．

服用している薬剤や常用している嗜好品を確認し，直接的に睡眠に影響を及ぼしているものがないか，副作用の有無，薬物同士の相互作用が不眠をもたらしていないかなどを検討する．嗜好品の連用が不眠の原因と考えられる場合には，断酒や禁煙を勧める．

4. 生理的要因

不規則な生活習慣や不適切な寝室環境が生理的影響を及ぼして睡眠障害を誘発している場合である．

患者には通常の生活スケジュール（起床・就寝時間や食事時間，日中の活動内容や量など）を尋ね，生活リズムに規則性があるか，睡眠の妨げとなるような活動（就寝前に激しい運動をする，熱すぎる風呂に入る，就寝前に多量に食べるなど交感神経を刺激するようなもの）がないかを査定し，生活指導を行う．また，寝室環境（温度，

表8 ■ 睡眠障害をきたす薬剤・嗜好品

薬　剤	抗パーキンソン病薬，片頭痛治療薬，精神刺激薬，抗菌薬，抗ウイルス薬，抗腫瘍薬，ステロイド，降圧薬，利尿薬，気管支拡張薬，消化性潰瘍治療薬，インターフェロン製剤，非ステロイド系消炎鎮痛薬など
嗜好品	ニコチン，カフェイン，アルコール
その他	鎮咳薬，総合感冒薬，朝鮮人参など

湿度，照度，騒音，寝具，臭気など）について確認し，環境整備を行う．

5．心理的要因

　心配事や不安などの心理的ストレスがある場合に入眠できなくなる．また，慢性の不眠症患者では，不眠に対する恐怖が不眠をさらに悪化させる悪循環に陥っている場合がある．

　眠りへのとらわれから不眠が生じていると考えられる場合は，睡眠についての正しい理解がもてるよう睡眠衛生教育（表3参照）を行い，不眠に対する不安や睡眠に対する過剰な意識を軽減する．

3　ケアのポイント

1．看護方針

1）ケアを行ううえでの留意点

①患者の訴えを傾聴し不眠のつらさに共感する

　睡眠障害のケアにおいて基本となるのは，患者の訴えをよく聴くことである．時に，睡眠障害に対して神経質となり，訴えが執拗で誇張した表現が目立つ場合があるが，眠れないことのつらさは現存するのであり，そのつらさを受容し理解を示す．

　睡眠障害の訴えのなかには，「心配事を考え続けてしまい寝つけないので話を聞いてほしい」ということが少なからずある．その際，患者が話すがまま，長時間聞き続けると，患者本人は話すことですっきりするどころかつらい出来事を再体験して，よけいに興奮して眠れなくなる場合がある．患者のつらさや不安，憤りなどの思いに共感することは大切であるが，いったん休んで頭がすっきりした状態であらためて一緒に対処策を考えることを提案し，話を中断して就床を促す．

②患者の訴えを具体化し，睡眠障害のタイプをアセスメントする

　「眠れない」「昼間も眠くて仕方がない」といった訴えは，様々な問題を表現する際に用いられる．患者がどのような徴候や症状について訴えているのか，問診や観察により情報収集を行い，どのような睡眠の問題があるのか（不眠，日中の過剰な眠気，睡眠中の呼吸異常，睡眠と関連した異常感覚・不随意運動，睡眠中の異常行動，睡眠・覚醒できる時間帯の異常）査定する．

　睡眠障害のタイプによっては，専門的検査や専門機関での治療が必要な場合がある．看護師は睡眠状況を直接観察できるので，医師に情報提供を行い，睡眠障害の診断・治療をサポートする．

③睡眠薬の薬理特性を理解する

　睡眠障害は精神症状の増悪にも影響を与えるため，薬物療法を積極的に用いる．

　入眠障害や中途覚醒の際，医師の指示のもと睡眠薬の与薬は看護師に任されている

場合が多い．睡眠薬の発現時間や半減期など薬理特性を理解したうえで，日中の持ち越し効果（ふらつき，昼間の眠気，集中力困難など）を査定しながら与薬時間の適切性を判断する．

2）ケアの流れ

ここでは，臨床上最も遭遇する頻度が高い不眠についてケアの流れを述べる．

(1) 初　期

①訴えの聴取・観察による情報収集を行い，不眠のタイプおよび原因の査定をする

不眠には，実際の睡眠量やリズムの異常に加え，客観的には睡眠がとれているにもかかわらず，患者自身が期待どおりの睡眠がとれていないと訴える場合がある．したがって，介入の必要性を判断するには，主観的情報だけでなく，観察による客観的情報も必要である．夜間の睡眠状態の観察とともに，日中の活動性や生活リズムに関する情報収集も併せて行い，活動と休息のバランスをみていく．

どの不眠のタイプ（入眠障害，中途覚醒，早朝覚醒，熟眠障害）に該当するか査定することは，睡眠薬の選択に役立つ．

具体的な睡眠状態を把握した後は，介入方法を判断するために，前述の不眠要因（5つのP，p.155参照）から，不眠の背景に何が関与しているか検討する．

②精神医学的要因，身体的要因，薬理学的要因による続発性の不眠が考えられる場合は，医師に相談し基礎疾患の治療を行う

実際の臨床では，複数の要因が絡んで不眠となっていることが多い．患者の病状と睡眠状態の関連や副作用の有無，日中の活動性や生活リズムについて包括的にアセスメントを行い，医師に情報提供する．

(2) 中　期

①生理的要因，心理的要因が背景にある不眠については，睡眠に適した環境調整と睡眠衛生教育を行い，日常生活をとおして不眠への対処ができるように援助する

前述した睡眠衛生教育（表3参照）をとおして，睡眠に対する正しい知識を提供する．また，患者の生活を共に振り返りながら，表9に示すような不眠の対処法がとれるように援助する．

表9 ■ 不眠への対処法

1. 規則的な生活リズムの確立	活動と休息のバランスを考慮した1日の生活スケジュールを立てる
2. 睡眠習慣の確立	睡眠時間，就床時間，起床時間を決め一定させる．長時間の昼寝や夕方以降の仮眠はとらない
3. 安眠を妨げる要因の除去・軽減	カフェイン・ニコチン摂取や夜間の過食を避ける．不安の軽減
4. 睡眠を促す要因の取り入れ	照明，音，温・湿度に配慮して環境を整える．入浴・音楽・読書・軽めのストレッチなどリラックスできる工夫を取り入れる
5. 薬物療法を守る	処方されている薬物について正しい知識をもち，適正に使用できるようする

②介護介入を行う

睡眠衛生教育を行っても，理解に乏しい，あるいは不眠の対処法が実践できない患者の場合は，看護師が患者の意識を睡眠に向けられるよう環境を調整し，更衣や歯磨きなど睡眠前の習慣を促し，就床するべき時間であることをはっきり告げるなどの介入を行う．

(3) 回復期

患者自らが，1日の生活のなかで活動と休息のバランスを考慮したスケジュールを立てられる，あるいは，自らの心身の調子を把握して睡眠の要求量を認識し，それに合わせた睡眠がとれるように教育する．

3) 家族支援

家族によっては，たとえ患者にとって必要な睡眠時間であっても「眠りすぎる」と評価したり，あるいは睡眠薬への不信感から患者が服用するのを止めさせようとする場合がある．精神症状の安定には，睡眠を十分とることが大切であることを理解してもらい，現在処方されている睡眠薬の作用・副作用についても正しい知識が得られるよう説明する．また，不眠は，1日の生活のなかでとらえなければならない問題である．家庭での生活時間のなかで活動と休息のバランスを考慮し，患者も家族も互いに歩みよれる日課を共に考えていく．

2. アセスメントとケアプラン

1) アセスメントの視点

(1) 睡眠状態のアセスメント

以下のような情報収集により，実際の睡眠状態を把握する．加えて患者本人の睡眠や不眠に対する主観的体験を理解し，偏った睡眠への考え方，間違った知識などがないか併せてアセスメントする．

- 主観的な熟睡感（患者が現在の睡眠状態をどう感じ，どう判断しているか）：就寝時刻，入眠までの所要時間，覚醒時刻，中途覚醒や早朝覚醒の有無とその際の状況，熟睡感，覚醒時の気分，夢を見るか，睡眠や不眠に対する思いや苦痛の程度などを患者本人に尋ねる．
- 客観的な睡眠状態（看護師が観察した睡眠状態）：就床時刻，入眠までの所要時間，覚醒時刻，中途覚醒や早朝覚醒の有無とその際の状況，睡眠中のいびき，体動，ねぼけ，睡眠薬の種類と投与時間・効果出現時間・効果持続時間・副作用などを観察する．

(2) 不眠の及ぼす影響のアセスメント

不眠が実際に身体面・精神面・社会面にどのような影響を及ぼしているかを情報収集し，介入の必要性やどのように介入するかについてアセスメントする．

- 身体的影響：疲労感，あくび，体調の崩しやすさ，手足の冷感，首や肩のこり，眼瞼浮腫，結膜充血などの有無．
- 精神的影響：集中力の低下，反応の鈍さ，神経過敏，不穏などの有無．

・社会的影響：活動量の低下，作業能率の低下などの有無．

(3) 不眠の原因のアセスメント

不眠の要因である「5つのP（p.155参照）」をもとに不眠の背景を探り，どのように介入するかアセスメントする．

2）ケアプランと根拠

看護として介入できるのは，質のよい睡眠がとれるよう生活上の条件を整えることと，日常生活をとおして，睡眠に対し有利に作用するような工夫を患者自身が実践できるように働きかけることである．そのためには，患者の睡眠障害に対する認知，知識，対処技能，意思がどの程度かを見極め，介入の度合いを判断しなければならない．

また，適正な睡眠習慣を確立するためには，退院後も規則正しい生活リズムが維持できるように生活を整えていく必要があり，家族の理解と協力が欠かせない．家族自身が睡眠に対する正しい知識をもち，生活習慣を整えるための技能をもつことが重要である．

ここでは，様々なタイプの睡眠障害についてケアプランを提示する．このような状態にある患者と家族の問題点として，以下の4つがある．

#1 不眠へのとらわれ（不眠に対する認知の歪み）によって生じる不眠
#2 昼夜逆転など生活リズムのずれ（睡眠衛生に関する知識，対処技能不足）によって生じる不眠
#3 心配や不安，抑うつ感などに気をとられる（睡眠をとろうとしない，不眠への対処をしようとしないなど，取り組む意思に問題がある）ことによって生じる不眠
#4 家族の睡眠に対する知識不足，不眠への対処技能の不足

問題点	短期目標	ケアプラン（OP:観察 TP:ケア EP:教育）	根　拠
#1 不眠へのとらわれ（不眠に対する認知の歪み）によって生じる不眠	・眠れないという訴えが減る ・睡眠薬を追加しなくても就床できる	[OP] ①就寝前の活動状況 ②就床行動 ③これまでの入眠状況 ④日中の活動・休息状況 ⑤起床時間と起床時の訴えと行動 [TP] ①患者の訴えを傾聴し，不眠への苦痛を十分受け止める ②看護師が観察した客観的な睡眠状態を伝える	・主観的睡眠状態と実際の睡眠状態とにずれがある場合も多く，眠れない苦痛を十分に受け止め安心感を与えたうえで，客観的な睡眠状態を伝えると（思っていたよりも睡眠がとれているとわかって）安心する場合もある

問題点	短期目標	ケアプラン（OP：観察 TP：ケア EP：教育）	根　拠
		③不眠に意識が集中しすぎることでよけいに眠れない悪循環になりやすいことを伝え，本人に合った気分転換を促す	・眠れないことへの過剰な不安が不眠につながることを本人が理解することで睡眠への執着を弱める
		④睡眠に対する認知の偏り（「8時間は眠らないといけない」「眠れないと明日の大切な用事がこなせない」など）がある場合は，現状の患者がとれている睡眠時間でも日中きちんと活動ができているから大丈夫と伝えるなど，こだわりを解除するように話す	・「睡眠をとらないと大変なことになる」という強い思い込みが不安や緊張を生むため，認知の修正を図るような働きかけが必要
		⑤不眠の訴えが繰り返され，切迫してきたときには，作用時間や医師の指示に従って頓服薬（睡眠薬，抗不安薬など）の服用を勧め「これで眠れるから大丈夫」と安心感を与えるよう声をかけ就床を促す	・訴えが執拗になり興奮状態が強まった場合は，薬物療法による鎮静が必要な場合がある
		⑥活動と休息のバランスを考慮した生活スケジュールを患者と共に立て，実行できるように支援する	・規則正しい生活リズムを獲得することが適度な疲労感につながり，入眠をスムーズにする
		⑦患者と共に立てた日中の活動プランが実行できている場合には肯定的評価を伝える	
		[EP] ①睡眠衛生教育を行う ②リラクセーション（自律訓練法，筋弛緩法，瞑想法，イメージ法など）を指導する	・眠りを意識しすぎて，心身共に緊張していることが多いため，患者に合ったリラクセーション法を活用できるようにする
#2 昼夜逆転など生活リズムのずれ（睡眠衛生に関する知識，対処技能不足）によって生じる不眠	生活リズムが適正になり，夜間良眠できる	[OP] ①生活スケジュール（起床時間，食事時間，日中の活動内容・量・時間，疲労度，昼寝の有無，就寝時間など） ②入院前あるいは退院後の生活スケジュール ③夜間の不眠状況と本人の認識 ④本人の不眠への対処能力，不眠への取り組みについての関心や理解力 ⑤処方されている睡眠薬に関する知識，日中の眠気の程度 [TP] ①イブニングケアを共に行う	・活動と休息のバランスを査定する ・どのような生活設計をしていくのか，どのような社会参加をしていくのかによって，規則正しい生活リズムを確保するための動機づけに影響する ・本人の理解力，対処能力，モチベーションを把握しながら，生活リズムを是正するためにどこから介入できるか査定する ・眠る準備を一緒に整えることで

問題点	短期目標	ケアプラン(OP:観察 TP:ケア EP:教育)	根　拠
		②睡眠薬の薬効を考慮しながら，与薬時間やタイミングを見計らって服用を勧める ③寝つけなくても体だけは休めるように伝え就床を促す ④足浴を勧めてみる	就床へ導く ・深部体温が下がるときに眠気がもたらされるため，足浴などでいったん深部体温を上げ，その熱が放出されることでスムーズに睡眠に導入できる．加えて，足浴はリラックス効果があるため，緊張が強い患者の場合にも有効である
		⑤夜間は暗さを保ち，朝には光を部屋に取り入れるよう環境調整する ⑥起床・就床時間を本人と話し合って決め，それが守れるように励ます ⑦昼間の眠気の度合いを確かめ，90分以上の昼寝（深い眠りに入ってしまう）をしないように伝え，昼寝が長いようなら起こす [EP] ①睡眠衛生教育を行う ②不眠は夜間突然現れるのではなく，1日の生活行動が不眠に影響していることを理解できるように説明する ③日中の活動で得られた感覚（達成感，心地よさ，疲労感など）を共に振り返り，活動のもたらすよい影響を伝え維持できるよう励ます ④夜間の良眠こそ病状の回復に有効であることを伝え，規則正しい生活リズムを取り戻す意欲を支える	・光は概日リズムを取り戻すのに最も強い同調因子となる ・眠くても一定の起床時間に起きる，昼寝を極力避けることによって，睡眠欲求が高まり，夜間の入眠がスムーズになる ・患者が主体的に取り組めるように患者自身の生活を振り返りながら理解できるように教育する
#3 心配や不安，抑うつ感などに気をとられる（睡眠をとろうとしない，不眠への対処をしようとしないなど，取り組む意思	不安や抑うつの訴えが減り，良眠できる	[OP] ①心配事や不安，抑うつの誘因・原因とその程度，それら原因に対する本人・周囲の対処とその効果 ②睡眠状況 ③日中の活動状況 ④原疾患の状態 [TP] ①誘因・原因を除去あるいは軽減する ②本人の苦痛を受け止めるようにして話を聴く ③眠らないで考えても現実的な解決策は	・誘因・原因を把握することでそれらを除去あるいは軽減する方法があるかどうか査定する ・不安や抑うつによる本人の苦痛を受容し安心感を保証する．ただし，すぐに解決できない問題を考えすぎてネガティブな感情

問題点	短期目標	ケアプラン（OP:観察 TP:ケア EP:教育）	根　拠
に問題がある）ことによって生じる不眠		浮かばないことを伝え，しっかり睡眠をとって日中すっきりした頭で考えること，日中に相談にのることを保証し，就床の準備を一緒に行う ④入眠困難や中途覚醒で再入眠が困難な場合は，時間と処方されている睡眠薬の薬効を考慮しながら服用を促し，再び就寝できるよう環境を整え就床を促す [EP] ①眠れないことによる日中の活動低下や体調不良が，抱えている課題の解決を阻む要因にもなりうることを説明し，まずは生活リズムを整えながら睡眠がとれることを目標とし一緒に取り組んでいくことを伝え，決意させる ②無理をしないこと，困りごとは相談してよいことを保証しつつ，夜間一人で考えてもなかなか解決に結びつかないため，日中に周囲の人々の助けを借りて現実的な解決策を考えていくことが重要だと伝える	に巻き込まれている場合には，いったん話をきって，就床の準備を共にするなどして，執着しないよう働きかける
#4 家族の睡眠に対する知識不足，不眠への対処技能の不足	睡眠に関する正しい知識をもち，患者の行う不眠への対処を支援・協力する	[OP] ①家族自身の睡眠・不眠に対する考え方 ②患者が不眠を訴えた際の家族がとっている対処法とその効果 ③家族の生活スケジュール ④睡眠薬に関する知識，患者が薬を服用することへの思い [TP] ①患者の不眠が家族の生活に与える影響について振り返り，家族の苦労に共感しながらねぎらう ②不眠は，夜間だけの問題ではなく，1日の生活のなかで生じる問題であることを説明し，日常生活の見直しに向けて家族にも可能な範囲での協力を依頼する	・家族によっては，睡眠薬への誤った知識（癖になって止められないなど）から，薬の服用に否定的な場合がある．医師の処方を守れば安全であること，睡眠がとれるようになれば漸進的に睡眠薬を減量していくこと，素人判断でいきなり中止することが反跳性不眠や離脱症状を生むことを理解してもらう

問題点	短期目標	ケアプラン（OP:観察 TP:ケア EP:教育）	根　拠
		[EP] ①症状管理のうえでも睡眠を十分とることの必要性，患者の不眠の要因および現在取り組んでいる対処法について説明する ②患者教育において用いている睡眠衛生教育の内容について説明し，睡眠に対する正しい知識を家族にももってもらう ③患者が服用している睡眠薬について（薬効や副作用，薬理特性を考慮した服用時間など）説明し，医師の処方をきちんと守れば睡眠薬の利用は安全であることを理解してもらう	

●文　献

1）内山　真責任編集，松下正明・青木省三（2009）．精神疾患における睡眠障害の対応と治療＜専門医のための精神科リュミエール8＞．中山書店．
2）内山　真編（2002）．睡眠障害の対応と治療ガイドライン．じほう．
3）米国睡眠医学会，日本睡眠学会診断分類委員会訳（2010）．睡眠障害国際分類―診断とコードの手引．第2版．医学書院
4）内村直尚編（2012）．プライマリ・ケア医のための睡眠障害―スクリーニングと治療・連携．南山堂．
5）野嶋佐由美・南　裕子監（2000）．ナースによる心のケアハンドブック―現象の理解と介入方法．照林社．

18 身体化

1 身体化とは

　身体化（somatization）とは，身体所見や身体面の検査では異常が認められない，あるいは軽度の異常であるにもかかわらず，実際に身体症状を体験し苦痛を感じ，社会生活や日常生活に大きく影響している状態のことである．精神的に不安定な状態が身体症状として出現するとみられている．

　多くの場合，身体科の医師の診察を受け，時には薬物療法が行われている．マッサージや漢方薬などを利用している患者もいる．開業医を訪れる患者の38％が疾患によるものではない症状を訴える[1]といわれ，新たな愁訴や症状の約半分（46％）には身体化障害（somatization disorder，身体表現性障害の一つ．後述）の要素がある．訴える症状のうち真の症状は10％であることから，説明不能な身体症状を訴える患者が相当な割合で存在することになる．

　身体化として現れる症状には，疼痛性障害（腹痛，非心原性胸痛，頭痛，非定型顔面痛，筋肉痛，骨盤痛，歯痛），慢性疲労，非潰瘍性消化不全，過敏性腸症候群，動悸，めまい，耳鳴り，発声困難，月経前緊張，食物不耐性などがある．これらの症状が，いずれの集団でも人口の約1/5にみられるといわれており[2]，12か月後の追跡調査で症状が回復せず残っている人が半数程度，より難治として専門家に紹介されたケースの予後はあまりよくないとされている．

2 身体化の出現する背景

　身体化の原因は大きく3つある．

　1つ目は，身体症状を引き起こす精神障害で，最もよくあるのは適応障害，不安障害，抑うつである．抑うつや不安などは身体症状と一緒に現れることが多く，身体症状は精神障害を治療することで消失する．

　2つ目は身体表現性障害（somatoform disorder）で，長期にわたる健康に関する異常な心配を特徴とする状態および説明のできない身体症状で，その根底にその他の精神疾患や感情による発症がないものである（表1）．身体表現性障害の要因には，身体的，心理的，行動的，社会的な原因がある．具体的には，重大なあるいは軽度の身体的疾患，生理的過程，自律神経系作用，睡眠障害，洞性頻脈，軽症の不整脈，長期低活動，疲労，二日酔い，過食などがある．

　3つ目は児童・思春期の身体化で，情緒障害の身体症状として現れる．強いストレ

表1 ■ 身体表現性障害

身体化障害 (somatization disorder)	複数の症状が，形を変えながら繰り返し現れる．器質的な病変として説明できない．若年期に始まり慢性の経過をたどりしばしば動揺性である
鑑別不能型身体表現性障害 (undifferentiated somatoform disorder)	最も頻度が高い．診断結果や診察で問題はないのに説明のできない身体症状がある．症状の出現する範囲は広い．はっきりとした定義はなく，他の区分に入らないもの
転換性障害 (conversion disorder)	診断結果や診察で問題はないのに，随意運動や感覚機能に障害が現れる．心理社会的ストレス要因が関連している．西欧諸国の有病率は女性で1,000人当たり3〜6人，男性はそれよりもかなり少ない
疼痛性障害（pain disorder）	身体的および精神的な障害では説明できない慢性の痛み
心気症 (hypochondriasis)	診断結果や診察で問題はないのに，自分は病気であると強く確信し，持続する不安を感じている
身体醜形障害 (body dysmorphic disorder)	外見に関する持続的で不適切な心配がある．なかには美容整形手術を求めるものもいる
特定不能の身体表現性障害 (somatoform disorder not otherwise specified)	どの特定の身体表現性障害の基準も満たさない身体表現性の症状をもつ障害を含む．想像妊娠など

ス下におかれたり，親の不安などにより出現する．症状としては，腹痛，頭痛，四肢の痛み，吐き気が多い．

　高齢者の場合は，上記では説明しきれない身体化を示すので補足する．心気症（**表1**）は，高齢者のなかでは特に女性に多く，孤独，孤立，不安，抑うつ，空の巣症候群などが背景に考えられる．引退，引っ越し，家族関係の変化，重要なライフイベントが先行していることが多い．患者は，病気になったのではないか，身体が機能していないのではないかという考えにとりつかれている．症状ははっきりせず，身体のあちこちに結びついて出現している．身体的な訴えを執拗に繰り返すが，その症状で本当に困っていることはほとんどない．また，実際の症状については話すが，原因となっている精神症状などを本人が洞察することはない．

3 ケアのポイント

1. 看護方針

1）ケアを行ううえでの留意点

　前述の高齢者の場合を除けば，患者は説明不能な身体症状を訴え，多くが身体科を受診する．身体科の医師の診断のもと，精神的な問題が背景にあるとして精神科を受診するという事例がほとんどである．

　患者が自分の症状について嘘や偽りを表現することはなく，自分の身体症状を自覚し，かつ真剣に苦しんでいるため，看護師は「気のせい」として聞き流してはいけない．その症状が客観的なデータでは説明ができないからといって，患者の症状を軽い

とみてはならない．また，症状の訴えが頻繁になっても，毎回の訴えに真摯に対応することが重要である．身体化のもとになる精神症状は，精神科医が診断を行うので，精神科医と協働し情報を共有することが大切である．

2) ケアの流れ

(1) 急性期

急性期には，身体的苦痛が強いため日常生活がままならず苦しんでいる．患者の話題は身体症状が中心になり，集団での活動には参加できない．一方，身体症状の出現によって，それまで抱いていた不安は急激に軽減する．訴えを真摯に傾聴し患者の症状を緩和することを優先し，日常生活を支援する．

この時期の患者に自己洞察を求めるのは適切ではない．患者は自分の苦しみをわかってくれる援助者を信頼する．依存的な場合が多いので，看護師は温かく接すると同時に一定の距離を保つ．距離を保つことで患者が見離されたと感じることがないように誠実な対応を心がける．

(2) 回復期

徐々に身体症状が改善するので，患者は希望がわいてくる時期である．今までできなかったことができるようになり，日常生活が楽になる（歩いて近くの銀行に行くことができた，一人で行けたなど）．日々の患者の努力を認め，患者の意欲向上を支援する．

患者は医療者から離れることが嬉しい反面寂しい気持ちももっている．急いで関係を終結しないで，徐々に自立を促していき，医療者の支援なしに自分の生活を確立していけることを目指す．

(3) 慢性期

身体化は長期化するため，多くの患者は数年ないし十数年，その症状に苦しんでいる．状態が一進一退なので，患者は医療者を信頼すると同時に「よくならない」という不信感も抱いている．ドクターショッピングをすることもしばしば起こる．

患者は，心理的な葛藤やストレッサーと身体症状との関連を自覚するが，「しびれが出たのは娘が離婚して家に戻ってきたからだ」というように，短絡的に結びつけて理解する場合がある．看護師には，共感とともに一進一退の患者と共に一歩ずつ歩んでいく粘り強さが求められる．

3) 家族支援

家族は，長期にわたる患者の訴えに巻き込まれ，閉口していることがある．いくら治療をしてもよくならない患者といろいろな医療機関を渡り歩き，身体的，精神的，経済的に疲弊している．

家族には早期に病名を伝え，今，患者がどの状態なのかまたその対処の仕方を指導する．患者の症状は実際に患者が体験している症状なので，客観的なデータや普通の感覚で評価しないよう伝える．

家族の労をねぎらい，家族の力を発揮できるように情緒的に支え，必要な情報を提供し，必要があれば関係機関を紹介する．

2. アセスメントとケアプラン

1) アセスメントの視点

　患者が訴える症状を身体科の医師が診察し，身体的あるいは機能的な障害がないと診断することが重要である．この診断を優先し，患者が訴える苦痛に対して，対症療法で苦痛を取り除いていく．看護師は，医師，リハビリテーション医，理学療法士，薬剤師などと協力して治療的なケアを行う．

　患者の苦痛の変化を観察し，必要があれば客観視できるように図やグラフ，スケールで表す．患者の苦痛の変化と部位の変化がないかを判断し，苦痛の部位が移る場合は多分に身体化による症状と考えられるので，患者の生活環境に変化やショックを与えるような出来事がなかったかを患者と家族に尋ねる．患者が体験している出来事に共感しながら話を聴くことで患者は看護師に信頼感を抱き，重要な関係の基盤が形成できる．

　家族に対しては，患者と同席の場と患者が許可すれば家族だけの場を設定して，家族の体験と思いを傾聴する．家族は苦痛を感じていても患者には言えない場合があるので，ゆっくりと話を聴くことが支援につながる．

2) ケアプランと根拠

　ここでは，急性期における身体化の状態についてケアプランを提示する．このような状態にある患者と家族の問題点として，以下の3つがある．

#1　身体的苦痛
#2　治療継続への疑念
#3　家族の疲労

問題点	短期目標	ケアプラン (OP:観察　TP:ケア　EP:教育)	根　拠
#1 身体的苦痛	「苦痛が少し楽になった」と言う	[OP] ①身体的苦痛に対する訴え ②OP①のときの表情・しぐさ ③症状の程度 ④治療への取り組み ⑤「苦痛が少し楽になった」という発言があるか [TP] ①「今はつらさはいかがですか」と問う ②OP①，②を観察したら看護師が感じたことを表現する（「顔をしかめていてつらそうですね」「痛いのが伝わります」）	・身体的苦痛に関心を払うことが肝要である ・会話を開始するのに，患者が一番関心のあることを避けない ・観察して看護師が感じたことを表現することで患者は関心を寄せてもらえたと感じる．患者はいつも訴えているので医療者は自分の症状を疎ましく思っているのではないかと感じる

問題点	短期目標	ケアプラン（OP：観察　TP：ケア　EP：教育）	根　拠
		③「お薬を飲んでも変わりませんか」と問う ④「変わらない」と言ったら「どうすると楽ですか」と問う ⑤TP③で「薬を飲むと楽になる」と答えたら,「それを聞いて安心しました」と伝える ⑥TP④で「座っているほうが楽」と答えたら,「では,しばらくこのまま座っていましょうか」と伝える ⑦「少しお話をしても大丈夫ですか」と問う ⑧「大丈夫」と答えたら,これまでの生活などについて問う ⑨つらい出来事があったら「その出来事と今の症状が現れたのは関係がありますか」と問う ⑩「ちょうどその頃」と答えたら「つらいことが身体に現れたのでしょう.ゆっくりと休みましょう」と伝える ⑪「今,お話ししていてつらい状態は変わりませんか」と問う ⑫TP⑪で「今につらくない」と答えたら「少しお話をしたことがよかったのかもしれません.また,こういう時間をもちましょう」と伝える ⑬TP⑪で「今もずっとつらい」と答えたら「そうでしたか.つらいのにお話ししていただいてありがとうございました.できましたら,また,お話をさせてください」と伝える [EP] ①TP⑩であれば「つらい出来事を自分のなかで折り合いをつけることができると楽になると思います」と情報提供する ②TP⑫であれば「お話しすることで,つらさが少し緩和するようです」と解決策を提示する	・患者が一番気になることは薬が症状に効果があるかということである ・身体化とライフイベントとの関連を明らかにすることが重要で,その因果関係によって治療の方針が定まる ・患者に自己理解を促すことで,症状に対する洞察を深める ・解決策を提示して,良好な治療関係を深める基盤をつくる
#2 治療継続への疑念	「しばらくは治療を続けよう」と言う	[OP] ①「病院を変えようか」と言うか ②「治療を続けていてもちっともよくならない」と言うか ③家族が「病院を変えたいと言っている」と言うか	・患者の気がかりを観察することで,治療への取り組みを判断する ・家族からの情報が役に立つので,家族とも率直に話し合う

問題点	短期目標	ケアプラン（OP:観察　TP:ケア　EP:教育）	根　拠
		④「しばらく治療を続けよう」と言うか ⑤TP⑧の反応 [TP] ①OP①〜③を観察したら，率直に「病院を変えたいとお考えなのですか」と問う ②「そうです」と答えたら「治療の効果を感じないのですね」と問う ③「ちっともよくならない」と答えたら「どうしてほしいですか」と問う ④「以前○○先生からいただいた薬が効いていた」と答えたら，「その薬を飲みたいと主治医に相談してみますか」と問う ⑤「そんなこと言えません」と答えたら，「私が主治医に話してよければそのようにしますが」と提案する ⑥「そうしてください」と答えたら，「では，私から主治医に話してみます」と伝える ⑦TP⑥の結果を伝える．主治医が患者の希望に沿うという回答であれば，EP①，②を伝える ⑧「治療の中心は患者さんですから，遠慮せずに自分の希望を伝えましょう」と提案する [EP] ①「主治医に自分の希望を率直に伝えると解決しますね」と解決策の確認をする ②「患者さんと主治医とが一緒に治療に取り組むことが重要です」と提示する	・目標達成の評価を観察する ・TP⑧は重要な治療継続の鍵になるのでその反応を観察することで目標達成が推定できる ・患者の気持ちから離れないで，率直に会話する ・治療の継続に疑念をもつのは当然のことだという理解が鍵になる ・患者の希望をかなえることが治療継続に有効である ・治療の継続は患者の力によるもので，患者は治したいという気持ちがとても強いので，患者の力が発揮できるように取り組む ・解決策が一つでもわかることで患者は治療の継続が強固になる
#3 家族の疲労	「少し，気が楽になりました」と言う	[OP] ①家族の表情 ②イライラを現すか ③患者の発言を遮断するか ④問いかけると一気に話すか ⑤「少し，気が楽になりました」と言うか [TP] ①「ご家族は，どのようにお考えですか」と問う ②「もういい加減疲れました」と答えたら，「そうでしょうね．わかります」と共感を表す	・家族の感情は表情に現れる ・家族が話を聞いてもらいたいと望んでいるかが判断できる ・家族は話を聞いてもらいたいと望んでいる場合が多い．患者が多種多様な訴えをしていることがあるので，治療者の関心は患者に多く向いてしまう．家族と

問題点	短期目標	ケアプラン（OP：観察　TP：ケア　EP：教育）	根　拠
		③「今後のことをどのようにお考えですか」と考えを表現することを促す ④TP③に対する家族の意見を真摯に聴き、「そのために何か障害になることはありますか」と考えを表現できる言葉をかける ⑤TP④に対する家族の発言を「そうですか．それは困難なことですね」などと受け止めながら、看護師が感じたこと、考えたことを率直に表現する ⑥TP④，⑤の会話が続いた後、「今どのようなお気持ちですか」と感情表現がしやすい言葉をかける ⑦OP⑤を観察したら、「それをうかがって私は安心しました」と看護師の感情を表現する [EP] ①「考えや感情を表現することが役に立つと思います」と提案する ②「このような場が有効なことがあります」と情報提供する	患者を治療の中心にすえることが重要である ・考えを表現しやすい技術を用いることで目的を達成できる ・会話を促進するには，看護師がロールモデルになることが効果的である ・看護師が感情を率直に表現することで，家族は感情を表現しやすくなる．また，看護師の感情表現から，自分の感情に気づくきっかけになる ・今回の体験を次に生かせるような提案が効果的である

● 文　献

1) Stern TA, Herman JB, Slavin PL, Eds（1998）／兼子　直・福西勇夫監訳，佐藤　武・小泉俊三監訳協力（2002）．MGH「心の問題」診療ガイド．メディカル・サイエンス・インターナショナル．

2) Gelder M, Mayou R, Geddes J（1998）／山内俊雄監訳，丸山　敬訳（2007）．オックスフォード精神医学．丸善．p.92.

19 性別違和

1 性別違和とは

1．精神医療の対象としての性別違和

　"ジェンダー・アイデンティティ（性同一性 gender identity）"における葛藤や違和感の問題は，現在のところ，特定の大学病院や総合病院，特定のクリニックなどが窓口となって，精神医療が展開されている．特に，性同一性障害（gender identity disorder：GID）に対しては，確定診断や除外診断，自己の精神的および内面的な性（ジェンダー）の自認，すなわちジェンダー・アイデンティティに関連したストレスや抑うつなどの治療，さらに身体的治療への移行とそれに伴うサポートなどを行っている．

　精神医療に携わっていると，「そもそも，ジェンダー・アイデンティティに対する葛藤や違和感をもつ人は精神障害なのか？」という疑問が生じる．それらの議論について筆者は論じる立場にはないため本項では触れないが，ジェンダー・アイデンティティに対する葛藤や違和感をもつ人のなかで，精神医療の対象となるのは，どのような人たち（もしくは状態）なのか．

　ジェンダー・アイデンティティに対する葛藤や違和感は，GIDの患者にとどまらず，性別違和症候群といわれる人などが，精神医療の対象となりうる．性別違和症候群とは，及川[1]が，フィスク（Fisk N）らが用いた"gender dysphoria syndrome"という概念を日本に紹介し，高橋[2]が"性別違和症候群"と訳したことに始まる．近年では山内[3]が，GIDの中核的症状，中核群として性転換症を位置づけ，GIDの周辺群として性別違和症候群をとらえており，生物学的に異常のある半陰陽（間性）などや自らの生物学的性に違和感を抱く者を性別違和症候群のなかに含めている．

　2013年に改訂が予定されているDSM-5（試案）[4]においても，性分化疾患をもつ人に対して診断が適応される見通しになっている．すなわち，内性器や外性器，性染色体，性ホルモンなどによって規定される生物学的性（sex）に関連した，半陰陽などの性分化疾患をもつ人においても，自己のジェンダーについての葛藤やストレスから，精神医療の対象となることがある．「性同一性障害に関する診断と治療のガイドライン（第3版）」においても，「インターセックス，性染色体異常などが認められるケースであっても，身体的性別とジェンダー・アイデンティティが一致していない場合，これらを広く性同一性障害の一部として認める」[5]としている．

さらに，自己の性について受け入れながらも，どちらの性別に魅力を感じるかといった，性的指向についての問題を抱える人がいる．いわゆるレズビアンやゲイといった同性愛，さらに男性にも女性にも性的に魅力を感じるバイセクシュアルは，LGB（lesbian, gay, and bisexual）と呼ばれる．LGBは，基本的には精神障害とみなされない．しかしながら，性的指向に関して自身で明確に区分けできない人や，性的に同性に惹かれながらも行動に至らない人，LGBとしてジェンダー・アイデンティティが確立していない人もおり，葛藤やストレスが強い場合には，精神医療の対象になりうるだろう．

　日本社会のジェンダーに対する向き合い方は，この10年で大きく変化してきている．ニュースやテレビドラマなどによって，性同一性障害やインターセックスという言葉やその存在が知られるようになり，それらの人は単なる生物学的な性別だけでないジェンダーの悩みや問題を抱えていることが認識される機会になった．また，芸能界においても，古典的な性別の枠を超えて多様な表現形式で活躍する人が増え，自分のジェンダーや抱える問題についてカムアウト（自分の性的な問題を公表すること）している．そうした動きによって，自分のジェンダーに沿った行動や態度を自分らしく表現することが，社会的に容認されうる時代になりつつある．

　このような時代背景があるにもかかわらず，手助けとなる社会資源が不足しており，社会生活を営むうえでの環境はいまだ整っているとはいえない．自分の性に違和感をもち問題意識を抱いている人が，自分のジェンダーを認識し，受け入れ，自分らしく生きるまでには，多くのサポートや医療が必要である．ジェンダーに関連する医療やサポートがどの地域でも受けられるよう，医療者側と行政機関のよりいっそうの努力が必要である．

2. 性別違和を理解するための概念

　性別（sex）は，男性，女性または不確定というその個人の生物学的状態であり，状況によって，この決定は外性器の形態または核型（染色体の大きさや数などの特徴を表したもの）に基づいて行われる[6]．身体的性別とは生物学的性のことであり，男性，女性と表され，解剖学的な特徴，性染色体や性ホルモン，内性器および外性器などによって規定される属性である．

　ジェンダーは，いろいろな領域で使用している言葉であり，使い方も一様ではない．ここでは，身体的性別を超えた心理的，社会的な性を意味し，社会的，文化的な影響を受けることとする．

　性役割（gender role）とは，「その人が生活している文化により，社会的に"男性的"または"女性的"役割と定型的に定義される態度，行動様式，および人格特徴」[7]である．

　ジェンダー・アイデンティティは，その人の「男性または女性としての自己知覚」[8]である．いわゆる性自認であるが，性同一性という言葉と性自認という言葉には，いささか感覚的な違いがある．

性的指向（sexual orientation）とは，ズッカー（Zucker KJ）らが，「性的刺激に対する個人の反応性」[9]としている．また，山内は「性的刺激に対する反応性のことであり，自身の生物学的性と性的魅力を感じる対象の生物学的性の組み合わせにより，異性愛（heterosexuality），同性愛（homosexuality），両性愛（bisexuality）などと表現される」[10]としている．

半陰陽（intersex, intersexuality, hermaphroditism, hermaphrodism）は，「身体的形態，生殖器官，および性行動を含むそれぞれの性の特徴が様々な程度に混合している状態である」[11]．

2 性別違和の出現する背景

1. 性同一性障害（GID）

1）定義と疫学

GIDは，「生物学的には完全に正常であり，しかも自分の肉体が，どちらかの性に所属しているかをはっきり認知していながらも，その反面で，人格的には自分が別の性に属していると確認している状態」[12]と定義される．臨床的には性別違和感をもつものを性別違和症候群とし，なかでも持続的な性別違和感や身体的嫌悪感をもつものをGID，さらに変性願望や性転換願望をもち性別適合手術を含めた身体的治療を希望するものを性転換症と呼ぶ．DSM-Ⅳ-TRでは，性同一性障害[13]，ICD-10では性転換症（transsexualism）[14]の用語が採用されている．

DSM-Ⅳ-TRによれば，疫学的には全人口統計と紹介数がわかるヨーロッパの小国での資料で，成人男性の30,000人に1人，成人女性の100,000人に1人が性転換の手術を望んでいると考えられる[15]．

要因については，サドック（Sadock BJ）らは，以下のように述べている．

生物学的要因として，テストステロンがGIDにおける男性的ないし女性的行動特性に影響するかどうかは，依然議論の分かれるところである[16]が，心理社会的要因として以下の要因を指摘している．

・子どもが異性の親を愛し，自分を同性の親と同一視することを妨げることが，正常な性同一性の形成を阻害する[17]．
・子どもは小さな男の子，女の子として尊重されるが，おとしめられたり母親から敵対的な世話を受けると性的役割の問題が起こることがある[18]．
・性の問題がこの分離個体化の問題と結びついた場合，極端に幼児的な接近と敵対的な関係の間で揺れ動くような関係性を他者と維持するために性的行動を利用する可能性がある[19]．
・一部の子どもは，反対の性の性同一性をとることがさらに価値あることだという趣意を受け取ることがある．無視された子どもや虐待された子どもは，そのような確信に基づいて行動することがある[20]．

表1 ■ 性同一性障害者の性別の取扱いの特例に関する法律（性別の取扱いの変更の審判）

第三条　家庭裁判所は，性同一性障害者であって次の各号のいずれにも該当するものについて，その者の請求により，性別の取扱いの変更の審判をすることができる 　一　二十歳以上であること 　二　現に婚姻をしていないこと 　三　現に未成年の子がいないこと 　四　生殖腺がないこと又は生殖腺の機能を永続的に欠く状態にあること 　五　その身体について他の性別に係る身体の性器に係る部分に近似する外観を備えていること

表2 ■ 精神科医および医療チームの果たすべき役割

・2名の精神科医により診断・治療・身体治療移行の判断，それを意見書としてまとめる
・その後，医療チームによる身体治療移行の決定：ホルモン療法開始・乳房切除術は18歳以上（18，19歳は保護者の承認が必要），性別適合手術（sex reassignment surgery：SRS）は20歳以上

診断の手順
1．ジェンダー・アイデンティティの判定
2．身体的性別の判定
　身体的性別の判定は，MTF（male to female：男性から女性へ性別移行をするもの）は泌尿器科医，FTM（female to male：女性から男性へ性別移行をするもの）は婦人科医が実施する．染色体検査，ホルモン検査，内性器・外性器などの診察ならびに検査を行い，性分化疾患など，身体的性別に関連する異常の有無を確認する
3．除外診断
　①統合失調症などの精神障害によって，本来のジェンダー・アイデンティティを否認したり，性別適合手術を求めたりするものではないこと，②反対の性別を求める主たる理由が，文化的社会的理由による性役割の忌避やもっぱら職業的利得を得るためではないこと
4．確定診断

治療（精神科医による治療）
①現病歴の聴取と共感および支持：これまでの生活史のなかで，性同一性障害のために受けてきた精神的，社会的，身体的苦痛について，受容的・支持的，かつ共感的に理解しようと努める
②カムアウトの検討：家族や職場にカムアウト（自分が性同一性障害であると明かすこと）を行った場合どのような状況が生じるか，カムアウトの範囲や方法，タイミング等について検討を行う
③実生活経験（real life experience：RLE）：希望する性別での生活の実現に向けての準備や環境作りを行う．身体治療を希望する場合は，その生活を現実にできる範囲で実際に行い，その生活を揺るぎなく継続できるか，生活場面でどのような困難があるかを明らかにする
④精神的安定の確認：種々の状況に対して精神的に安定して対処できることを確認する．うつ病などの精神科的合併症がある場合には，その合併症の治療を優先し，適応力を生活上支障のないレベルに回復してから行う
治療は①～④の条件を満たすことを確認するまでの期間行う

身体的治療移行の判断
　ホルモン療法や，手術療法といった身体治療への移行にあたっては，2名の精神科医が意見書を作成し，その意見書に基づき，医療チームが身体治療移行を判断する
〔身体的治療に移行するための条件〕
①性別違和の持続：精神科領域の治療を経た後においても，強い性別違和が持続している
②実生活経験：本人の望む新しい生活についての必要十分な検討ができている．すなわち，可能な範囲で今後の新しい生活を試みており，それについて適合感があり持続して安定している．職業に関しては，現在の仕事が継続できる条件を整えているか，いったん職を辞して新しい職に就く場合には，具体的な見通しがついていること．学生の場合には学校との間で授業や実習に関しての調整がなされているか，なども考慮する
③身体的変化に伴う状況的対処：身体的変化に伴う心理的，家庭的，社会的困難に対応できるだけの準備が整っている
④予測不能な事態に対する対処能力：予期しない事態に対しても現実的に対処できるだけの現実検討力を持ち合わせている．あるいは，精神科医や心理関係の専門家等に相談して解決を見出すなどの治療関係が得られている
⑤インフォームド・デシジョン：身体的治療による身体的変化や副作用について，少なくとも重要なことに関する説明を受け，十分に理解して同意している

針間克己（2010）．性同一性障害．精神科治療学，25増刊号，244-245．より引用改変

表3 ■ 性同一性障害とジェンダーに関連する障害や類似する障害

F64.0	性転換願望症（transsexualism）[24]	
F64.1	両性役割服装倒錯症（dual-role transvestism）[25]	
F64.2	小児期の性同一性障害（gender identity disorder of childhood）[26]	
F65	性嗜好障害（disorders of sexual preference）[27]	
F65.1	フェティシズム的服装倒錯症（fetishistic transvestism）[28]	
F66.1	自我異和的な性的指向（egodystonic sexual orientation）*[29]	
F66.2	性関係障害（sexual relationship disorder）[30]	

*sexual orientation は"性の方向づけ"と訳されているが，本項では"性的指向"と変更した．また，ここで用いる"性的指向（sexual orientation）"は，"性嗜好（sexual preference）"とは異なる

・性同一性の問題は，母親の死や長期の不在，うつ病をきっかけとして起こることがある[21]．

2）戸籍の変更と性別適合手術

「性同一性障害者の性別の取扱いの特例に関する法律[22]（以下，特例法）」は，2003（平成15）年7月に成立し，翌年7月に施行された．この特例法によって，**表1**の条件で，戸籍が変更できるようになった．

この4，5項の規定を満たす（戸籍上の性別変更の条件）には，現段階では性別適合手術が前提となっている．

2006年に，「性同一性障害に関する診断と治療のガイドライン（第3版）」が公表された．針間[23]は，そのガイドラインにおける精神科医および医療チームの果たすべき役割について，**表2**のように要約・解説している．

2．その他の性別違和に関連する障害の例

表3は，GIDとジェンダーに関連する障害や類似する障害について，ICD-10やその他の文献から抜粋したものである．

3 ケアのポイント

1．看護方針

1）ケアを行ううえでの留意点
（1）身体的・社会的性別に違和感をもつ人に対する留意点

ジェンダー・アイデンティティと身体的・社会的性別において違和感がある人は，傷つき体験を有していたり，不眠や不安，抑うつ症状といった精神症状を伴うことがある．ジェンダー・アイデンティティと身体的・社会的性別についての葛藤を，攻撃的な行動や悲嘆として表現したり，自尊感情の低下から希死念慮を抱く場合がある．それらの精神症状や不安定な精神状態に対するケアが一義的となる．そのため，生命の安全を図り，精神症状や精神状態についての観察とケアを行う．

ジェンダー・アイデンティティに関連する葛藤により，ストレスコーピングがうま

く行えず，攻撃的な言動や自傷行為がみられる場合，葛藤に対して共感的理解を示し，揺れ動く心境を受容し，自分が望むジェンダーと向き合えるよう支持的にかかわる．

(2) ホルモン療法や外科的治療を受ける患者に対する留意点

現在の性同一性障害の治療として，精神領域の治療（精神医療によるサポート），ホルモン療法，外科的治療法（乳房切除術，性別適合手術）などがあげられる．基本的には，前述の針間[23]の要約（表2参照）にみられるような治療が行われる．現在は「性同一性障害に関する診断と治療のガイドライン（第3版）」[5]の改訂により，いずれの身体的治療法はどのような順序でも，患者が選択できるようになっている．

性別適合手術は，本来のジェンダーに近づけるための身体的な処置であるが，リスクも大きく，後戻りができないものである．確定診断をより慎重に行うが，患者にも確固たる決意と選択に伴う責任が求められる．さらに，性別適合手術や外科的手術を受けても，すべての苦痛が取りきれるわけではなく，手術後もジェンダーに関連する違和感に対して精神科やメンタルクリニックなどでの治療を継続することが少なくない．

看護方針としては，性別適合手術において後悔しない意思決定ができるよう，支持的にかかわる．また，手術ですべての苦痛が取りきれるわけではないことを理解してもらうよう援助する．

他方，性別適合手術の条件を満たさない人に対しては，現行制度で適応されないことを理解してもらえるよう，共感的，支持的にケアする．通常，精神科医や臨床心理士が行うが，患者と家族の納得が得られるまで，看護師やその他のコメディカルが並行してサポートする．

2）ケアの流れ

患者と出会った初期の段階では，患者が抱える問題を理解するために，本人や家族から情報を収集する．通常，受診に至る経緯や生活背景などは，担当の医師や臨床心理士が聴取し治療へと進んでいく．看護師やその他コメディカルが心がけることとして，患者・家族が同じ内容を何度も語ることがないように配慮することである．そのような配慮ができるための準備として，他の職種がどのような内容に触れているのかを事前に理解しておく．初期の段階から聴取する内容は，ジェンダーに関する事柄に焦点が当てられた，今までの生活史である．すなわち，身体的・社会的性別への違和感がいつ頃からなのか，どのくらいの期間あり，違和感の程度や大きさはどのくらいなのか，家族の反応やかかわりはどのようなものだったのかといった，患者・家族が本人のジェンダーとどのように向き合ってきたかということである．さらに，今までの生活で，本来のジェンダーと向き合うための行動や具体的な努力はどのようなものだったのか，現在は家族のサポートが受けられるのかということも聞く．それらは情報収集としての意味合いだけでなく，つらさを吐露するカタルシスともなり，どのように生きていくのかを考え，これからの人生を意味づける治療的な内容につながる．そのため，ジェンダーに対する自己のとらえ方が表出できるよう，関係性を構築する．

患者のなかには，過去にいじめや暴力，暴行などを経験した人もいる．生活歴を聴

取する際に，それらの本人の心の傷に触れたり，近づいたりすることになる．そのようなデリケートな部分に触れざるをえないため，医療者はラポール（臨床心理学の用語で，相手を受容し相手との間に信頼関係をつくり出しこころの交流を行うこと）が深められるような，受容的で支持的な態度が必要であり，不快な思いを軽減し，患者が安心できるかかわりが求められる．また，ジェンダー・アイデンティティと身体的・社会的性別に違和感をもつ人のなかには，自分の存在を否定・否認するような感覚をもちながら生活している場合がある．その違和感や受け入れられない気持ち，葛藤について，気兼ねなく表現できることを保証しながらかかわっていく．

　時に，医師や臨床心理士の面談がトリガーとなり，後にフラッシュバックや興奮，不安，衝動性，不眠，抑うつなどの反応を起こす場合がある．それらを想定し，面談後の患者の反応について観察する．

3）家族支援

　患者の性別違和に対して家族は，悩んだり不安に思っている．家族のなかには，自分たちの叱り方や教育の仕方，育て方によって性別違和を生じさせたと自責の念を抱いていることがある．また，両親の一方が服装倒錯（transvestism）に理解を示していると，その容認が性別違和を加速させたと夫婦間の争いとなり，結果的にそのことに触れたり話し合ったりすることができなくなる場合がある．家族員それぞれのジェンダーに対するとらえ方を患者にぶつけ，関係性が悪化している場合もある．そのため，患者本人と家族の関係性を再構築するための援助が必要である．

　性別違和を抱く患者の家族と接する場合，家族も気持ちを表出してよいことを伝え，場合によっては家族員それぞれの思いを個別に聞くことも有用である．家族員それぞれの考えを把握し，家族のそれぞれのサポート体制や思いを理解する．また，家族が性別違和を理解し協力したいがどうしていいかわからない場合，家族がどのようにとらえ，どのような形で協力することが患者にとってよいかを，医療者が一緒に考えていく．

　家族が，患者の性別違和の現状を受け止め，性別違和を軽減できるよう生活環境が整えられることを目指す．医療者は家族の気持ちを受け止め，家族との関係性の構築に努め，家族員のストレスが軽減されるようにかかわる．患者自身のジェンダーのとらえ方と家族のとらえ方，家族の患者に対する理想像との間で葛藤がある場合，受け入れ体制を家族全体で整えられるよう支援する．

2. アセスメントとケアプラン

1）アセスメントの視点

（1）身体的・社会的性別に違和感をもつ人に対する視点

　ジェンダーと身体的性別との不一致は，第二次性徴に伴う身体的変化をきっかけに違和感が強くなり，自分の性的役割の受け入れにくさとなって表面化する．たとえば，中学，高校になると授業や制服，髪型などの校則や教育カリキュラムなどによって，性別としての属性が明確に分けられる．そのため，ジェンダーに対する感覚と求

められる性別による属性との間で，改めて自己のジェンダーに対する感覚と直面させられることになる．

集団生活を送るなかで彼ら（彼女ら）は，ジェンダーに対する違和感から，"自分は他の人とは違う"といった感覚を抱き，大きく傷つけられる．また，自分の抱いているジェンダーへの違和感を「周囲の人に知られてしまうのではないか」という不安や恐怖を覚える．思春期には自分のジェンダーに対する違和感をもたなかったが，成人してから自己のジェンダーに対する違和感に気づき，苦しんでいる場合もある．また，性的指向が同性に向いているにもかかわらず，同性愛に対して抵抗感をもっている，いわゆる"同性愛嫌悪"で，自分の複雑な感情を処理できないうちに，かなりの時間が経ってしまっている人もいる．そのような自分のジェンダーや性的指向性について，受け入れがたい感情によって苦しんでいる人が，やっとの思いで他人に相談し，受診に至るという場合がある．

患者は，今まで経験してきた苦渋の思いや葛藤から，"他人に理解されない"という考えをもち，生きていることに疑問を抱き，自尊感情が低下している．アセスメントする際には，どのような自己概念や自己認識をもっているのか，たとえ言語化しなくても，あるいは本人が自覚していなくても，背景にある状況や心境と照らし合わせて情報収集し，理解を示す．具体的には，対人関係での患者の反応や意思表示などのコミュニケーションパターン，日常会話のなかで看護師など医療専門職が違和感を抱いた患者の表情や態度，言動についてアセスメントする．また，家族との会話などから，家族との関係性に注意しながらアセスメントする．時に希死念慮や自傷行為，自殺企図を抱いている場合があるため，リストカットやスクラッチ（ひっかくなどの傷をつける行為）などの自傷欲求，希死念慮の有無についても，情報を共有する．

(2) ホルモン療法や外科的治療を受ける患者に対する視点

ホルモン療法や外科的治療を受ける患者においては，手術に伴う不安や苦痛のほか，入院などでの生活環境への適応が問題となる．煤賀ら[31]は，GID患者が精神科病棟入院中に抱く思いについて，質的帰納的研究を行い，11のカテゴリー（表4）とその関連図（図1）を導き，それぞれのカテゴリーに関するケアの必要性を結論づけている．特に，身体的性別に関連する検査や外科的手術は苦痛を伴うものであり，それらについての不安やストレスについてアセスメントすることが必要である．

また，性別適合手術が終わってから，手術を受けたことを後悔する患者が出てきた場合，患者の思いを受け止めつつ，まずはセルフケアが行えるよう援助し，生活の変化について，どのように適応していくかを一緒に考える．

患者が自己実現に向けて生活するには，患者自身の努力だけでは限界があり，家族や友人，周囲の人，職場の同僚といった人的環境を整えることが必要になる．カムアウトを視野に入れて家族や周囲の受け入れ体制を評価し，本人の不安に立ち向かう気持ちから，カムアウトのタイミングまで，それらの準備が整えられるよう支援する．場合によっては，ロールプレイを活用した個人の社会生活技能訓練（SST）が有用となるだろう．また，自分が望むジェンダーでの生活がどのようなものであるか，実生活経験（real life experience）を行ってもらうことで，現実的な問題もはっきりしてく

表4 ■性同一性障害（GID）患者が精神科病棟入院中に抱く思い

- 精神科の入院環境への不安・戸惑い
- 確定診断への期待と治療の進行による喜び
- 性が関連する検査への抵抗感
- 他者の視線に対する懸念
- 本来の性で対応されることへの喜び
- 友人・家族とのつながりで感じる喜び
- ニーズに沿わない設備・システム・サービスへの不満
- 入院でもたらされる心地よさ・満足感
- 入院に伴う寂しさ・孤独感
- 看護師の配慮への気兼ね
- 規定された入院期間による安心感

煤賀隆宏・池田弥生・高井郁子・他（2011）．第42回日本看護学会抄録集　精神看護．日本看護協会．p.48．より引用改変

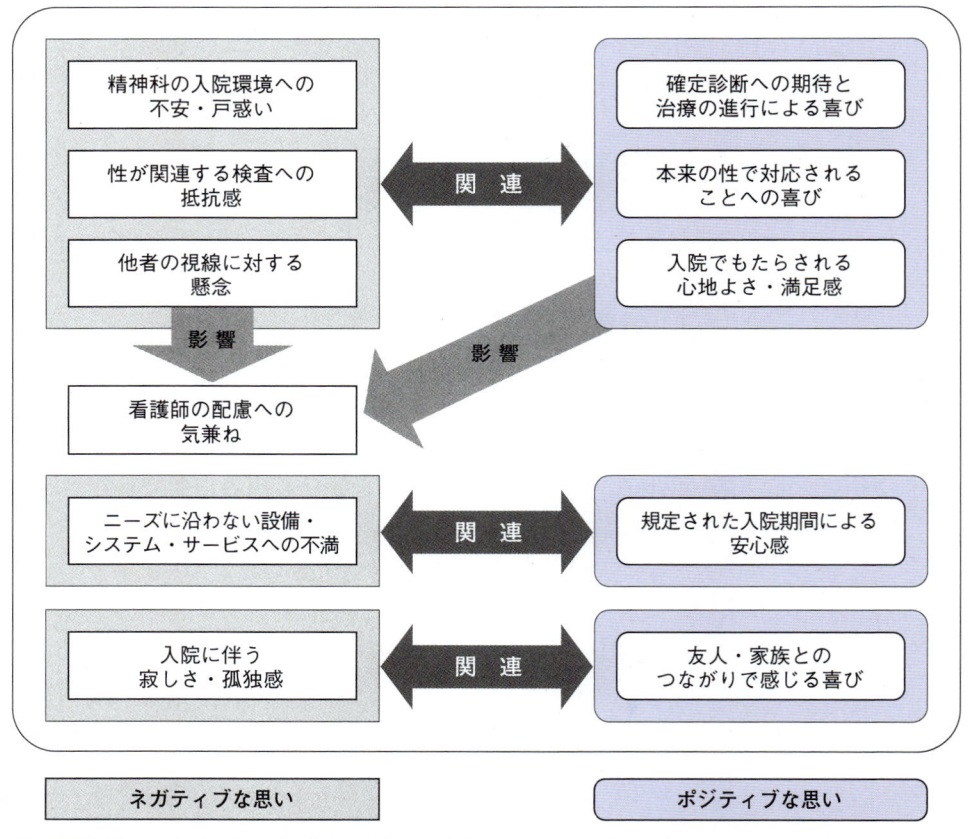

図1 ■性同一性障害（GID）患者が精神科病棟に入院中に感じる思いについての関連図

る．ただし，実生活経験は，周囲の環境の調整やある程度のサポートの確保が必要になるため，それらを整えることから始める．

さらに，ある程度の生活スタイルが整っていても，本来の性での生活を営むなかで多くの障壁が出現すると推察される．それらの生活上のストレスを想定して解決手段を話し合い，解決するための相談窓口を事前に確保する．

(3) 家族に対する視点

生活環境や職場環境などは周りの人の理解が必要であり，カムアウトの方法やタイミングなどが重要事項となる．将来的にカムアウトに挑めるよう，家族員の理解と協力が必要である．

医療者は，家族員それぞれのスタンスを否定せず理解を示すよう心がけ，家族員それぞれのジェンダーに対する考え方，性別違和についてどのように理解しているかを把握する．また，家族のつらさを分かち合えるようにかかわり，家族と関係性を築いていく．その際，家族員間の関係性も把握するように心がける．そして，家族員が患者に対し，"そのままの自分らしさ"を表出してよいという姿勢を示せることを目指し，家族の協力体制の変化を定期的に把握する．時に，患者が望むジェンダーに沿った生活に近づけるにはどうしたらよいかについて話し合う場を提供したり，促進役としてかかわっていくことが必要である．

2) ケアプランと根拠

ここでは，性別違和を抱える患者の様々な状態についてケアプランを提示する．このような状態にある患者と家族の問題点として，以下の4つがある．

#1 ストレスフルな状況下で，社会的に認めがたいコーピング反応（攻撃的な言動，自傷行為など）が出現する

#2 ジェンダー・アイデンティティについての長期的な葛藤に伴う自尊感情の低下がある

#3 ジェンダー・アイデンティティと身体的・社会的性別での葛藤により，自分らしいジェンダーに沿って行動することができない苦悩がある

#4 患者のジェンダー・アイデンティティに対し，家族の価値観で向き合い，家族内での葛藤が生じている

問題点	短期目標	ケアプラン（OP:観察 TP:ケア EP:教育）	根拠
#1 ストレスフルな状況下で，社会的に認めがたいコーピング反応（攻撃的な言動，自傷行為など）が出現する	精神的に落ち着いた状況において，攻撃的言動や自傷行為などに至った際の感情を言語化することができる	[OP] ①ストレスの程度（表情，口調，姿勢，感情，話し方，会話の内容） ②非効果的コーピングの内容（攻撃，ひきこもり，八つ当たり，悲嘆，リストカットやスクラッチなど） ③非効果的コーピング行動の出現状況（面会後，主治医との面談後，出現しやすい時間帯や状況など）	・非効果的なコーピング行動は，ストレスやフラストレーションの防衛的，代償的な行動である．患者のストレス蓄積状況を把握することが，非効果的コーピング行動の原因を理解するうえで有用である ・非効果的コーピング行動は，一つのパターンに限らない．どのような形で表面化するかを把握することが患者の生命や外傷，対人関係性，社会的地位を守ることになる

問題点	短期目標	ケアプラン（OP:観察　TP:ケア　EP:教育）	根　拠
		④両親との面会時や面会後の表情，言動，しぐさからストレスの程度	・ジェンダーへの違和感を抱く患者は，周囲の人々に理解されていないことでのストレスやフラストレーションを抱くため，それらの人々とのかかわりの前後で反応が出現しやすい
		⑤普段のストレスコーピングパターン	・日頃のストレスコーピングパターンを把握することで，患者の精神的成熟度が査定できる
		⑥非効果的なコーピング行動に対する患者自身の問題意識	・非効果的コーピング反応を示さざるをえない患者の背景に，家族や周囲の人に理解されないことや偏見をもたれることへの不安など，ネガティブな感情が存在することがある．それらを吐き出してもよいという安心感を提供するため，ラポールを構築する
		[TP] ①安心でき，落ち着ける環境を提供する ②スタッフとの関係性を構築できるよう，温かい態度でコミュニケーションを図る ③困ったときはいつでも看護師に相談できることを伝える ④どのスタッフと話してもよいことを伝え，つらい気持ちを吐き出してよいことを保証する ⑤感情を言語化し，健康的な表現で表出するよう促す ⑥ストレスの対処方法のパターンを明らかにし，実施できる方法について話し合う	・スタッフに気兼ねすることもあるため，困ったときには相談にのることを保証しておく
		[EP] ①人や物に当たらず，言語化することの重要性について，話し合いのなかで教える ②有効な対処方法に代替する	・感情を言語化することの大切さや対処行動について教示したり，一緒に考えることで，非効果的コーピング行動を修正することにつながる
		③人や物に当たる行動が他人に与えるネガティブな影響について教え，社会的に認められるコーピング方法を一緒に考え理解させる	・非効果的コーピング反応が他人に与える影響を理解させ，暴力や暴言，リストカットではないコーピング行動へと導く
#2 ジェンダー・アイデン	自己の肯定的な側面を見出し，表	[OP] ①自尊感情低下に随伴する行動の有無（表情，日常生活行動，個人衛生，身	・自身のジェンダーについての見方やとらえ方が，偏ったり歪ん

問題点	短期目標	ケアプラン（OP:観察　TP:ケア　EP:教育）	根　拠
ティティについての長期的な葛藤に伴う自尊感情の低下がある	現できる	だしなみなど） ②食事摂取量・質 ③不安・緊張・抑うつの有無と程度 ④睡眠状態 ⑤自己の否定的な言動の有無 [TP] ①患者を一人の人間として尊重する ②表現を促しながら，十分に訴えを聴く ③自己に対するとらえ方や自己嫌悪感を表出させる ④自己の肯定的な側面について，話し合いのなかで見出させ，看護師側からもフィードバックする ⑤話し合いは複数回行う [EP] ①患者の自己評価の高まりや変化しようとする行動を支持する	でいることは自尊感情に大きく影響する ・自尊感情の低下が身体面や行動面，不安や不眠，抑うつなどの精神症状として現れることがあるため，それらの観察が情報となり，改善の指標となる ・患者を尊重するかかわりが生きていることや存在自体を肯定し患者の生きる力を育む．医療者側は傾聴する姿勢が必要である ・自己否定的な見方や自己嫌悪感に対してその見方の偏りに気づかせ，自分に肯定的な側面があることを見出させ，自尊感情の低下をケアする
#3 ジェンダー・アイデンティティと身体的・社会的性別での葛藤により，自分らしいジェンダーに沿って行動することができない苦悩がある	性別の固定観念にとらわれず，自分らしさを表現してよいことに気づくことができる	[OP] ①自己のジェンダーについての見方 ②日常生活における自己のジェンダーに関連する事柄（入浴やトイレ，服装，名前の呼ばれ方など）での苦痛の有無 ③家族の受け入れ [TP] ①患者とラポールができてきたら，入院目的を確認しながら，ジェンダーの問題について話し合う ②自分が求めるジェンダーに気づき，表出しても誰も非難しないことを保証する ③ジェンダーに関する罪悪感や不安などを表出してよいことを伝える ④患者のジェンダーに関連する疑問や考え方，とらえ方などを明らかにするのを手助けする ⑤ジェンダーに関する自認については，焦らなくてよいことを保証する ⑥ジェンダーの自認に対して，患者の揺れ動く気持ちに寄り添う ⑦医療サイドと家族や学校，職場との話し合いをもち，受け入れ体制を整えていく	・ラポールを前提に，医療者が無条件に受け入れることを保証することによって，患者のジェンダーについての思いが表出される ・気兼ねしない患者の訴えにより，戸惑いや葛藤をとらえることができる ・患者を受け入れる家族や学校，職場などと話し合い，受け入れ体制を整えることで，患者自身

問題点	短期目標	ケアプラン（OP:観察　TP:ケア　EP:教育）	根　拠
		[EP] ①認知行動療法（個人SST，ロールプレイ，アサーティブトレーニング）を導入する	のジェンダーに対する葛藤を軽減することができる ・重要他者などに意思表示をするトレーニングやカムアウトのためのトレーニングをすることで，生活することの自信をもたせることができる
#4　患者のジェンダー・アイデンティティに対し，家族の価値観で向き合い，家族内での葛藤が生じている	ジェンダーに対する家族自身のとらえ方を見つめることができる	[OP] ①家族のストレスや葛藤状態（患者と家族員それぞれのかかわり方や接し方，関係性） ②家族員の患者に対するジェンダーについての見方 ③家族の受け入れ [TP] ①家族とラポールができてきたら，家族員の思いを聴きながら，本人がジェンダーについてどのように考えているかを伝達する ②家族員間の葛藤について話し合い，家族の価値観や観念の押しつけや，受け入れがたい気持ちが存在していることを，家族に認識してもらえるようにする ③家族のジェンダーの自認に対して，患者の揺れ動く気持ちに寄り添う ④望むなら，ジェンダーについて話し合う場を提供できることを伝える [EP] ①患者のジェンダー・アイデンティティに沿った生き方が，自分らしく生きることにつながる可能性を，家族に伝える	・患者のジェンダー・アイデンティティに対して，家族がどのように理解し，接しているかを理解することは重要である．家族の姿勢が，患者の望むサポートを認識していなかったり，家族員の価値観を押しつけるような接し方がみられる場合に，患者のストレスや葛藤を引き起こすことになる ・家族の受け入れ体制や家族の価値観を理解し，患者とのジェンダーに対する向き合い方に相違があることを認識し，患者が自分らしく生きられるようにサポートできるよう，支えていくことが望まれる

●文　献

1）及川　卓（1981）．性別同一性障害＜現代精神医学大系8＞．中山書店．p.225.
2）高橋　進・柏瀬宏隆編（1983）．性的異常の臨床．金剛出版．p.88.
3）山内俊雄（2003）．精神医学症候群Ⅱ（解説/特集）．日本臨牀別冊．
4）American Psychiatric Association. DSM-5 Development.
   <http://www.dsm5.org/proposedrevision/pages/genderdysphoria.aspx>
5）日本精神神経学会性同一性障害に関する委員会（2006）．性同一性障害に関する診断と治療のガイドライン，第3版．p.12.
   <http://www.gid-center.com/uploads/fckeditor/guideline-no3.pdf>
6）American Psychiatric Association（2000）/米国精神医学会編，高橋三郎・大野　裕・染矢俊幸訳（2002）．DSM-Ⅳ-TR精神疾患の診断・統計マニュアル．医学書院．p.788.
7）前掲書6）．p.784.
8）前掲書6）．p.784.
9）Zucker KJ, Bradley SJ（1995）/鈴木國文・古橋忠晃・早川徳香・他共訳（2010）．性同一性障害——児童期・青年期の問題と理解．みすず書房．p.9.
10）山内俊雄（2004）．性同一性障害の基礎と臨床，改訂第2版．新興医学出版社．p.4.
11）前掲書6）．p.786.
12）前掲書10）．p.21.
13）前掲書6）．p.551.
14）World Health Organization（1992）/隔　道男・中根允文・小見山実・他監訳（2005）．ICD-10　精神および行動の障害——臨床記述と診断ガイドライン，新訂版．医学書院．p.42.
15）前掲書6）．p.555.
16）Sadock BJ, Sadock VA（1996）/井上令一・四宮滋子監訳（2004）．カプラン臨床精神医学テキストDSM-Ⅳ-TR診断基準の臨床への展開，第2版．メディカル・サイエンス・インターナショナル．p.788.
17）前掲書6）．p.789.
18）前掲書6）．p.789.
19）前掲書6）．p.789.
20）前掲書6）．p.789.
21）前掲書6）．p.789.
22）性同一性障害者の性別の取扱いの特例に関する法律（平成十五年七月十六日法律第百十一号）．<http://law.e-gov.go.jp/htmldata/H15/H15HO111.html>
23）針間克己（2010）．性同一性障害．精神科治療学，25増刊号，244-245.
24）前掲書14）．p.224.
25）前掲書14）．p.224-225
26）前掲書14）．p.225.
27）前掲書14）．p.225
28）前掲書14）．p.227-228.
29）前掲書14）．p.231.
30）前掲書14）．p.231.
31）煤賀隆宏・池田弥生・高井郁子・他（2011）．第42回日本看護学会抄録集　精神看護．日本看護協会．p.48.

20 強　迫（思考・行動）

1 強迫（思考・行動）とは

強迫（obsession, compulsion）とは，自我意識（自分自身の実在感や人格についての意識）の異常で，不合理な考えが自分の意志に逆らって出現し，その考えを否定しようとすると不安になる状態である．考えの強迫が強迫観念（obsessive idea），それが行為になれば強迫行為（compulsive act）である．不安障害のなかの強迫性障害（obsessive-compulsive disorder）のほか，パーソナリティ障害などでもみられる．

1. 強迫思考

強迫思考とは，その内容が無意味ないし不合理である，あるいは少なくとも根拠なく支配的であると自らわかっているのに追い払うことができず，強いてそうすると強い不安や不快の感情が起こるもので，この状態を強迫観念という．

2. 強迫行為

強迫行為とは，強迫観念によって出現する行為のことである．たとえば，外出時にドアの鍵をかけたのに，かけていないのではないかという考え（強迫観念）が浮かび，いくら打ち消そうとしても打ち消すことができず，何度もドアが開かないか，ドアノブをガチャガチャと押したり引いたりして確かめる（強迫行為）．これを確認強迫という．強迫行為を行うことで，いったんは緊張が減るが，強迫行為はどんどん複雑な行為（儀式）へとつながっていくようになる．不合理であるとわかっているが，決まった順番で儀式を行わなければならず，1つでも中断すると最初からやり直さなければ気がすまなくなる．

健康な人にも似たような現象はみられるが，通常は注意を別の事柄へ向ければ消失する．治療が必要かどうかの判断は，強迫思考や強迫行為によって生活に支障をきたしているかどうかによる．患者のみならず，家族までもがひきこもりや社会的な孤立に至ることが多く，家族の強い疲労も併せて検討する．

強迫観念および衝動強迫の内容とその割合は，確認行為（63％），洗浄強迫（50％），不潔恐怖（45％），疑惑症（42％），身体不安（36％），計数（36％），調和の強要（31％），攻撃的な思考（28％）である[1]．

強迫行為のある人は，その内容へのこだわりは強いが，その他のことに執着しない

傾向がある．たとえば，不潔恐怖がありティッシュを用いないとドアノブや物に触れない人の自室がゴミだらけだったり，汚れた同じ服を何日も着るなどが観察される．その理由として，強迫行為で疲労困憊しADLが低下している，更衣をすることで他の強迫思考を生み出すのではないかと恐怖を感じているからなどが考えられる．

強迫性障害は，ICD-10では「神経症性障害，ストレス関連障害および身体表現性障害」に分類され，恐怖症性不安障害，その他の不安障害（パニック障害など），強迫性障害（強迫神経症），重度ストレスへの反応および適応障害（外傷後ストレス障害など），解離性（転換性）障害，身体表現性障害，その他の神経性障害（神経衰弱など）が含まれる．DSM-Ⅳ-TRでは「不安障害」に分類される（「25 不安」の項，p.229参照）．

2 強迫（思考・行動）の出現する背景

1．心理学的背景

子どもの頃からの強迫性格（秩序と規律を必要以上に気にし，柔軟性に欠ける）が基礎にあるといわれ，こうした人は自己不全感を常に抱いている．防衛機制として，退行，反動形成，分離，知性化，打ち消しなどが働いているとされ，様々な対人関係理論の共通点として，幼児期の発達過程と関連しているとされている．

2．生物学的背景

強迫行為と類似している現象を起こす疾患として以下があげられる．器質性障害によるものは，ジル・ドゥ・ラ・トゥレット症候群，小舞踏病，脳炎などである．このことから強迫性障害は大脳基底核疾患など[2]との関連が示唆されて研究が進んだ．そのほかに統合失調症，摂食障害，性行動の障害，アルコールや薬物依存などの嗜癖行動，病的賭博，抜毛癖などがある．

強迫行為があるから強迫性障害というわけではないため，他の身体的および精神的症状を観察する必要がある．

3．対人関係理論

成田らは[3]強迫神経症患者を対人関係から考察し，「自己完結型」と「巻き込み型」と名づけた．

自己完結型は男性に多く，親に早い時期から自尊心を壊され，独自の価値観に固執して完全を期さないと不安になる．矛盾した自己像が統合されないまま内的矛盾を孕（はら）んで緊張が潜在しており，アイデンティティ確立が問題となる思春期に発症する傾向がある[3]．

巻き込み型は女性に多く，他者との情緒的交流をもてない自己を，しっかりして勝気に振る舞うことで思春期の競争的な状況を乗り越えてきたという矛盾があることで，結婚などを契機に露呈し異性を支配するパターンとなりやすい．このことから，異性との親密さの確立が問題となる思春期後期から青年期に発症する傾向にある[3]．

巻き込み型は子どもの強迫性障害に多くみられ，分離不安と関連していることから親が疲弊してしまうこともある．筆者の経験では，児童・思春期精神科に入院する多くの強迫性障害患者の親は，強迫行為に巻き込まれ疲弊するばかりか仕事や家事へも影響し，家族の生活基盤まで揺らいでいた．

4. 疫　学

強迫性障害の有病率は，一般的な統計では0.5～2％といわれている．平均年齢は20代で，70％が25歳以前の発症，15％が35歳以降の発症とされる[1]．子どもの併発症として，不安障害，気分障害，チック，注意欠如・多動性障害（ADHD）がかなり高率に認められる[4]．

5. 発症機制

強迫性障害患者は何らかの体質的素因，心因（精神的過労，心理的葛藤），性格的要因（強迫性格），社会文化的要因（環境変化），身体因（身体疾患，身体的過労，妊娠，出産，月経，年齢的発達過程に関連した体内環境の変化）などの要因で症状が出現すると考えられている．

6. 治　療

薬物療法では，選択的セロトニン再取り込み阻害薬（SSRI）が三環系抗うつ薬よりも効果があるとされている．認知行動療法なども取り入れられている．症状が患者本人や家族の生活に大きな支障をきたしている場合，入院治療となる．

7. 強迫性障害の経過

時に小児期に始まるが，多くは思春期や青年期に発症する．また，1/4の患者は軽快，半数は症状を残しつつも軽快，残りの1/4の患者は不変か悪化するといわれている[5]．

3 ケアのポイント

1. 看護方針

1）ケアを行ううえでの留意点

　看護師は患者の生活に一番近いところにいる．様々な場面で患者の強迫行為を目の当たりにする．時に患者は，看護師を巻き込んで確認を強要することがある．看護師は強迫行為を繰り返す患者に対して，心理的な抵抗感，もどかしさ，怒り，イライラ，不快な感情などを覚えることが少なくない．しかし，強迫行為は患者自身が止めたくても止められない，止めようとするとより不安が高まるということを認識しながらかかわる必要がある．看護師自身，患者に対する複雑な感情をもつことを認識し，スタッフ間で共有し，ケアの方向性や具体的なかかわりを検討する．

　また，薬物療法や認知行動療法が患者の生活面にどのような影響を与えているのか，治療自体の理解や進捗状況を把握することも大切である．

　患者は強迫行為によって自己実現をしにくい状態にある．看護師は，患者が強迫観念があってもそれにとらわれず，強迫行為と折り合いをつけて自己実現できるようになることを支援する．強迫行為への過剰な関心や抵抗を示すことは，患者の強迫行為を助長させ，つらい状況を長引かせる危険がある．看護師が患者の「強迫」に強迫的になってはいけない．患者のつらさに寄り添い，ゆったりと構えて安心感を与えるよう心がける．

2）ケアの流れ

（1）初　期

　患者および他者にとって危険なことがなければ，強迫行為を止めさせたりせず観察する．患者が安心して生活が送れるように，生活に影響している部分に介入する．会話のなかで，患者の真の不安が何であるか，本当にしたいことは何かなどを読み取る．また，家族関係や心理検査の結果の把握が大切である．これらを多職種で共有し，個別性の高い統一した対応を検討する．

　また，薬物療法の導入が患者の生活へどのように影響しているのかを観察する．SSRIなどの副作用を考慮して介入する．

（2）中　期

　確実な内服や生活のなかで認知行動療法が継続できるように介入する．この時期は，それらの効果が少しずつ現れ，患者の健康的な部分の支援ができるようになる．余暇を有効に過ごせるように，作業療法の導入を検討してもよい．

　他者との距離のとり方に問題のある患者が多いため，対人関係の観察も大切である．入院時から築いてきた患者との信頼関係を維持する時期である．様々なスタッフとかかわることで，「患者の明確な価値意識」[3]をいい意味で崩し，いろいろな価値観があることを患者に示すことができる．それを念頭において，多職種スタッフや患者を取り巻く他者との関係調整を行う．患者には誠実に親切に，医療者としての役割を認識してかかわる．

　退院を踏まえた環境調整を始める時期でもあるため，自宅や学校・職場・地域など患者の社会的役割を確認し，不安や葛藤，強迫行為の増強との関連をアセスメントする．外出や外泊において，強迫行為が生活へどのように影響したか患者と共に振り返る．入院前の一番つらい状態と比較して，健康的な部分に時間をかけられるように

なったことを共有し，不安への対処を強迫行為という形ではなく，話すことや日記をつけるなどの言語化に替えるよう促す．

(3) 退院準備期

退院先の受け入れ状況，家族関係，社会的役割が継続できるか，今までの外出・外泊での不安や緊張と強迫行為との関係がどのように変化していったかをアセスメントする．強迫行為が増強した場合，どのように対処するのかを決めておくと患者は安心できる．強い不安や葛藤があるときには緊急で受診ができるか，また，休養目的で短期間の入院が可能かを確認する．

3）家族支援

入院当初は，患者の強迫行為に家族も疲労困憊している．家族にも休養をとってもらいながら，患者-家族関係と強迫行為との関連について情報収集する．これを参考に多職種で患者や家族に統一した対応ができるようにプランを考え実施する．

患者の治療の進行状況を伝えることは，今後の患者-家族関係の構築に必要である．薬物療法の内容や作用・副作用について，作業療法や精神療法，認知行動療法などで取り組んでいる内容と，家族に協力してほしいことおよびその理由をわかりやすく説明する．

家族の面会・外出・外泊時に，強迫行為の様子や家族の対応の仕方を観察する．家族への疾患教育を行い，対応の仕方をアドバイスする．具体的には，患者の不安の前兆になる言動，頓服薬を飲むタイミング，距離のとり方を説明し，実際に行ってもらい，その結果を共有する．その際，成功することも失敗することもあるが，あわてずにいることが大切であることを伝える．

家族の不安を受け止めることも看護師の役割である．また，家族は社会的に孤立しがちであるため，同じ悩みを抱える者同士の支え合いができる家族会なども紹介する．

2．アセスメントとケアプラン

1）アセスメントの視点

患者は，不安や恐怖，葛藤を解消するために強迫行為を行っていると感じていない場合がある．強迫行為そのものに不安や恐怖を感じ，葛藤していることがあり，葛藤があると希死念慮や自傷行為につながることがあるため，患者の言動に注意する．

強迫行為が生活面のどこに影響しているのか，不安などの真の理由が何であるかなど多職種チームで情報収集し，アセスメントを共有し，チームで統一した対応をとる．また，患者にとって他者との関係性はどのような意味をもつのかを観察する．他者に対する患者の振る舞い，緊張の程度，トラブルの有無，我慢しすぎていないかをみると，問題点が明らかになる．これまでの生育歴や家族歴について，患者のみならず家族から情報を得て，患者の不安などの分析に役立てる．また，学業期間中の客観的な資料があると心理検査の際に役立つ．

患者と家族のかかわり合いを観察することは，精神的な距離や反応，対処の仕方の参考となる．家族には強迫行為をする真の理由を含めて，疾患や薬物療法，他の治療

法について説明し，患者への対処の仕方を支援する．その際，家族が患者の疾患をどのように感じているのか，受け止め方はどうなのかを把握する．

2）ケアプランと根拠

ここでは，入院当初に看護師が直面する患者の強迫行為と患者の真の不安などに対する長期的な方策，家族へのかかわり方についてケアプランを提示する．このような状態にある患者と家族の問題点として，以下の4つがある．

#1 強迫行為による患者自身の身体的損傷や自傷他害のおそれ
#2 強迫行為による日常生活への影響
#3 生活に支障をきたすほどの不健康な感情表出
#4 家族から疾患の理解が得られない

問題点	短期目標	ケアプラン（OP:観察　TP:ケア　EP:教育）	根　拠
#1 強迫行為による患者自身の身体的損傷や自傷他害のおそれ	医療者の介入により患者の身体的損傷や自傷他害の頻度が減少する	[OP] ①強迫思考の内容（破壊的・妄想的・不合理な内容など） ②強迫行為はどのようなものか（洗浄強迫，質問癖，対称・秩序，計数，収集など） ③強迫行為による身体的損傷や自傷他害の有無と内容 ④巻き込みの有無と具体的内容，時間 ⑤不安の程度（必要時バイタルサインの測定） ⑥服薬状況と副作用の有無 [TP] ①介入の緊急度が高い自傷他害がある場合，患者を保護する（時に医師指示のもとで強制力のある方法をとる） ②患者と共に患者の不安や恐怖について振り返る．強迫行為ではなく，患者の不安や恐怖に焦点を当て，看護師の私見を挟まず患者の話を聴く ・看護師は自身の不安の有無やレベル，その理由を明らかにしておく．患者とかかわる前に深呼吸をし，今日焦点を当てるテーマを確認すると患者との心理的距離を冷静に保つこ	・強迫行為へ結びつく思考は何かを知る機会となる ・身体的損傷や自傷他害の有無をアセスメントし介入の緊急度を検討する ・患者の身体安全や他者への影響をアセスメントする ・入院前後の巻き込みを比較することは，患者の不安や恐怖について検討する材料となる ・強迫行為との関連をアセスメントする ・SSRIは効果出現までに2～4週間かかる．副作用（嘔気）の発現頻度が高い ・患者の生命，身体的・社会的安全を最優先する ・患者の真の問題を明らかにするきっかけとなる．患者は自尊心が低い傾向にあるため，傾聴することで関心をもたれている感覚を与える

問題点	短期目標	ケアプラン（OP:観察　TP:ケア　EP:教育）	根　拠
		とができる ③身体損傷や自傷の処置を行う．看護師は私見を述べず，不安や恐怖があったことを理解して接する ④介入の緊急度が高いものでなければ，強迫行為を止めさせたり，注意しない ⑤患者の健康的な部分を引き出す（趣味，関心のあること，将来したいことなど） ⑥薬の副作用への対処を行う [EP] ①入院治療・看護の目的・計画を患者に伝える ②副作用について，薬剤師と協働して患者へ説明する ③わからないこと，困ったこと，不安なことはいつでも相談してよいことを伝える	・処置で感染を予防する ・強迫行為を止めさせたり，注意するとさらに不安や恐怖が強まり，強迫行為が増強する ・不健康な面に注意を向けがちになるが，患者の健康的な部分に関心を寄せ，自尊心を高めていく ・医療者のかかわりは，意図的・治療的であることを明確にすると患者の不安が緩和される ・抗うつ薬には眠気・嘔気・体重増加・月経異常などの副作用がある．薬効よりも早く出現するため患者の治療意欲への影響がある．入院目的なども踏まえて説明する ・患者は一人で問題を抱えてしまう傾向にある．患者に関心を寄せ，相談できたらそのことを喜ぶ姿勢をもち，患者が話しやすい環境をつくる
#2 強迫行為による日常生活への影響	医療者の介入により，障害されたADLが適切に実施される	[OP] ①ADLの障害度（食事や水分摂取，睡眠，排泄，清潔，整容，更衣） ②ADLのパターン（食事や水分摂取，睡眠，排泄，清潔，整容，更衣） ③巻き込みの有無と具体的内容，時間 [TP] ①強迫行為によって障害されているADLに対して介入する．介入の程度は患者の能力と巻き込み型かどうかによって変化する（声かけ，部分介助，全介助）	・患者は強迫行為の影響で自分自身に関心をもちにくい．排泄後の不潔な感覚が嫌なために水分などを極端に制限することもある．強迫行為とADLの関連を検討する ・入院前後の巻き込みを比較することは，患者の不安や恐怖について検討する材料となる ・栄養状態の低下を予防する．適切な排泄は食事や水分摂取にも関連する．清潔・整容・更衣は，感染予防だけでなく患者の社会的健康には欠かせない．看護師に忍耐が必要となるが，患者の強迫行為のつらさを理解し

問題点	短期目標	ケアプラン（OP:観察　TP:ケア　EP:教育）	根　拠
			て接する
		②睡眠に関して，刺激を少なくしリラックスできるような工夫をする（フットバスやマッサージ，アロマなど）．また，睡眠薬を使用する	・睡眠は精神の安定に欠かせない．患者は不安や恐怖のために常に緊張し，気が休まらないことが多い．安心できる環境が必要である
		[EP] ①わからないこと，困ったこと，不安なことはいつでも相談してよいことを伝える	・患者は一人で問題を抱えてしまう傾向にある．患者に関心を寄せ，相談できたらそのことを喜ぶ姿勢をもち，患者が話しやすい環境をつくる
#3 生活に支障をきたすほどの不健康な感情表出	医療者の介入により，強迫行為以外の方法で感情を表出できる	[OP] ①強迫行為はどのようなときに起きやすいのか，どのくらい持続するのか，やり直しはあるのか，儀式的であるか．また，強迫行為はどのような状況なら起きないのか	・患者の不安や恐怖を知る機会となる．強迫行為が起きる前後の話題や関係していることをアセスメントし，強迫行為が起きない状況を知ることは患者の安寧を得るために有用である
		②心理検査の結果	・患者の行動特性や理解力，考え方の傾向，家族との関係性，不安のもととなる事柄についての情報を得ることができる
		③健康的な感情表出の有無	・不健康な面に注意を向けがちになるが，患者の健康的な面に関心を寄せ，自尊心を高めていく
		④家族との関係（面会・外出・外泊の様子） [TP] ①言語化を促す（話す，日記を書く）	・#4 OP①参照 ・強迫行為の代わりとなる感情表出の方法を患者に経験してもらう．不快感を表すようなら，OP②で患者に合った感情表出の方法を検討する
		②身体損傷や自傷ではない，不安や恐怖を解消する別の方法を患者と検討し，試してみる（古新聞を引き裂く，シャドウボクシングをする，大きな声で歌う，運動をする，絵を描くなど）	・患者は，安全かつ安心する健康的な方法を経験したことがほとんどない．代わりの方法がみつかれば，強迫行為が減少していく．TP①，②ともに代わりの方法ができたときには共に喜び，継続できるように支援する
		[EP] ①不安や恐怖などが高まったときに強迫行為の代わりの方法が継続して行えるように患者と話し合う	・患者が自分自身の状況を把握し，対処できるように支援する
		②入院前の状況と現在の比較をする．患	・患者は自尊心が低い傾向にある

問題点	短期目標	ケアプラン（OP:観察　TP:ケア　EP:教育）	根　拠
		者の健康的な面や強迫行為の代わりとなる様々な方法などのよい体験に注目する	ため，このような比較をする際によくない点に注目しがちである．それまでに共に体験したよいことを振り返ることは，患者の自信につながる
		③わからないこと，困ったこと，不安なことはいつでも相談してよいことを伝える	・患者は一人で問題を抱えてしまう傾向にある．患者に関心を寄せ，相談できたらそのことを喜ぶ姿勢をもち，患者が話しやすい環境をつくる
#4　家族から疾患の理解が得られない	医療者の介入により患者の疾患理解への関心が高まる	[OP] ①家族の患者との接し方（一方的に話をする，患者の意見や希望が反映されない，先回りして意見を言ってしまう，患者が行動すればよいところを代わりにやってしまう，患者は手助けしてほしいのに何もしない，身体的・精神的な距離が近い）	・神経症の児童・青年期患者をもつ母親の養育態度として「支配」（自立優先，衝突回避），「過保護」「関係希薄」「拒否」という特徴がみられる．また家族や配偶者との間の情緒的な関係がもてず周りから支援がないなかで子育てをしていることが多い（母親に限ったことではない）．患者の年齢にかかわらず，このことを念頭に観察することは，患者の疾病理解を助けるだけでなく，患者の不安や恐怖との関連を検討する材料になる
		②家族の患者の強迫行為への対応の仕方（ずっと付き合ってしまう，怒る，あきれる）	・患者の不安や恐怖を助長させる対応をしているかもしれない．家族支援への参考となる
		③家族歴（発達的危機や状況的危機の有無，患者の親や同胞との関係性）	・OP①参照
		④患者と家族の社会的役割の把握（学校・塾・課外活動，職場，地域活動）	・患者や家族の不安や恐怖の原因は何か探るヒントになる
		⑤患者の疾患についての理解	・強迫について，患者のそばにいる家族の理解が重要である．症状が出現する理由や治療方法，対応についての知識と実践につなげるための情報が必要となる
		⑥家族のストレス対処の方法の把握（健康的な対処，不健康な対処）	・適切なストレス対処ができていないことが多く患者の症状悪化に影響することもある．臨床心理士との連携も考慮する
		⑦退院先の受け入れ状況	・患者の強迫行為によって，退院後の患者を受け入れられない家族も少なくない．入院時から退院支援を踏まえた情報収集が必要となる

問題点	短期目標	ケアプラン（OP:観察 TP:ケア EP:教育）	根　拠
		[TP] ①家族の訴えを聴く	・家族は患者についての不安や今後への不安をもっている．今までの苦労をねぎらいながら傾聴する．話がまとまりにくくなることがあるため，家族の目標をアセスメントし，焦点化しながら話を進めていく
		②面会・外出・外泊の様子を振り返る	・患者の強迫行為と家族の不安や恐怖との関係はどうだったか，変化はあったかを共に振り返り今後の対応の仕方を検討する
		[EP] ①強迫についての正しい知識，治療目的，看護介入の目的，薬物療法，精神療法などについて理解できるように説明する	・疾患が理解できれば，家族は患者に巻き込まれず対応することができるようになる
		②強迫行為が増強した場合の対処方法を共に考えて実践できるようにする	・頓服薬使用，相談する場所や相手，緊急受診などを検討し，冷静に対応できるようにする
		③休養目的での短期入院が可能かどうか，その相談先を決めておく	・患者や家族が一時的に物理的距離をとることは，互いの精神的安寧につながる．PSWとの連携も重要である

●文　献

1) Semple D, Smyth R, Puri BK, et al (2009). Obsessive-compulsive disorder (OCD). Oxford handbook of psychiatry and emergencies in psychiatry, 2nd ed. Oxford University Press. p.340-341.
2) 高橋克朗 (2002). 強迫性障害の生物学的病因仮説. こころの科学, 104, 23-27.
3) 成田善弘・中村勇二郎・水野信義・他 (1974). 強迫神経症についての一考察―「自己完結型」と「巻き込み型」について. 精神医学, 16 (11).
4) 金生由紀子 (2002). 子どもの強迫症状. こころの科学, 104, 67-71.
5) 高　宜良 (2002). 強迫の経過と転帰. こころの科学, 104, 52-55.
6) 阿部隆明 (2002). 強迫症状と周辺の精神症状. こころの科学, 104, 18.
7) 傳田健三 (2002). 強迫性障害の発症機制―心理社会的要因と生物学的要因の関係. こころの科学, 104, 34-38.
8) 藤澤大介・白波瀬丈一郎 (2002). 強迫性障害の心理的成因仮説. こころの科学, 104, 19-22.
9) Schultz JM, Videbeck SL (2002) /田崎博一・阿保順子・佐久間えりか監訳 (2007). 看護診断に基づく精神看護ケアプラン, 第2版. 医学書院. p.253-258.
10) 武井　明・宮崎健祐・目良和彦・他 (2007). 神経症圏の児童青年期患者をもつ母親の養育態度についての臨床的検討. 旭川市病院医誌, 39 (1), 5-11.

21 施設症

1 施設症とは

　施設症（institutionalism）は，長期入院によって様々な弊害が生じている状態で，社会的背景や医療者の対応によって引き起こされる．その症状の特徴は，感情の起伏が少ない，他者への依存が強い，自己決定能力の低下，他者あるいは病院外への興味の減退，社会生活をしていないための生活能力の低下（金銭管理，食事の準備・片づけ，清掃・洗濯，清潔・整容，公共機関の利用など），生活全般における自主性のなさがある．このような症状は慢性期の統合失調症患者に特有な症状として観察され，長期入院のうつ病患者，高齢者，脳器質性疾患患者にもみられる．長期入院患者がいる施設でみられることから，疾患特有の症状というより，環境が生み出した症状ととらえられる．精神医学者バートン（Barton R）はこの要因として**表1**の7点をあげ，精神病院に入院している患者の状態は看護師の過誤に基づくものであり，これを治癒させることができるのも看護師である[1]とした．

　施設症と類似した言葉で，ホスピタリズム（hospitalism）がある．厳密には意味が異なるが，一般的に用いている「ホスピタリズム」は施設症と同義として使用している．

　現在の精神科医療では，心理教育，社会生活技能訓練（SST）の実施，多職種（医師，看護師，臨床心理士，薬剤師，作業療法士，精神保健福祉士，栄養士）による

表1 ■ 施設症の要因

外界との接触の喪失	病院の立地条件といった物理的環境にとどまらず，社会に受け入れられず隔離されていたことから生じる
強制された怠惰と責任の喪失	入院という出来事によって患者という役割を担ううちに，これまでの自己とは変容していく経過をとる
医療・看護職員のボス化	食事，入浴，排泄，金銭管理など本来ならば患者本人の自由意思でできることが医療者に管理されることによって患者が受動的になる
個人的友人・個人的所有物・個人的出来事の喪失	患者の病状が落ち着くまで面会や持ち物の制限をせざるをえない場合がある．他者とのかかわりがないため社会との遮断が起こる
薬物療法	受動的な生活のため薬の自己管理が難しい．また，副作用により動きや思考，言語が十分に機能できない
病棟の雰囲気	限られた環境のなかで入院患者の多くが管理され受動的になり，それが当たり前と思うようになる
施設外の状況に対する展望の喪失	現実から離れ病院の生活がすべてになるため，社会への興味や社会参加に対する意欲が減退する

チーム医療の推進，薬物療法，早期の開放処遇，地域や家族を交えたカンファレンスの実施などによる早期の介入によって，在院日数の短縮化を図っているため，長期入院に至るものは少なくなっている．

2 施設症の出現する背景

わが国の精神障害者の長期入院は，治療難治性の病状や経済的理由，介護困難など「社会的入院」と呼ばれるものが大半とされている．諸外国に比べて在院日数も長い．この背景には，精神障害者への理解不足，患者の受け皿となる社会復帰施設などの不足，患者家族との関係，家族機能の問題などがみられる．こうした社会的背景に加え，精神疾患をもつ患者特有の症状（行動の緩慢さ，判断能力の低下，こだわりの強さなど），病院や医療者の都合に合わせた管理的対応など様々な要因が考えられる．患者自身，長期入院で管理されることによって自発性が欠如し，社会への無関心が増長する，管理されることで病院のほうが居心地がよくなる，長期入院により社会へ戻ることに不安があり，社会に戻りたくなくなるといったことが起きる．

家族は，入院前の患者とのかかわりのなかで患者へのマイナス感情が強くなり，入院によって患者と距離をおき一緒に生活したくない，自分たちの生活を守りたいと考え，退院に対する強い抵抗感をもつ．さらに患者の高齢化とともに家族の高齢化，あるいは親から兄弟，親戚へとキーパーソンの世代交代，経済的な問題など家族機能の低下も一因である．

2004年9月「精神保健医療福祉の改革ビジョン」で，精神疾患や障害者の正しい理解，精神保健医療福祉体系の再編と基盤強化，地域を拠点とする生活の実現に向けた取り組みが基本方針として発表された．「入院医療中心から地域生活中心へ」「長期入院患者等の地域移行の取り組み強化」などの対策が10年で進められるように発信された．

それに伴い，2012年4月の診療報酬改定では，地域生活移行に向け「他職種との連携を踏まえた訪問看護の推進」「地域移行加算」の算定などがうたわれている．患者や家族，社会の様々な背景により，「受け入れ状況が整えば退院可能」な長期入院患者が多くなっているのも現状である．

3 ケアのポイント

1．看護方針

1）ケアを行ううえでの留意点

服薬や金銭管理，生活リズムを整えることなど自律性の回復をとおして，疾患と向き合いながらその人らしい生活ができるように支援することが重要である．

施設症を防止し改善するには，これまでの抑圧的・管理的治療体制を改革し[2]，患者および家族がセルフケア能力を高められるような看護や環境を提供する．たとえ

ば，入院早期から開放的な環境を提供し，様々な日常生活の規制を緩和する．患者の生活観を知り，患者自身のもつ健康的な部分をアセスメントし，患者が自分の能力を発揮できるように看護介入する．

患者は長い入院生活のなかで，様々なことを自分で判断する機会が少なくなっている．入院生活では判断材料が乏しく，判断能力が低下したり自分の判断に不安を覚える場合も多い．看護介入としては，適切な時期に適切な量の情報提供をするとともに，患者自身が自己決定できる環境を提供する．

急性期に適切な看護介入がなされずに入院が長期化したことによる状態であるため，患者自身の意識や行動の変容には長期的視点に立った援助が必要である．

2) ケアの流れ

(1) 施設症の予防

施設症の予防は，第一に入院期間の短縮である．入院初期いわゆる急性期において多職種（医師，看護師，臨床心理士，薬剤師，作業療法士，精神保健福祉士）によるチーム医療を推進していく．行動制限を最小限にし，薬物療法，SST，心理教育など早期に介入する．入院期間の短縮や病気の再燃を予防するには，まず，心理教育や疾病教育をとおして患者自身が病気を理解し，再発防止に努めることを学習することである．また，服薬指導をとおして，患者自身が薬物の作用や副作用を理解し，納得することで服薬アドヒアランスが高まる．

病院などのハード面においては，開放的な病棟であること，あるいは開放処遇（患者の求めに応じて，夜間を除いて病院の出入りが自由な処遇）であることが望ましい．病院のスケジュールは画一的なものでなく，患者自身が考え選択できるようにする．また，社会との遮断を予防するために，早期から地域医療や保健福祉機関との連携を実施する．

(2) 施設症患者への援助

第一に見直すのは病院・施設の管理体制である．1日のスケジュールが看護側の業務の都合によるものではなく，患者主体になっていることを確認する．画一的なスケジュールでは患者が従わなくてはいけないと感じてしまうため，選択肢の幅を広げ，患者自身が考えて選べるものにする．

患者の自立性を促すために，患者自身が日常生活に目を向けることも大切である．たとえば，おやつや食事に関すること，洗濯の方法，金銭管理，整容や入浴，衣類の管理など身の回りの様々なことに関心がもてるように援助する．

また，地域社会とのつながりも忘れてはならない．患者は近くへのちょっとした外出ですら拒む場合がある．その理由として「退院させられるのではないか」「見捨てられる」などの思いがある．看護師との外出や一人での外出を繰り返すことにより，患者自身が地域や社会生活に関心を向けられるように援助する．

3) 家族支援

入院によって患者と離れられることで安堵感を覚える家族は少なくない．看護師は，家族と患者との距離が開かないように，面会や外泊の機会を設け，患者の病状や治療，生活の様子などの情報提供に努める．また，家族機能をアセスメントし，必要

な支援を行う．家族は患者の病気に対する社会の反応から，孤独感やつらい思いを感じている．家族教室や家族会などを開催し，家族同士の情報交換や交流の機会を設け，家族の孤立を防ぐ．

2．アセスメントとケアプラン

1）アセスメントの視点

（1）患者の主観的データ[2]

- 質問に対する返答：「はい」「別に」など短く答える．
- 退院に対する気持ち：「退院したくありません」「退院することは不安です」「家族が反対しているので退院できません」「病気がよくなったら退院します」など．
- 物事の決定に際しての発言：「わかりません」「言うとおりにします」など．
- 退院後の生活に対する考え：「正社員になる」「前の仕事に戻りたい」など．

（2）患者の客観的データ

- 精神症状：陽性症状は目立たず陰性症状が主体である．
- 日常生活行動：受動的で日課に沿った行動，あるいは決まった行動パターンをとる．セルフケアはほぼ自分で行えるが不十分である．整容では，適切な衣類の選択ができない，更衣，入浴，洗面，洗濯は促されてから行う．
- 現実感覚：金銭感覚が乏しいことがある．
- 服薬管理：看護師が管理し，時間になれば内服のためにスタッフステーションに来る，あるいは配薬されるのを待っている．「薬は飲まされている」という認識である．
- 対人交流：医療者に対して依存的な傾向があり，他者に対しても受け身のコミュニケーションである．新しい出来事に対する不安が強く，人間関係やスケジュール変更などに対し適応力が弱い．

そのほかに，入院期間や病院医療のあり方，家族機能，地域の支援体制など幅広くアセスメントする．

（3）検　査

　（1）（2）のアセスメントの内容をさらに客観的に評価するためには，心理検査（言語性IQ：言葉の理解・計算・記憶などを評価，動作性IQ：パズルや記号を用いて処理速度などを評価，性格傾向など）や各種評価尺度を利用してアセスメントする．

　評価尺度の例としては，QOLの評価として，身体的機能，環境，社会生活技能，対人交流，心理的機能の5領域と生活全般についての満足度から評価する生活満足度スケール（Life Satisfaction Scale：LSS），服薬や薬剤に対する患者自身のとらえ方やかかわり方（服薬観）をみる尺度であるDAI-30（Drug Attitude Inventory），自己効力感尺度（Self-Efficacy for Community Life Scale：SECL）などが用いられる．

2）ケアプランと根拠

　ここでは，施設症の患者の状態とともに看護師側の管理体制を踏まえケアプランを提示する．このような状態にある患者と家族の問題点として，以下の3つがある．

#1　依存的な生活による生活自己管理能力の不足
#2　長期入院により受動的生活をしていたことによる社会参加への意欲減退
#3　家族の機能低下，病状の理解不足により患者の受け入れができない

問題点	短期目標	ケアプラン（OP:観察　TP:ケア　EP:教育）	根　拠
#1　依存的な生活による生活自己管理能力の不足	日常生活の自立に向けて行動できる	[OP] ①患者の言動（質問への受け答え，会話の内容，表情の変化，行動パターン，不安な様子） ②日常生活の自立度（生活のリズム・飲食，清潔，整容，金銭管理，洗濯，衣類の選択） ③服薬状況（服薬観，拒薬や怠薬の有無など） 　・評価尺度（DAI-30）を使用し評価する ④疾患や症状の理解度 [TP] ①日常生活が自分でできるようにかかわる 　・昼夜逆転しないように日中の活動量を確保する（作業療法への参加） 　・偏った食生活にならないための栄養指導や健康教室を実施する 　・売店や院外での買い物を実施することで，金銭感覚を養う（お小遣い帳の活用） 　・入浴や整容への誘導と確認 　・気候に合わせた服装ができるように一緒に衣類の整理と確認をする 　・患者と共に洗濯機の使用方法を確認し，洗濯を実施する ②1日のタイムスケジュールを患者自身が決められるようにかかわる（スケジュール表の作成） ③服薬の管理は段階を追って看護師管理から患者管理へ移行していく ④患者の理解度に合わせた心理教育を行い，疾患の理解を深める [EP] ①できること，できていないことを分析してその結果を提示する ②方法がわからないときは看護師に伝えるように指導する ③患者の思いや考えを確認し，自己決定	・患者の意思や意欲の程度を観察する ・日常生活に対する関心や，自立性の有無をアセスメントする ・病状の安定に継続服薬が必要なため観察・評価し，看護介入の指標とする ・患者の病識や理解度を知る ・生活リズムをつける ・生活習慣病の知識をつけ自己管理につなげる ・金銭に関する現実を理解してもらう ・清潔保持を習慣化する ・本人のこだわりではなく，体温調節ができ，適切な衣類選択ができるようになる ・衣類の清潔・不潔の区別や洗濯の習慣を身につける ・患者の自発性を促す ・退院に向けては，再発防止のため服薬の自己管理が必要である ・疾患や症状を理解することで，病状の悪化を予防したり，早期対処ができ生活の安定につながる ・自分で解決できないときは援助が必要である

問題点	短期目標	ケアプラン（OP:観察　TP:ケア　EP:教育）	根　拠
		を尊重し指導する	
#2 長期入院により受動的生活をしていたことによる社会参加への意欲減退	他者（援助者・他の患者）と関係をもち，社会参加ができるようになる	[OP] ①日中の活動時間 ②援助者や他の患者とのかかわりの有無，様子 ③レクリエーションへの参加の程度や表情，態度，言動 ④今後の生活や退院への気持ち ⑤自己効力感を評価尺度（SECL）を用いて評価する [TP] ①日中の臥床時間を短縮するように声をかける ②1日のタイムスケジュールを患者自身が決められるようにかかわる（スケジュール表の作成） ③SSTを実施する（対人関係などで苦手とする場面を設定し実施する） ④個別作業療法を実施する（患者の希望や適性を考えて内容を検討する） ⑤集団作業療法を実施する（身体機能の向上，精神機能や対人交流の改善を考えて内容を検討する） ⑥段階的に外出プログラムを実施する（看護師の付き添いから実施し，家族との外出，単独の外出を計画していく） [EP] ①活動するメリットを説明する	・生活リズムの確認になる ・他者に対し無関心であることが多く，対人交流の評価や対処方法を共に検討する ・レクリエーションを通じて患者の健康的な部分や生活技能を把握し，個別プログラムに生かす ・長期入院により社会生活への不安が強く，退院したくない気持ちが強い ・患者にとって苦手な部分を評価し，看護介入の指標とする ・生活リズムを整える ・他者とのかかわり方の実践的な練習になる ・第一段階として個人で作業に関心が向けられるようにする ・集団で実施することで他者との関係性を育成する ・社会生活への関心を育成するとともに社会生活を身につける訓練となる ・患者自身に健康的な側面を認識してもらう
#3 家族の機能低下，病状の理解不足により患者の受け入れができない	・家族が患者の疾患や病状を理解する ・援助者との関係づくりができる	[OP] ①家族機能（経済状況，キーパーソンの有無） ②家族の患者の病状や現状に対する思いや理解度 [TP] ①患者家族の思いを受容する	・入院の長期化に伴い，家族の役割や機能に変化がある ・家族は，患者の急性期症状でのイメージが強く残り拒否感がある場合も多い．現在の患者の現状を正しく知り理解することが患者の受容につながる ・家族の思いを受け止め，理解を

問題点	短期目標	ケアプラン（OP：観察　TP：ケア　EP：教育）	根　拠
		②患者の病状や今後の方向性について話し合う機会を定期的に設定する ③地域や他職種を含めたケア会議を開催する（患者の状況に応じて情報共有，問題の明確化，今後の方向性，支援内容の検討，支援実施後の評価，支援体制の構築などの内容で行う） ④家族教室の開催・参加を促す [EP] ①外出・外泊を勧める ②地域や福祉のサポートシステムや相談の窓口について説明する ③患者の病状に対する対処方法を説明する	得る ・定期的な会議の開催で患者の現状を理解するとともに，面会の機会を意図的につくる ・退院後も地域にサポートシステムがあることを患者・家族が認識し，各相談の窓口を明確にする ・他の家族や支援者との交流のなかで感情表現を助け孤立するのを防ぐ ・家族が疎遠にならないよう勧める ・地域サポートシステムの役割を理解することで，家族の負担感を軽減する ・対処方法を理解し実践することで継続して地域で安定した生活が送れる

● 文　献

1）見藤隆子・児玉香津子・菱沼典子総編集（2006）．看護学事典，コンパクト版．日本看護協会出版会．
2）川野雅資（1998）．精神障害者のクリニカルケア―症状の特徴とケアプラン．メヂカルフレンド社．
3）日本精神科看護技術協会監（2011）．詳説精神科看護ガイドライン．精神看護出版．
4）日本精神科病院協会監，高柳　功・山角　駿編著（2007）．精神保健福祉法の最新知識―歴史と臨床実務，改訂版．中央法規出版．
5）武井麻子（2005）．精神看護学ノート，第2版．医学書院．
6）Schultz JM, Videbeck SL（2002）/田崎博一・阿保順子・佐久間えりか監訳（2007）．看護診断にもとづく精神看護ケアプラン，第2版．医学書院．
7）新版精神保健福祉士養成セミナー編集委員会編（2012）．精神保健福祉におけるリハビリテーション＜精神保健福祉士養成セミナー5＞，新版．へるす出版．
8）堀田英樹（2009）．統合失調症の作業療法の進め方．中山書店．
9）河岸光子（2007）．うまくいく「退院支援」にはツボがあった．精神看護，10（5），18-34．
10）山下隆之（2011）．退院支援につながるセルフケアサービスシステム．精神看護，14（1），61-65．
11）魁生由美子（2002）．＜日常の道徳社会学＞のためのノート．立命館産業社会論集，38（1），75-89．

22 自閉・ひきこもり

1 自閉・ひきこもりとは

1. 自閉とは

　自閉と自閉症は同義ではない．自閉（autism）は，英語では自閉症の意味を含んでいるが，自閉症の概念および症状としての自閉とでは意味は大きく異なる．

　自閉と自閉症の意味の混同が生じたのには，歴史的変遷が背景にある．自閉の語を初めて用いたのは，スイスの精神科医ブロイラー（Bleuler E）である．彼は1911年に，統合失調症の基本症状として自閉，連合弛緩，感情障害，両価性を示し，自閉とは「内面生活の相対的・絶対的優位を伴う現実からの遊離」とした．フランスの精神科医ミンコフスキー（Minkowski E）は，自閉は「現実との生ける接触の消失」であると表現し，自閉には貧しい自閉と豊かな自閉があるとしている．その後，1943年に米国の児童精神科医カナー（Kanner L）が，独特の対人コミュニケーションや言語的な発達に障害を有する病態の観察において，「自閉的な他者への関心の欠如，同じことを繰り返す常同行動」を認め，早期幼児自閉症（現在の発達障害）という病名をつけた．それ以来，自閉（症）はカナーの報告した幼児期の障害を意味するようになった．

　臨床において「自閉的」という言葉が使われるが，これは患者が他者とのかかわりをもたないことを意味し，「引っ込み思案な性格」を指す意味で用いる．もう一つ，心理学的な意味で「防衛的な適応機制の意味での自閉」を用いる．われわれは，成長発達の過程において経験したことがないことに遭遇すると，それまでの体験世界との調和をとり適応を繰り返し成熟していく．人は経験したことのない事象に対し，フラストレーション（強い情緒的緊張状態）を感じる．そして，フラストレーション耐性（フラストレーションに対する忍耐力）には個人差がある．

　フロイト（Freud S）は，不合理で異常な適応機制として自己防衛機制をあげ，そのなかで，自閉は逃避に含まれ，社会生活において不適応に至った者が自己防衛としてひきこもり（withdrawal）を呈することがあるとした．逃避には，適応困難な場面に直面したとき，自分のうちに閉じこもり，すべての他者とのかかわりを無視する自閉，自己を捨てて自動人形のように感じたり，空想の世界に奔走したりして，フラストレーション状況をかたくなに否定する拒絶癖[1]も含まれる．

　したがって，自閉は，現実生活との直面に困難を感じた人が，安心できる居場所を探そうとする対処行動であると解釈することが必要である．

2. ひきこもりとは

1) ひきこもり支援の変遷

　日本においては，1980年代頃から不登校やいじめの問題が注目され始めた．この20年間でひきこもり支援の政策は大きな変化を遂げ，病院と地域が連携し，ひきこもり支援をすることが求められ始めている．学校や職場で不適応状態となり自宅で過ごす「社会的ひきこもり」の増加に伴い，当時の厚生省が2001年「『社会的ひきこもり』対応ガイドライン（暫定版）」を発行した．

　2001年から，社会的ひきこもりは精神保健行政サービスの対象となったが，ひきこもりの当事者が，相談および受療に現れることは少なく，長期的にひきこもることがまれではない．2010（平成22）年，内閣府が全国規模で初めて実施した若者の意識調査（ひきこもりに関する実態調査）では，ひきこもりの長期化により本人と家族の高齢化が問題となっていることを述べている．ひきこもりの人口は約70万人，ひきこもりのいる世帯は32万世帯であると推定されている．また，日本におけるひきこもりの出現率に関しては，20歳以上を対象に行われた「こころの健康についての疫学調査に関する研究」において，ひきこもりの平均開始時期は22.3歳であり，思春期から青年期にかけての開始が多い．就労をせずひきこもりの生活をしている若者のニート問題も社会問題となっている．

2) ひきこもりの定義と特徴

　2010（平成22）年厚生労働省が公表した「ひきこもりの評価・支援に関するガイドライン（最終版）」において，ひきこもりは「様々な要因の結果として社会的参加（義務教育を含む就学，非常勤職を含む就労，家庭外での交遊など）を回避し，原則的には6カ月以上にわたって概ね家庭にとどまり続けている状態（他者と交わらない形での外出をしていてもよい）を指す現象概念」[2]と定義された．また，ひきこもりは原則として統合失調症の陽性あるいは陰性症状に基づくひきこもり状態とは一線を画した非精神病性の現象とするが，実際には確定診断がなされる前の統合失調症が含まれている可能性は低くないことに留意すべき[2]であると述べられている．

　ひきこもりの背景には，気分障害の大うつ病性障害と双極性障害における大うつ病エピソードや統合失調症およびその類縁疾患，発達障害が関連しているため，診断的な視点をもったアプローチが望ましい．ひきこもりに至った背景には，本人の生育歴（親子関係，いじめの経験，不登校，職場での不適応，挫折体験や喪失体験），パーソナリティ，家族関係などが複雑に関連しているため，患者の全体像と現在の問題点を把握するためのアセスメントと疾患の鑑別が必要である．

3) 医療におけるひきこもり支援

　ひきこもり支援センターの設置や専門相談機関の増加により，ひきこもりの当事者が自ら電話やインターネットを用いて家庭外に支援を求めることが増えてきている．だが，相談を受けた専門機関が受診の必要性を認めた際に，当事者にとって受診のための外出が極度の精神的ストレスとなる．そのような場合，精神科医，心理療法士，

看護師，作業療法士，精神保健福祉士などを含む医療チームが，家族の同意のもと家庭を訪問診療できるアウトリーチ政策が，2011（平成23）年度から開始されている．

現状の臨床において，ひきこもりの当事者と医療者とのファーストコンタクトは，長期にわたる家庭での閉鎖的環境の結果，日常生活に様々な障害を呈した後，危機的状態に至った場合での受診であることが多い．本人の将来に対する悲観や不安感の高まりから，希死念慮（自殺念慮）の高まりや自傷行為に至るケース，サポートする側の家族が子どもの将来や親の高齢化による金銭的困窮により精神疾患を発症し福祉への相談によりひきこもり問題が表面化するケース，家族に対する家庭内暴力，自室に閉じこもり食事や保清もままならない状況を家族が心配し，警察や家族からの相談で医療につながるケース，親の高齢化や介護問題をきっかけにひきこもりが表面化するケース，本人の急性疾患の発症により救急受診で医療につながるケースなど様々である．

自閉・ひきこもりのアセスメントにあたり，この２つは互いに「他者との関係性からの退却」という共通の症状および状態像を呈するため，ここでは両者を含んだ症状・状態が生み出されることに関連する因子を，病態的・治療的・状況的・成熟的関連因子に分けて説明する．

2 自閉・ひきこもりの出現する背景

1. 病態的関連因子

ひきこもりを呈する疾患として，統合失調症，気分障害，発達障害，強迫性障害，適応障害，全般性不安障害，摂食障害などがあげられる．ここでは，各疾患について，臨床で遭遇する例をあげ説明する．

1）統合失調症

統合失調症の主症状として，ひきこもりや自閉が現れることが多い．患者は，統合失調症の陽性症状により，「他者とかかわってはいけない」という幻聴や，「他者とかかわることで自分に災いが起こる」という妄想に支配され，日常生活に支障をきたしていることがある．同様に，陰性症状による感情鈍麻，思考力や意欲の低下が活動量を低下させ，ひきこもりに至ることもある．思考力の低下は，他者とのコミュニケーションスキルの低下につながるため，患者は自らコミュニケーションを遮断することで防衛をしていると考えられる．

症状が軽度の場合は，ひきこもることで患者は家庭での安全な生活が保たれている．しかし，症状が悪化の経過をたどると，患者は幻覚や妄想に支配された生活を強いられ，食事，保清，排泄などのADL全般が低下し，好褥（寝てばかりいる状態）や亜混迷状態となり全身状態の悪化を呈することも少なくない．また，陽性症状による精神運動興奮から，混乱状態やパニックを起こし家族への暴力が出現することもある．

2）気分障害

気分障害では，睡眠障害や意欲・興味・関心の低下，抑うつ状態，不安，焦燥感

や，罪業妄想などの症状が，生活リズムと活動性，集中力の低下に大きく影響を与える．患者は，抑うつ気分により，日中の臥床時間が延長し昼夜逆転などの睡眠障害を呈するため，就業や就労に支障をきたす．休養を目的に，一時的に家庭での生活を続けた後，就業や就労への復帰が困難になることもある．そのような生活が長期化することで，患者の自己肯定感の低下や将来への不安が増強し，望まないひきこもり生活を継続せざるをえない状況に至る．ひきこもりの長期化により，家族とのかかわりが希薄となり，希死念慮の高まりを家族が心配し家族の勧めで入院治療につながりやすい．

3）発達障害

ひきこもりを呈する患者のなかには，未診断の発達障害があることが多い．発達障害の生活に対するこだわりやコミュニケーションの特性に起因した生きづらさが影響し，学校や職場での不適応を経験し，ひきこもりに至る．ひきこもりに至ったエピソードや生育歴の聴取が重要になる．

4）強迫性障害

強迫性障害では，不潔恐怖や強迫観念のとらわれにより日常生活に支障をきたし，社会生活が営めなくなり，ひきこもりに至る．生活の中心が，強迫観念に支配され，患者は心身ともに疲弊した状態である．家族を巻き込んでの強迫行為を呈する患者もいるため，確認行為の内容や巻き込みの有無などの把握が必要となる．

不潔恐怖により，入浴が長期間行えていない場合がある．患者にとって，自分の部屋以外は不潔環境であるという認識が働くことに注意してかかわる．詳しくは「20　強迫（思考・行動）」の項，p.186参照．

5）適応障害

適応障害があると，学校や会社での不適応をきっかけにひきこもりに至る．不適応反応によって経験した挫折感や対人関係に対する恐怖心が強い状態が継続している．病院という新たな場所での対人関係の構築は，患者にとって強いストレス状態であることを認識してかかわる．

6）全般性不安障害

全般性不安障害では，視線恐怖や広場恐怖など，コミュニケーションに関する恐怖が強く，外出が困難となりひきこもりに至る．医療者との会話そのものが患者にとっての恐怖となりうるため，どのようなコミュニケーション方法でかかわることを患者が望むかを患者と相談したうえで関係性を構築する．詳しくは「27　恐怖」の項，p.245参照．

7）摂食障害

摂食障害では，醜形恐怖，歪んだボディイメージ，食行動への執着などの症状により，外出に対する恐怖心や，外食し過食してしまうかもしれないといった恐怖を回避する結果，ひきこもりに至る．醜形恐怖は，自分が見られることへの恐怖感を抱かせる．

2. 治療的関連因子

基礎疾患を有し何らかの形（訪問や親のみでの診察を含む）で薬物治療を受けてい

る患者の場合，薬物の副作用の可能性をアセスメントすることが必要である．抗精神病薬の過剰投与による過剰鎮静で意欲・思考力・活動性の低下などがみられる．

3．状況的関連因子

　ライフイベント（入学，卒業，就職，転居，配置転換，昇進，失業，結婚，出産，離婚，重要他者の死亡，家族の巣立ち）など，状況的関連因子が患者にどのような影響を与えているかをアセスメントする．

　ひきこもり状態で初回通院（入院）に至った患者の場合，多くは初対面での聴取は困難である．そのような場合は，家族からの情報収集が不可欠になる．ただし，家族から状況的関連因子を情報収集した場合，あくまでも家族から見た本人像であるため，看護師は日常のケアをとおして本人の言葉から状況的関連因子を明らかにする．

4．成熟的関連因子

　患者の生育歴から，発達課題の達成状況を考える．対人関係スキルや問題解決能力がどの発達段階であるかを観察することは，患者が集団生活に再適応をしていくなかで重要なポイントとなる．

　看護師は，患者に自分の傾向をフィードバックするだけではなく，患者が自ら問題解決に対して取り組めるように，問題をわかりやすく本人が解決できる形でフィードバックする（リフレーミング）役割を担う．これにより，患者と看護師は共に問題解決に取り組み，達成感を共有していく．ひきこもりや自閉状態にある患者の多くは，低い自己肯定感をもっているので，達成感は患者の自己肯定感の回復につながる．患者は，同年代の健康な成長・発達段階にある者と自分を比較し自己嫌悪に陥っていることがあるので，患者が自分らしく生きやすい環境調整が重要である．自己肯定感の回復は患者の新たな目標につながることを視野に入れ，小さなステップ（スモールステップ）での達成感を積み重ねられる目標設定をする．

3 ケアのポイント

1．看護方針

1）ケアを行ううえでの留意点

　入院によって安全で静かな治療環境が得られるという認識がもてることが，関係性の構築に重要である．関係性の構築は，看護師が患者に安心と安全を保証する存在であることを認識してもらうことから始まる．入院に至った様々な理由が患者個々で異なるため，入院初期は一貫した対応で患者とかかわる．

　ひきこもりや自閉生活を送っていた患者にとって，看護師との言語的コミュニケー

ションは精神的ストレスとなりうることを念頭におき，脅威を抱かせないようにかかわる．そのためには，家族との情報共有，患者の症状アセスメント，コミュニケーションの特徴の観察が必要になる．看護師は，検温や食事援助，セルフケア援助，身体的ケアの提供時，安全で支持的な態度を示し，決して患者に無理強いしない．

2) ケアの流れ

ここでは，便宜上ケアの流れを説明するために，入院初期・中期・後期・地域生活移行期に区分し，各期間での援助ポイントについて記述する．

(1) 入院初期（治療環境への適応期）

この時期の患者は，入院によって生活の場が移転し困惑しているため，看護師は環境調整に努め，安心と安全が保たれていることを保証し，支持的にかかわる．自発的な入院でない場合，患者の理解が不十分なことがあるため，入院という環境調整のもと十分な休養が必要であることを繰り返し説明する．

パニック状態，精神運動興奮，希死念慮の高まり，家族への暴力などといった，自傷他害のリスク状態にある場合，一時的に医師の判断のもと保護室を使用する．そのような場合，保護室におけるケアをとおして患者との関係性を構築していく．

自宅において，本人がこだわりをもち生活していた習慣については，治療方針のもと対応が必要とされるものに対してはルールを設け介入することが必要である．対人恐怖が強い患者の場合は，病室が本人にとっての新たな安全な場所となる．

入院初期の患者は1日の大半を自室で過ごし，排泄や入浴以外は臥床していることが多い．看護師は，このような行動のなかにも，患者なりの意味があることに理解を示す．患者が緘黙（器質的な異常がないのに喋らない状態）であるときでも，検温時には声をかけて患者に接し，表情の変化や視線の動きを観察する．看護師との関係性の構築に要する時間は，患者個々での差がきわめて大きいので，看護師は根気よいかかわりを継続する．

自閉・ひきこもりのある患者の支援において，環境調整が重要なケアのポイントなので，発達障害の有無の鑑別が不可欠である．混乱期を脱し言語的コミュニケーションが可能な場合，心理検査を行う．心理検査の結果と生育歴から，発達障害の鑑別を行った後，治療方針を決定する．

(2) 入院中期（コミュニケーショントレーニング期）

入院初期の混乱期を脱し，看護師との関係性が構築され始めると，患者からのニーズが表面化し，看護師への依存的な訴えが増加する．たとえば，「一人で廊下を歩くのが怖い」「つらいのでそばにいてほしい」といった言動が増加する．これは患者にとって家族以外の他者への希求行動が回復している現れなので，看護師は患者との言語的コミュニケーションをとおして，患者の気持ちの言語化を促すよう介入をする．

患者は時として，自分の要求が通らないことに憤慨し，暴言や破壊行為，暴力などで意思表示することがある．そのような場合，家庭においても同様の行動を示していたケースが多い．入院生活に限らず，社会生活において暴力行為は不適切な行為であることを，その都度説明し内省を促し言葉での怒りの表出を支持する．

コミュニケーション時には，患者にとって気楽に答えられる質問を選択し，時間や

内容に配慮をしながら，患者と共に会話を楽しむ．コミュニケーションから得られる情報として，本人の思考傾向，趣味，得意分野，意欲，興味，関心，過去の社会生活エピソードなどの多くのことがある．患者が自分の感情や考えを語ることは，現在の等身大の自分に向き合うきっかけとなる重要な意味をもっている．医療者との関係性が構築され始めると，患者は心理療法や集団療法への参加に関心を示すようになる．

(3) 入院後期（集団への再適応期）

この時期になると，患者のコミュニケーションスキルに広がりが現れ始める．医療者との二者関係のみのコミュニケーションから，集団療法などの他の患者との交流への参加が可能になる．患者は自閉・ひきこもり期を脱し，集団のなかでの生活が可能になる．一方で，他者との交流が再開することで，意見の不一致やトラブルが生じることがある．この時期，看護師は患者と共にトラブルの原因や解決方法について考え，達成感を一緒に味わうことが，患者の自信の回復に効果的である．

患者が課題を達成したときだけでなく，他者に対する思いやりや率先した行動を示した場合など，患者をほめ，支持していることを常にフィードバックすることで，患者は自己肯定感を高めていく．自己肯定感の回復は自己実現の基盤となる．コミュニケーションをとおして対人恐怖が回復すると，単独での外出や外泊訓練が可能になる．

(4) 地域生活移行期

外泊訓練を繰り返し自宅での生活に戻れる自信がつけば，休職期間中であれば復職支援プログラムへの参加を開始する．一方で，社会生活経験が乏しい患者の場合は，他の患者との交流が始まると，他の患者の退院や言動からの刺激を受け，患者は自分の今後についての不安が高まり始める．家族員の間で葛藤が強い場合や失業状態にある場合，患者は退院後の生活がイメージできず困惑する．そのような時期に直面する以前から，患者の今後の目標を本人および家族と共有しておくことが不可欠である．しかし，ひきこもり・自閉症患者の退院支援は時間を要するのが現状である．

主治医や精神保健福祉士との連携のもとに家族面接を繰り返し，退院先の決定と日中の居場所の確保に対する支援について時間をかけて整えていく．可能な限り，自宅以外の居場所および支援者の確保を入院中に行うことが，自閉・ひきこもり生活の再燃を予防するために必要である．

3) 家族支援

長期のひきこもり生活は，患者を支える家族にも精神的疲弊を生じさせる．入院初期，患者は家族に見捨てられ感を抱く時期がある．しかし，入院治療により本人と家族が物理的距離を保つことが，互いの精神的・身体的休息のために必要であることを説明する．

入院初期や精神的混乱が強い時期には，本人への刺激をコントロールするため，面会を制限する必要があることを事前に説明しておく．面会時には，家族と看護師が話をする場を設け，家族の話を十分に聴く．本人が入院している期間中は，家族にも休養をとるよう促し，時には夫婦の時間を楽しむことや，趣味の時間をもつなど，親が健康な生活を送ることの大切さを伝える．自閉やひきこもりを相談できる相手の有無を把握し，家族会への参加も促す．

自閉やひきこもりの子をもつ親は，自覚せずに患者に対して精神的プレッシャーを与えていることも多い．そのため，患者との日常の会話や，親が問題を抱いている事象について，患者がいないところで話を聞くことは，患者を多面的にアセスメントすることにつながる．また，本人の自閉やひきこもりの意味を親が理解することが，家族員の間の葛藤を改善することにつながることを伝える．

2．アセスメントとケアプラン

1）アセスメントの視点
　精神症状のみならず身体症状のセルフケアレベルが低下しているため，身体的アセスメントも必要である．

（1）精神症状
・表情，言動（スピード，抑揚，多弁），自傷他害・破壊行動，精神運動興奮，幻覚，妄想，空笑（意味のないうつろな一人笑い），独語（自問自答の答えの部分が口から出るもの），不安，焦燥感，抑うつ気分，意欲低下，希死念慮，強迫観念，連合弛緩（思考がまとまらず次々と脈絡のない考えが浮かぶ状態．統合失調症でみられる思考障害の一つ），気分の日内変動，睡眠障害，常同性，こだわりの有無，攻撃性．
・コミュニケーションの特徴：静か，敵対的，無感動，自己中心的，誇張．
・認知行動：理解力，集中力，観念性失行（考えを行動にできないこと）．

（2）セルフケアレベル
・食事摂取，入浴・洗面・整容（頭髪，ひげの状態），帽子・マスク着用の有無，化粧の有無，衣服（清潔さ，季節性，露出の程度），服薬状況．

（3）身体症状
・食欲，栄養状態，身体症状の有無，自傷行為，ピアス・タトゥー．

2）ケアプランと根拠
　自閉・ひきこもり状態にある患者の場合，精神運動興奮が著しい状況での入院が多く認められるため，ここでは急性期のケアプランを提示する．このような状態にある患者と家族の問題点として，以下の3つがある．

#1　ひきこもり・自閉に関連したコミュニケーション障害
#2　社会相互作用の障害に関連した将来への悲観
#3　ひきこもりの子どもを支える親の疲弊

問題点	短期目標	ケアプラン（OP：観察　TP：ケア　EP：教育）	根　拠
#1 ひきこもり・自閉に関連したコミュニケー	入院初期には，治療環境が安心できる場であると理解し，	[OP] ①声かけに対する反応（体を動かす，スタッフを見つめるなど），レスポンスまでの時間，視線を合わせられるかどうか，帽子やマスクの使用の有無，表	・質問に対しての反応は，視覚・聴覚・言語的情報が大脳で認知処理された結果生じるものであるため，表面的には静かに過ご

問題点	短期目標	ケアプラン（OP:観察　TP:ケア　EP:教育）	根　拠
ション障害	医療者とのコミュニケーション時に意思表示ができる	情の変化（口角の動き，眉間のしわの有無，目つき，視線の変化） ②理解力，非言語的な患者の表現（発語の有無，会話のスピード，言葉の内容，会話のパターンなど） [TP] ①安心できる治療環境を提供する ②対人関係構築のための接触を，患者が拒否しない程度の頻度で継続的に行う ③言語的反応が困難な場合は，患者との間でサインを決め，意思伝達がしやすい工夫を行う（手の動き，瞬き，筆談，カードなど） ④かかわる時間と次の訪室時間をあらかじめ伝えておく [EP] ①会話でのコミュニケーションに焦りがみられるときは，自分のペースでゆっくりと取り組んでいけばよいことを保証する	している患者に対し声をかけた場合に，問いとは不一致な回答が認められることがある．看護師はその反応がどのような意味をもつかをアセスメントする ・安心できる治療環境は患者の防衛を緩和し，コミュニケーションの緊張緩和につながる ・患者には拒否する権利があることを伝え，サインを決めることで患者自ら侵襲を回避することができる ・コミュニケーションに恐怖感をもつ患者にとって，決められた時間での対応は心の準備につながる ・入院初期の患者は，治療環境への適応にエネルギーを消耗しているため，叱咤激励や背中を押すようなかかわりはしない
#2　社会相互作用の障害に関連した将来への悲観	・治療プログラムへの参加ができる ・集団でのコミュニケーションの機会が増加し，自信が回復する ・退院後の自分をイメージできる	[OP] ①精神症状，意欲・興味・関心の程度と持続性 ②薬効，副作用の有無 ③日常生活のパターン，行動範囲，活動と休息のバランス ④会話時の態度・雰囲気 ⑤他の患者との接触の有無 ⑥生育歴，職業歴，過去に得意としていたものの有無 [TP] ①患者の状態に合わせた集団療法プログラムの導入を臨床心理士・作業療法士と共に検討する ②活動量の増加や対人恐怖の軽減が認められる場合，外出訓練を開始する．初めは，看護師とマンツーマンでの敷地内散歩からスタートする ③病棟共有スペースで過ごす時間を看護	 ・患者が興味をもち，達成感が得られる治療プログラムから集団療法へと導入することで，患者はリラックスした気持ちで参加できる ・意欲，興味，関心のあることから，活動性が増加することは，基礎体力の回復に効果的である ・室内における看護師との二者関

問題点	短期目標	ケアプラン（OP：観察　TP：ケア　EP：教育）	根　拠
		師ともつ ④退院後の生活準備に向けた家族面談の設定 [EP] ①会話時の笑顔をほめるなど，コミュニケーションのフィードバックを支持的に行う	係のコミュニケーションから，室外で外気を感じ体を動かせる状態に変化したことをフィードバックすることで，患者は自己の変化を客観的にとらえることができる ・些細な変化を見つけほめることは，患者の自信の回復と見守られているという安心感につながる
#3 ひきこもりの子どもを支える親の疲弊	・親が入院の必要性と親自身の休養の必要性を理解できる ・入院期間中，親は子に対するかかわり方についての知識を得ることができる	[OP] ①面会前後の表情の変化 ②ひきこもり・自閉生活に対する思い ③家族背景，親の生活パターン，健康状態，経済状況，親の性格傾向，育児観 ④本人との会話の有無 ⑤暴力行為を受けた経験の有無 ⑥家族以外の相談相手の有無 [TP] ①入院初期に親からの患者の情報収集時間を設け，その際に親の疲弊度を観察し，暴力行為などにより極度の疲弊状態にある場合は，必要時受診を提案する ②入院に至った経緯に罪悪感を抱いている場合や，子どもに恨まれるかもしれないという不安に対して，入院の必要性を説明する ③面会時には，休養がとれているかを尋ね，ねぎらいの言葉をかける [EP] ①家族会への参加を促し，対応のポイントについての学びの場を提供する	・家族背景や家庭内でのコミュニケーションの有無を家族から聴取することは，入院初期のアセスメントに重要である ・家庭内暴力は，親に精神的疲弊だけではなく，子どもに対する恐怖心を抱かせる．入院初期には，親に対しての恨みから面会時に親に対して暴力行為が生じる危険性もあるため，面会場面の設定に配慮する ・自閉・ひきこもり状態の子どもをもつ親は，家族内で問題を抱え込んでいることが多い．他の親の経験談を聞くことや，同じ悩みをもつ親との語りの場を活用することは，新たなかかわりの発見につながる．可能であれば夫婦での参加を促す

●文　献
1）早坂泰次郎（2003）．心理学．メヂカルフレンド社．
2）厚生労働省（2010）．ひきこもりの評価・支援に関するガイドライン．

23 無為

1 無為とは

　無為（abulia）とは，病的に意欲が低下または喪失した状態をいう．完全に意欲を喪失した状態から普段よりは軽く低下した状態まで，その程度の幅は広い．一括して「無為」という表現で患者の日常生活を示すことがあるが，何をするわけでもなく，終日ぼんやりしている状態がそれに相当する[1]．日常生活全般に何かをやりたいという気持ちとしての意志や関心，食欲や性欲のような生理的な欲求，自己価値を他人に承認してもらうことや物質的な競争などの意欲が低下する．その結果，自分のことや周囲のことに関心がなくなり，部屋に閉じこもって終日臥床している状態になる．

　無為を示す状態は，統合失調症や気分障害，器質性精神障害など，種々の精神疾患にみられる．類似の表現に発動性の低下，自発性消失という用語がある．

　精神医学用語としては，統合失調症などの機能性の病気には無為や自発性の低下を使い，気分障害など意欲が低下した状態を精神運動制止，認知症を含めた脳器質の病気には発動性の低下と，用語を使い分けることがある．状態を区別するのは難しいが，本質的に異なったものとしてみなされている．

　統合失調症の症状として，幻覚，妄想，奇異な行動，滅裂思考，緊張病症状など思考障害を示す陽性症状，感情の平板化や感情鈍麻，思考の貧困，意欲・発動性の欠如，快楽消失，非社交性，注意の障害などを示す陰性症状があり，無為の状態は陰性症状に含まれる．

　統合失調症の急性期症状が落ち着くと，陰性症状といわれる「やる気が出ない」「身体がだるい」「眠い」などといった状態が目立ち始める．陰性症状は休息期になって突然に出現するわけではなく，すべての時期で現れる．急性期では陽性症状が前面に出ているため，陰性症状があっても陽性症状の陰に隠れていることが多い．

　統合失調症の症候群として陰性症状が特徴的な病型は，若年発症で陰性症状を主体とする破瓜型，陰性症状のみを呈する単純型，陰性症状が長期的に続く残遺型がある．

　ICD-10では，統合失調症の診断基準のために特別の重要性をもつ現象として，9項目に「関心喪失，目的欠如，無為，自分のことだけに没頭する態度，社会的ひきこもりなど，個人的行動の質的変化」として，無為が取り上げられている．

　DSM-Ⅳ-TRでは，統合失調症の特徴のなかに「陰性症状，すなわち感情の平板化，思考の貧困，または意欲の欠如」をあげているが，「無為」という記載はない．

　NANDA-Iの看護診断においては，直接，無為の状態を表現した診断ラベルはない．

2 無為の出現する背景

　無為は，慢性期の統合失調症では陰性症状として多く認められる症状の一つである．統合失調症の慢性化への可能性は，発達過程，寛解過程におけるどの段階にも存在するといわれるが，現象としてはまだ十分に解明されていない．ほかに身体的損傷として外傷後に大脳皮質全体あるいは脳幹の血流が瞬間的に遮断されるような病態で起こる．また，脳の器質的疾患や前頭葉の病変，衝撃的な事件に遭遇して茫然とした状態にみられる．症状は軽度または一時的な無為状態から，うつ病，統合失調症による重度な無為状態まで様々なレベルがある．

　無為の背景には，自分自身や他者との関係性の混乱がみられ，サポートシステムの欠如がある．低い自己管理能力，身体機能の低下によって，日常生活全般にわたって関心が向かず感情が動かなくなり，1日中何かをする意欲や自発性が低下し，情緒面ではパーソナリティの変化や相手に応じた柔軟な対応に欠ける．

　臨床での無為が関連する統合失調症の診断への道すじとして，多くの症例では陰性症状のみが一定期間持続していればやがて陽性症状が出現し，陰性症状と陽性症状が組み合わされ診断が確定する．しかし，陽性症状がいっさいみられず陰性症状が持続して観察される場合の単純型統合失調症や，陰性症状としての無為状態が一定期間持続していることで前駆期が形成されていたと判断ができる症例もある．

　無為では，症状の内容や経過にもよるが，陰性症状ととれる意欲の減退，対人関係や対処行動において健康状態ならあるべき機能や行動に低下・欠損がみられる．この状態は，患者自身が望む満足した状態でない．

　日常生活行動では，洗面や更衣，清潔動作，身辺整理に対して関心を示せず，誘導しなければ行動せず，体力が低下していく．日中も臥床して過ごす時間が長くなり，活動と休息のバランスが崩れ夜間は不眠になることがある．対人関係においては，相手に対する関心がわかないことでコミュニケーションがうまくとれなくなる．人と接する機会が減少するため社会生活に多大な影響が及び，自己価値や自己の存在感が減退する状況が生まれる．疾患自体の過程に心理社会的な要因が関与し，次第に固定化された状態に移行するものとみなされている．

3 ケアのポイント

1. 看護方針

1) ケアを行ううえでの留意点

　無為になると，医療スタッフや看護師からの働きかけ，家族や知人など協力者に対する反応が減り，作業療法や病棟レクリエーションに参加する意向を示さなくなる．看護師が積極的に働きかければ参加することはあるが，意欲の高い状態での活動はで

きない．無為は自分の意思で動かなかったり，無視したりしているものではない．看護師は声かけへの反応が少ないことを意識しすぎず，様々な状況と機会をみながら継続した働きかけを行う．

身体の動きやコミュニケーション時の表情，態度，会話の内容など些細な変化に注意し，患者の希望や意思を尊重しながらケアすることが大切である．

2）ケアの流れ
(1) 初　期
質問に対して返答や反応が少ない場合が多い．患者のみならず家族からも入院前の生活状況を聴取し，治療の目的を確認しながらケアを開始する．

援助計画はセルフケア不足を確認し，本人との話し合いのうえ看護師側から計画用紙を提示して同意を得る．次に，退院目標日，患者が必要とする支援，これからやりたいことの希望を取り入れて計画立案し，一緒に振り返る日を決める．

具体的な行動目標として，短期目標および長期目標を設定し，退院の見通しや段階的にどこまでの回復を目指すか，働きかけの焦点を明確にする．できるだけ具体的な短期目標を立て，患者-看護師間の信頼関係を基盤として，一歩ずつ患者と共に進んでいく．

(2) 中　期
セルフケアに関する短期目標に基づいて，看護師が毎日継続して短時間の個別面接を行い，計画について評価・修正・更新する．感覚的な刺激や身体活動を増やし，自発的な行動を促進し，セルフケアできる領域を増やしていく．作業療法や病棟レクリエーションへの参加や外出を繰り返し，周囲と接触できるように援助する．

疾病教育への参加を働きかけ，病状悪化時の対処ができるように指導する．また，他者との交流や退院してから地域で生活していくために必要な技術の訓練（社会生活技能訓練など）を行う．

(3) 退院準備期
入院前後の住環境および社会資源を確認する．地域生活での日常生活能力と退院後の生活のイメージづくり，サポートする人的・社会資源について確認・検討する．退院前の外泊を繰り返し，退院を想定したセルフケア活動の自立を働きかける．退院時，準備講座や退院準備訓練プログラムに参加し，不安や課題を確認する．さらに緊急時の対処法，病状悪化の前触れである注意サインについて再確認する．

3）家族支援
まずは家族員の個々の思いや考えに共感し，家族の負担をねぎらう．家族は患者の無為の状態に対して，「やる気がないだけ」など病状を理解していなかったり，「できるのに意識的にやろうとしない」という印象をもっていることがある．看護師は患者や病気に対する家族の思いに共感し，家族の気持ちを受容するとともに，家族に患者の病状とその行為の意味を説明し，面会などの協力やケアを一緒に考えられるよう支援する．

家族員の一人が病気になったことで家族内の役割や機能にどのような変化が生じているのかをアセスメントし，家族だからこそできること，あるいはできないことを見

極め，家族と協働してケアする．

2．アセスメントとケアプラン

1）アセスメントの視点

アセスメントでは，①年齢・性別，②入院歴，③精神状態，④患者の意向，⑤過去の生活形態，⑥症状マネジメント能力，⑦失敗体験の有無とその内容，⑧対人関係能力，⑨家族機能，⑩社会資源など，⑪入院前に最もセルフケアができていた時期や理由，⑫環境を把握する．

入院初期では患者からの返答が少ないので，家族からも聴取し補足する．

2）ケアプランと根拠

ここでは，無為の状態についてケアプランを提示する．このような状態にある患者と家族の問題点として，以下の3つがある．

#1　意欲や発動性が日常生活全般にわたって認められないことによるセルフケア不足
#2　社会的孤立
#3　家族の理解不足

問題点	短期目標	ケアプラン（OP：観察　TP：ケア　EP：教育）	根　拠
#1 意欲や発動性が日常生活全般にわたって認められないことによるセルフケア不足	自分の意志・思いを表現できる	[OP] ①無為状態に関連するセルフケア 　・水分・食事摂取量 　・食事摂取に関する一連の行動 　・排泄パターン・回数・量 　・日常生活動作，衛生状態・身だしなみ ②1日の活動・休息・睡眠状況（活動に対する集中度，参加状況，参加時の表情・態度・感想など） ③周囲に対する関心，他者との交流 [TP] ①環境整備・身体の清潔の保持を働きかける ②患者が他者と一緒にプログラムやレクリエーションをする時間，人数を徐々	・日常生活全般に影響する活動性の低下，意欲の程度を把握し，セルフケアレベルを査定することで援助の必要性を判断する ・臥床していることが多く，活動時間が少ないため，生活全般における影響を考慮したセルフケアレベルに合った支援が必要になる ・自主性が低下しているため，援助方法を変化・工夫することによって徐々に自主的にできるようにする ・他者との関係も希薄になっていると考えられ，現在の人間関係，会話時の態度を把握する ・環境が整い清潔であることは，患者の健康感覚や自尊感情を育む ・段階的に他者との相互作用のなかで刺激を増やしていくことで

問題点	短期目標	ケアプラン（OP：観察　TP：ケア　EP：教育）	根　拠
		に増やす ③働きかけてできるようになったら、自主的に基本的な生活習慣を行えるよう指導する（起床・更衣・洗面・食事・排泄・作業・レクリエーション・休息・睡眠など、生活リズムの再獲得のために生活援助を行う） ④一番困っていること、解決したいこと、退院や退院後の生活についてじっくり話し合い、計画を立てる ⑤治療プログラムの参加や日常生活行動で、患者ができたことをほめ具体的にどこがよかったかを伝える [EP] ①作業療法・退院準備プログラムの目的をわかりやすく説明し、退院後の生活の意識を高める ②自分の気持ちを相手に伝える方法について説明し、看護師がモデルになって、伝える場面の練習を指導する	自発性を高める ・日常生活の全般的な行動の改善に合わせてセルフケアできることを自分自身の責任で行うことは、自己ケアのニーズを満たしながら自立が促される ・生活上の困難状況を話し合い、治療計画に参加し、目標を設定することで、治療を継続する動機が高まる ・退院に向けた社会生活スキルについて、具体的に肯定的な支援を受けることで、自立・学習効果が高まる ・入院の目的や治療の理解を深め、退院生活をイメージできることが回復への足がかりとなる ・コミュニケーションの方法、必要性、練習を行うことで自己対処能力を高める
#2　社会的孤立	他者との交流がもてる	[OP] ①#1 OP①、②参照 ②コミュニケーション時の表情・態度・会話の内容 ③精神症状の有無（不安、パニック、抑うつなど） ④治療プログラムへの参加の有無 ⑤病気および継続治療の必要性の理解度 ⑥患者の生活における希望 ⑦支援者の有無 [TP] ①患者への配慮と関心を伝える ②天気や最近の話題、ニュースや世間話に	・セルフケアレベルを評価し、状態の把握から始める ・コミュニケーション場面から意欲・関心を把握する ・無為につながる精神症状を把握する ・患者自身の活動性を高めるとともに治療プログラムへの参加は対人関係の改善を図る ・無為の状況を本人がどのように理解しているかを把握することで治療計画につなげる ・現実を提示し、問題解決について能力を評価し、強化する ・自分の周りに支援者がいることを支えに治療・社会生活への意識を高めていく ・患者に温かい関心をもち、共感的・受容的な姿勢でかかわることで治療関係を築く ・関心のある身近な話題を知り、

問題点	短期目標	ケアプラン（OP:観察　TP:ケア　EP:教育）	根　拠
		ふさわしい話題を通じて会話を続ける	看護師との定期的なコミュニケーションの機会から会話の拡大につなげる
		③身だしなみの改善を援助する．必要であれば入浴，整容，洗濯，環境整備を手伝う	・身だしなみ，環境を整え，清潔であることは患者の健康感覚や自尊感情を育む
		④看護師と共に外出や治療プログラムなどの日課を立て，活動する機会を増やす	・患者自身の活動性を高め，自主性の回復を図る
		⑤患者にアイコンタクト，耳を傾ける，うなずくなどの表現について説明し，実際に意思表示をしてみる	・他者との関係も希薄になっていると考えられる．まず，看護師とのコミュニケーションの確認場面から会話の拡大につなげる
		[EP] ①治療に支援者との関係を続けていくことが必要であることを説明する	・自分の周りで支援してくれる人がいることを支えに，治療・社会生活への意識を高める
		②SSTを通じて，他者との交流と自己対処能力の学習を説明する	・ソーシャルスキルが向上することで，孤立につながる可能性が軽減する
#3　家族の理解不足	患者の状態を理解するための話し合いがもてる	[OP] ①家族の役割，家庭環境	・患者・家族の役割や家庭環境を把握することは，家族支援を協働していくために必要である
		②患者の無為状態による日常生活への影響をどう表現するか	・家族は，患者の病気による影響で心理的・社会的負担を抱えている．家族面談時の表現から家族が抱えている思い，家族への影響について知る
		③患者の無為状態についてどう理解しているか	・無為，精神疾患を家族がどう理解しているかを把握し，治療計画につなげる
		④患者の無為状態が病気による影響であることを，どの程度受け止めることができているか	・家族の状態に合った家族支援につなげる
		⑤家族機能の変調を増悪させる因子	・無為によって家族がかかえる変調を継続的に観察し，増悪因子の発見や問題解決の手がかりを得る
		[TP] ①家族の話を共感的に聴く場を設定する	・家族には様々な思いがあるので，家族が安心して思いを表現できる場を設定することが，相互関係の発展に重要である
		②家族はどう受け止めているか，考えて	・家族の病気に対する思いや支援

問題点	短期目標	ケアプラン（OP:観察　TP:ケア　EP:教育）	根　　拠
		いることを表現できるように問いかける ③家族の希望を尋ねる ④無理のないペースで患者との面会を設定し，面会後の気持ちの変化を語ってもらう ⑤家族会や家族講座を提案する ⑥TP⑤で「参加希望」がある場合はわかりやすく説明し，参加後には感想を尋ねる ⑦家族の考えや気持ちに変化が生じたら，看護師に生じた感情を表現する [EP] ①家族会や家族講座の効果を患者・家族が共に学習する ②患者の無為状態は病気による影響で，支援が必要であることを説明する	について考えていることを確認し，家族がよりよく生活していくためのかかわりを知る ・患者・家族の希望を取り入れた治療計画を立てる ・家族は語ることでカタルシスを得て気持ちが楽になり，看護師の提案を聞くことが可能になる ・社会資源・疾病理解・患者へのかかわり方などを学ぶことは，家族にとっても効果がある ・参加の不安を聞き，参加後の感想を含めた振り返りの場を設定することは必要な支援である ・気づきを高め，思いや支援行動を再構成していくために必要である ・家族会，家族講座に参加することで病気を知り，支援していくための取り組みにつなげる．また，家族の気持ちを受け止め，疾病理解を含めた振り返り，教育する場面設定は必要である ・家族が患者を受け入れて，患者の行動は病気の症状によるものだと理解できれば，患者は安心して家族の支援を得ることができる

●文　献

1) 松下正明（2009）．みんなの精神医学用語辞典．弘文堂．p.14, 98.
2) 北村俊則（2003）．精神・心理症状学ハンドブック，第2版．日本評論社．p.118-119.
3) Schultz JM, Videbeck SL（2002）/田崎博一・阿保順子・佐久間えりか監訳（2007）．看護診断にもとづく精神看護ケアプラン，第2版．医学書院．
4) Jackson HJ, McGorr PD（2009）/水野雅文・鈴木道雄・岩田仲生監訳（2010）．早期精神病の診断と治療．医学書院．
5) 坂田三允（2007）．症状別にみる精神科の看護ケア．中央法規出版．
6) Liberman JA, Sheitman B, Chakos M, et al（1998）．The development of treatment resistance in patients with schizophrenia：A clinical and pathophysiologic perspective. *Journal of Clinical Psychopharmacology*, 18（2 Suppl 1），20S-24S.

24 せん妄

1 せん妄とは

　せん妄（delirium）とは，脳の働きの低下によって起こる一時的な意識障害の一つである．意識障害の程度は軽度から中等度であるが，妄想や幻覚などの精神症状や不安，恐怖，興奮などのいろいろな症状を伴う．ICD-10の診断基準を表1に示す．

1．せん妄にみられる障害

1）意識と注意の障害
　ぼんやりとして寝ぼけたような，夢との境にいるような意識状態で注意力散漫になる．気が散ってしまい，通常であればできるような注意の集中や持続ができなくなる．

2）認知障害
　知覚の歪み，思考障害，記憶障害，失見当識を伴う（「16　認知障害」の項，p.139参照）．
　知覚の歪みは，錯視や幻視を起こす．錯視は目の錯覚のことで，点滴チューブが蛇に見えたり，天井や壁の染みが虫に見えたりする．幻視は実際にはないものが見えることで，誰もいない方を指差したり，動物がいるなどと訴える．
　思考障害は，考えや話の道筋がまとまらなくなり，的外れな応答をし，会話がつながらなくなる．
　記憶障害は即時記憶，短期記憶の障害がみられるが長期記憶は保たれていることが多い．つい先ほど何をしたか思い出せないが，過去の出来事は覚えている．
　失見当識（見当識障害）は時間，場所，人物に関するものがあり，自分がどこにいるのかわからない，何時なのかわからない，親しい人の名前や間柄がわからないなどである．

3）精神運動性障害
　寡動，多動，反応時間の延長，会話の増加あるいは延長がみられる．

表1 ■ せん妄の診断基準（ICD-10）

以下の①〜⑤の状態がすべて存在する 　①意識と注意の障害 　②認知障害 　③精神運動性障害 　④睡眠-覚醒リズムの障害 　⑤気分障害 症状が1日のうちでも変動する（日内変動） 発症は急激である

寡動とは，無気力や意欲の低下によって活動性が低下し，動作が極端に遅く動きが少なくなることである．

多動とは，過度に動きが多い状態で落ち着きがなく座っていられないような状態である（「6　多弁・多動」の項，p.52参照）．

せん妄による症状の場合は，寡動から多動への変化が不規則で予想しがたく急激である．

4) 睡眠-覚醒リズムの障害

寝つきや寝起きが悪くなる，日中の傾眠，昼夜逆転などがみられる．

5) 気分障害

気分障害に関連した感情の障害がみられる．不安（そわそわする），恐怖，焦燥（イライラ），困惑などの感情の異常を伴う．

2．せん妄の症状

せん妄は症状によって過活動型（精神運動興奮，大声，不眠など），低活動型（無表情，無気力，日中の傾眠など）に分けられ，1日のうちに過活動と低活動を繰り返す混合型せん妄もみられる．

高齢者の場合，一見するとせん妄の症状は認知症と間違われることが多い．しかし，比較すると明らかな違いがある（**表2**）．認知症は進行性の疾患であることに対し，せん妄は一時的な脳の機能低下であるため，機能低下の原因が取り除かれれば症状が回復する．また，せん妄は意識障害を伴うため，回復した際に発症時の記憶がないことが多い．

2　せん妄の出現する背景

せん妄が出現する背景には様々な要因がある．直接因子，準備因子，誘発因子に分けて解説する．

1．直接因子

脳の機能を低下させ，せん妄を引き起こす直接的な要因を**表3**に示す．

アルコールの離脱期には，手指から全身に至る震えと，幻覚，幻聴などを伴う振戦

表2■せん妄と認知症の違い

せん妄	認知症
発症が急激（数日〜数時間）	発症がゆっくり（年単位）
回復する	進行する
注意，意識障害で始まる	記憶障害で始まる
日内変動がある	日内変動が少ない
脳波の異常所見	脳波は正常または軽度異常

表3 ■ せん妄の直接因子

脳疾患	脳梗塞，脳出血，てんかん，頭部外傷，脳炎，髄膜炎，脳腫瘍など
脳に影響を与える身体疾患	代謝障害（肝不全，腎不全，高血糖，低血糖，電解質異常など），心肺疾患（心筋梗塞，心不全，不整脈，呼吸不全など）による循環障害，感染症，外傷，手術侵襲，悪性新生物など
薬物摂取・離脱	抗コリン薬・ステロイド・抗精神病薬・抗腫瘍薬など薬剤の副作用，一酸化炭素中毒，覚醒剤やアルコール摂取または離脱

せん妄（delirium tremens）という特徴的なせん妄が出現する．また，せん妄の原因は一つではなく複数の要因が絡んでいることもある．

2. 準備因子

せん妄を発症しやすい状態を準備する要因で，高齢，認知症，脳血管疾患の既往がある．

3. 誘発因子

せん妄を発症するきっかけとなるもので，心理的ストレス，感覚の遮断，環境の変化，疼痛，睡眠障害，カテーテルやドレーン挿入による拘束感がある．

3 ケアのポイント

1. 看護方針

1）ケアを行ううえでの留意点

ケアの基本は予防，原因の除去と症状に対する治療である．せん妄はその発症原因も症状も人によって様々である．また，多数の原因が絡まっていたり，症状も1つではなく複数の症状がみられることが多いため，何がせん妄を引き起こしている原因なのかという見極めが難しい．看護師は，患者の状態を常に観察し，原因の早期発見を心がける．

せん妄を発症すると，チューブ類の抜去や転倒・転落など危険行動のリスクが高まり治療の妨げになる．入院期間の延長や合併症併発などのリスクが高くなるため，予防，早期発見，そして発症時の適切な対応が求められる．

2）ケアの流れ
(1) 早期発見

看護師は，せん妄出現の可能性を予測することが大切になる．患者を観察したときにせん妄出現の背景の3つの要素がそろっていればせん妄発症の可能性が高いと考えられる．たとえば「脳梗塞で緊急入院した75歳の男性．ICU入室後2日目，モニ

ター，点滴管理，床上安静中」という患者の場合，脳機能を低下させる脳梗塞という直接因子があり，高齢という準備因子をもっている．そしてICU入室による環境変化，感覚の遮断，心理的ストレス，点滴による拘束感という誘発因子がそろっているため，せん妄を発症する可能性が高いと考えられる．

　発症のリスクが予測できれば予防行動をとることができ，発症時も早期に対応することができる．ただし，直接因子となる身体疾患が症状として現れていない場合もあり，特に高齢者の場合，心筋梗塞など重大な疾患があっても自覚症状に乏しく，せん妄を発症して初めて原因となっている疾患がわかることがある．

　発症前には前駆症状（不安，イライラ，ぼんやりしている，落ち着きがない，不眠，注意力散漫，話のつじつまが合わない，音や光に過敏になるなど）が現れることが多く，この段階で発見することで症状の重症化を防ぐことができる．

　せん妄を早期発見するためのツールとしてせん妄スクリーニングツール（Delirium Screening Tool：DST）がある．発症の可能性を予測し，こうしたスクリーニングツールと併せて早期に発見することで，治療につなげていく．

(2) せん妄への対応

①せん妄のアセスメント

　今の患者の状態が真にせん妄なのかという状態の診断と，せん妄を引き起こしている原因の診断に分けられる．

・状態の診断：前述の診断基準（**表1**参照）に基づいて判断する．意識障害の有無という点で認知症や他の精神疾患と鑑別することができる．

・原因の診断：前述の身体疾患や薬物の影響を観察する必要があり，適切なフィジカルアセスメントが求められる．また，薬剤の可能性が考えられるときはせん妄発症の時期と薬剤の開始または中止時期が重なっていないかが重要になる．

②せん妄の原因や誘発因子の除去

・原因の除去：脳の機能を低下させている身体疾患の治療を行う．ある特定の薬剤が原因と考えられる場合，その薬剤の中止または減量が望ましいが，原因が1つではないこともあるため，注意が必要である．

・誘発因子の除去：看護師が行うことができる重要なケアである．疼痛などの身体症状に対して体位を工夫したり，感覚の遮断やストレスを少なくするためカレンダーを置いたり，「今日は何月何日です．今は何時です」など見当識を高める声かけ，家族への面会依頼，過度の刺激を避けきちんと睡眠がとれるように落ち着いた照明や環境の提供，ケアの時間の工夫などである．

③せん妄の症状への対応

　第一に患者の安全の確保である．通常時よりも頻回の観察や，体動が多い患者に対して低いベッドを使用し，転倒・転落防止のためセンサーの使用，ベッド周囲の危険物を除去する．不必要なカテーテル，モニター，チューブ類の抜去を行い，せん妄状態の患者が動いても危険のないように環境を整える．

　環境を整えるだけでは患者の安全が確保されない場合，薬剤を使って鎮静し，一時的に抑制を行うことも必要である．どちらの場合も状態を観察し，必要と判断された

場合，医師の指示に基づいて行う．
　患者が混乱をきたしており薬剤による鎮静や抑制が必要な場合でも，必ず声をかけ状態の説明を行い，不安を緩和する．患者は自分の状態に衝撃を受け混乱していることが多いため，せん妄は一時的なものであり，回復することを説明する．患者の混乱を助長させるような繰り返しの質問や，強い否定の言葉を避け，短くわかりやすい言葉で声をかける．不安を緩和することは，せん妄の悪化，再発防止につながる．

(3) 回復期
　せん妄は，原因が除去されると数日から数週間のうちに改善する．回復の過程は，数日をかけてゆっくりともとのレベルに改善していくことが多い．しかし，高齢者の場合，薬剤の代謝機能が低下していたり基礎疾患をもっていることで症状が遷延することがある．また，せん妄による急激な症状が回復した後に，認知障害が持続することがあるが，これはもともともっていた認知障害がせん妄をきっかけに判明したと考えられる．
　回復期では，せん妄の急激な症状が改善していれば，日中に散歩やレクリエーションなど適度な刺激を取り入れ，季節感や時間の間隔を取り戻しやすいよう援助を行う．日中の覚醒は睡眠のリズムを整え早期の回復につながる．また，患者はせん妄時の記憶がないことが多く，不安感を訴えることがあるため，気持ちを傾聴し，コミュニケーションを図る．
　栄養状態の観察や脱水の予防，バイタルサインの測定など身体面のケアを併せて行うことで再発防止につなげていく．

3) 家族支援
　家族は急激に発症する症状に対して「急にぼけてしまった」「こんな人じゃなかったのにどうしたのだろう」と驚き衝撃を受けている．また「このまま治らないのじゃないか」という不安や「どうしたらいいのか」という疑問をもっている．
　まず，今の患者の状態が「せん妄」という状態であり，回復することを伝え家族の不安を軽減する．せん妄の正しい知識を伝え，どのように接していけばよいのかということを説明する．患者にとって家族がいることが安心感につながることを説明し，可能であれば付き添いや面会を依頼する．ただし，家族にとってせん妄状態の患者は，大きな負担になりうるため，家族の気持ちを傾聴し対応する．

2. アセスメントとケアプラン

1) アセスメントの視点
　せん妄の症状は多様で変動がある．一見変わりなくとも「何かおかしい」という看護師の感覚がせん妄をとらえていることがある．しかし，感覚だけでせん妄と判断することはできないため，正しい知識に基づいてアセスメントしていくことが大切である．また，患者の不穏行動には不安や不快，要望などの思いが隠れていることが多い．その気持ちをくみ取ることで，原因や誘発因子を取り除くケアにつなげていくことができる．

(1) 身体面の観察
- 原因となる身体疾患の有無：バイタルサイン，検査データ．
- 栄養状態．
- 睡眠，休息状態：不眠，日中の眠気，傾眠．
- 排泄状態：下痢，便秘，尿閉，頻尿など．
- 表情，目つき：落ち着きがない，ぼんやりしている．
- 服装，姿勢：着替えができない，着方がおかしい，座っていられないなど．
- 疼痛の有無．
- 使用薬剤の内容，副作用の有無．

(2) 精神面の観察
- 意識障害，注意障害，見当識障害の有無：注意力散漫，日付がわからない，考えのまとまりがなくなる，会話がつながらなくなる，つい先ほどの出来事が覚えられないなど．
- 錯視・幻視・幻覚・妄想の有無と程度．
- 不安・焦燥・恐怖・イライラ・孤独感の有無と程度．
- 涙もろい・怒りっぽいなど感情の不安定さの有無．
- 無気力・意欲低下の有無．

(3) 環境面の観察
- 室内環境：音や明るさ，ICU，手術室など特殊な環境．
- 感覚遮断因子の有無：補聴器，眼鏡．
- 拘束因子の有無：点滴チューブ，カテーテル，モニターなど．
- ベッド上安静．
- 入院や部屋移動などの環境変化．
- ベッドの高さ，ベッド柵の有無，危険物の有無．

2) ケアプランと根拠

ここでは，看護師が最も出会うことが多い過活動型のせん妄発症時のケアプランを提示する．このような状態にある患者と家族の問題点として，以下の3つがある．

#1 急性期の混乱がみられる
#2 転倒などの身体損傷のリスクが高い
#3 家族が患者のせん妄状態を受け入れられない

問題点	短期目標	ケアプラン（OP:観察 TP:ケア EP:教育）	根　拠
#1 急性期の混乱がみられる	現在の状態を正しく認知し日常生活を送ることができる	[OP] ①意識障害（ぼんやりした様子，傾眠） ②認知機能障害 ③表情，言動，態度 ④気分の変調 ⑤錯覚・幻覚など症状の有無，程度，内	・せん妄の鑑別に必要である

問題点	短期目標	ケアプラン（OP:観察　TP:ケア　EP:教育）	根　拠
		容 ⑥日内変動 ⑦睡眠状態 ⑧苦痛の有無（疼痛，安静，拘束感など） ⑨バイタルサイン，検査データ ⑩使用薬剤や処置の内容 [TP] ①場所や時間などを情報提供する ②はっきりと簡潔な言葉で話す ③慣れ親しんだものを身近に置く ④声かけ，タッチングを患者の状態に合わせて行う ⑤落ち着いた態度でかかわり，不安やつらさに共感し理解していることを伝える ⑥幻覚・幻聴などがある場合は現実に沿った声かけをしていく（「朝食の時間です」など） ⑦幻覚・幻聴などの内容を強く否定することは避ける ⑧照明を調節し昼と夜の区別をつけ，落ち着いた環境を提供する ⑨日中の活動を促す ⑩可能であれば家族の面会を設定する ⑪薬剤や処置の内容について医師へ報告・検討する ⑫発熱など身体症状に対するケアを行う	・せん妄の直接原因を検索する ・見当識を高める ・患者の混乱を防ぐ ・背中をさするなどで安心感を与える ・見当識を取り戻す ・患者の混乱や不安を防ぐ ・1日のリズムを取り戻す ・日中適度な活動を行うことは夜間の良眠につながる ・患者に安心感を与える ・直接原因を除去することでせん妄の症状改善につながる
#2 転倒などの身体損傷のリスクが高い	転倒・転落など身体に損傷を受けることなく生活できる	[OP] ①患者のADL ②歩行状態，運動機能 ③意識レベル，興奮の有無 ④周囲の環境 ⑤患者の履き物・服装 ⑥カテーテルや点滴など処置の有無 [TP] ①転倒しないよう環境を整える（床に物を置かない，周囲の不必要なものを除去する，ベッドや車椅子のストッパーをかける，オーバーテーブルなどストッパーのかからないものは除去す	・転倒・転落のリスクをアセスメントする ・危険な場所を把握する ・長すぎるズボンやサイズの合っていない靴は転倒につながる ・チューブ類の自己抜去は患者に重大な侵襲を与える ・事故が起きないようリスクを減らす

問題点	短期目標	ケアプラン（OP：観察 TP：ケア EP：教育）	根　拠
		る） ②段差のあるところは目印を付ける，または十分な明るさを確保する ③必要時，床や壁に緩衝材（軟らかいマット，クッションなど）を設置する ④必要時ヘッドギアを装着する ⑤スリッパやサンダルではなくかかとのある軽い靴を履くよう促す ⑥チューブ類はしっかりと固定する ⑦チューブ類を患者の目の届かないところに置く ⑧不必要なチューブ類は抜去する ⑨興奮が強い場合は医師の指示のもとで薬剤の使用，隔離，拘束を行う ⑩患者の興奮が強く患者自身や他者の危険が高まったときは1人で対応せず応援を呼ぶ ⑪医療者は落ち着いて患者に声をかけながら対応する [EP] ①サイズの合った服を着るよう指導する ②転倒の危険性について簡潔に説明し協力を求める ③必要時ナースコールを押すよう指導する	・受傷を最小限にする ・転倒のリスクを減らす ・自己抜去を防止する ・気をそらすことで自己抜去を防止する ・拘束感を緩和することはせん妄の改善に有効である ・本人，他者の安全の確保のため，また不必要な刺激や活動の抑制を行うことで興奮を長引かせない ・患者に不安を与えない ・転倒のリスクを下げる ・患者に意識づけをする
#3　家族が患者のせん妄状態を受け入れられない	患者の行動はせん妄のためだったと理解し受け入れられる	[OP] ①家族のせん妄に対する知識・理解度 ②家族の表情や言動 ③患者に接するときの様子 [TP] ①家族の訴えを傾聴する ②症状や経過について説明する ③現在行っている処置について説明する ④可能であれば本人の慣れ親しんだものを持ってきてもらう ⑤家族の負担に配慮し，可能であれば面会や電話を促す [EP] ①「私のことがわかる？」「ここはどこ？」などテスト的な質問や「こんなこともできないの」と責めるような言動を控えるよう指導する ②不安なことや疑問点があれば医療者に	・家族の理解度を知ることで家族に対するケアの必要性を把握する ・患者と家族の関係を把握する ・突然の発症に家族は不安を感じていることが多い ・一時的であることを伝えることで家族の安心につながる ・患者の混乱や不安を高める行動を避ける

問題点	短期目標	ケアプラン（OP:観察　TP:ケア　EP:教育）	根　拠
		伝えるよう指導する	

● 文　献

1）融　道男・中根允文・小見山実監訳（1993）．ICD-10精神および行動の障害—臨床記述と診断ガイドライン．医学書院．p.70-72.
2）一瀬邦弘・太田喜久子・堀川直史（2002）．せん妄—すぐに見つけて！すぐに対応！．照林社．
3）茂呂悦子・木下佳子・布宮　伸・他（2011）．特集/せん妄を見逃さない！「なんとなく違う？」ナースのカンが決め手．エキスパートナース，27（9），15-33.
4）萱間真美編，林亜希子編著（2007）．健康障害と起こりうる問題—せん妄．精神看護実習ガイド．照林社．p.261-264.
5）須貝祐一（2007）．認知症の医学的特徴．日本認知症ケア学会編．認知症ケア標準テキスト．改訂・認知症ケアの基礎，第2版．ワールドプランニング．p.40-42.
6）今井幸充（2007）．行動，心理症状（BPSD）とその対応．日本認知症ケア学会編．認知症ケア標準テキスト　改訂・認知症ケアの実際Ⅱ各論．ワールドプランニング．p.109-113.

25 不　安

1 不安とは

　不安（anxiety）とは，差し迫った危険を知らせ，人がその危険に対処するための方策を立てることができるように覚醒させるサインであり，自己防衛機能として必要な能力である．不安は未知のものや新しい経験に先だって起こる漠然とした恐れの感情で，動悸や冷汗，振戦，胸部圧迫感などの自律神経系の身体症状を伴う．身体面だけでなく，感情面や認知面など様々な現れ方をするため不安と自覚されない，あるいは「うまく表現できない」「どう表現してよいかわからない嫌な感覚」と表現されたりする（**表1**）．不安の対象は必ずしも特定しておらず，漠然とした恐れの感情であり，内的で不明瞭で，葛藤を含む脅威に対する反応であるとされる．明らかに外的な対象が特定できる場合を恐怖（「27　恐怖」の項，p.246参照）として区別することがある（**図1**）．

　不安は人が日常生活を安全に暮らしていくために必要な感情であるが，これが量的に過剰になり，不合理で現実性を欠いたものは病的な不安と呼ばれ，正常な不安と区別する．日常生活に支障をきたす場合には治療の対象となる（**表2**）[1]．病的な不安は，精神医学的には神経症という概念に含まれる．神経症とは，心理学的要因によって精神的・身体的症状が引き起こされたものと定義されてきた．しかし，近年，心理的要因だけでなく生物学的要因の関与が大きいことが実証されつつあり，1980年に改訂された

表1 ■ 不安の症状

精神症状	イライラ，落ち着かない感じ，集中力が低下する，注意散漫，焦燥感，疲労感，緊張感，抑うつ，悲観的な思考，自信がもてない
身体症状	頻脈，血圧上昇，発汗，冷汗，呼吸数の増加，筋緊張，顔面蒼白・紅潮，口渇，頻尿，便秘・下痢，立毛，食欲低下・過食，悪心・嘔吐，不眠
行動の変化	普段よりも多弁・無口になる，声のトーンが高くなる，話題が変わりやすい，一貫性のない言動，繰り返し同じことを言ったり確認したりするなど

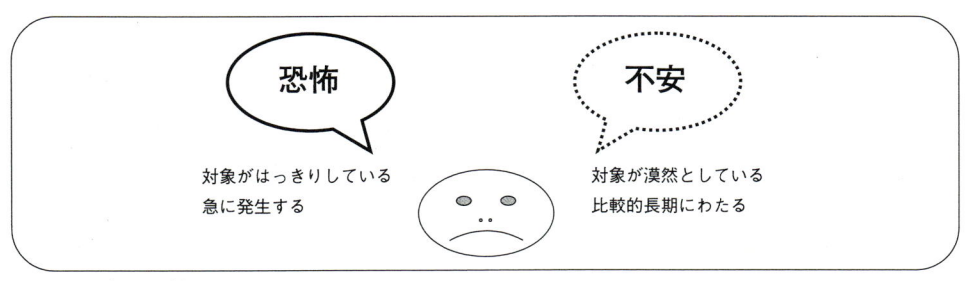

図1 ■ 不安と恐怖

恐怖：対象がはっきりしている　急に発生する

不安：対象が漠然としている　比較的長期にわたる

表2■正常な不安と病的な不安

正常な不安	病的な不安（神経症性不安）
理由（対象）がある	理由（対象）がない
表現できる	表現しにくい
周囲にわかってもらえる	周囲にわかってもらえない
我慢できる	我慢しにくい
長く続かない	長く続く
いったん去れば気にならない	また起こらないかという不安が続く

笠原　嘉（1998）．不安の病理．岩波書店．p.20．より引用改変

表3■不安を主症状とする疾患の診断名

不安障害	パニック発作	panic attack
	広場恐怖	agoraphobia
	特定の恐怖症	specific phobia
	社交恐怖（社交不安障害）	social phobia（social anxiety disorder）
	強迫性障害	obsessive-compulsive disorder
	心的外傷後ストレス障害	posttraumatic stress disorder
	急性ストレス障害	acute stress disorder
	全般性不安障害	generalized anxiety disorder
	物質誘発性不安障害	substance-induced anxiety disorder
	特定不能の不安障害	anxiety disorder not otherwise specified

高橋三郎・大野　裕・染矢俊幸訳（2003）．DSM-Ⅳ-TR精神疾患の分類と診断の手引．新訂版．医学書院．p.171-186．より引用改変

『精神障害の診断・統計マニュアル（DSM-Ⅲ）』以降，神経症という診断名は廃止された．DSM-Ⅳ-TRによる不安を主症状とする疾患の主な診断名を表3[2)]に示す．

不安は程度が強くなるほど認知が歪んだり，集中力が低下し不適応行動を招く．効果的な看護介入を行うためにも，不安の程度のアセスメントが重要である．強度の不安あるいはパニックレベルの不安の場合には専門家による医学的診断を受け，しかるべき処置をとる必要がある．

1. 軽　度

日々の生活のなかで起こる緊張によって生じる．注意深くなり，見ること，聞くこと，理解することなどが普段よりも鋭くなる．人はその反応を自覚し言語化できる．この種の不安は学習の動機を与え，個人の成長を促す．

2. 中等度

不安対象に意識が集中するあまり，他のことには無関心になる．理解力などが低下するが，注意を喚起されると意識を向けることはできる．学習能力や問題解決能力が極端に低下し，普段は対処できることも自発的に行うことが困難になる．

3. 強　度

意識が不安対象の細部へと集中しがちで，その他のことは何も考えられない．理解力が著しく低下し，他のことに目を向けるためには強い指示が必要となる．すべての行動は安心を得るために行っているが，非効果的・非効率的である．

4. パニック

畏怖，心配，恐怖の感情を伴い，セルフコントロール感覚を失う．活動性が亢進して興奮状態になったり，反対にまったく動くことも話すこともできなくなる．知覚が混乱し命令されても行動することができない．長時間のパニック状態は死を招くこともある（「26　パニック」の項，p.237参照）．

2 不安の出現する背景

1. 心理学的理論

フロイト（Freud S）は，不安は無意識下で起こる「〜したい」という欲求（イド）と，「〜してはいけない」と内側から禁止する超自我の葛藤から起こると説明した．状況に合わせて調整し現実に適応させようとする働きが自我（ego）で，不安を回避するための調整機能の一つが防衛機制である．防衛機制は不安を軽くしようと無意識に働き，健康な状態（軽度ないし中等度のレベルの不安）であればうまく対処することができる．しかし，防衛機制が不適切であったり極端な形で用いられると病的な防衛になり，対人関係や行動に支障をきたす問題行動として周囲の人を混乱させ，病的な状態に陥ることになる．

不安を解消するために患者が示す言動が適応的かどうかアセスメントし，自我を補強する看護ケアを行う．

2. 生理学的理論

パニック障害などの研究が進み，不安は精神的原因だけで起こるのではなく，神経科学的基盤が示唆されるようになった．

脳内で不安に関与する部位は，扁桃体，海馬，前頭前野である．不安の発生部位は扁桃体，不安が形成されるまでの条件づけは海馬，不安出現の制御は前頭前野が深く関係しているといわれている（図2）．

不安に関連する神経伝達物質としては，ノルアドレナリン，ドパミン，セロトニン，γ-アミノ酪酸（GABA）などがある．脳内神経伝達物質が作用し，自律神経系で

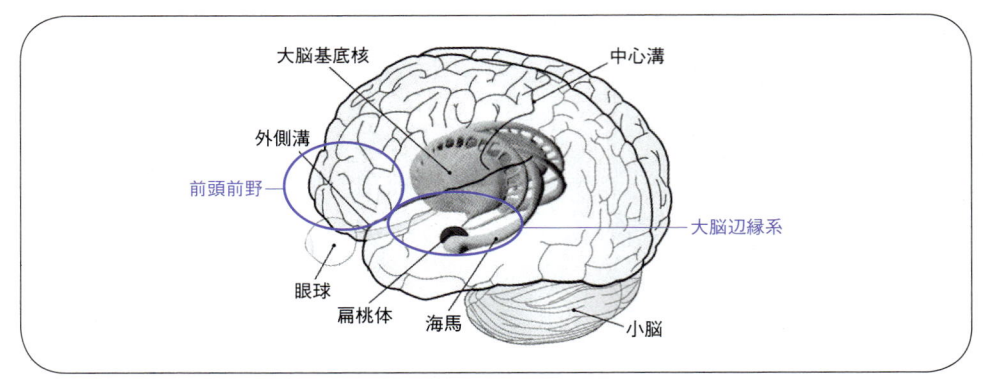

図2 ■大脳辺縁系（扁桃体，海馬）と前頭前野

ある交感神経と副交感神経が拮抗的・相互補完的に機能すると考えられている．ノルアドレナリン，ドパミンは不安を促進する方向に作用し，セロトニンは不安や恐怖を抑え精神のバランスをとる働きをもち，不安に抑制的に働いたり促進的に働いたりする．病的な不安を呈する患者はこのセロトニンの調整がうまく働いていないと考えられ，選択的セロトニン再取り込み阻害薬（SSRI）やセロトニン・ノルアドレナリン再取り込み阻害薬（SNRI）などが薬物療法として用いられている．

GABA作動性のニューロンは介在ニューロンとして各種神経伝達物質を抑制する働きがあり不安に抑制的に働くことが確認され，GABAの活性を促進するベンゾジアゼピン系薬剤が抗不安薬として使用されている．

3. 実存理論

実存主義の哲学者サルトル（Sartre JP）は，人は自分の人生をどのように生きていくのかという選択に常にさらされ，自分の価値判断の基準を何に見出すのかという自己責任を放棄することができないといった．そして，人は絶えず人生の選択にまつわる自己責任の不安に直面しながら，自分の生き方を選んでいかなければならない存在であるとした．ハイデガー（Hidegger M）は，この世界に投げ出された人は死へと向かう存在であり，死を忘れようと生きている．しかし，死へ向かう存在であることを知らせる警告として不安が襲うと説いた．つまり，不安な状態こそが人間の根源的なあり方だという考え方である．

3 ケアのポイント

1. 看護方針

1）ケアを行ううえでの留意点

不安は生理面や行動面に現れる．まず，患者の身体症状を注意深く観察し，他の身

体疾患との鑑別を行う．また，治療に用いられる薬剤のなかには不安症状を誘発する物質が含まれている場合もある．そのため，服用している薬剤も確認する．

次に，不安のレベルを評価する．不安のレベルが高い場合には，不適切な対処行動をとり自分を傷つける可能性があるので，患者の安全確保を優先する．また，患者は周囲への配慮が困難になっているため，看護師が安易に近づくことで事故につながる可能性もある．看護師側の安全にも十分注意して介入する．中等度以下のレベルに落ち着いたら徐々に対処行動の改善を目指す．

不安は周囲の人へ移りやすい感情であるため，不安のコントロールが不十分な場合には，他の患者との接触を制限する．看護師自身も患者の不安に巻き込まれる可能性があるので，チームカンファレンスなどで患者の情報を共有し，客観的な評価をもとに感情的に巻き込まれないようにする．

2) ケアの流れ

(1) 初　期

突然現れる強度の不安やパニックでは，中毒，心疾患，内分泌疾患など身体疾患の鑑別のためのフィジカルアセスメントが重要である．

高度な不安により注意力や認知機能が低下し環境への適応力が著しく低下しているため，急な環境変化により症状を増悪させる可能性もある．また，患者が不適切な対処行動をとっている場合は，看護師が危険にさらされることもある．まずは患者・看護師双方の安全を確保し，患者にとって安心できる環境を整え，不安のレベルを下げることが優先される．

(2) 中　期

不安のレベルが中等度程度までに軽減されると，言語的なコミュニケーションが可能になる．不安に関連する症状は持続しているが，注意を喚起されると意識を向けることができる．患者に不安の言語化を促し体験を共有しながら支持的にかかわる．

不安を感じた前後の状況や心理的な変化を言語化することで，不安に対する効果的な対処行動を獲得する方法を患者と共に検討する．

患者が不安をコントロールできるよう，患者に合ったリラクセーションや心理教育などの教育的ケアプランを立てる．

(3) 退院準備期

患者はセルフコントロール感覚を身につけ，入院環境においては不安に対する適切な対処行動をとることができるようになる．徐々に，退院後の生活に調和できるよう外出や外泊を試験的に行いながら，生活環境のなかでの対処方法について学ぶ．入院中の保護的環境に比べ非常にストレスフルな状況となることから，症状が再燃する可能性もあるが，あきらめず繰り返し挑戦できるよう支えていく．

同時に，退院後の援助者となる家族や友人へ疾患の教育を行ったり，社会資源の導入を検討するなど，環境調整を計画的に行う．

3) 家族支援

不安が軽度から中等度の場合，本人の自覚よりも周囲の評価が低いことが多く，患者は周囲の理解が得られず孤立してしまうことがある．患者が家族や社会から孤立す

ることがないよう，家族への教育的介入が重要である．

　患者が新しい対処行動を獲得することで，家族員の役割や家族システムが変化するため，患者と共に家族が変化していけるよう支援する．

2. アセスメントとケアプラン

1) アセスメントの視点

　以下の順にアセスメントする．
①不安が正常範囲のものか異常なものであるかを判断する．
②不安の症状が日常生活への影響とその程度を観察する．
③他の精神疾患との鑑別，中毒・心疾患・内分泌疾患など身体疾患との鑑別，薬物の影響によって生じていないかを判断する．

2) ケアプランと根拠

　ここでは，不安な状態において優先度の高い問題についてケアプランを提示する．このような状態にある患者と家族の問題点として，以下の4つがある．最終的な目標は，「不安をなくすこと」ではなく「本人が不安をコントロールできること」である．観察および介入によってさらに不安を高めないよう配慮する．

#1　高度な不安症状のために，患者の安全・安楽が守れない
#2　セルフケア不足
#3　不安に対する非効果的な対処行動
#4　家族の理解不足

問題点	短期目標	ケアプラン（OP:観察　TP:ケア　EP:教育）	根　拠
#1 高度な不安症状のために，患者の安全・安楽が守れない	・看護師の働きかけにより安心感を体験できる ・不安のレベルが低下する ・不安な感情を言語化できる ・不安が軽減したことを表現できる	[OP] ①表情，発言，行動，セルフケアレベル ②外傷がないか ③危険行動がないか ④服薬状況 ⑤薬物療法の効果，副作用 ⑥患者にとって不安な刺激は何か [TP] ①安心・安全な環境を整える ②安心・安全な環境であることを保証する ③患者に判断や選択を求めない	・患者の言動によって，患者の知覚の狭窄や思考の混乱の程度が推察でき，不安のレベルを評価できる．また，危険の予測と安全対策を講じることができる ・薬物療法により不安のコントロールがしやすくなるが，副作用が発生すると拒薬を招く可能性があるので，副作用の症状と対処方法はおさえておく ・物音や人の話し声などの些細な刺激が不安を増強させる．個室などを利用したほうが不安を軽減できる ・不安のレベルが高い場合には，知覚が狭窄し，思考したり注意

問題点	短期目標	ケアプラン（OP：観察　TP：ケア　EP：教育）	根　拠
			を集中させることが困難であるため，ある程度看護師が行動を指示することが必要である ・自己決定を求められると，不安を増強させることがある
		④ゆっくりと静かに話をする ⑤不安を言語化するよう促す ⑥不安による苦痛について共感的態度を示す [EP] ①薬物療法の理由と方法を説明する ②薬剤の効果と副作用について説明する ③薬物療法によって変化した点について話し合い，効果を一緒に評価する	
#2　セルフケア不足	・サポートを得ながらセルフケアを実践できる ・自発的にセルフケアを実践できる	[OP] ①不安症状の日常生活への影響 ②患者のセルフケア状況 [TP] ①患者の不安レベルに合わせて適切な介入を行う ②患者の病状の改善状態に合わせて段階的に患者のセルフケアレベルを高めていく ③セルフケアができている点については，肯定的なフィードバックを行う [EP] ①セルフケアの必要性をその都度説明する ②効果的なセルフケア方法を指導する	・不安のレベルによって，セルフケアへの影響の程度も異なる ・不安のレベルが強度以上の場合には，不足するセルフケアを代償する．不安のレベルが中等度以下の場合には，不足するセルフケアに注意を喚起し，実施するよう促す
#3　不安に対する非効果的な対処行動	・不安を言語化できる ・新しい対処行動に興味・関心を示すことができる ・自分に合った対処行動を獲得できる	[OP] ①不安のレベル ②不安になりやすい時間帯，不安を増幅させるエピソード ③患者の対処行動とその効果 ④患者の対処行動による生活への影響の程度 ⑤興味・関心のある気分転換 [TP] ①患者の体験した感覚や感情を表現できるよう援助する	・不安のレベルが低下しているときに言語的アプローチを取り入れる ・不安を増強させる因子を把握することで，適切な対処行動を検討することができる ・患者の興味・関心のある行動をベースに対処行動を考えることで，取り込みやすくなる ・感情の処理をするうえで，言語化は有効な手段となる

問題点	短期目標	ケアプラン（OP:観察 TP:ケア EP:教育）	根　拠
		②不安による苦痛について共感的態度を示す ③不安の対処行動について話し合いながら，患者に合った対処方法を一緒に探す ④肯定的なフィードバックを行う ⑤患者のペースに合わせて取り組めるよう支援する [EP] ①不安の前兆と身体・心理・行動の変化のつながりを説明する ②患者に合ったリラクセーションを指導する	・適切な対処行動が強化され，自信をもってできるようになる ・自己コントロール感覚が増す
#4 家族の理解不足	・患者の不安を理解できる ・患者に対して支持的にかかわることができる ・困ったときに援助を求めることができる	[OP] ①家族の病気に対する理解の程度 ②家族の病気を知ろうとする態度 ③家族の患者に接するときの表情・言動・態度・話す内容 ④家族と話すときの，患者の表情・言動・態度・話す内容 [TP] ①家族が感情を表出しやすいようにかかわる ②家族の語りを共感的に聴く ③患者の病気をどのように理解しているかを聞く ④患者と接することで困ること，戸惑いを聞く ⑤家族が対応を学習しようとする態度を支持し，肯定的にフィードバックする [EP] ①患者の症状と回復状況を説明する ②家族へ疾病教育をする ③家族員の役割，かかわり方について説明する	・患者と家族のやりとりを観察することで，家族システムを俯瞰することができる ・不安による行動変化のために，家族から行動を批難され孤立している可能性がある ・家族は，患者の状態を客観的に聞くことで患者理解が進み，冷静さやゆとりをもって患者とかかわることができるようになる ・患者が変化してきていることを知ることで，家族員が自分の役割を考えるきっかけとなる

●文　献

1）笠原　嘉（1998）．不安の病理．岩波書店．p.20.
2）高橋三郎・大野　裕・染矢俊幸訳（2003）．DSM-Ⅳ-TR精神疾患の分類と診断の手引，新訂版．医学書院．p.171-186.
3）青木典子（2000）．不安．野嶋佐由美・南　裕子監．ナースによる心のケアハンドブック．照林社．p.22-23.
4）福嶋好重（2004）．精神的諸問題のアセスメントとケアの実際—不安の強い患者．野末聖香編著．リエゾン精神看護—患者ケアとナース支援のために．医歯薬出版．p.96-104.
5）土居健郎（1970）．不安と防衛．精神分析と精神病理，第2版．医学書院．p.83-88.

26 パニック

1 パニックとは

　パニック（panic）は，広辞苑（第6版）によると，「①恐慌，②（火事や地震などに遭った時に起こる）群衆の混乱．個人の混乱状態にもいう」とある．パニックとは，本来は恐慌状態を指す．

　パニック発作（panic attack）は，理由もなく激しい不安に襲われ，死の恐怖を感じ苦悶する状態となる．自律神経系の興奮，心悸亢進，呼吸困難，胸内苦悶（胸部に生じる不快な症状と強い不安感），発汗，めまい，冷汗などが起こる．パニック発作は始まると10分ほどで急速に症状が増悪する．発作は通常20～30分続くが，1時間以上続くことはほとんどない．発作間欠期には，また発作が起こるのではないかという予期不安を体験することがある．DSM-IV-TR[1]では，パニック発作の基準を，**表1**のように規定している．

　パニック発作は，DSM-IV-TRでは，不安障害のカテゴリーに分類されている（不安を主症状とする疾患の診断名は「25　不安」の項，p.229参照）．不安障害の分類に広場恐怖（agoraphobia）があり，広場恐怖との関連で，広場恐怖を伴うパニック障害と広場恐怖を伴わないパニック障害（**表2**）に分類されている．広場恐怖とは，そこから逃げられない（逃げたら恥をかくような）状況，またはパニック発作が起きたときに助けが得られないような状況にいることに対する強い不安である．その結果，乗り物に乗ることや人ごみに出ることなどが困難になり，日常生活に影響を及ぼす．

表1 ■ パニック発作の診断基準（DSM-IV-TR）

　強い恐怖または不快を感じるはっきり他と区別できる期間で，そのとき，以下の症状のうち4つ（またはそれ以上）が突然に発現し，10分以内にその頂点に達する
（1）動悸，心悸亢進，または心拍数の増加
（2）発汗
（3）身震いまたは震え
（4）息切れ感または息苦しさ
（5）窒息感
（6）胸痛または胸部の不快感
（7）嘔気または腹部の不快感
（8）めまい感，ふらつく感じ，頭が軽くなる感じ，または気が遠くなる感じ
（9）現実感消失（現実でない感じ）または離人症状（自分自身から離れている）
（10）コントロールを失うことに対する，または気が狂うことに対する恐怖
（11）死ぬことに対する恐怖
（12）異常感覚（感覚麻痺またはうずき感）
（13）冷感または熱感

高橋三郎・大野　裕・染矢俊幸訳（2003）．DSM-IV-TR精神疾患の分類と診断の手引，新訂版．医学書院．p.171．より引用

表2 ■ 広場恐怖を伴わないパニック障害，広場恐怖を伴うパニック障害の診断基準（DSM-IV-TR）

```
広場恐怖を伴わないパニック障害
 A．（1）と（2）の両方を満たす
  （1）予期しないパニック発作が繰り返し起こる
  （2）少なくとも1回の発作の後1カ月間（またはそれ以上），以下のうち1つ（またはそれ以
     上）が続いていたこと：
   (a) もっと発作が起こるのではないかという心配の継続
   (b) 発作またはその結果がもつ意味（例：コントロールを失う，心臓発作を起こす，"気が
     狂う"）についての心配
   (c) 発作と関連した行動の大きな変化
 B．広場恐怖が存在しない
 C．パニック発作は，物質（例：乱用薬物，投薬）または一般身体疾患（例：甲状腺機能亢進
   症）の直接的な生理学的作用によるものではない
 D．パニック発作は，以下のような他の精神疾患ではうまく説明されない．例えば，社交恐怖
   （例：恐れている社会的状況に暴露されて生じる），特定の恐怖症（例：特定の恐怖状況に
   暴露されて），強迫性障害（例：汚染に対する強迫観念のある人が，ごみや汚物に暴露され
   て），心的外傷後ストレス障害（例：強いストレス因子と関連した刺激に反応して），また
   は分離不安障害（例：家を離れたり，または身近な家族から離れたりしたとき）

広場恐怖を伴うパニック障害
 A．（1）と（2）の両方を満たす
  （1）予期しないパニック発作が繰り返し起こる
  （2）少なくとも1回の発作の後1カ月間（またはそれ以上），以下のうち1つ（またはそれ以
     上）が続いていたこと：
   (a) もっと発作が起こるのではないかという心配の継続
   (b) 発作またはその結果がもつ意味（例：コントロールを失う，心臓発作を起こす，"気が
     狂う"）についての心配
   (c) 発作と関連した行動の大きな変化
 B．広場恐怖が存在している
 C．パニック発作は，物質（例：乱用薬物，投薬）または一般身体疾患（例：甲状腺機能亢進
   症）の直接的な生理学的作用によるものではない
 D．パニック発作は，以下のような他の精神疾患ではうまく説明されない．例えば，社交恐怖
   （例：恐れている社会的状況に暴露されて生じる），特定の恐怖症（例：特定の恐怖状況に
   暴露されて），強迫性障害（例：汚染に対する強迫観念のある人が，ごみや汚物に暴露され
   て），心的外傷後ストレス障害（例：強いストレス因子と関連した刺激に反応して），また
   は分離不安障害（例：家を離れたり，または身近な家族から離れたりしたとき）
```

高橋三郎・大野　裕・染矢俊幸訳（2003）．DSM-IV-TR精神疾患の分類と診断の手引．新訂版．医学書院．p.173-174．より引用

　パニック発作は，パニック障害（panic disorder）以外の精神疾患においても起こりうる．パニック障害では，突然に起こるパニック発作と，発作がまた起こるのではないかという予期不安が特徴である．

　精神科看護のなかでは，パニックは不安反応の連続体として考えられている．不安の程度は，①軽度，②中等度，③重度，④パニックという4つに分類され（「25　不安」の項，p.230参照），パニックは不安レベルの最も高い状態である．不安のレベルによって看護師の介入が変わってくる．軽度の不安では患者の学習は可能であるが，パニック時には患者が学習することは不可能である．

2　パニックの出現する背景

　パニック発作は，様々な脳内神経伝達物質が関係する脳機能異常（身体的要因）と心理的な因子が関係しているといわれている（表3）．

表3 ■ パニック障害の精神力動的主題

1. 怒りに対する耐性が低いこと
2. 小児期および成人期に重要な人物と身体的または情動的に分離すること
3. 職務的責任が増大していくような状況が引き金になることもありうる
4. 両親が支配的，脅威的，批判的，指示的であると知覚されること
5. 性的または身体的虐待を含む人間関係の内的表出
6. 陥れられているという慢性的感覚
7. 親の拒絶的行動への怒りとそれに続く両親への絆を壊すような空想の不安と悪循環
8. 自己の断片化や自己と他者との結びつきの混乱に関連した自我における不安警告機能の失敗
9. 典型的防衛機制：反動形成，打消し，身体化，外面化

Sadock BJ, Sadock VA（2003）/井上令一・四宮滋子監訳（2004）．カプラン臨床精神医学テキストDSM-IV-TR診断基準の臨床への展開，第2版．メディカル・サイエンス・インターナショナル．p.653．より引用

　パニック障害に関連すると考えられる神経伝達物質は，ノルエピネフリン系，セロトニン系，γ-アミノ酪酸（GABA）系などが考えられている．セロトニンの働きを強める選択的セロトニン再取り込み阻害薬（SSRI）がパニック障害に有効であることからも，セロトニンが関与していることが考えられている．パニック障害患者のMRIなどの脳の構造画像研究では，側頭葉や海馬の異常が指摘されており，またPETのような機能画像研究では，脳の血流障害が指摘されている．

　パニックの誘発物質として，二酸化炭素，乳酸ナトリウム，重炭酸塩，α_2アドレナリン受容体拮抗薬であるヨヒンビン，多様なセロトニン系作用をもつm-クロロフェニルピペラジン，β-カルボリン薬，GABA受容体作用物質，GABA受容体拮抗物質であるフルマゼニル（アネキセート®），コレシストキニン，カフェインなどがあるといわれている．

　心理的な要因として，認知行動療法の理論からは，不安は両親の行動の模範か，古典的条件づけの過程を踏んで学習された反応であると仮定されている．たとえば，車に乗ったときにパニック発作が出現した場合，車に乗るという刺激を避けるという，学習された行動をとるようになる．精神分析理論では，パニック発作は不安を喚起するような刺激に対する防衛が失敗した結果生じているものと考えられている．

3 ケアのポイント

1．看護方針

1）ケアを行ううえでの留意点

　パニック発作時には，患者の知覚は限定され，論理的な思考をとることができず，自己コントロールを失っている．看護師は，患者のそばに付き添い，患者の安全を守りつつ，患者の不安を増長させないようにかかわる．長期的には，患者自身が自分の不安に気づき，パニック発作を起こすことなく自分自身で対処できるようになることが課題である．看護師は患者が自分の不安に気づき，対処方法を考えられるように介入する．

看護師は，発作を繰り返す患者に対して，「またやっている」などと否定的な思いやうんざりした気持ちになることがある．患者は自分の思い（不安）を他の方法で処理できず，パニック発作として表現するしかない状況である．看護師は患者の止むに止まれぬ思いに寄り添い，不安の原因を特定する手がかりを共に探っていくようケアする．

2）ケアの流れ

（1）パニック発作出現時

　パニック発作と思われる症状でも，身体的な不調（心臓血管系，脳神経系，内分泌系の疾患）の可能性があるため，バイタルサインのチェックやそのほかの検査をするなど，身体的な観察を十分に行う．

　パニック発作時，患者は「このまま死んでしまうのではないか」という恐怖心がある．看護師が一緒になってあわてると，患者の不安が高まるので，落ち着いた態度，穏やかな口調で患者に接し，患者の不安を増長させないようにかかわる．

　発作時には，安全で静かな場所を提供する．周囲に他の患者がいる場合には他の場所に誘導する，あるいは他の患者にその場所から離れるよう伝える．

　患者は発作時には不安が強いため，そばに付き添い，時間がたてば症状は治まることを伝える．思考や判断力が低下し混乱しやすいため，言語的コミュニケーションではなく，手を握るなどの非言語的コミュニケーションが有効である．

　ふらつきやめまいがあるときには転倒に注意し，患者の安全を確保する．過呼吸＊時には，ゆっくりと呼吸するように指導し，患者が呼吸のコントロールを取り戻せるように援助する．過呼吸発作時には，ペーパーバックを口にあてて呼吸をすることで，吐いた息を再度吸い込み，血液中の二酸化炭素濃度を上げることで改善する．

　発作時に医師から指示されている薬剤があれば使用する．患者に，薬剤の効果が出てくることを伝え，症状の改善を待つ．

（2）パニック発作への対処行動に主眼をおく時期

　パニックがなく安定しているときにパニック発作のきっかけになることについて振り返り，パニック発作時の対応やパニック発作が起こりそうになったときの対応について一緒に考える．

　患者の落ち着きがなくなったときに，「緊張しているようですが，何か不安なのではないですか」と尋ねることで，患者が自分の感情に気づくことができる．また，これまでうまくいった対処方法などを一緒に探ることで，患者自身が不安をコントロールし，パニックにならないように対処できる方法を一緒に考えていく．予期不安や広場恐怖のために活動範囲が狭められている場合には，発作の繰り返しから予期不安が生じ，社会生活に影響が出ていることについて，患者が認識できるようにかかわる．

＊過呼吸：何らかのきっかけで呼吸運動が増強した状態．過呼吸発作時には，患者はどのように息をしたらよいのかわからなくなるので，不安が増強する．呼吸促迫（頻呼吸）になることで，二酸化炭素が過剰に吐き出されて血液中の二酸化炭素濃度が減りすぎるため，血液がアルカリ性に傾き，呼吸性のアルカローシスになり，手足がしびれる，四肢がこわばる，胸が締めつけられるなどの症状を引き起こす．

3）家族支援

家族は，繰り返される発作に苦慮したり，うんざりしていることもある．まずは家族の苦労をねぎらい，病気についての情報提供を行う．家族が患者に生じている状況を理解でき，患者の対処行動を一緒に支えられるように支援する．

2．アセスメントとケアプラン

1）アセスメントの視点

（1）パニック発作時
- 身体状況：バイタルサイン・そのほか全身状態，パニック障害と器質的な疾患鑑別．
- パニックによる症状，患者の行動．
- 患者自身が安全を守ることができるか．
- パニック発作の誘因．

（2）パニック発作の誘因，患者の対処能力
- パニック発作の誘因や原因．
- パニック発作の前駆症状．
- 患者の認識．
- 患者のもつ対処方法の有効性．

（3）生活への影響
- 予期不安，広場恐怖の有無と生活への影響．
- 予期不安，広場恐怖に対する患者の認識．

2）ケアプランと根拠

ここでは，パニック発作出現時および安定時についてケアプランを提示する．このような状態にある患者と家族の問題点として，以下の5つがある．

#1　パニック発作時に安全が保てない
#2　患者が自分の不安に気づいていない
#3　予期不安により生活範囲が縮小している
#4　パニック発作が起きる前に対処できない
#5　家族が患者の疾患について理解できず，患者と一緒に不安になる

問題点	短期目標	ケアプラン（OP：観察　TP：ケア　EP：教育）	根　拠
#1 パニック発作時に安全が保てない	パニック発作時に安全を保つ	[OP] ①パニック発作の症状の程度 ②パニック発作への対応 ③患者がどのような状況でパニック発作を起こしているのか，ストレスや発作の引き金となる刺激 ④症状が患者の生活にどのような影響を与えているのか	・パニック障害の患者は，予期不安から外出の制限など活動範囲

問題点	短期目標	ケアプラン（OP:観察 TP:ケア EP:教育）	根　拠
			に影響を及ぼすことが多い
		[TP] ①パニック障害の患者に接するときには，看護師自身の不安をコントロールし，穏やかで非指示的な態度で接する	・不安は，人から人に伝わりやすいため，看護師は自分の不安をコントロールする．また，患者は看護師にも恐怖感を抱く可能性があるため，信頼感を確立する
		②環境調整：他の患者から離し，静かで刺激のない環境を用意し誘導する	・患者は，環境から様々な影響を受けているため，外部からの刺激を調整する
		③ふらつきやめまいがあるときには，患者を座らせたり横にしたりし，転倒を予防する ④不安を軽減できるよう患者のそばに付き添う ⑤リラクセーション方法（呼吸法など）をその場で一緒に行う ⑥患者のコントロール感を看護師が支える ⑦頓服薬の指示があれば，使用する	・患者は，パニック発作時には認知の歪みや論理的な思考を行えないため，自分の安全を守ることができない ・頓服薬で症状が改善することを経験することで，対処方法が広がる
		[EP] ①起きている現象は，パニック発作の症状であること，症状は徐々に鎮静することを伝える	
#2　患者が自分の不安に気づいていない	患者が不安であることを自覚できる	[OP] ①患者の症状に対する認識 ②患者のおかれている状況とパニック発作の関係 [TP] ①不安が認識できるように，看護師からみた患者の状態を伝えることで，患者が自分の感情を把握し，それに名前をつけることを手伝う ②不安と行動とのつながりを認識できるよう一緒に考える ③患者が，自分の不安を認識することへの抵抗を示しているときには，脅かさないようにしつつ，患者の話をゆっくり聴き，患者自身が自分に向き合えるようにかかわる ④患者が不安を認識できるようになれば，不安が強くなる前に起こる状況に	・患者は自分の不安に気づいておらず，突然症状が出ると認識していることが多いため，まずは患者が不安と症状との関係に気づくことができるようにかかわる

問題点	短期目標	ケアプラン（OP:観察 TP:ケア EP:教育）	根 拠
		ついて一緒に考える ⑤患者と一緒に不安と行動との関係を見直し，患者が理解できるように促す [EP] ①パニック発作の一般的な知識について教育する ②不安と行動のつながりについて教える	
#3 予期不安により生活範囲が縮小している	生活範囲が拡大する	[OP] ①予期不安の状況 ②回避行動 ③回避行動に対する認識 [TP] ①予定されている活動に参加できるように，日課を確認したり声をかけたりする ②予期不安が生活に与えている状況について一緒に検討する ③生活範囲の縮小についてどのように対処するのがよいのか一緒に考える [EP] ①できない行動についてはほかの人の助けを借りる ②パニック発作についての心理教育を行う	・生活を楽しむことを増やし，破滅的な対処機制に使われる時間を制限する．身体を動かすことで不安を解消する手助けとする
#4 パニック発作が起きる前に対処できない	・パニック発作が起こらない ・自分の反応パターンについて知り，対処できるようになる	[OP] ①パニック発作に対する患者の認識 ②患者の対処行動 [TP] ①症状発現前の状況を振り返り，患者が不安を言語化できるようにかかわる ②過去にうまく対処した方法を一緒に探し，対応方法の一つになるようにする ③対処行動がうまくいったときには，うまくできたことを評価し，コントロール感を支える [EP] ①不安軽減の方法（深呼吸，そのほかのリラクセーション方法）を学ぶ	・患者は，症状をもたらすものが何であるかを理解することで，症状が起こったときに落ち着いて対処できる ・不安への対処技術としてリラクセーションを使うことで苦痛を軽減できることを経験し，対処できるようになる
#5 家族が患者の疾患について理解できず，患者と一緒	家族が，患者の不安に巻き込まれずに対応できる	[OP] ①患者のパニック発作が家族にどのような影響を与えているのか ②患者のパニックを家族がどのように認識しているのか	・家族はこれまで，患者のパニック発作に振り回され，生活に影響があった可能性がある ・患者の症状に振り回され，うんざりしていたり，イライラし，

問題点	短期目標	ケアプラン（OP:観察　TP:ケア　EP:教育）	根　拠
に不安になる		③患者のパニック症状に対する家族の対応 ④家族の患者への普段の支援 [TP] ①これまでの家族の経験を理解して，家族に寄り添う ②家族が家族らしい生活を再建していくことを支える [EP] ①パニック発作について教育する 　・不安からパニックまでの連続性 　・パニックの裏にある不安 　・パニック発作時の家族の対応方法 　・患者の不安に気づき患者と一緒に対処方法を考える 　・軽度から中等度の不安時の対処方法 　・すぐによくなるものではなく，経過に付き合う必要がある ②家族が対応に困ったときには，医療者に相談してよいことを伝える	関係が悪化している可能性がある ・家族は患者の状態に対する罪悪感があったり，患者の攻撃や患者への対応に疲れているなど，様々な精神的な負担を経験しているため，その経験を十分に受け止める ・家族が，疾患について知ることで，患者のパニック時に一緒に不安にならず，落ち着いて対処することができる ・パニック発作の裏にある不安を理解することで，患者の反応を受け止めることができる ・患者自身は，自分の不安の高まりに気づかないこともあり，家族や周囲の人の支援が助けになることもある

●文　献

1）American Psychiatric Association（2000）／米国精神医学会編，高橋三郎・大野　裕・染矢俊幸訳（2004）．DSM-Ⅳ-TR精神疾患の診断・統計マニュアル，新訂版．医学書院．

2）Sadock BJ, Sadock VA（2003）／井上令一・四宮滋子監訳（2004）．カプラン臨床精神医学テキストDSM-Ⅳ-TR診断基準の臨床への展開，第2版．メディカル・サイエンス・インターナショナル．p.650-661．

3）Stuart GW, Laraia MT（2004）／安保寛明・宮本有紀監訳，金子亜矢子監（2007）．精神科看護—原理と実践，原著第8版．エルゼビア・ジャパン．p.359-391．

4）坂田三允（2007）．症状別にみる精神科の看護ケア．中央法規出版．p.104-116．

5）坂田三允監（2012）．精神疾患・高齢者の精神障害の理解と看護＜新ナーシングレクチャー＞．中央法規出版．p.165-176．

6）川野雅資編（2006）．精神看護学Ⅱ　精神臨床看護学，第4版．ヌーヴェルヒロカワ．p.322-326．

7）O'Toole AW, Welt SR（1989）／池田明子・小口　徹・川口優子・他訳（1996）．ペプロウ看護論—看護実践における対人関係理論．医学書院．p.239-252．

8）Stuart GW, Sundeen SJ（1995）／神郡博監訳（1997）．精神看護学の新しい展開．医学書院．p.120-137．

9）Gorman LM, Sultan DF, Taines ML（1996）／池田明子監訳．心理社会的援助の看護マニュアル—看護診断および看護介入の実際．医学書院．p.61-74．

27 恐　怖

1 恐怖とは

　恐怖（fear）は，特定の有害な刺激に対する生得的な情動反応であると同時に，行動を起こす強い要因にもなる．すなわち，自分の身に危険が及ぶような状況に対し，恐怖を感じることでその場から逃げるという行動を引き起こすということであり，恐怖は危機的状況に対する防衛的な適応反応と考えることができる．

　不安が対象のはっきりしない恐れであるのに対し，精神医学的に問題となる恐怖とは，ある特定の対象や場所，状況に対して必要以上に恐れ，回避する，持続的かつ不合理な恐れである．妄想のように，思考内容そのものに異常があるのではなく，思考内容をどのように感じるかという思考を体験する仕方の異常と考えることができる．また，そのように考えるのは不合理であるとわかっていながらも打ち克つことができない恐れや不安は，特定の対象や場所と結びついている点で強迫観念と区別される．しかし，一方で恐怖は「対象に対する強迫神経症」[1]という考え方もある．

　このように，現実には危険のない対象や状況に対して回避行動を伴うものを恐怖症（phobia）と呼び，恐怖の対象を回避できないときは様々な不安を呈し，時にはパニックに陥ることもあるため，日常生活に支障をきたす．

　恐怖症は，各種の精神疾患に現れるため，精神病的なものであるのか，精神病的な症状を含まない恐怖症であるのかを診断することが重要である．

　DSM-Ⅳ-TRでは，恐怖症は，パニック発作，広場恐怖，広場恐怖を伴わないパニック障害，広場恐怖を伴うパニック障害，パニック障害の既往歴のない広場恐怖，特定の恐怖症（以前は単一恐怖），社交恐怖（社交不安障害），強迫性障害，心的外傷後ストレス障害，急性ストレス障害，全般性不安障害などの不安障害のなかに分類され（「25　不安」の項，p.229参照），また特定の恐怖症と社交恐怖に分類されている．この2種類の恐怖症の基本的特徴をDSM-Ⅳ-TRの診断的特徴に従って，以下にまとめる．

①特定の恐怖症：限定された対象または状況に対する著明で持続的な恐怖であり，動物型，自然環境型，血液・注射・外傷型，状況型などの病型がある．
②社交恐怖（社交不安障害）：人前で注目を浴びるかもしれない状況に対する顕著で持続的な恐怖であり，自分が恥ずかしい思いをするかもしれない行動への恐怖をいう．

　共通する基本的特徴は，恐怖刺激への曝露により，ほとんどの場合，直ちに不安反応が誘発され，それは状況誘発性のパニック発作の形をとる．また，多くは恐怖が過

剰で不合理であることを認識しており，恐怖刺激を回避している場合がほとんどであるが，回避できない場合は強い不安や苦痛を耐え忍んでいる．恐怖を回避する，あるいは恐怖による不安や苦痛を耐え忍ぶことで，日常生活がしづらくなっている[2]．

2 恐怖の出現する背景

恐怖の出現する背景には，特定の物や状況を恐れる特定の恐怖症や，対人恐怖（anthropophobia），赤面恐怖（ereuthophobia, erythrophobia），醜形恐怖（dysmorphophobi）などの社交恐怖（social phobia）がある．また，思春期妄想症としての対人恐怖や，統合失調症の視線恐怖（fear of eye-to-eye confrontation），自我障害が背景にあると考えられる自己臭恐怖（fear of emitting body odor）などもある．統合失調症患者が体験する恐怖は，幻覚や妄想などの症状によるものだけでなく，自己存在を根底から揺るがす安心の欠如に由来する部分も多い．

ここでは，恐怖出現の背景として特定の恐怖症および社交恐怖（社交不安障害）について述べる．

1．特定の恐怖症

虫や動物への恐怖（動物型），嵐や雷，高所など自然環境による恐怖（自然環境型），血液や注射など医療的処置への恐怖（血液・注射・外傷型），飛行機や自動車運転，閉所など特定の状況への恐怖（状況型）など，多種の恐怖症がある．原因は不明な場合が多く，恐怖体験を契機に発症する．特定の対象や状況に強い恐怖感を抱き，それを回避する行動をとるのが特徴である．

恐怖体験から恐怖症の発症までは数年かかり，患者自身の脆弱性と環境の双方が発症に関与していると考えられている．広場恐怖（「26　パニック」の項，p.237参照）と異なり，恐怖の対象や状況を回避しやすいこともあり，日常生活への影響は少ないため，医療機関を受診することも少ない．恐怖対象を回避できずパニック発作が出現した場合，抑うつを併発した場合などは受診につながることが多い．70〜90％が女性であり，好発年齢は病型により違うが10代半ばとされる．

治療では，恐怖症として置き換えられている不安の原因を洞察する個人精神療法や，恐怖対象からの脱感作を目的とする曝露療法がある．

2．社交恐怖（社交不安障害）

1994年発表のDSM-IVでは，特定の恐怖症とともに「恐怖症」として位置づけられ，不安障害に分類されていた．対人恐怖，赤面恐怖，体臭恐怖，醜形恐怖，視線恐怖，会食恐怖，異性恐怖などがある．日本では，1930年代から対人場面で強い緊張や不安を体験し日常生活に支障をきたす病態を対人恐怖と呼び，多くの臨床研究がなされ，森田療法などの治療が構築されていった．

また，1980年にDSM-Ⅲで社会恐怖（DSM-Ⅳ-TRでの社交恐怖）として病態が明記される以前は，対人恐怖は他国からの臨床報告例が少ないことにより，その発症と日本の社会文化背景との関連で考察されてきた経過がある．

　社交恐怖は，自分以外の他者が存在する状況下で極度に緊張が強まり，相手に不快を与えているのではないか，自分が人から変に思われるのではないか，自分が恥をかくのではないかと恐れるあまり対人関係を回避し，時にパニックになる．恐怖の対象は人そのものではなく対人場面であり，恐怖の程度は人との関係の親密さにより異なる．家族などの近親者や，逆にまったくの他人のなかでは恐怖を示さずにいられるが，同僚，同級生，知り合いなどの関係では恐怖心が増強する．恐怖を感じる状況に身をおくことや，その状況を想定するだけで，動悸，息苦しさ，発汗，手足の震え，声の震え，顔面紅潮，筋緊張，胃腸の不快感，下痢，めまいなどの身体症状が出現する．これらの身体症状の程度が強くなるとパニック発作となる．このような恐怖の背景には，自己評価の低さ，自信のなさ，負けず嫌い，劣等感が存在すると考えられている．

　治療では，段階的な認知行動療法と薬物療法が有効である．

3. 恐怖をつくり出す脳神経回路

　これまで恐怖症に対しては，精神病理学的な考察が多くなされてきた．しかし，大脳局在論による恐怖条件づけモデルを用いた多くの動物実験研究により，恐怖や不安などの情動は，扁桃体を中心とした情動制御ネットワークの障害が病態の中心として明らかになった[3)4)]．また，脳画像研究により，人の顔や表情を認知する際の認知ネットワークにも機能異常を有すると考えられている[5)]．

3 ケアのポイント

1．看護方針

1）ケアを行ううえでの留意点

　恐怖症によりケアを必要としている患者は，その症状のために生活がしづらくライフスタイルの変更を余儀なくされている．また，自らの恐怖を過剰で不合理と認識しているため，自己評価を下げ自信や希望を失っている．曝露療法や認知行動療法などの恐怖症の治療では，その過程で不安や苦痛を伴うことが多いため，患者はさらに苦しみ，治療へのモチベーションが低下することがある．

　看護師は，このような患者の気持ちや体験に寄り添い，恐怖はコントロール可能であることを伝え，恐怖にとらわれない生き方を共に考える．また，看護師が患者の気持ちを受け止め体験に寄り添うためには，自身の恐怖や不安をコントロールし，患者に向き合うことが重要である．

2）ケアの流れ

(1) 治療開始

恐怖症に苦しむ患者は，その苦痛が疾患によるものとは考えず，自分の性格的なものと考えていることが多い．したがって，治療の初期段階に，患者の体験している恐怖や不安は治療の対象であること，適切な治療により改善することを説明し，治療に対する動機づけを高める．

患者の状況によっては，恐怖症状にとらわれ対人関係に支障をきたし自分の内に閉じこもることがある．また，不安や恐怖による身体反応が出現し緊張状態が続き不眠になり，休息と活動のバランスが崩れやすい．このような場合には，患者の気持ちをくみ取りながら気分転換やリラクセーションの時間をつくり，休息できる環境を整え，不足しているセルフケアへの介入をする．これらのケアを通じて，患者が安心して不安や恐怖を言葉にできる関係を構築する．

薬物療法として，抗不安薬や抗うつ薬が使われている場合は，効果や副作用などを把握し，安心して内服できるようにかかわる．

(2) 治療プログラム実施

患者が安心してプログラムに継続参加することが必要な時期である．プログラムのなかで不安反応を低減させる方法や，自身の認知の歪みに気づき自動思考*の変容を行っていく．その過程をサポートできるように，患者の治療に対する思いを聴き，感情表出を大切にする．また，不安や恐怖に対して現実的な対処ができたときは，十分に承認することが患者を勇気づける．

服薬指導や心理教育を行い，薬が自己管理できるようにする．

(3) 治療プログラム終了

患者が日常生活場面で，修正された認知に基づいた対処を実践できることが目標である．日常生活での不安や恐怖の状況とその対処を患者と話し合い，恐怖や不安の低減の程度を把握する．不安が低減し適応的な対処がとれていれば，その努力を認め支持し，患者の自己効力感を高める．

3）家族支援

家族は，疾患への理解不足から患者の恐怖症の症状を性格的な問題と考えていることが多い．そのため，自分たちの育て方に問題があったのではないかと苦悩したり，逆に患者を責めることがある．看護師はこれまでの家族の苦労をねぎらい，家族への疾患教育を実施する．

具体的には，病気に関する情報提供を行い，患者の症状は治療の対象であり，適切な治療により回復が可能であることを伝える．また，患者の不安や恐怖の引き金となる状況を把握し，家族内でそれらについて話し合うことを提案する．また，患者がパニックを起こしたときの具体的な介入方法を家族と共に考えることも大切である．地域において，相談できる窓口や支援グループなどを紹介する．

---

*自動思考（automatic thought）：一定の状況で自動的に現れる考え．認知療法では，認知の歪みによって生じる自動思考を患者と共に検討し修正していく．

2. アセスメントとケアプラン

1) アセスメントの視点

　精神看護において，患者の状態をアセスメントする場合，症状そのものではなく「症状が患者の生活にどのように影響しているのか」という視点で考える必要がある．恐怖症の症状が患者の生活にどのように影響しているのかを患者とのかかわりを通じて理解していくことが重要である．そのためには，患者が看護師に安心して自己開示できる関係をつくることであり，看護師は自分が体験しえない患者の体験を「わかりたい」という気持ちで聴くことが求められる．具体的なアセスメントの視点を以下に述べる．

（1）患者のアセスメント
・何をどの程度恐怖と感じているのか，苦痛の度合い．
・恐怖にとらわれたときに出現する症状はどのようなものか．
・その恐怖が何に由来するものと考えているのか．
・自分の状況を疾患の症状によるものと自覚しているか．
・自分に起こっていることに，これまでどのように対処してきたのか．
・恐怖症の症状によりセルフケアの不足はないか．
・恐怖回避行動はどのようなものか．
・恐怖回避行動によるライフスタイルへの影響はどのようなものか．
・恐怖症により，人とかかわることへの不安や現実的な適応行動がとれないことでの自信喪失，自尊感情の低下などの把握，それらによる抑うつ症状の有無．
・恐怖症状の裏にある考え方の特徴．

（2）家族のアセスメント
・患者の状況をどのように理解しているのか．
・恐怖症の疾患理解の程度．
・家族自身の現状の不安と困っていること，また今後の希望の把握．
・患者の状況に対する家族の対処や解決方法の内容．

2) ケアプランと根拠

　ここでは，恐怖症の治療開始から治療プログラム実施の時期についてケアプランを提示する．この時期の患者と家族の問題点として，以下の3つがある．

#1　恐怖にとらわれ回避行動をとるライフスタイル
#2　適切な対処行動に関する知識と方法の欠如
#3　家族の疾患への理解不足

問題点	短期目標	ケアプラン（OP:観察　TP:ケア　EP:教育）	根　拠
#1　恐怖にとらわれ回避行動	恐怖症であることを認め，治療プ	[OP] ①恐怖対象と恐怖の程度 ②身体緊張症状の有無（動悸，発汗，筋	・ケアするうえでの判断材料となる

問題点	短期目標	ケアプラン（OP:観察　TP:ケア　EP:教育）	根　拠
をとるライフスタイル	ログラム参加への意欲が高まる	緊張，息苦しさなど） ③セルフケアの状態（特に睡眠・活動と休息のバランス） ④自分自身への否定的な言動の有無 ⑤抑うつなどの精神症状 ⑥薬物療法における効果，副作用 [TP] ①セルフケアの観察，不足部分への介入を通じて安心できる関係をつくる ②患者が恐怖を感じる対象や状況について語れるよう話題にする ③患者の恐怖や不安が不合理な内容であっても，否定せず気持ちを受け止めながら話を聴く ④患者の恐怖や不安の表出を促し，それを受け止め認める ⑤患者の回避行動を話題にして，患者自身が自己の対処が日常生活に与える影響を考えられるようにする ⑥身体緊張症状が強いときにはリラクセーションなどを一緒に行い気分転換を図る [EP] ①患者が体験している恐怖や不安は治療により改善することを繰り返し伝える ②「このままの状況では生活がしづらいので，（看護師と）一緒に生活の立て直しをしましょう」と伝える ③恐怖・不安の身体反応として緊張症状が出現することを説明し，リラックスできる呼吸法やストレッチなどを教える ④安心して服薬できるよう薬剤の説明をし，不安を軽減させる	・患者は自尊感情が低下していることが多い ・うつ状態の場合は恐怖症の治療に集中できない ・薬物療法に対する不安感をもつことが多い ・治療では自己の内面を語る必要があるため，安心できる人間関係が必要である ・患者が恐怖症をどのように知覚しているのかを知る ・患者の安心感につながる ・言葉にすることで，恐怖や不安を客観的にとらえることになる ・患者が自己を客観視し，このままではいけないと気づく機会になる ・健康的な側面を刺激する ・治療への動機づけを高める ・治療への動機づけを高める ・症状をコントロールすることで自信がつく ・安心して治療に利用できる
#2　適切な対処行動に関する知識と方法の欠如	・治療プログラムに参加し，恐怖症についての理解が深まり，自身の認知の仕方に	[OP] ①治療プログラム参加状況 ②治療プログラムで実施していることの理解の程度 ③恐怖症という疾患の理解の程度 ④恐怖対象・状況に対する自己認知の仕方の言動 ⑤治療プログラム参加後の言動の変化	・プログラムの効果を把握する ・疾患理解は対処行動を考えるうえで重要である ・適切な対処を考えるには自己認知の仕方を知ることが必要である

問題点	短期目標	ケアプラン（OP:観察　TP:ケア　EP:教育）	根　拠
	気づく ・適切な対処方法を考えられる	[TP] ①治療プログラムについての意見，感想を聞く ②患者の認知と恐怖症についての関連を患者と話し合う ③プログラム担当者と連携し，患者の認知の特徴を共有する ④プログラムで行う自動思考の修正をサポートできるよう患者の治療体験を聞き，苦痛などの感情表出を促す ⑤これまでの対処方法以外の方法を一緒に考える ⑥TP⑤を実行できたときは肯定的フィードバックをする [EP] ①治療プログラムでは安全が確保されることを伝える ②改善を焦らず，回復状況に一喜一憂しないように伝える ③周囲の人がどのような対処行動をとっているかを観察し，聞いてみることを提案する ④対処行動はできそうなことから始めるように指導する	・治療への期待・不安を把握する ・関連を知ることは自動思考の修正に役立つ ・情報共有することで治療効果が高まる ・患者の安心につながる ・適切な対処方法の獲得につながる ・患者の自信につながる ・不安が軽減される ・患者は焦ってよくなろうとし自信を失いやすい ・自分の状態ばかりに意識を向けないために必要である ・無理せず等身大の回復を目指せる
#3 家族の疾患への理解不足	家族が恐怖症を理解し，患者の恐怖・不安を増大させない言動がとれる	[OP] ①恐怖症に関する知識 ②患者に向ける感情 ③家族の不安・心配の程度 [TP] ①面談のなかで家族の不安や困り事の表出を促し，苦労をねぎらう ②患者に対する家族のこれまでの対応を尋ねる [EP] ①家族に恐怖症は治療可能な疾患であることを伝える ②家族に疾患教育を行う ③患者の恐怖対象と恐怖の程度を伝える ④患者の恐怖・不安増大時の身体的徴候を教える ⑤患者がパニックを呈したときの介入方	・疾患の知識は患者理解に有効である ・高い感情の表出は患者の回復を妨げる ・多くの家族は患者の状況に不安を抱いている ・家族のゆとりの回復を助ける ・家族の適切な患者対応を考える材料となる ・家族の治療への動機づけを高める ・患者・家族の問題対処能力が向上する ・患者の状況を家族が適切に認識する ・家族が落ち着いて患者に対応で

問題点	短期目標	ケアプラン（OP:観察　TP:ケア　EP:教育）	根　拠
		法を共に考える	きる

● 文　献

1）柏瀬宏隆（1993）．心の医学．朝倉書店．p.32．
2）米国精神医学会，高橋三郎・大野　裕・染矢俊幸訳（1996）．DSM-IV精神疾患の診断・統計マニュアル．医学書院．p.411-424．
3）井上　猛・西川弘之・小山　司（2006）．恐怖条件づけに関する神経科学の進歩―大脳局在論の新展開．臨床精神医学，35（6），639-649．
4）大久保善朗・八幡憲明（2006）．神経症圏障害の今日的理解―神経症圏障害の脳画像．臨床精神医学，35（6），657-663．
5）中尾智博（2009）．対人恐怖の脳を視る．こころの科学，147，79-83．
6）忽滑谷和孝・中山和彦（2006）．恐怖症性障害―概念・診断・心理社会的研究．臨床精神医学，35（6），777-782．
7）高橋正洋・飯高哲也・尾崎紀夫（2006）．恐怖症性障害―生物学的研究．臨床精神医学，35（6），783-788．
8）宮岡　等・木下玲子（2006）．恐怖性障害―治療学．臨床精神医学，35（6），789-792．
9）永田利彦・山田　恒（2011）．社会不安障害．精神科治療学，26，34-45．
10）桑原秀樹・塩入俊樹（2011）．特定の恐怖症．精神科治療学，26，47-55．
11）朝倉　聡・小山　司（2009）．対人恐怖の臨床―疾患分類も含めて．こころの科学，147，26-31．
12）下里誠二（2008）．恐怖．川野雅資編著．エビデンスに基づく神科科看護ケア関連図．中央法規出版．p.36-41．
13）Carman L（1996）/岩瀬信夫監訳（1999）．DSM-IVに基づく精神科看護診断とケアプラン．南江堂．p.134-137．

28 悲　嘆

1 悲嘆とは

　精神分析学の領域では，近親者の死など愛着や依存の対象を失う体験を対象喪失（object loss）と呼ぶ．フロイト（Freud S）の精神分析理論「喪とメランコリー」によると，対象喪失によって生じる悲嘆反応は，対象に対する過度の固着と同一化によって生じるとされている[1]．ボウルビー（Bowlby J）は，対象喪失によって起こる一連の心理過程を悲哀または喪（mourning），この悲哀の心理過程（悲嘆のプロセス）で経験する落胆や絶望の情緒体験を悲嘆（grief）とした．また，大量の死別悲嘆者の治療を経験したリンデマン（Lindemann E）は，一般的な悲嘆の心理的・身体的反応に言及し，「喪失が予期される場合，実際に喪失以前に喪失に伴う悲嘆が開始され，喪失に対する心の準備が行われる」と，予期悲嘆（anticipatory grief）の概念を提唱した[2]．

1. 通常の悲嘆

　死別による悲嘆の時間的な経過は，誰もが経験する正常な反応で，これを通常の悲嘆と呼ぶ．死別直後から始まり半年ほどまでにみられることが多い無感覚，衝撃，狼狽などの感情的反応は，急性悲嘆反応として現れ，その後移行期を経て本格的な悲嘆反応が現れる．悲嘆反応は表1のように分類できる．

　悲嘆反応は，通常，時間経過によって軽減されるが，悲嘆のプロセスに必要な時間は，個人によって大きく異なる．また，悲嘆の表出は文化的な影響を強く受け，日本人の悲嘆としては，喪失対象に再会できないことを納得しながらも無意識に思い出がよみがえる「思慕」，死別によって自分の周りにいる人々の態度が変わったように感じる「疎外感」，葬儀や身辺整理などで区切りがついた頃に出現する「うつ的不調」，現実に対処するため自分自身を奮い立たせようとする認知や行動を伴う「適応対処の努力」があげられる[3]．

表1 ■悲嘆反応

感情的反応	悲哀感，罪責感，孤独感，絶望，不安，怒り，思慕
身体的反応	食欲不振，睡眠障害，疲労感，身体愁訴，免疫機能の低下
認知的反応	故人の現存感，抑圧，自尊心の低下，無力感，非現実感，記憶力・集中力の低下
行動的反応	緊張，過活動，探索行動，家にひきこもる，社会生活を絶つ

2．複雑性悲嘆

通常ではない悲嘆とは，悲嘆の程度や期間が通常の範囲を超えて社会的機能が障害され，医療による介入が必要となった状態である．これまでは病的悲嘆（pathological grief），異常悲嘆（abnormal grief），外傷性悲嘆（traumatic grief）など様々な用語が使用されたが，2000年代以降は複雑性悲嘆（complicated grief）に統一されつつある．最近ではプリガーソン（Prigerson HG）が遷延性悲嘆障害（prolonged grief disorder）という新たな用語を提唱している[4]．

2 悲嘆の出現する背景

1．悲嘆発生のメカニズム

悲嘆発生のメカニズムには，以下の理論的背景がある[5]．

1) 精神分析モデル

フロイトは，人が保有する精神的エネルギーには限界があるので，喪失対象からエネルギーを切り離す必要があると説いた．対象を失ったとき，死別者のエネルギーは故人に向けられており，切り離すことは困難である．悲嘆のプロセスとは，故人に向けられていた精神的エネルギーを故人から切り離し，故人に対する愛から解放され，自我が再び自由な状態になるための過程としている．

2) 愛着理論

ボウルビーは悲嘆を分離不安の一つと考え，愛着性理論の概念枠組みによって解釈した．すなわち，愛する人と死別したとき（愛着対象の喪失）には，母親と引き離された子どものような感情が生まれ，ストレスが最も激しい状態で，情緒的苦悩を生み出すとした．

3) ストレスモデル

ストレスモデルは，死別を人生最大のストレスとし，個人の対処能力を超えるような一つの出来事ととらえている．ストレス理論は，ホロヴィッツ（Horowitz MJ）の複雑性悲嘆の発生論の基礎と位置づけられ，悲嘆の危機介入モデルの論拠となった．しかし一方で，現在の複雑性悲嘆の概念には，プリガーソンらの愛着理論に基づいた考えも用いられている．

2．悲嘆のプロセス

悲嘆のプロセスには，以下のようなモデルがある．

1) 段階モデル（stage model）

悲嘆は段階的に進行し，固定された段階のステップを1段クリアすると次の段階に

進むという説である．4段階説；ボウルビーとパークス（Bowlby J, Parkes CM），5段階説；キューブラー・ロス（Kubler-Ross E），12段階説；デーケン（Deeken A）などがある．

悲嘆を枠組みとして理解するには便利だが，進行が直線的すぎ，ラベル付けすることによって特定の死のプロセスを万人に押し付けることになるなどの欠点がみられる．

2）位相モデル（phase model）

悲嘆の内容は変遷し，時には重複するとする説である．パークスによると，位相には感情鈍麻，思慕，混乱と絶望，再構成などがあり，各位相間はそれぞれ重なり合う部分があり，はっきり分離できないとしている．

3）課題モデル（task model）

死別後の適応過程を一連の課題の達成と考える説である．ウォーデン（Worden JW）は4つの課題として，①喪失の事実を受容する，②悲嘆の苦痛を処理する，③故人のいない世界に適応する，④新たな生活を踏み出すなかで故人との持続するつながりを見つける，をあげている[6]．

4）二重過程モデル（dual process model）

シュトレーベ（Stroebe MS）とシュット（Schut H）が提唱した対処モデルである．喪失そのものへの対処である「喪失志向コーピング」と，死の結果として生じる二次的問題に焦点を当てた対処である「回復志向コーピング」があり，この二重過程のなかで「揺らぎ（oscillation）」という両者間の反復が生じる．時間の経過に伴い喪失志向から回復志向へと重心は移っていく[7]．

3 ケアのポイント

1．看護方針

1）ケアを行ううえでの留意点

死別などにより遺された当事者は，対象喪失による悲嘆をスムーズに経過することが必要である．この作業と過程をグリーフワーク（喪の作業）と呼ぶ．グリーフワークにおいて，悲嘆に直面し乗り越えることが適応的であるとされるが，喪失への直面を重視する考えに批判的な見方もある．いずれにしろ，当事者が悲嘆のプロセスを長引かせたり悲しみを抑圧することなく立ち直るために，周囲の人が十分な配慮をもってグリーフケアを行う必要がある．

グリーフケアには表2に示す4つの介入方法があり，このうち，情報的介入と情緒

表2 ■ グリーフケアの介入方法

情報的介入	通常の悲嘆反応やプロセスについて知識や情報を提供する
情緒的介入	気にかけている人がいるという態度を示す
道具的介入	現実的な問題に対する直接的な援助を行う
治療的介入	疾患が存在する場合に精神科的治療を行う

的介入の担い手として看護師が果たす役割は大きい[8].

2) ケアの流れ

(1) 予期悲嘆

予期悲嘆は悲嘆の最初の徴候であり，病院などの施設内でしばしば観察されるため，看護師は業務をとおしてこの現象を経験する．しかし，予期悲嘆とその後の通常の悲嘆との因果関係は不明であり，死の予期が死別後の悲嘆の軽減につながるとは必ずしもいえない．看護師は家族に対し死別を意識してかかわるよりも，温かく誠実に接し，患者と家族が手厚くケアされている状態を準備することが望まれる[3].

(2) 急性悲嘆反応

死別直後から急性悲嘆反応が現れる．死別後間もない頃には，無感覚や衝撃，狼狽といった反応がみられる．この時期は混乱に紛れて明確に自覚できないが，やがて悲嘆をあまり感じず必要な行動がとれるようになり，本格的な悲嘆へと移行していく．行動はとれているのだが緊張感が強く，体調不良を伴う場合があるため，注意深く見守る必要がある．

①感情的反応

本格的な悲嘆へ移行すると，悲哀感，孤独感，思慕といった感情的反応が現れる．医療現場においては，怒りを医療者に向けるケースもある．医療者と患者側に疾患に対する認識の違いが生じていたり，患者側が医療に過大な期待をもっていたり，双方のコミュニケーション不足があると怒りを生む原因になる．看護師は医療者側がきちんとしたインフォームドコンセントを行っているか，防衛的な態度をとっていないか観察し，患者側とのコミュニケーションを促し調整していく．

②身体的反応

感情的反応に伴い，食欲不振，睡眠障害，疲労感といった身体的反応が生じる．これらは食事や睡眠を一人でとるようになるといった生活習慣の変化をきっかけに生じる．看護師は遺族がきちんとセルフケアが行えているか確認し，不足している事柄に対し実際的な助言や指示を行う．

③認知的反応

遺族は，悲しみのなかにあっても以前からの生活の質や目標をそのまま保とうと努力するが，無理に頑張ろうとしてうまくいかず自尊心の低下につながる．また，故人を心のなかで生かし，同一化することもある．遺族の行動が適応的にみえなくても，看護師は心情を理解し寄り添う姿勢を示す．

④行動的反応

活動と休息のバランスを崩す，不安が強く家にひきこもり社会生活を絶つ，特定の人や酒，薬物に依存するといった行動が生じることがある．これらは悲嘆の解決にあたって，新しいライフスタイルやシステムを取り入れようとして生じた現象と受け取れる．看護師は行動の意味を現実対処の努力であると理解し，複雑性悲嘆への移行がないか見極める．

(3) 複雑性悲嘆

通常の悲嘆のプロセスは3か月～1年といわれるが，この期間を過ぎても強い悲し

みが続き，日常生活に支障があるなど，悲嘆が慢性化することがある．また，死別体験後しばらく悲しみの感情が抑圧され，ある一定の期間が経過した後，些細なことをきっかけに初めて強い病的悲嘆反応が現れることもある．このような複雑性悲嘆と通常の悲嘆との見極めは難しく，治療を開始する指針として以下の3点があげられる[9]．
・苦痛を伴い，自力で回復できず援助を求めている．
・第三者が見て増悪・遷延傾向があり，生活機能を損ねている．
・二次的な精神症状や身体症状がある．

　複雑性悲嘆を把握するには，遺族のおかれている状況や素因などを十分にアセスメントし，喪失体験や精神症状など悲嘆と関連性の強い要因を中心に対処する．

　身体症状など苦痛の大きいものは，喪失体験を深めず当面の苦痛の除去を行う．精神症状に対しては，薬物療法を行いながら支持的精神療法を行う．喪失を機に社会不適応が生じた場合は環境調整によって再適応を目指す[3]．

(4) 回復期

　死別後しばらくの間はじっくり悲しみと向き合う時間もとれず現実の問題対応に迫られるが，この現実対処そのものが悲嘆の回復につながる．回復とは，以前の機能水準を取り戻すことだが，困難な出来事と苦闘するなかで以前を上回る機能水準を示す，成長の可能性もある．また，人間には困難な状況にもうまく適応する心のしなやかさや強さがあり，この能力をレジリエンスという．看護師や周囲の人は，遺族が悲嘆を経験し成長する力を信じて支えていく[10]．

3) 家族支援

　家族は死別するまでは相互依存の形で支え合っているが，死別によって全体のバランスは崩れてしまう．家族システム理論では，死別が家族システム全体に不安定感をもたらし，サブシステムにあたる家族員個人の内面の問題と対人関係をめぐる問題が発生し，家族のもつバランス機能を損なうとしている．家族が死別による喪失を受け入れ乗り越えていく鍵は，家族システムの回復にあるといえる．以下のように，家族をシステムとして理解し援助を行う[3]．

(1) 悲しみを家族で分かち合う

　葬儀など死別時の儀式は，家族の結束を促すと同時に周囲からの励ましの機会を受ける機会となる．

(2) オープンなコミュニケーションを保つ

　家族内で思い出を語り合うことは，回顧する心情を共有することができ関係性を強化する．

(3) 平衡感覚を取り戻し家族内の相互援助を図る

　死別によって家族の間に出来上がっていた行動パターンが崩れるため，家族員の年齢に応じた役割の再分担と責任感の再分配が必要となる．家族間で相互援助が図れるよう調整する．

(4) 家族外のサポートシステムを活用する

　家族だけでは一時的な対処能力に欠ける場合，親族，友人，職場，自助グループ，ソーシャルサポートなど外部の支援の活用を検討する．

2. アセスメントとケアプラン

1) アセスメントの視点

悲嘆反応は喪失に伴う正常な反応である．当事者にとって，喪失対象の存在がこれまでの危機対処に不可欠であった場合には，新しい対処法を獲得するなど，新たな自己を見出す過程ともいえる．悲嘆のプロセスにある当事者がグリーフワークをスムーズに行うために，看護師は以下の視点をもちアセスメントを行う．

(1) 当事者に関すること
当事者のパーソナリティ，喪失対象との関係性，当事者にとっての喪失の意味，これまでどのような対処法を身につけ行っていたのか，ライフスタイルなど．

(2) 当事者を取り巻く環境
家族の形態や機能，ソーシャルサポートなど．

2) ケアプランと根拠

ここでは，急性悲嘆反応を呈している患者についてケアプランを提示する．このような状態にある患者と家族の問題点として，以下の4つがある．

#1　セルフケア不足
#2　複雑性悲嘆への移行の可能性
#3　効果的ではない対処行動
#4　家族システムのバランスが不安定になる

問題点	短期目標	ケアプラン（OP：観察　TP：ケア　EP：教育）	根　拠
#1 セルフケア不足	適切にセルフケアの援助が得られる	[OP] ①セルフケアレベル ②コミュニケーション能力のレベル [TP] ①限られたスタッフとのかかわりで信頼関係を確立する ②本人のペースを大切にしながら感情表出を促す ③支持的な態度で喪失を話題にする ④喪失後の生活を現実的にイメージする ⑤不足しているセルフケアの援助を行う [EP] ①喪失によって起こる反応や悲嘆のプロセスについて説明する	・悲嘆によってセルフケアへ関心が向けられず基本的ニーズを満たすことが困難となる ・他者とのコミュニケーション能力が減弱している可能性があるため，対応するスタッフを制限し一貫性を保つことで信頼感を高める．しかし依存を防止するためには早期だけにとどめる ・悲嘆反応が必要なものだという認識を促す
#2 複雑性悲嘆への移行の可能性	複雑性悲嘆を早期に発見し，治療につなげら	[OP] ①表情，言動 ②防衛機制 ③セルフケアレベル	・過剰な否認や回避は悲嘆作業を引き延ばすことにつながる

問題点	短期目標	ケアプラン（OP:観察　TP:ケア　EP:教育）	根　拠
	れる	④これまでの喪失体験やその対処 ⑤喪失対象との関係性や喪失のあり方 ⑥新たに出現している精神症状や身体症状 [TP] ①現れている症状や苦痛の除去に努める ②必要時，薬物療法を行う ③消耗しないよう環境を調整する [EP] ①治療の必要性や今後の見通しを説明する	・対象とアンビバレントな関係性であった場合や喪失が突然・偶発的な出来事，特殊（自殺など）であった場合，悲嘆が抑圧される可能性がある ・症状と喪失体験との関連性が強い場合，早期に対処する必要がある ・喪失体験と直面化することでさらなる症状悪化を引き起こす可能性がある ・治療に向かう認識をもつ
#3　効果的ではない対処行動	本人なりの対処方法を見出せる	[OP] ①当事者のストレスや問題への対処行動 ②物質や人物などに対する依存の有無，程度 [TP] ①本人なりの現実対処の努力を支持する ②喪失を話題にして感情表出を促す ③罪悪感や自尊心の低下など認知面を話題にする ④治療的なグループのなかで，当事者が自ら感情表出する機会をつくる ⑤今後の生活や目標について話し合う [EP] ①定期的な身体的活動をとおしての対処法を勧める ②新しい対処法を共に考える	 ・感情をそのまま受け止めることで，看護師の支持的態度を伝える ・過剰な自責感を受け止めたうえで，それが現実的で合理的なものかを投げかける ・当事者が喪失後の生活に意識的に適応できるようにする ・身体的活動によって緊張や抑圧された感情を処理する方法を体験する
#4　家族システムのバランスが不安定になる	悲嘆を共有し家族システムが強化される	[OP] ①喪失前の家族の関係性と喪失後の変化 ②家族内の役割分担の移行 ③喪失の状況 ④ソーシャルサポートの有無 [TP] ①喪失について家族が語り合える機会や場を設定する ②家族外のサポートシステムを活用する [EP]	・喪失対象が家族内での重要他者であった場合，日常生活や経済的問題への対処の建て直しが必要となる ・家族内のコミュニケーションを促すことで孤立を防ぎ，家族員の関係性を強化する

問題点	短期目標	ケアプラン（OP:観察 TP:ケア EP:教育）	根　拠
		①喪失によって起こる反応や悲嘆のプロセスについて説明する	

●文　献

1）平山正実（1991）．悲嘆の構造とその病理．死生学とはなにか．日本評論社．p.21-35.
2）寺﨑明美（2010）．悲嘆の理論．寺﨑明美編．対象喪失の看護―実践の科学と心の癒し．中央法規出版．p.32-42.
3）宮林幸江（2010）．日本人の悲嘆．ナースが寄り添うグリーフケア―家族を支え続けたい！　日本看護協会出版会．p.53-96.
4）坂口幸弘（2010）．複雑性悲嘆．悲嘆学入門―死別の悲しみを学ぶ．昭和堂．p.73-83.
5）前掲書3）．p.13-52.
6）Worden JW（1991）／鳴澤　實監訳（1993）．グリーフカウンセリング―悲しみを癒すためのハンドブック．川島書店．p.9-26.
7）前掲書4）．p.95-106.
8）宮林幸江・関本昭治（2008）．悲しみを癒すアプローチと各職種の役割．愛する人を亡くした方へのケア―医療・福祉現場におけるグリーフケアの実践．日総研出版．p.140-150.
9）田子久夫（2007）．精神医学領域における悲嘆と病的悲嘆．宮城大学看護学部紀要，10（4），7-8.
10）前掲書4）．p.107-116.
11）Alison CE（1983）／季羽倭文子監訳（1993）．終末期ケアハンドブック．医学書院．
12）平山正実（1991）．死生学とはなにか．日本評論社．
13）平山正実（2010）．死別の悲しみから立ち直るために＜臨床死生学研究叢書2＞．聖学院大学出版会．
14）Schultz JM, Videbeck SL（2002）／田崎博一・阿保順子・佐久間えりか監訳（2007）．看護診断にもとづく精神看護ケアプラン，第2版．医学書院．
15）河野友信・平山正実編（2000）．臨床死生学事典．日本評論社．
16）近藤真紀子（2011）．死を看取り続ける看護師の悲嘆過程―命に正面から向き合うことによってもたらされる苦悩への対応．風間書房．
17）寺﨑明美編（2010）．対象喪失の看護―実践の科学と心の癒し．中央法規出版．
18）山田幸恵，中島聡美（2005）．悲嘆反応と外傷反応―外傷的死別研究を踏まえて．精神保健研究，18（51），71-79.

29 喪失感

1 喪失感とは

　喪失感（sense of loss）とは，自分にとって大切な人や物などが失われたという悲痛な感覚や心境[1]，魂や気力が抜けてしまったような感じ[2]などをいう．喪失感は，最も身近な例では愛する家族，または親友や恋人との別れ，予期せぬ自然災害や事故などで突然生じる死別や所有していた財産の喪失，社会的地位や役割の喪失，自分の誇りや思想など自己概念の喪失，身体の部分や機能の喪失などによって生じ，ライフサイクルのなかで多かれ少なかれ誰もが経験するものである．一方，喪失はマイナス面だけではなく，その経験を意味ある貴重なチャレンジの機会ととらえ立ち向かうとき，プラスの力を生み，人間的な成長のきっかけともなりうる．

　精神医学の領域では，対象喪失（object loss）という概念が用いられてきた．対象喪失とは，愛情や依存の対象の喪失，暮らし慣れた社会的・人的環境や役割との別れ，自己の所有物の喪失などをいう[3]．

　英国の精神分析学者ボウルビー（Bowlby J）[4]は，対象喪失によって起こる一連の心理過程を悲哀または喪（mourning），この悲哀の心理過程で経験される落胆や絶望の情緒体験を悲嘆（grief）と呼んだ．この悲哀の心理過程は，半年から1年ぐらい続くのが一般的であるが，その間に人は失った対象に対する思慕の情や執着，悔やみや償い，恨み，自責，仇討ち心理（医療者のせいにして訴える）など，様々な感情を体験する．こうした悲哀の心理過程（悲嘆のプロセス）をとおして，その対象とのかかわりを整理し，対象の喪失を穏やかに受け入れられるようになっていく（「28　悲嘆」の項，p.253参照）．このプロセスが正常に働かず，自分の悲嘆と向き合うことを中断・回避した場合には，悔やみや自責の念を強く呼び覚まし，悲嘆が長引くことになる．

2 喪失感の出現する背景

　喪失感は，自分の価値観において大切な人や物，大事にしてきた物事が失われることで出現する．医療の現場でみられる喪失感は，病気や障害に伴う身体器官や身体機能の喪失，愛情・依存対象の喪失，病気による社会的地位や役割の喪失が問題になる．対象喪失について，小此木[5]は，以下のように分類し，解説している．

1. 愛情・依存対象の喪失

近親者の死や失恋などによって愛情の対象であった人との別れや，子どもの成長に伴う親離れ（父母の子どもを失う体験，子ども側の心のなかでの親を失う体験）などである．

2. 社会的地位や役割の喪失

1）親密感・一体感をもった人の喪失
環境変化は，親密感や一体感を共にしてきた人との別離を伴う場合がある．たとえば，結婚は生まれ育った家族を失う体験であり，転勤は一体感や連帯感を抱いていた上司や同僚を失う体験となる．

2）自己を一体化させていた環境の喪失
人間は，一定の環境に適応して暮らしていく過程で，その環境の構造や自然の風物に抱かれて安心感を得ている．それはその場面の映像，におい，雰囲気との親密な一体感である．環境自体が依存対象になっているともいえる．

3）環境に適応するための役割や生活様式の喪失
人間が特定の環境に適応するためには，その環境に必要な役割や生活様式を身につけなければならない．転勤や転職は，こうした役割や生活様式に大きな変化をもたらし，心の拠り所を一時的に失うことになる．結婚，海外移住，転校，進学の場合も同様である．

3. 誇りや理想，所有物の喪失

1）アイデンティティ（自己同一性）の喪失
人が自己概念（自己像）として価値をもち，誇ることができるような精神的対象（国家や政治団体・企業，民族的な誇りなど）の喪失体験である．自分の勤める企業に不祥事があると職業的誇りが傷つき，自身の喪失を招く．

2）所有物の喪失
自分がもともと所有していた財産，能力，地位，部下などの喪失体験である．これらの所有物は，同時に愛情や依存の対象であり，自分自身の力や自己価値を支える手段であるため，その喪失が何らかの形で自己喪失となる．

3）身体的喪失
身体は，最も大切で基本的な所有物であり，最も深い愛情の対象である．病気，手術，事故などによって身体が傷ついたり一部を失うことは，様々な意味において深い喪失体験となる．

3 ケアのポイント

1. 看護方針

1) ケアを行ううえでの留意点

　医療者は，まず，患者の喪失体験に"気づく"ことが重要である．喪失は変化に伴うものであり，悲嘆は変化への反応であることから，「患者にどのような変化が起こり，それに伴って何を喪失したのか」を考えてみると，理解しやすい．

　喪失感を抱いている人は，他人にはこの悲しみや苦しみをわかってもらえない，体験していない人にわかるものかという思いをもっている．また，なぜ自分だけがこのような目にあわなければならないのかという怒りの感情を抱く時期がある．看護師は，性急な激励や自分の価値観でそうした感情を否定することを避け，ありのままを受容し，思いに寄り添う．

　患者が，自分の心のなかのこと，特にネガティブな感情を他者に表現することは，悲嘆のプロセスにおいて有効である．同じ喪失を体験した人のなかでは，喪失の悲しみをありのままに表出して浄化することができる．その際も，強制せず，ゆとりをもって表出を待つ．

　一般的に，愛する人を失った悲嘆からの回復には，およそ1年かかるとされているが，個別的であり，対象に合わせた援助が必要である．命日や故人の死を思い出すような出来事により，再び激しい悲しみや抑うつの感情を経験することがあるので，継続した援助が必要になる[6]．悲嘆のプロセスで大切なのは，苦しい作業であっても，患者自身がその過程を中断したり放置したりしないことであり，それを支えることが重要な看護ケアの一つである．

2) ケアの流れ

(1) 初　期

　喪失体験をしている患者の初期の反応としては，ショック，混乱，無力感，茫然自失，現実感覚の麻痺状態（何が起こっているかわからない）などがみられる[7) 8)]．緊張が強く，不安を感じており，いつ強烈な感情の爆発が起こるかわからない状況である．そのような状況にある患者に対しては，細やかな配慮を示しながら，その人の対処行動を理解し，静かに見守る．

　また，喪失体験に伴う感情について，安心していつでも表出できるよう普段のかかわりから聴く姿勢を示し，患者が表現しやすいよう配慮する．患者が表現できたときは，受容と共感をとおしてその感情表出を支え，患者の感情が自然な反応であることを保証する．また，この時期では自殺のリスクを念頭におき注意深く観察する．

(2) 中　期

　近親者の死の場合は，失った対象に対する強い思慕や寂しさ，孤独が迫ってくる時期である．激しい痛みを伴う悲しみを体験し，対象を助けられなかったことに対する怒りが，医療者や自分自身に対して向けられる．さらに激しい悲しみのなかで，絶望

や抑うつ状態に陥り，現実に対して空虚な感覚が生じる．その他の喪失体験でも同様に，抑うつ状態に陥ることが多い．

喪失体験によって精神的エネルギーが低下している状態のときは，日常生活行動にも影響が出るため，無理に行ってもらうことはせず，看護師がセルフケアの不足部分を補う．患者が苦痛や苦しみに耐えるのを支えるために，看護師は患者に温かな関心を向け，患者の抱く感情を他者に表出できるように，継続した支援を行う．

医療者は患者の怒りの対象にされることもあるが，その人が悲嘆のプロセスをたどっていることを理解し，感情的にならず受け止める．怒りの対象にされた医療者が傷つくのは当然の反応である．医療スタッフ間で感情を吐露し，対象理解を深めるカンファレンスをもち支援し合う．

(3) 後　期

徐々に喪失の現実を認められるようになると，いつまでもこのままではいけないと感じ，自分の生活を立て直そうとする．一つひとつの過程をたどることで，抑うつの感情は薄れ，現実に対して自分を適応させようとする試みが始まる．喪失したものとは別に，新たな結びつきを形成し始める．

医療者は，その人が新しい自己像や価値に気づけるよう援助し，変化することを保証する支援を行う．また，正常な悲嘆反応ではなく，慢性的に反応が鈍く，身体的症状や心身症，アルコール依存や薬物乱用などが出現する場合には，早期に専門医との連携を図る[9]．

3) 家族支援

家族は喪失感を抱いている患者に対して，どうしたらよいかわからず困っていることが多い．また，家族や近親者の死，患者の障害などの場合は，多かれ少なかれ，他の家族員も同様に悲嘆を経験している．このようなことから，家族に対していたわりの言葉かけや，思いを表出できる場をつくる．

家族は患者を元気づけようとしてわざと明るくにぎやかに振る舞ったり，対象の話題を避けたり，患者が対象を思い出すことを否定することがある．それは，患者の悲嘆のプロセスを妨げることにもなる．家族に対しては，無理な激励などは控え，患者が喪失した対象についての話や，それに伴う感情を表出しやすいように配慮することを提案する．ありのままの患者を受容し，思いに寄り添いながら温かく見守ることが，悲嘆からの回復を助けることを説明する．

2. アセスメントとケアプラン

1) アセスメントの視点

喪失感の原因は様々なものがあるので，その患者がどういう喪失体験をしているのか，なぜそうなったのか，それは予期できたことか，それとも突然の出来事であったのか，喪失の責任の所在は誰にあるのか（自分にあるのか，他人にあるのか，避けることのできない自然現象なのかなど）を探って，患者がその喪失体験をどのようにとらえているかを把握する．喪失感は，気分の落ち込みをもたらすこともあるため，希

死念慮や危険な行動がないかを観察し，患者の日常生活にどのような点でどの程度影響を及ぼしているのかを情報収集する．

また，過去の喪失体験やそのときの対処行動などについても情報を得て，患者の対処行動のパターンや患者のもつ力を把握する．そして，患者がこの喪失体験をどのように位置づけているか，現実的な対応をしているか，喪失により自身の価値が変化したかなどを理解する．

2）ケアプランと根拠

ここでは，精神疾患の発症によって，様々な喪失体験をしている患者に対するケアプランを提示する．このような状態にある患者と家族の主な問題点として，以下の4つがある．

#1　喪失体験が重なり精神的エネルギーが低下している
#2　セルフケア不足
#3　多くの喪失体験から自殺の危険性がある
#4　家族も患者と同様に喪失体験をしている

問題点	短期目標	ケアプラン（OP:観察　TP:ケア　EP:教育）	根　拠
#1 喪失体験が重なり精神的エネルギーが低下している	喪失を認識し，他者に対して喪失に伴う感情を表出できる	[OP] ①表情，姿勢，会話の内容，1日の過ごし方 ②喪失について患者がどのようにとらえているか [TP] ①患者の負担にならない程度でベッドサイドに足を運び，調子を尋ねたり心配している気持ちを伝える ②支持的な態度でかかわる ③患者の対処行動を認め，今は無理をしなくてよい時期であることを保証する ④患者からの訴えにはしっかり耳を傾け，誠実に対応する ⑤どんな形でも，患者が感情を表出できたら受容的態度でかかわり，感情表出を支える．看護師は言葉でも支持を示す ⑥怒りや恨み，憤りなどのネガティブな感情も，喪失感からの回復のプロセスでは当然出てくるもので，自然なことであることを保証する ⑦怒りが看護師に向かってきた際は，感情的にならず回復のプロセスをたどっていることを理解し怒りを受け止める [EP] ①（感情表出ができるようになってきたら）患者の喪失した対象や悲嘆のプロ	・喪失感により影響が出ていないかを観察する ・信頼感，安心感を与える ・自分の感情を認識し，受け入れ，折り合いをつけることに役立つ ・ネガティブな感情でも，その表出を支持されることで受容が可能になる ・喪失を認識し，自分に起きていることを理解するのに役立つ

問題点	短期目標	ケアプラン（OP：観察 TP：ケア EP：教育）	根　拠
		セスについて，患者と一緒に整理し，理解を促す	
#2 セルフケア不足	セルフケアが行えるようになる	[OP] ①喪失感によって不足している日常生活（飲水量，食事摂取量，睡眠時間，睡眠の質，保清，整容など）と自立度 [TP] ①飲水が確実に行えるようにする ②食事が摂れない場合は，時間を調整したり，家族の協力を得て好みのものを持参してもらい，少量ずつでも摂れるようにする ③積極的に患者にセルフケアを行うことは勧めず，できないところは看護師が介助する [EP] ①睡眠時間が短かったり，眠れた気がせずつらい場合は，一時的に投薬量を増やすなどの対処方法があることを提案する ②今はセルフケアができなくても，時期がくればできるようになることを伝える	・セルフケアが不足している部分を把握し補う ・セルフケアが不足している部分を把握し補う ・患者は精神的エネルギーが低下している ・回復するまでの間，対症的に使用し睡眠を確保する ・今の状態がずっと続くわけではないという理解につながる
#3 多くの喪失体験から自殺の危険性がある	自分に危害を加えない	[OP] ①危険行動や希死念慮の有無とそれにまつわる言動 ②表情，会話の内容，過ごし方 ③希死念慮の有無 [TP] ①希死念慮がある場合は，頻回に安全を確かめ，危険物を除去し，安全を確保できる環境にする ②チーム全体で情報を共有し安全を確保する [EP] ①今はとてもつらいと思うが，それを抜け出すときは必ず来ること，そのために支援したいことを伝える ②死にたい気持ちになったら，すぐに医療者に話すよう伝える	・喪失感による自殺の可能性を念頭において対応する ・喪失感からくる悲嘆の強さは様々であるため，患者の認識を確認する ・このつらい感情がずっと続くわけではないことを伝える
#4 家族も患者と同様に喪失	家族の喪失に伴う感情を他者に表	[OP] ①家族自身の喪失感に対する認識 ②家族の表情や言動	・家族も喪失体験をしており，支援が必要である

問題点	短期目標	ケアプラン（OP:観察　TP:ケア　EP:教育）	根　拠
体験をしている	出できる	[TP] ①家族と面接し，家族の患者に対する思いや，発症によって失ったものに関する思いを聴く ②支持的・共感的態度でかかわる ③患者もつらいが，家族も同様に喪失を経験しており，患者と同じようにつらいと思うことを伝え，感情表出を助ける ④家族の思いを受け止める ⑤ピアサポートグループなどの情報を提供する ⑥TP⑤に参加の意思がみられたら参加を促す [EP] ①話したいときはいつでも声をかけてほしいことを伝える	・家族も安心できる環境で，感情表出できるように，場をつくる ・同じ喪失体験をした人のなかでは，喪失の悲しみをありのままに表出して浄化することが可能である

●文　献

1）実用日本語表現辞典．＜http://www.practical-japanese.com/＞［2012.5.1］
2）日本国語大辞典第二版編集委員会（2001）．日本国語大辞典第8巻，第2版．小学館．p.260.
3）加藤正明・保崎秀夫・笠原　嘉・他編（2001）．精神医学事典，縮小版．弘文堂．p.513-514.
4）Bowlby J（1973）／黒田実郎・岡田洋子・吉田恒子訳（1995）．母子関係の理論Ⅱ分離不安，新版．岩崎学術出版社．
5）小此木啓吾（1979）．対象喪失―悲しむということ＜中公新書＞．中央公論新社．p.27-35.
6）川野雅資監・編（2007）．看護学実践―Science of Nursing　精神看護学，第2版．日本放射線技師会出版会．p.210.
7）Bowlby J（1980）／黒田実郎・吉田恒子・横浜恵三子訳（1991）．母子関係の理論Ⅲ対象喪失．岩崎学術出版社．p.92-103.
8）前掲書6）．p.209.
9）前掲書6）．p.210.
10）寺崎明美編（2010）．対象喪失の看護―実践の科学と心の癒し．中央法規出版．p.3-7.
11）野嶋佐由美・南　裕子監（2000）．ナースによる心のケアハンドブック―現象の理解と介入方法．照林社．p.92-93.
12）Stuart GW, Laraia MT（2004）／安保寛明・宮本有紀監訳，金子亜矢子監（2007）．精神科看護―原理と実践，原著第8版．エルゼビア・ジャパン．p.472-486.

30 便秘

1 便秘とは

便秘（constipation）は，糞便の大腸内通過が遅延し，通常の排便習慣より排便回数が著しく減少した状態である．患者は便の量が少ない，硬い，残遺感，排便困難などを訴える[1]．一般には便量が減少し，排便の回数が減少した状態をいうが，この便量や排便回数は個人差が大きい．臨床的には，3日以上排便がない状態や1日の便量が35g以下のときを便秘と定義している[2]．

便秘にはいくつかの分類があるが，本項では器質性便秘，機能性便秘（弛緩性便秘，けいれん性便秘，直腸性便秘），薬剤性便秘，症候性便秘に分ける．

1．器質性便秘

1）先天性の異常がある場合

先天性に大腸が長かったり，大腸の固定が悪く位置に異常があったり，腸壁の中の神経の欠落などにより起こる．巨大結腸症，S状結腸過長症などがある．

2）後天性の異常がある場合

腸自体に原因がある場合と，腸が外部から圧迫されて起こる場合とがある．前者は腸の癒着，がん，炎症（腸結核，クローン病，憩室炎，虚血性大腸炎）などがある．後者には子宮や卵巣などの腫瘍による圧迫などがある．

2．機能性便秘

1）弛緩性便秘（常習性便秘）

腸管の運動性が低下し，腸内容の通過遅延により水分の吸収が増加する．そのため硬便になる．中枢神経系の障害，貧血，加齢，運動不足，繊維成分の不足や脂肪の少ない食事などで起こる．弛緩性便秘は，日本人に一番多くみられる．

2）けいれん性便秘

副交感神経の過緊張から腸管の収縮運動が亢進し，糞便の輸送障害が起こる．ウサギやヤギの糞のようなコロコロの便となり，腹痛を伴い残便感や排便困難感が強い．自律神経失調，心理的ストレス，下剤の乱用などで起こる．

3）直腸性便秘

排便反射の低下により起こる．便意の抑制を続けているうちに起こる．直腸に便が

たまっても便意を感じないため，直腸にたくさんの硬い便が入り込んでいる．努責時に肛門痛をきたすような人，腹圧をかけられない人に起こりやすい．

3．薬剤性便秘

腸管の運動を抑制するのは，抗コリン薬，抗パーキンソン薬，制酸薬，抗コリン作用のある抗うつ薬や抗精神病薬，麻薬などである[2]．また，止痢薬の内服や硫酸バリウムを用いた消化管造影検査後も便秘を生じる．

抗コリン薬は，副交感神経のシナプスで伝達されるアセチルコリン（神経伝達物質）の作用を遮断する作用があるため，副交感神経が抑制され腸蠕動の低下をもたらす．同じような作用として，抗パーキンソン薬，抗コリン作用のある抗うつ薬や抗精神病薬などがある．副交感神経を抑制することによって胃液や腸液の分泌を減少させる制酸薬も，同様の作用で便秘を起こす．モルヒネなどの麻薬は，消化管の緊張を亢進させることにより腸蠕動が抑制される．

4．症候性便秘

腸管以外の疾患で起こる便秘で，脊髄損傷，神経疾患，脳血管疾患，代謝内分泌疾患などでみられる．脊髄損傷，神経疾患，脳血管疾患は，排便反射に関する神経障害をきたす．代謝内分泌疾患は，甲状腺機能低下症のように代謝が低下し，腸粘膜の萎縮や腸蠕動の低下をもたらす．糖尿病性神経障害は，自律神経障害により副交感神経を抑制し腸蠕動の低下が生じる．

2 便秘の出現する背景

1．排便のメカニズム

一般には，食物を摂取して24～72時間後に便が排泄される．摂取された食物が便となって排泄されるまでには，様々な働きが関係している．

1）小腸・大腸の働き

嚥下された食物は，胃で機械的に粉砕され，胃液と混和して科学的に消化され，糜粥（かゆ状につぶされたもの）となる．胃から送られてきた内容物は，小腸で分節・振り子・蠕動運動により胆汁などの消化液と混和しながら吸収され，十二指腸を経て小腸および大腸に送られる．小腸内で消化・吸収されなかった残渣は，食後4～5時間後に大腸へ移送される．大腸は，小腸で十分に吸収されなかった水分を吸収し，吸収されなかった食物残渣を便に形成して体外へ排泄する．口から摂取した食物は約4時間で小腸下部に達するが，食物の残渣は大腸に12～24時間以上とどまっている．

大腸自体は消化酵素を産生しないが，大腸内の細菌がビタミンK，ビタミンB_{12}など

を合成する．大腸は，食物残渣からビタミン，ある種の電解質，水分を吸収し，横行結腸で残渣物を固形化する．結腸の蠕動によって固形化した残渣物（便）は直腸へと移送される．この運動は，1日に3～4回，食事中や食後，食物が胃や小腸を満たすことをきっかけに起こる．そして，直腸へ移送された便によって排便反射が起こり，便となって排泄される．

2）神経支配

小腸および大腸の運動は自立神経に支配されている．副交感神経は運動抑制と筋緊張の低下に関与し，交感神経は運動促進と筋緊張の亢進に関与している．

3）排便の機序

食物を摂取すると横行結腸からS状結腸にかけて強い蠕動が起こる（胃・結腸反射）．S状結腸にとどまっている内容物は，この大蠕動で直腸内へ押しやられる．直腸へ便が移動すると，直腸の収縮反射（排便反射）が起こる．その際，意識的に外肛門括約筋を弛緩すると排便が行われる．結腸の大蠕動によって便が直腸に移動し，内圧が40～50mmHgになると，直腸壁の粘膜内にある受容器が反応して，求心性インパルスを送る．

排便反射は，直腸内反射と脊髄反射から成り立っている．

直腸内反射は，比較的弱い反射であるがインパルスが筋層内神経叢を通って広がり，下行結腸，S状結腸，直腸に蠕動波を起こす．その結果，直腸が収縮して便を肛門に向けて送り出し，内肛門括約筋が弛緩する．

もう一方の脊髄反射では，インパルスが第2～4仙髄に伝達され，骨髄神経（遠心路）を通って反射的に下行結腸，S状結腸，直腸，肛門に戻る．このメカニズムによって非常に強い結腸の蠕動波が起こり，同時に内肛門括約筋が弛緩する．脊髄に入った求心性インパルスは，上行して大脳に伝わり，便意となる．通常，私たちは便意を感じてもトイレに行くまでの間，外肛門括約筋を意識的に収縮して排便を我慢する．そして，排便できる状況を整えたところで，糞便を体外へ促す動作（呼吸を止め腹筋や横隔膜を収縮させて腹圧を高める）を同時に行う．

2．便秘を起こす要因

精神症状をもつ患者は，様々な精神症状によってADLや運動量が低下し，また食事・水分摂取量の減少，薬剤の副作用など，腸の蠕動運動を抑制し便秘を起こしやすい状況にあるといえる．

1）ADL・運動量の低下

意欲の低下や抑うつ，自閉傾向などの活動性が減退した状態では，運動量が低下し，腸への刺激が減少し腸の動きが低下するため便秘になりやすい．

2）食事・水分量の減少，食事内容の偏り

精神症状に伴い経口摂取が不規則になり，食事量が減少したり，食事内容の偏りにより食物繊維が不足したりする．また，統合失調症にみられるように，食事に毒が入っているなどの食事に関係する妄想で食事の摂取ができない場合や，一つの行動に

こだわり食事や水分の摂取ができないことにより，便秘を起こす．

3）向精神薬の副作用
向精神薬や抗パーキンソン薬の抗コリン作用による副作用に便秘がある．

4）下剤・浣腸の乱用
多くの場合，向精神薬の処方と同時に緩下剤が処方される．下剤の連用は，電解質異常や体液の減少を起こし，ビタミンA・Bの吸収を妨げ，弛緩性便秘を引き起こす．

5）環境の変化
入院することによって環境の変化が生じ便秘になる患者もいる．トイレの和式・洋式の違いに戸惑ったり，集団で共通のトイレを使うことへ抵抗感をもち排便リズムが崩れ，便秘傾向となる．特にこだわりの強い患者では，温水洗浄便座や便座除菌クリーナーがないことで排便できないと訴えることもある．

3 ケアのポイント

1. 看護方針

1）ケアを行ううえでの留意点
精神症状をもつ患者は，向精神薬の副作用として自律神経の機能障害があり，消化器系に影響を及ぼしやすい．なかでも抗精神病薬や抗パーキンソン薬は，抗コリン作用によって腸の蠕動運動を抑え，腸管麻痺をきたしやすい．

さらに入院生活では，運動不足や食物繊維の不足などから便秘を起こしやすい．薬物療法や入院生活が長期にわたり慢性的な便秘が続くと，下剤を連用することになる．多量の便やガスが貯留すると腸が膨張し，下剤での排泄を繰り返すことで腸が伸びきってしまう巨大結腸症へとつながる．巨大結腸症は麻痺性イレウスに移行しやすい．

便秘の予防には適度な運動，水分摂取，食習慣・排泄習慣の観察，教育的なかかわりが必用である．また，薬剤の副作用の面から医師と相談し，必要時に下剤投与を行い便秘の改善を図る．

2）ケアの流れ
（1）急性期
急性期では，活発な病的体験，昏迷，衰弱，重度の抑うつ，多動といった症状が現れ，食事や水分摂取量の減少が起こりやすい．また，活発な精神症状により排便へ関心が向かない場合や，腹部の不調を「お腹に鉛を入れられた」などの特異な表現で訴える場合がある．そのような表現も単なる幻覚や妄想として片づけるのではなく，客観的なデータとともに訴えの意味を受け止める姿勢が必要である．

さらに急性期は，薬物療法をはじめとした積極的な治療を行う時期にある．処方された薬を投与するにあたっては，薬の主作用，副作用，投与量，禁忌などの知識を十分にもっている必要がある．特に抗パーキンソン薬，抗コリン作用のある抗うつ薬や

抗精神病薬を使用する場合は，イレウスの早期発見に努める．便秘を起こしやすい薬剤の種類や投与量を把握し，食事および水分摂取量を確認するとともに，排便状態や腹部の観察を行う．

患者のなかには，副作用である便秘の苦痛から拒薬をする場合もある．看護師は，便秘に対する苦痛の訴えをよく聴き，対処方法や下剤の投与を検討しながら常に患者の支援者であることを伝えていく．

(2) 回復期

回復期になると徐々に行動範囲も広がっていく．たとえば，病棟内での限られた行動から，看護師と共に病院内へと出かけられるようになったり，一人で散歩に行けるようになったりする．その後，徐々に病院周囲や自宅への外出，外泊へと広がっていく．活発な精神症状が落ち着き始め，看護師の監視下であった内服に関しても自己管理へと移行する．

自分が内服している薬の主作用，副作用，投与量を理解し，便秘への対処行動も習得していく時期である．看護師は患者の便秘に対する対処方法を共に考え，社会復帰を念頭において退院の準備をする．

(3) 慢性期

統合失調症をはじめとする多くの精神疾患は，退院によって治療が終了することが少ない慢性疾患であり，疾患によっては一生涯治療が必要な場合がある．再発を繰り返し薬物療法の効果がなかなか現れない難治性の精神疾患患者は，長期入院により行動範囲が狭まり，運動量の低下，高齢化などにより腸蠕動機能が低下する．さらに抗精神病薬の影響で痛みの鈍麻があり，訴えのない患者の突然の嘔吐で，排便がないことに気づく場合がある．排便回数は，本人からの自己申告に頼らず，看護師が腹部の観察を行うことで確認する．

薬物療法や入院生活が長期にわたる慢性期の患者は，慢性的な便秘が続き，下剤を連用することになる．その結果，前述したように巨大結腸症，麻痺性イレウスへと移行しやすい．麻痺性イレウスは，腹部膨満感と周期的な腹痛や嘔吐がみられ，排便や排ガスがなくなるのが特徴である．しかし，抗精神病薬を服用していると制吐作用があり，イレウスになっても吐気や嘔吐がみられないことがある．イレウスの早期発見には，患者の訴えだけでなく，腹部の聴診や触診が重要になる．

イレウスになりやすいハイリスク要因として，イレウスの既往歴，高齢化，運動量の低下が考えられる．看護師は，腹部の聴診や触診などの客観的な情報とともにイレウスになりやすいハイリスク要因を評価する．

また，行動範囲が狭まっている患者には，定期的な散歩や作業療法，レクリエーションなどのプログラムを導入し，活動量を増やすことを考慮する．

3) 家族支援

患者の家族は，精神疾患を受け入れにくいものである．特に急性期では，精神疾患について正確に理解することが難しい状態にある．精神症状や行動上の特徴はもちろんのこと，患者が内服している薬に対しても不信感を抱きやすい．家族が面会に来たときに，何種類もの薬を飲まされ，副作用で便秘になっている，今まで便秘ではな

かった，副作用のある薬を飲んでいて大丈夫なのかという反応を示しやすい．また，患者が退院するときに，家族が「こんなにたくさんの薬を飲まなければならないのか」とびっくりし，不安になることがある．

　家族は，急性期から患者の状態や行われている治療，それに伴う副作用について，医師から説明を受ける．看護師は，家族が説明の内容を理解しているか，説明の内容に不安はないかなど家族の反応に注意する．特に便秘のように日常的に起こりうる症状でも，薬の副作用によると聞くと，不安が増強する場合がある．患者と共に家族にも便秘に対しての理解やその対処法の説明と理解に努め，退院後患者・家族が不安なく生活できるように支援する．

2．アセスメントとケアプラン

1）アセスメントの視点

　便秘は，前述したように様々な要因によって起こる．そのため，十分な観察と現在の排便状態，便秘になる要因，便秘の随伴症状についてアセスメントする．数日間排便がなくても訴えない患者や腹部症状を妄想や幻覚と関連づけて訴える患者がいる．患者の観察は，患者の日頃の行動と照らし合わせながら訴えの意味していることをアセスメントする．また，客観的な情報としては，使用している向精神薬の種類や投与量と併せて，腹部のフィジカルアセスメントをする．

　便秘に関しての援助は，運動を促す，毎日一定の時間にトイレに行くように指導する，水分や繊維質の多いものを摂取する，腹部マッサージをするなど，基本的な援助である．しかし，精神疾患をもつ患者に対して実際に行う場合，援助の方法は大きく異なってくる．たとえば運動を促す場合は，単に指導するだけではなかなか実行しないため，看護師が一緒に運動しながら日常生活に運動を取り入れることができるかアセスメントする必要がある．

　下剤ばかりに頼るのは望ましくないが，腸管の刺激を調整し，排便をもたらす補助的な治療として下剤を効果的に使用する．一般に，弛緩性便秘には膨張性下剤や刺激性下剤がよく，けいれん性便秘には副交感神経遮断薬や精神安定薬がよい．また，刺激の少ない塩類下剤，膨張性下剤，浸潤性下剤もよい．直腸性便秘には，新レシカルボン®坐剤で直腸内にガスを発生させ，直腸を刺激して排便を促す．患者の便秘の原因に合わせた下剤を選択し，必要に応じて内服を促すかアセスメントする．また，排便が定期的にない場合は，3日に1回の排便があるように対処方法を患者と共に考え，患者が受け入れられる対処法かアセスメントする．

　家族に対しては，入院初期から内服薬の種類，作用，副作用の説明を行い，患者が取り組んでいる便秘の対処方法を理解できているかアセスメントする．また，家族が便秘の対処法に関する不安はないかアセスメントする．

2）ケアプランと根拠

　ここでは，看護師が最も出会うことが多い，急性期から回復期に移行した便秘のある患者のケアプランを提示する．このような患者と家族の問題点として，以下の3つ

がある．

#1 活動量の低下，薬の副作用に関連した便秘
#2 便秘予防に関する知識不足
#3 便秘に関連した家族の不安

問題点	短期目標	ケアプラン（OP:観察 TP:ケア EP:教育）	根　拠
#1 活動量の低下，薬の副作用に関連した便秘	「3日に1回は排便があった」と言う	[OP] ①入院前の排便状況 ・初回入院の患者であれば，入院前の排便状況と現在の排便状況を比較する ②排便回数，排便量 ③便の形状と硬度 ④便意の有無 ⑤下剤あるいはこれに準ずる薬剤の使用状況 ⑥自覚症状（嘔気・嘔吐の有無など） ⑦腹部の触診・聴診 ・触診で腹部がとらえにくい肥満患者の場合は，日常生活から食事・水分摂取量，運動量，排泄状況，精神状態の観察と内服薬の種類を確認する ⑧内服薬の種類・量・副作用の有無 ⑨活動量 ⑩食事・水分摂取量 [TP] ①午前・午後の散歩の実施について提案する ②TP①の了解があれば，時間，1回の散歩時間，コースを共に考える ③TP②で考えたコースを日課に取り入れるときは看護師も一緒に行う ④TP③が行えたときは「散歩が行えましたね」と変化を伝える ⑤両手の第2〜4指を揃えて腹壁に当て，腹壁が2〜3 cmくぼむ程度の力で回盲部付近から左鼠径部に向かって大腸の走行に沿いながら「の」の字回りに20周行う ⑥タオルを70〜75℃に温めビニールに包んでバスタオルで覆い，腰背部に10分間貼付する ⑦排便状況を自分で記入できる用紙を提	・下剤の連用は，電解質異常やビタミンA・B吸収の妨げ，弛緩性便秘を引き起こす ・抗精神病薬の投与量から過鎮静になっていないかや倦怠感などに注意し，活動しやすい時間を選ぶ ・肯定的な変化を患者に伝えることは，患者の意欲向上につながる ・腹壁からのダイナミックな圧迫は腸管を機械的に刺激し，腹圧をかけたときのように大腸の内圧上昇を助ける ・腰背部の温罨法によって血流が増加し腸蠕動が亢進する ・自分の排便状況を把握すること

問題点	短期目標	ケアプラン（OP:観察　TP:ケア　EP:教育）	根　拠
		案する ⑧TP⑦の了解があれば，毎日記録するよう促す ⑨TP⑧を毎日一緒に確認する ⑩2日に1回排便がなければ，下剤を希望するように伝える [EP] ①排便状況（回数，量，硬さ）などの観察ができるように伝える ②TP③，⑤，⑥の対処法のうち，効果があったものを一緒に話し合う	は，退院後の排便管理に役立つ ・看護師が一緒に確認することで行動が習慣化する ・便秘の対処法で効果のあるものを取り入れ，下剤の連用を防ぐ
#2 便秘予防に関する知識不足	「便秘予防の方法がわかった」と言う	[OP] ①食習慣 ②排便回数，排便量 ③便の形状と硬度 ④便意の有無 ⑤下剤あるいはこれに準ずる薬剤の使用状況 ⑥自覚症状（嘔気・嘔吐の有無など） ⑦活動量 ⑧食事・水分摂取量 [TP] ①かさの大きい（容積が大きく食物繊維の多い）食品のリストを提示し，取り入れられそうな食品を一緒に考える（皮付きの新鮮な果物，豆類，木の実，調理した野菜，全粒穀物の入ったパンやシリアルなど） ②起床後，500mLの水を摂取するように促す ③下腹部を「の」の字回りにマッサージするように促す ④毎日の腹筋強化体操を提案する ⑤ビフィズス菌の入った発酵乳の飲用を提案する ⑥散歩が継続できていれば，「毎日続けられていますね」と伝える [EP] ①食物繊維の効果を説明する ②便意にはすぐに応じるように伝える ③規則正しい運動の必要性を強調する（日課に取り入れた午前・午後の散歩	・今までの食習慣で改善すべき点はないかアセスメントする ・便の硬度と水分量から改善すべき点はないかアセスメントする ・活動量の低下が便秘を引き起こしていないかアセスメントする ・かさの大きい食物は，残渣によって腸管粘膜が機械的刺激を受け，腸管の蠕動運動が高まって短時間で直腸に便が到達して便意を生じる ・水分摂取は，便の軟化や腸蠕動の亢進に効果がある ・腹筋を強化することで腹圧が増強する ・ビフィズス菌は腸内細菌を改善し，腸蠕動を促進する

問題点	短期目標	ケアプラン（OP:観察 TP:ケア EP:教育）	根　拠
		の継続を勧める） ④TP①〜⑤の対処法のうち，生活に取り入れられそうなものを一緒に話し合う	
#3 便秘に関連した家族の不安	患者の便秘予防の方法が言える	[OP] ①患者の便秘に対して不安なことは何か ②患者の便秘についてどう理解しているか ③患者が便秘予防のために取り組んでいることを理解しているか ④内服薬の種類・量・副作用の有無を理解しているか [TP] ①患者の便秘に対する不安について感情表出を促す ②家族の不安を受け止める ③TP②があれば，「不安な気持ちはよくわかります」と伝える ④患者の便秘について理解していることについて表現を促す ⑤患者が便秘予防のために取り組んでいることを伝える [EP] ①患者が便秘予防のために取り組んでいることで家族が支援できることを一緒に考える（食事に食物繊維の多いものを取り入れるなど） ②2日間排便がなければ，下剤を内服しているか見守るように説明する ③EP②で，患者が下剤を内服しない場合は，内服を促すように説明する	・家族の不安な思いを理解することは，家族支援につながる ・患者の取り組みを理解することは，患者の回復を実感することにつながる ・内服薬について理解することは，過度な不安の軽減につながる ・家族のうっ積した感情を浄化することが，患者と共に治療を継続する力，ひいては信頼関係を築くことにつながる ・家族が患者の状態に関心を寄せ，一緒に取り組むことは，患者の力になる

●文　献

1）和田　攻・南　裕子・小峰光博総編集（2002）．看護大事典，第2版．医学書院．p.2496.
2）松枝　啓（1997）．便異常．黒川　清・斎藤英彦編．EBM現代内科学．金芳堂．p.179-180.
3）佐藤昭夫・佐伯由香編（2003）．人体の構造と機能，第2版．医歯薬出版．p.120-136.
4）佐々木賀広・東方昭博（1995）．排便のメカニズム．看護技術，41（12），4-9.
5）山崎和文・牧山和他（1995）．便秘の分類，診断，治療．看護技術，41（12），9-12.
6）石橋照子・岡村　仁（2006）．精神疾患患者のイレウスの早期発見につながる観察法．日本看護研究学会雑誌，29（1），73-78.
7）風祭　元編（1999）．向精神薬療法ハンドブック，改訂第3版．南江堂．
8）中嶋俊彰（1998）．便秘・下痢を訴える患者の検査，診断，治療．月刊ナーシング，18（6），26-30.
9）菱沼典子・平松則子・春日美香子・他（1997）．熱布による腰背部温罨法が腸音に及ぼす影響．日本看護科学会誌，17（1），32-39.
10）深井喜代子・長谷川美由紀・奈良あゆみ・他（1994）．便秘を訴える精神科入院患者への集団教育の効果．日本看護研究学会雑誌，17（3），15-21.
11）石井智香子・東　玲子（1992）．食物繊維が排便に及ぼす影響．日本看護科学学会誌，12（1），16-22.

31　水中毒

1　水中毒とは

　水中毒（water intoxication）とは，水分の過剰摂取，排泄障害などにより大量の水分が体内に貯留し，低ナトリウム血症（低浸透圧血症）をきたし，様々な中枢神経症状を呈する病態である．水中毒は，ネフローゼ症候群，心不全，肝硬変，抗利尿ホルモン分泌異常症候群（SIADH）などの内科疾患や不適切な輸液によっても起こり，精神科臨床場面においては珍しくない病態であり，発生率は3.3～17.5％と報告されている[1]．

　一般的に水中毒の症状は，血清ナトリウム値が低いほど，またその低下速度が速いほど重篤化する．血清ナトリウム値が120～130mEq/Lで口渇，疲労感，脱力感などの自覚症状が出現し，120mEq/L以下になると頭痛，悪心・嘔吐，食欲不振などの自覚症状とともに幻覚，妄想，落ち着かないなどの精神症状の悪化や易怒的になるなどの性格変化として現れる．さらに低ナトリウム血症が進み110mEq/Lに近づくとけいれん，昏睡などの意識障害が生じ，脳浮腫，肺水腫，腎不全，心不全などの合併症から死に至る場合がある．また，水中毒から悪性症候群や横紋筋融解症，播種性血管内凝固（DIC）に移行する症例も報告されている[2][3][4]．

　精神科における水中毒の主な原因は多飲症（polydipsia）であるが，その飲水パターンや重症度は様々である．軽度では，1日のうちのある時点に限定した多飲であるが，中等度になると，絶えずコップやペットボトルなどを持ち歩き，水道の近くにいるなど，1日の生活が多飲に支配されるようになる．重度になると，水道の蛇口に口をつけてがぶ飲みする（蛇口飲水），水道の水を出しっぱなしにしてあおるように飲水する（あおり飲水），止めることなく立て続けに飲む（持続飲水），制止を聞き入れず飲み続ける（強行飲水）といった異常行動がみられるようになる．

　水中毒の予防および治療として飲水制限を行うことがあるが，自由飲水を禁止した場合，看護師の目を盗んで飲水する（隠れ飲水），トイレの水などの汚水を飲む（汚水飲水），自分の尿を飲む，顔を洗うふりをして飲む，といった行動に出ることもある．

2　水中毒の出現する背景

1．背景にある疾患

　水中毒は統合失調症患者に多いといわれているが，実際にはてんかんや精神遅滞な

どでも比較的高率に発生するといわれている．そのほかにも，気分障害，神経症，アルコール依存症，パーキンソン病，摂食障害でもみられる．

2．発生要因

　水中毒の発生要因については様々な調査や議論がなされているが，明確な結論は得られていない．

1）精神症状
　「身体を清めるため」「水を飲めという声が聞こえるから」「毒を洗い流すため」といった幻覚や妄想に起因して飲水する患者の場合，抗精神病薬の的確な投与によって精神症状が改善すると多飲が消失・改善する症例がある．その一方，「喉が渇くから」「スッキリするから」「落ち着くから」「何となく」といった幻覚や妄想とは関係のない理由から飲水する患者もおり，精神症状が多飲の原因とは言い切れない．

2）向精神薬の副作用
　向精神薬の長期投与によって多飲が引き起こされる．その根拠は様々であるが，向精神薬の大量投与が行われることが多くなった時期から水中毒の症例が問題視されるようになったことや，水中毒患者の多くは長期にわたり向精神薬を内服していることによる．

　向精神薬の副作用としての抗コリン作用による口渇で多量に飲水する可能性や，向精神薬がSIADHを引き起こした結果，体内の水分を排泄することができなくなり，水中毒を発症するとの仮説がある．また，向精神薬の長期投与によって口渇中枢やADH分泌細胞のドパミン受容体の感受性が高まり，口渇誘発物質であるアンジオテンシンⅡが増加して多飲が引き起こされるという説もある．

　その一方で，向精神薬を内服していない患者のなかにも水中毒患者がいることや，向精神薬の服用量と水中毒との関係を否定する調査が報告されており[5)6)7)]，水中毒の原因をすべて向精神薬の副作用とすることは難しい．

3）その他
　水中毒の発生には，性別（男性が多いとされる），喫煙，アルコール，長期入院が関与しているともいわれている．

3　ケアのポイント

1．看護方針

1）ケアを行ううえでの留意点
　水中毒に関する病態の解明はいまだ不十分であり，確立された治療法がないのが実情である．基本的に多飲の早期発見とその予防が重要であり，患者の行動を観察し，体重の増減などから飲水量を把握するなどして多飲の早期発見に努め，飲水制限を中

心とした対症療法により水中毒を予防することが一般的である．そのため看護師は，飲水場面に対して強迫的に見張ったり，体重の増加をチェックして飲水していないかを"取り締まる"といった傾向に陥りやすい．また，水中毒が重篤化すると生命の危険を伴う病態となることや，看護師のマンパワーが十分確保できないといった理由などから行動制限によって多飲をコントロールする手法を選択することがある．しかし，患者にとっては行動を常に監視されることや，水を飲むという行為を禁止され行動制限されることはストレスとなり，多飲の根本的な解決にはならない．看護師が飲水を監視し，その監視の目を盗んで飲水するといった行動様式は精神科現場においてよくみられ，看護師が努力しても結果的に患者が重篤な状態に陥ってしまうことが少なくない．

　水中毒の発生には，患者の水中毒に対する知識不足，治療に対するノンコンプライアンス，コミュニケーション能力の低下，ストレス，不安や焦燥感も要因になる．以下に，考えられる理由をあげる．
・患者の病識の欠如や知識不足などから水中毒に対する危機感を欠き，治療の必要性を感じていない．
・精神状態の悪化や多飲による思考能力の低下などから看護師とうまく関係性が築いていないまま治療やケアが行われている．
・長期入院や行動制限による精神的なストレスや不安，焦燥感を水を大量に飲む行為で代償している．

　以上の点を考慮すると，看護師は管理的なかかわりのみにとらわれるのではなく，患者との関係性を重視した受容的なかかわりや心理教育的なアプローチが重要になる．看護師が画一的・一方的に管理的な援助を提供するのではなく，患者自身が望む方法を一緒に模索し，飲水とは関係のないところでかかわりを多くもつことで関係性を構築しながら，その患者個々に合った援助を行う．

2) ケアの流れ

　水中毒の患者ケアの基本は，注意深い観察による多飲の把握と水中毒の予防である．まずは患者の行動を観察し，飲水量，飲水行動の異常や飲水時間，飲水の頻度を把握し，多飲による身体症状や幻覚および妄想などの精神症状も併せて観察する．

　飲水量の把握については，体重測定を行い把握することが臨床においては一般的であり，血液データや尿比重のデータと共に水中毒のリスクを判断する．

　観察によって得た情報から，患者に合った個別性のあるケアを行う．多飲の原因や患者のストレス，患者の興味ややりがいを確認し飲水以外の対処方法を一緒に検討し，患者が満足感や達成感を感じる場面を増やす．レクリエーションや作業療法などの飲水以外の場面でのかかわりをもち，見守りと信頼関係の保持を心がける．飲水量を制限する際にも一方的に目標を設定するのではなく，水中毒の危険性や予防の重要性を患者にわかりやすく説明し患者自身が納得できる目標を設定し，患者自身が飲水量を把握できる方法を提示してコントロールする．目標が達成できた際には一緒になって喜びを分かち合い，目標が達成できなかった場合でも患者を責めることなくあきらめずにゆっくりと目標達成に向けてかかわりをもつ．

飲水が自己コントロールできない場合や，けいれん，昏睡といった水中毒が重篤化する場合は，保護室や観察室などで確実な飲水制限，全身管理が必要になる．しかし，隔離などの行動制限は患者にとって非常にストレスがかかる状況であり，患者の精神状態の悪化やセルフケア能力の低下などの弊害を生むことにもつながる．隔離などの行動制限は，あらかじめ基準を定めて必要最小限にする．また，頻回に訪室してかかわりをもち患者の不安や孤独感を取り除くように努め，セルフケアに対する十分なアセスメントのうえ適切な援助を行う．

　注意すべきは，看護師が水中毒の予防を意識するあまり，患者の思いを置き去りにしたままケアを展開しがちな点である．看護師は患者と積極的にコミュニケーションを図り，患者の意思を尊重する姿勢をもちながらケアすることが重要であり，その姿勢が患者に安心感を与え，水中毒防止に向けた患者の主体的な行動につながっていく．

3）家族支援

　現在の精神科医療では，精神症状を抱えながら在宅や地域で生活する患者がほとんどであり，多飲，水中毒の問題は病院や施設内にとどまらない．在宅の場や地域生活においても，清涼飲料水やコーヒーなどの多飲や水中毒の問題を抱えている患者が存在する．在宅や地域生活を考えるうえで一番身近にいる家族の存在は大きく，実際に家族が患者の多飲に気づくことも多い．

　家族には疾患に関する知識や情報を提供し，精神症状の変化や患者の飲水行動の状況把握の役割を担ってもらうことが重要である．精神症状が悪化し，飲水量が多くなる場合には，早期に病院を受診し，入院治療が必要になることを十分に説明する．

　家族の患者に対するかかわり方についてアドバイスが必要な場合がある．多飲や水中毒の原因として，ストレス，不安や焦燥感などが関係することは前述したが，在宅においては家族との関係性が強いストレスとなり，多飲や水中毒につながる可能性があるからである．家族の励ましや手助け，焦らずゆっくり見守る姿勢が多飲，水中毒の予防につながることを理解してもらえるようアドバイスする．

　一方で，患者の在宅での生活が家族にとって大きな負担となる場合がある．患者や家族を支えるための制度や援助についての情報提供を行い，家族が患者と共に病気に対して向き合えるように支援する．

2．アセスメントとケアプラン

1）アセスメントの視点

（1）身体症状，精神症状，飲水パターン，測定データ

　水中毒は重篤化すると死に至る場合があるので，生命の危機に関連するアセスメントは欠かせない．また，個別性をもたせた計画を立案するには，患者個々の飲水パターンを把握することが大切である．

・身体症状：口渇，疲労感，多尿，尿失禁，悪心・嘔吐，頭痛，けいれん・昏睡などの意識障害，合併症など．

- 精神症状：幻覚・妄想・焦燥感などの精神状態変化，易怒性の亢進といったパーソナリティ変化など．
- 飲水パターン：飲水量，飲水時間，飲水頻度，飲水場所，飲み方など．
- 測定データ：体重，電解質バランス，尿比重，腹囲，尿量など．

(2) 表情，言動，態度

水中毒のケアにおいて，本人の意思を尊重しながら一緒に計画を立案する．そのためには，本人の疾患に対する認識や知識，日常のストレス，不安，孤独感を把握し，本人の興味や関心事をアセスメントしながら計画立案する．

- 治療や疾患に対する知識の有無や理解度．
- 不安，孤独感，無力感，ストレスの有無．
- 治療に対するコンプライアンス（作業療法などのプログラムへの参加状況など）．
- 患者の興味や関心事の内容．
- 人間関係（職員や患者同士との関係性）．
- 患者のコミュニケーション能力．

(3) セルフケア行動

1日の生活が多飲に支配されるようになると，セルフケア行動に影響が及ぶことも少なくない．

- セルフケア行動：食事，睡眠，排泄，保清，活動状況など．
- ストレスに対する対処能力．

(4) 家族との関係

家族のかかわり方が水中毒にも影響を及ぼす．水中毒の知識を習得し，適切な対処方法を身につけられるように支援する．

- 本人と家族との関係．
- 家族の治療や疾患に対する知識の有無と理解度．
- 家族の協力体制．
- 在宅ケアに対する家族の思い．

2) ケアプランと根拠

ここでは，多飲による急性期の水中毒についてケアプランを提示する．このような状態にある患者と家族の問題点として，以下の3つがある．

#1 多飲により水中毒に至る可能性
#2 水中毒による生命の危機的状態
#3 家族からの支援不足

問題点	短期目標	ケアプラン（OP:観察 TP:ケア EP:教育）	根拠
#1 多飲により水中毒に至る可能性	・多飲行動が改善される ・自ら飲水	[OP] ①身体症状（口渇，疲労感，多尿，尿失禁，悪心・嘔吐，頭痛，浮腫，四肢の震え，けいれん，昏睡の有無など）	・多飲による身体症状は重症度のアセスメントに役立つ

問題点	短期目標	ケアプラン（OP：観察　TP：ケア　EP：教育）	根　拠
	量をコントロールできる ・水中毒発作がみられない	②精神症状（幻覚，妄想，焦燥感，易怒性など）	・幻覚や妄想が飲水の原因となることがある．また多飲により精神状態に影響を及ぼすこともある
		③飲水パターン（飲水量，飲水時間，飲水頻度，飲水場所，隠れ飲みなどの飲水行動など）	・個別性のあるケアを行うために飲水パターンを把握することは重要である
		④測定データ（体重，腹囲，尿比重，電解質データなど）	・体重や電解質などのデータを知ることで飲水量を予測したり目標設定に役立つ
		⑤表情，言動，態度（飲水に対する認識，日常生活におけるストレス，興味や関心事の有無，不安や無力感の有無など）	・疾患や治療に対する知識や理解度，ストレスの有無，不安や無力感などは飲水行動に影響する．また興味や関心事はケア内容を決めるうえでの重要な情報となる
		⑥活動状況と睡眠状況	・多飲により活動と休息のバランスがとれていないこともあるためアセスメントが必要である
		⑦セルフケア行動（食事，睡眠，排泄，保清，活動状況など）	・多飲に支配されるようになると，セルフケア行動にも影響が及ぶため観察する必要がある
		[TP] ①患者の話を十分に聴き，患者の思いを受け止める	・多飲の原因を探り，一緒に解決に向けて取り組む関係性の構築に欠かせない
		②飲水方法について患者と共に考える（量，時間，場所，飲み方など）	・一緒に考えることで個別性のあるケアを提供することにつながり患者の動機づけにも役立つ
		③患者自身で飲水量をモニタリングできるようであればグラフやチェックリストなどを用いて飲水量を把握する	・自己管理能力を養うことができる
		④患者自身でモニタリングできないようであれば看護師が定期的に体重測定などして飲水量を把握する	・飲水量を把握するために体重測定が一番簡便で有用な手段であり，患者の自己管理能力が低い場合は看護師が測定して観察する
		⑤作業療法やレクリエーションへの参加を促し，飲水以外のことに関心がもてるようにかかわる（患者の興味や関心があることを確認しながら活動を促す）	・飲水以外のことに目を向けさせ飲水量の減少を図る．また気分転換やリラックスすることによりストレスの軽減を図る
		⑥飲水コントロールできたときにはほめ，コントロールできなかった場合でも患者を責めることなく努力を評価し	・患者を責めると自尊心を傷つけたり無力感を感じさせることにつながる

問題点	短期目標	ケアプラン（OP:観察　TP:ケア　EP:教育）	根　拠
		ながら励ますといったかかわりをもつ ⑦飲水に関する場面以外にもかかわりを多くもち，積極的にコミュニケーションをとる	・患者との関係性は治療を進めていくうえで重要である．積極的なコミュニケーションから多くの情報を得ることができ，それが具体的なケアにもつながる
		⑧休息が十分とれるような環境整備に努める	・多飲により十分な休息がとれていない可能性がある
		⑨精神状態が悪化していたり，不安や焦燥感が強ければ薬物の使用も考慮する	・精神状態の悪化や不安，焦燥感などが多飲につながる可能性がある
		⑩悪心・嘔吐，四肢の震え，意識障害などの神経症状や精神状態の悪化がみられるようであれば早期に医師へ報告する	・神経症状や精神状態の悪化は水中毒を示す重要な情報であり，早期介入が治療において重要である
		⑪患者のセルフケア行動に応じて声かけや介助などの援助を行う	・多飲に支配されるようになると，セルフケア行動にも影響が及ぶため能力に応じた介入が必要である
		[EP] ①多飲による身体的な影響や治療についてわかりやすく説明する ②上手な飲水方法や対処方法について患者と共に考えながら指導する	・疾患や治療に対する知識不足は，治療がうまくいかない原因となりやすい
#2　水中毒による生命の危機的状態	体重の減量が図れ，生命の危機的状態を脱することができる	[OP] ①バイタルサイン（呼吸，血圧，脈拍，SpO₂） ②in-outバランス ③#1のOP①〜④に準ずる	・異常の早期発見が水中毒治療において重要である ・水中毒は腎不全などの合併症を引き起こすためin-outのバランスも確認する
		[TP] ①自分で飲水をコントロールできず生命の危機的状態であると判断される場合は，個室などを使用して飲水行動を制限する	・生命の危機的状態であると判断される場合は，最小限の行動制限を用いて飲水量を制限する
		②適宜バイタルサインの測定を行い，全身状態を把握する	・異常の早期発見が水中毒治療において重要である
		③適宜体重測定を行い，体内水分量の増減を把握する	・飲水量を把握するために体重測定が一番簡便で有用な手段であり，患者の自己管理能力が低い場合は看護師が測定して観察する
		④医師の指示に従い飲水量を制限し，必要であれば電解質の補正を行う	・医師の指示があれば輸液管理を開始する．急激な電解質補正はうっ血性心不全や橋中心髄鞘崩

問題点	短期目標	ケアプラン（OP：観察 TP：ケア EP：教育）	根　拠
		⑤OP①〜③に沿って観察を行い，異常があれば医師へ報告する ⑥急変時に対応できるように医療機器の準備をしておく ⑦行動制限中も積極的に声をかけ，不安や無力感の軽減に努める ⑧患者のセルフケア行動に応じて声かけや介助などの援助を行う [EP] ①行動制限や治療の必要性を十分に伝える ②患者の精神状態や身体状態をアセスメントしながら水中毒や治療について説明する	壊症を引き起こすことがあるため注意する ・異常の早期発見が水中毒治療において重要である ・水中毒が重篤化すれば死に至ることがあるため，急変に対応できるよう準備する ・多飲に支配されるようになると，セルフケア行動にも影響が及ぶため能力に応じて介入する ・管理的なかかわりを避けるため，すべての治療において十分に説明する
#3 家族からの支援不足	家族が疾患を理解し，患者に対して適切な支援ができる	[OP] ①家族の治療や疾患に対する知識の有無や理解度 ②患者と家族との関係性 ③家族の支援能力の程度 ④患者と家族との疾患に関する認識の差 ⑤在宅ケアに関する家族の思い [TP] ①家族との連絡をとりながら，OP①〜⑤に関する情報収集を行う ②患者と家族との間でよいコミュニケーションが図れるよう援助する ③家族が患者の疾患を理解できるように援助する ④家族の思いを確認しながら，必要な家族援助を行う [EP] ①疾患に対する理解を深め，適切なかかわりをすることが重要であることを説明する ②精神状態が悪化し，過剰な飲水がみられるようであればすぐに受診させること，入院も視野に入れておくことを説明する ③普段の水分摂取状況の把握に努めてもらう	・多飲や水中毒に対する適切な支援をするためには，疾患に関する知識が必要である ・本人と家族の関係性や支援能力を考慮しながら，家族ができる支援方法を検討する ・家族の思いを確認しながら，家族に対する必要な援助を提供する ・家族が患者に対して正しい支援ができるようにする ・家族が患者に対して正しい支援ができるようにする

●文　献

1）榎田雅夫・他（1992）．水中毒の診断と治療．精神科治療学，7（2），93-102．
2）原田研一・山本健治（2005）．多飲水・水中毒から全身性炎症反応症候群（SIRS）を経て播種性血管内凝固（DIC）に至った統合失調症の一例．精神医学，47（4），395-398．
3）前田正健・前田　潔・嶋田兼一・他（1996）．水中毒にひき続いて悪性症候群様症状，横紋筋融解症を呈した精神分裂病の一症例．臨床精神医学，25，227-232．
4）松本好剛・山崎　浩・名越泰秀・他（1994）．抗精神病薬長期投与中，急性水中毒を発症し，横紋筋融解症を来した精神分裂病の一例．精神医学，36，547-549．
5）荒田優子，稲垣　中・冨田真幸・他（2006）．水中毒を発症した抗精神病薬未服薬の統合失調症の一例．精神神経学雑誌，108，203．
6）松田源一（1992）．入院精神障害者の多飲行動に関する臨床的研究―病的多飲の経過と転帰．慶應医学，69，159-172．
7）中山温信・不破野誠一・伊藤　陽・他（1995）．病的多飲患者の疫学と治療困難性―多施設におけるスクリーニング調査および「看護難易度調査」による検討．精神医学，37（5），467-476．
8）龍田　浩・平山智英・岸本年史（2002）．脳と多飲と水中毒．Brain Medical，14（3），299-304．
9）菊地俊暁・稲垣　中（2003）．新規向精神薬と多飲水，低ナトリウム血症，水中毒．臨床精神医学，32（5），511-517．
10）岸田郁子・河西千秋・平安良雄（2005）．重大な副作用のリスクマネージメント．臨床精神医学，34，123-126．
11）長内清行・岸本年史（2006）．水中毒．臨床精神医学，35増刊号，299-304．
12）坂田三允（2006）．向精神薬の副作用とアセスメントのポイント．坂田三允総編集．精神科薬物療法と看護＜精神看護エクスペール18＞．中山書店．p.165-169．
13）石川かおり（2010）．水中毒．川野雅資編著．精神障害者のクリニカルケア―症状の特徴とケアプラン．メヂカルフレンド社．p.295-305．
14）吉浜文洋（2010）．水中毒・多飲症患者へのケアの展開―取り締まりから患者参加のケアへ．精神看護出版．
15）川上宏人・松浦好徳編（2010）．多飲症・水中毒―ケアと治療の新機軸．医学書院．

32 その他の身体的副作用症状

1 症状の出現する背景

　神経系に作用する薬剤による有害作用は，それぞれの化学的特徴により出現パターンがある程度推測できるため，早期発見・治療にとどまらず，予測・予防型の安全対策が求められる．

　以下，生命を脅かしたり，重篤な後遺症を残す可能性のある身体的副作用を中心に解説する．その他の副作用症状として「30　便秘」（p.268），「31　水中毒」（p.278）も参照してほしい．

1．悪性症候群

1）悪性症候群（malignant syndrome）とは

　主に抗精神病薬投与中に起こり，発熱，意識障害，錐体外路症状（筋強剛，振戦，ジストニア，構音障害，嚥下障害，流涎など），自律神経症状などを呈し，適切な治療を行わなければ急性腎不全や代謝性アシドーシス，播種性血管内凝固症候群（DIC）などを発症し，死に至る可能性がある．

　発症頻度は，抗精神病薬服用者の0.07～2.2％と報告されている[1]．

2）悪性症候群の出現する背景

　原因薬剤として抗精神病薬が圧倒的に多く，抗うつ薬，抗不安薬，抗パーキンソン薬，制吐薬などの消化機能調整薬による発症も知られている．

　発症機序は十分解明されていないが，すべての抗精神病薬にはドパミン受容体遮断作用があり，ドパミン受容体作動薬の中断が悪性症候群を惹起するとされる．また，ドパミン受容体作動薬が治療に有効であることから，体温調整を担う中枢でのドパミン受容体遮断が発症に関与していると考えられている．

　患者側の危険因子として，著明な身体的疲弊，感染，外傷，悪性症候群の既往，脳の器質的異常や脆弱性，アルコール離脱などが指摘されている．投薬との関連では，抗精神病薬の急激な増量・大量投与・頻回な筋肉内注射，高力価の定型抗精神病薬の使用，抗パーキンソン薬・ベンゾジアゼピン系薬物の急激な減量・中断などが危険因子とされている．

2. セロトニン症候群

1) セロトニン症候群（serotonin syndrome）とは
　セロトニン作動薬を投与中に急激な精神症状の変化，自律神経症状，錐体外路症状など多彩な臨床症状を示す．高熱が持続すると横紋筋融解症，腎不全，DICなどを併発し，死亡する場合もある．

2) セロトニン症候群の出現する背景
　原因薬剤は抗うつ薬（特に選択的セロトニン再取込み阻害薬：SSRI）が最も多く，過量投与や多剤投与時に発現頻度が上昇する．抗うつ薬とモノアミン酸化酵素阻害薬（MAOI，セレギリン），炭酸リチウム，セント・ジョーンズ・ワート（ハーブの一種）などの併用に注意が必要である．

　作用機序としては，セロトニン作動薬の投与により脳内のセロトニン活性が亢進するだけでなく，錐体外路症状や多彩な自律神経症状については，ドパミン神経系やノルアドレナリン神経系などの関与も考えられている．悪性症候群と異なり，患者側の危険因子は明らかとなっていない．

3. 肺血栓塞栓症

1) 肺血栓塞栓症（pulmonary thromboembolism）とは
　主として下肢や骨盤腔などの深部静脈で形成された血栓が遊離し，肺動脈の内腔を塞ぐことにより，急速に肺動脈圧が上昇して急性右心不全をきたす致死性の疾患で，抗精神病薬投与下にある患者の突然死の一因となっている．

2) 肺血栓塞栓症の出現する背景
　止血薬（抗線溶薬），ホルモン製剤，副腎皮質ステロイドなど様々な原因薬剤があるが，近年，抗精神病薬も危険因子であることが示された．抗精神病薬による発症機序の詳細は不明であるが，鎮静による血流停滞のほか，薬剤性全身性エリテマトーデス（SLE），血小板セロトニン受容体を介した血小板凝集，高プロラクチン血症などによる凝固異常などが関与していると考えられている．

　精神科の患者では，精神運動興奮による脱水，抗精神病薬の副作用としての過鎮静・肥満・脂質異常症（高脂血症）・糖尿病，物理的な身体拘束による血管内皮の損傷，精神症状に関連した臥床傾向，喫煙など，他科の患者に比し危険因子が多いことが指摘されている．

4. 不整脈

1) 不整脈（arrhythmia）とは
　催不整脈作用のある薬剤は抗不整脈薬，抗菌薬，抗高脂血症薬，抗ヒスタミン薬（ヒスタミンH_2受容体拮抗薬）など多様であるが，向精神薬など投与中にも心室頻拍や徐脈性不整脈をきたし，突然死に至る危険性がある．

2）不整脈の出現する背景

　抗精神病薬（特にフェノチアジン系）は膜安定化（キニジン様）作用（イオン透過性を抑制することで細胞膜の興奮を低下させ，心筋などの興奮伝導を抑制する作用）が強く，常用量でもQT延長，房室ブロック，トルサード・ド・ポアントなどの心室性不整脈をきたす．多剤併用や大量投与の場合そのリスクはさらに高まり，種類にかかわらず投与量とQT時間が相関することが指摘されている．三環系抗うつ薬も膜安定化作用が強く，$α_1$受容体遮断など幅広い薬理作用も関連して心毒性が高いため，大量服薬では心筋伝達障害・収縮力抑制をきたし重症化しやすい．また，カルバマゼピンにも膜安定化作用があり，常用量で洞性徐脈，洞房ブロック，様々な程度の房室ブロックなど徐脈性不整脈をきたすことがある．

　薬剤の相互作用では，神経系に作用する薬剤（抗精神病薬，抗うつ薬，炭酸リチウム，抗認知症薬など）の併用のほか，抗ヒスタミン薬，マクロライド系薬剤などの併用による血中濃度上昇に注意する．利尿薬の併用で低カリウム血症が起こった場合にもQT延長作用が増強される．

　患者側の危険因子としては，高齢者，女性，心不全・虚血性心疾患・不整脈などの既往，電解質異常（低カリウム血症，低マグネシウム血症など），糖尿病，重度の下痢や摂食障害（低カリウム血症との関連）などがある．

5．尿閉，排尿困難

1）尿閉（urinary retention），排尿困難（difficulty in urination）とは

　排尿困難は尿排出機能の低下した状態で，高度になると残尿をきたす．さらに尿が膀胱に充満し，強い尿意や痛みがあるにもかかわらず排尿できない状態を尿閉という．

2）尿閉・排尿困難の出現する背景

　薬剤投与による尿閉・排尿困難の病態は，抗ムスカリン作用による排尿筋収縮力の低下，あるいはα受容体刺激作用による尿道抵抗の増大である．

　多くの薬剤が原因となるが，抗精神病薬，抗うつ薬，抗認知症薬，抗パーキンソン薬，抗てんかん薬，ベンゾジアゼピン系薬剤などがある．もともと前立腺肥大症などの下部尿路閉塞や糖尿病，腰部椎間板ヘルニア・脊椎管狭窄症など膀胱排尿筋の収縮力低下を有する患者で起こりやすい．

6．重症薬疹

1）重症薬疹（severe drug eruption）とは

　薬疹は，薬剤やその代謝産物により誘発される皮膚や粘膜の発疹の総称である．重症薬疹にはスティーブンス・ジョンソン症候群（Stevens-Johnson syndrome：SJS），中毒性表皮壊死剥離症（toxic epidermal necrolysis：TEN），薬剤性過敏症症候群（drug-induced hypersensitivity syndrome：DIHS）があり，重篤な後遺症を残した

り，多臓器障害により死亡したりする場合もある．TENの多くはSJSの進展型と考えられている．

2）重症薬疹の出現する背景

SJS，TENの原因薬剤は広範囲にわたるが，主に抗菌薬，鎮痛・解熱薬，抗てんかん薬，睡眠薬，抗不安薬などにより生じた免疫・アレルギー反応によるものと考えられている．一方，DIHSの原因薬剤は比較的限定されており，神経系に作用する薬剤のなかでは抗てんかん薬の頻度が高く，原因薬剤使用者の0.01～0.1％に発症する．

薬剤へのアレルギー反応に免疫異常が加わり，発症から2～4週間後に突発性発疹の原因であるヒトヘルペスウイルス6の再活性化が生じる．いずれも，肝・腎機能障害のある患者では症状が遷延化・重症化しやすい．

2 ケアのポイント

1．看護方針

1）悪性症候群

（1）ケアを行ううえでの留意点

悪性症候群のほとんどは，原因薬剤の投与開始・減薬，あるいは中止後の1週間以内に発症するが，長期投与中であっても脱水や低栄養など身体状態の悪化，不穏・興奮・拒食など精神症状の悪化を契機に発症することがある．原因薬剤投与中は常に悪性症候群の存在に留意し，抗精神病薬の不必要な大量投与，抗パーキンソン薬の安易な併用を行わない．

（2）ケアの流れ

原因薬剤投与中の患者において，ほかに原因がなく37.5℃以上の発熱・発汗，錐体外路症状，その他の自律神経症状（頻脈，動悸，血圧変動，尿閉など）の急激な変動などが複数認められる場合，悪性症候群の発症を疑う．体温は通常38℃を超えるが，微熱で推移する場合もあるので，発熱の程度だけでは診断・治療の目安にならない．

発症が疑われる段階で速やかに原因薬剤を中止するのが原則である．同時に必要な臨床検査（血液・尿検査，腎機能検査，心電図，呼吸機能検査，脳波など）を実施し，クーリング，輸液による体液・電解質の補正など全身管理を行い，急性循環不全や急性腎不全を予防する．ベンゾジアゼピン系薬物（ミダゾラム），ドパミン受容体作動薬（ブロモクリプチン），筋弛緩薬（ダントロレンナトリウム）の併用，電気けいれん療法が有効なこともある．

症状改善後の抗精神病薬の再投与については，2週間程度の休薬後，低用量から開始し，再発の有無を確認しながら慎重に継続，あるいは増量する．

2）セロトニン症候群

（1）ケアを行ううえでの留意点

不安，焦燥などの精神症状はうつ病の悪化と誤診される可能性があるが，振戦，発

汗，頻脈など身体症状を伴う場合はセロトニン症候群を疑う．また，悪性症候群と臨床症状が似ており，重症化するにつれて鑑別が困難となる．抗うつ薬服用中は，過量服薬による自殺企図も念頭において服薬状況を観察し，大量・多剤併用投与は慎重に行う．

(2) ケアの流れ

軽症例では頻脈，発汗，散瞳，振戦，ミオクローヌス，精神症状の変化，中等症以上では腱反射亢進，筋強剛，40℃以上の高熱などがみられる．抗うつ薬の増量や多剤併用時，急激な精神症状の変化にこれらの症状を認めた場合はセロトニン症候群を疑い，原因薬剤の中止と補液やクーリングなどを行う．

7割の症例は発症24時間以内に改善するが，重症例には非特異的セロトニン作動薬（シプロヘプタジン）が有効という報告がある．悪性症候群との鑑別が困難な症例に対してはダントロレンナトリウムを使用する場合もある．

3）肺血栓塞栓症

(1) ケアを行ううえでの留意点

抗精神病薬服用中の患者が突然の呼吸困難，胸痛，失神，心肺機能停止などを起こした場合，本症を疑う．入院患者については日常的に本症のリスク評価を行い，予防策の要否を検討する．特に著しい精神運動興奮を示し，隔離室の使用や身体拘束が必要な患者では，薬物による鎮静が行われるため発症リスクが非常に高いことが指摘されている（隔離室症候群）．また，抑うつ状態にある高齢者の脱水，臥床傾向などにも注意する．

(2) ケアの流れ

リスクのある患者にはバイタルサイン，水分出納，下肢浮腫・腫脹，呼吸状態，胸痛，チアノーゼの有無などを注意深く観察し，早期離床，積極的な下肢運動を実施する．ハイリスク患者では，血中Dダイマーおよび可溶性フィブリンの測定，下肢静脈超音波検査で深部静脈血栓症のスクリーニングを行い，物理的予防策として，あらかじめ弾性ストッキング，弾性包帯，間欠的空気圧迫装置を着用する（自殺企図などに使用されないように注意する）．静脈血栓症の既往のある患者では，予防的に低用量未分画ヘパリンの投与を検討する．

肺血栓塞栓症は，身体拘束解除直後（特に初回歩行，排泄時）に発症することが多いので，長時間の拘束解除にあたってはDダイマー，バイタルサイン，SpO_2，臨床症状の再評価を行い，発症の可能性が低い場合も医師の立会いのもと，緊急事態に備えた状況で慎重に拘束を解除する．

本症が疑われた場合，低酸素血症には酸素投与（必要に応じて気管挿管，人工呼吸器管理），循環不全にはドパミンの持続静注を行い，抗凝固療法としてヘパリンの持続点滴静注を行う．場合によっては手術（肺動脈塞栓摘出術，下大動脈フィルター留置）の適用となる．

4）不整脈

(1) ケアを行ううえでの留意点

めまい，胸部症状の訴えや意識消失，失神発作，けいれんなどは，精神症状による

ものと判断する前に必ず原因の精査を行う．自覚症状がない場合も多いので，定期的な心電図および血液検査（薬剤の血中濃度測定を含む）を実施し，早期発見に努める．

薬剤の増量や併用薬の追加の際は薬剤の相互作用に留意し，抗精神病薬の多剤併用大量投与は避ける．また，三環系抗うつ薬は自殺企図に使用される可能性が高い場合，より安全な抗うつ薬（SSRI，SNRIなど）への変更を考慮する．

(2) ケアの流れ

早期発見のポイントは，症状と投薬後の心電図変化である．12誘導心電図のみでは検出されない場合もあるので，必要に応じてホルター心電図，携帯型イベント記録心電図などを施行する．

薬剤投与による催不整脈作用が疑われた場合は，まず原因薬剤を中止する．トルサード・ド・ポアントが持続し心室細動へ移行している場合は緊急に電気的除細動を実施する．脈の触れる心室性頻拍は，リドカインまたはフェニトインの静注を行う．循環動態の安定しているトルサード・ド・ポアントでは，硫酸マグネシウムまたはイソプロテレノールの静注を行うか，心臓ペーシングで心拍数を上昇させてQT間隔を短縮させる．カルバマゼピンによる徐脈は，一般に薬物の中止により速やかに消失する．

5) 尿閉，排尿困難

(1) ケアを行ううえでの留意点

膀胱機能に影響する可能性のある薬剤投与にあたっては，投与前に下部尿路疾患の既往，排尿障害の有無について確認する．患者が排尿症状（尿勢低下，尿線分割，尿線途絶，排尿遅延，腹圧排尿，終末滴下，残尿感，頻尿など）に気づかない場合もあるので，下腹部の膨満，排泄所要時間・回数，着衣の尿汚染の有無などを注意して観察する．尿失禁があっても尿閉による尿失禁（溢流性尿失禁）の場合もあるので，必ず原因を探索する．

(2) ケアの流れ

薬剤による排尿困難のリスクの高い患者では，投与前に超音波による残尿量測定を行う．

薬剤投与中は排尿困難症状の出現・悪化について評価し，排尿困難があれば原因薬剤を中止する．尿閉例では導尿を実施し，症状が持続する場合には清潔間欠自己導尿を指導し，自排尿が回復するまで継続する．

尿道カテーテル留置はできるだけ避け，やむをえない場合も1〜3日程度の留置にとどめる．

3日程度の間欠導尿，またはカテーテル留置・抜去後も尿閉が改善しない場合，あるいは自排尿が得られても100mL以上の残尿がみられる場合は泌尿器科の受診を依頼する．

6) 重症薬疹

(1) ケアを行ううえでの留意点

重症薬疹は，一般的な薬疹と異なり，原因薬剤を数か月にわたって服用している例

や，臨床症状からは感染症と区別しにくい例もあるので，どのような皮膚病変に対しても常に薬疹を鑑別する．

SJS，TENは原因薬剤の服用後2週間以内に発症することが多いが，数日以内あるいは1か月以上のこともある．DIHSは一般的には服用後2〜6週間に発症するが数年間服用していた例，あるいは原因薬剤中止後数週間を経た例も報告されている．

薬物アレルギーの既往のある患者では，同一薬剤だけでなく化学構造式に共通した部分のある別の薬剤でもアレルギー反応を起こすことがある（交差反応）．

(2) ケアの流れ

皮疹を認めたら出現時期，薬剤の投与期間，類似薬による薬疹の既往，皮疹の性状などから原因薬剤を推定し，疑わしい薬剤を中止する．

SJSの主要所見は，発熱（38℃以上），粘膜病変（結膜充血，口唇・陰部のびらん，咽頭痛，排尿・排便時痛），多発する紅斑（進行すると水疱やびらんを形成）の3つであるが，初期は粘膜疹あるいは軽度の皮疹のみの場合もある．

TENは体表面積の10％を超える水疱やびらんなどの表皮の壊死性障害が診断上の必須所見である．

SJS，TENの発症を疑ったら皮膚の病理組織検査で確定診断を早急に行い，併せて血液検査（肝・腎機能検査，ウイルス検査を含む），呼吸機能検査などを実施し，皮疹・粘膜病変に対する熱傷に準じた治療，補液・栄養管理，感染防止，厳重な眼科的管理を行う．ステロイドの全身投与が有効であるが，高用量免疫グロブリン静注（IVIG）療法，血漿交換療法が必要となる場合もある．

DIHSの原因薬剤投与下にある患者で全身の紅斑，丘疹の急速な出現とともに，発熱，リンパ節腫脹，全身倦怠感，咽頭痛などの感冒様症状が認められたら本症を疑い，原因薬剤を中止したうえで血液検査（肝・腎機能検査を含む）を実施する．治療はステロイドの全身投与が中心であるが，重症例にはIVIG療法も併用する．原因薬剤中止後も症状は進行するので多臓器障害の併発に注意する．

2．家族支援

薬物に関する情報入手が容易となった昨今においても，向精神薬により性格・人格が変化させられる，依存を起こして止められなくなるなど，向精神薬に対する誤解・偏見は根強い．家族は患者の抱える精神症状に戸惑い，向精神薬の治療効果に期待する一方で，薬物に対する漠然とした不安を抱えている場合が多く，治療の開始前からの十分な説明や副作用出現時の迅速な対応を行わなければ，不信感から治療を中断したり，短期間で転医を繰り返すなど，患者の予後に大きな影響を及ぼす結果になりかねない．

薬物の服用開始にあたっては，医師，薬剤師，看護師などが連携して患者・家族に心理教育を行い，副作用に関して過度に不安感をもたず，注意すべき徴候を共に観察し，適切に対処できるよう支援することが重要である．

表1 ■ 薬剤による身体的副作用の主な初期症状，鑑別疾患

薬剤による身体的副作用	原因薬剤*	主な初期症状	鑑別の必要な疾患・病態
悪性症候群	抗精神病薬，抗うつ薬，抗不安薬，抗パーキンソン薬など	高体温，意識障害，筋強剛，頻脈，頻呼吸，低酸素血症，発汗，流涎，振戦，尿失禁，血清CPK上昇，ミオグロビン尿，白血球増多，代謝性アシドーシス	甲状腺機能亢進症（クリーゼ），褐色細胞腫，脱水，熱中症，脳炎，アルコール離脱症状，横紋筋融解症，セロトニン症候群，致死性緊張病など
セロトニン症候群	セロトニン作動薬（特にSSRI）	頻脈，発汗，散瞳，振戦，ミオクローヌス，不安，焦燥，錯乱，軽躁	悪性症候群，甲状腺クリーゼ，脳炎，中枢性抗コリン薬中毒，抗うつ薬の離脱症候群など
横紋筋融解症	抗精神病薬，抗パーキンソン薬など	筋力低下，疲労感，筋痛，ミオグロビン尿，血清CPK上昇	悪性症候群，セロトニン症候群，脱水，熱中症，ウイルス感染，多発筋炎，リウマチ性多発筋痛症など
肺血栓塞栓症	抗精神病薬など	不安感，呼吸困難，胸痛，息切れ，頻呼吸，咳嗽，頻脈，意識消失	心不全，虚血性心疾患，肺炎，胸水貯留，気胸，無気肺など
不整脈	抗精神病薬，抗うつ薬，抗てんかん薬など	めまい，動悸，胸痛，胸部不快感，失神発作	心疾患，低カリウム血症，低マグネシウム血症，脳神経疾患，自律神経異常など
誤嚥性肺炎	抗精神病薬など	発熱，倦怠感，咳嗽，急激な呼吸状態悪化	肺結核
尿閉，排尿困難	抗精神病薬，抗うつ薬など	尿勢低下，尿線分割，尿線途絶，排尿遅延，腹圧排尿，終末滴下，1回排尿量の減少，頻尿，夜間頻尿	前立腺肥大症，尿道狭窄，膀胱頸部狭窄，神経因性膀胱（糖尿病，腰部椎間板ヘルニア，腰部脊椎管狭窄症，直腸・子宮がん根治手術後など），加齢など
スティーブンス・ジョンソン症候群，中毒性表皮壊死剥離症	抗てんかん薬，抗精神病薬，睡眠薬など	発熱，眼の充血，眼脂，眼瞼浮腫，口唇や陰部のびらん，咽頭痛，紅斑	水痘，トキシックショック症候群，ブドウ球菌性熱傷様皮膚症候群，薬剤性肝障害，顆粒球減少症など
薬剤性過敏症症候群	抗てんかん薬	紅斑，高熱，リンパ節腫脹，肝機能障害，白血球増多，異型リンパ球出現，好酸球増加	麻疹，伝染性単核球症など
顆粒球減少症，無顆粒球症	抗精神病薬，抗てんかん薬など	突然の高熱，悪寒，咽頭痛，白血球減少，顆粒球減少	好中球減少症をきたす感染症，pure white blood cell aplasia，慢性特発性好中球減少症，骨髄異形成症候群など
高血糖，ケトアシドーシス	第2世代抗精神病薬，フェニトインなど	倦怠感，集中困難，口渇，多飲，多尿，体重減少，嘔気・嘔吐，脱水，呼吸促迫，意識障害	糖尿病の増悪，他の身体疾患の増悪，感染症など
水中毒	抗精神病薬，抗うつ薬，抗パーキンソン薬など	多飲，多尿，頻尿，尿失禁，体重増加，血清Na低下，血清K低下	SIADH，甲状腺機能低下症，腎性尿崩症，糖尿病など
麻痺性イレウス	抗精神病薬，抗うつ薬，抗パーキンソン薬など	慢性便秘，腹部膨満，嘔吐，腸蠕動音減弱・消失	術後癒着，ヘルニア，大腸がんなど
運動失調	抗てんかん薬，炭酸リチウム，ベンゾジアゼピン系抗不安薬・睡眠薬など	四肢協調運動障害，起立・歩行障害，転倒，構音障害	脳血管障害，脊髄小脳変性症，多発性硬化症，脳炎，代謝性障害，悪性腫瘍

*：原因薬剤には神経系に作用する薬剤のみ記載．
CPK：クレアチンホスホキナーゼ，SSRI：選択的セロトニン再取込み阻害薬，SIADH：抗利尿ホルモン分泌不全．

3. アセスメントとケアプラン

1）アセスメントの視点

神経系に作用する薬剤が原因となりうる代表的な身体的副作用について，主な初期症状，鑑別の必要な疾患・病態を表1にまとめたので参照してほしい．

2）ケアプランと根拠

ここでは近年，精神科領域でも予防の重要性が認識されるようになった肺血栓塞栓症についてケアプランを提示する．このような状態にある患者と家族の問題点として，以下の3つがある．

#1　抗精神病薬投与による肺血栓塞栓症発症のリスク
#2　肺血栓塞栓症予防・治療に関連したセルフケア不足
#3　患者・家族の抗精神病薬副作用への不安による治療遵守性の低下

問題点	短期目標	ケアプラン（OP：観察　TP：ケア　EP：教育）	根　拠
#1　抗精神病薬投与による肺血栓塞栓症発症のリスク	・肺血栓塞栓症の予防・早期発見ができる ・患者・家族が肺血栓塞栓症の予防に必要な治療・ケアを理解し，実践できる（あるいは治療・ケアを受け入れる）	[OP] ①肺血栓塞栓症のリスク要因（肺血栓塞栓症の既往，血栓性素因，電気痙攣療法または手術，下肢運動制限，鼠径部からの中心静脈カテーテル留置，妊娠，悪性腫瘍，ネフローゼ症候群，炎症性腸疾患，心不全，呼吸不全，重症感染症，止血薬・ホルモン製剤・副腎皮質ステロイドの使用，臥床傾向，高齢，肥満，喫煙，下肢静脈瘤など） ②水分出納 ③バイタルサイン ④経皮的動脈血酸素飽和度（SpO$_2$） ⑤呼吸困難・胸痛・チアノーゼ・失神・咳嗽・血痰・動悸・喘鳴・冷汗の有無 ⑥精神症状の変化 ⑦薬物による鎮静状態 ⑧長期臥床患者については，定期的に全般的な身体状態，四肢（特に下肢）の脈拍・浮腫・色調・冷感など変化の有無，拘束中は拘束部位の圧迫，皮膚損傷，知覚麻痺など ⑨検査所見：ホーマンス徴候（膝を固定し足関節を背屈させた際の疼痛），四肢径の増大，左右差，浮腫・腫脹・疼痛の有無，血液検査（Dダイマー，可溶性フィブリン），下肢静脈超音波検査	・ハイリスク患者にはあらかじめ予防対策を実施する ・入院後の水分摂取制限や隔離・拘束などにより脱水をきたす可能性がある ・身体的な自覚症状に乏しく，違和感，不安感などがサインとなる場合もある．精神運動制止など活動性低下をきたす精神症状にも注意する ・副作用による活動性の低下に注意する ・ハイリスク患者では肺血栓塞栓症の徴候の早期発見に努める

問題点	短期目標	ケアプラン（OP:観察　TP:ケア　EP:教育）	根　拠
		[TP] ①やむをえず身体拘束を行う場合は時間単位で必要性を評価し，できるだけ速やかに解除する．下肢拘束は可能な限り行わない． ②薬物による強い鎮静（普通の体動がみられなくなるレベル）は短時間にとどめる ③セルフケアの状態に応じて必要な水分が摂取できるよう援助する（輸液も含む） ④日常生活援助を通じて早期離床，積極的な歩行を促し，歩行が困難な状況にある場合は下肢の他動運動（下肢挙上，足関節の背屈など）を定期的に行う ⑤リスクのある患者には適切なサイズの弾性ストッキング（弾性包帯），あるいは間欠的空気圧迫装置を着用する ⑥長期臥床患者，身体拘束患者の離床，拘束解除はOP⑨の検査所見を確認したうえで慎重かつ段階的に行う．特に初回離床やトイレでの排泄に際しては，肺血栓塞栓症に備えて必要物品を準備し，医師の立ち会いのもとで行う [EP] ①患者・家族へあらかじめリスクに関する説明と注意すべき徴候についての教育を十分行い，患者・家族と共に症状のモニタリングを行う ②適切な水分摂取，運動の必要性について説明し，セルフケアを促す ③急な動作（離床，排泄など）により肺血栓塞栓症を発症するリスクを説明し，段階的な離床について協力を得る ④肺血栓塞栓症の疑いがある場合は，症状や検査結果，必要な治療・ケアなどを患者・家族の理解しやすい手段で説明し，説明内容をどのように受け止めたかを必ず確認する	・身体拘束後最短2日間で肺血栓塞栓症を発症した報告がある ・化学的鎮静により体動が困難となり肺血栓塞栓症のリスクが増強する ・脱水の予防を確実に行う ・長時間臥床後の初回歩行時の排泄やシャワー浴の際に肺血栓塞栓症を発症する例が多い ・副作用への過度な不安により治療中断に至らないよう配慮する ・患者・家族と共に予防対策を実践することで，副作用の早期発見のみならず，症状自己管理スキルの向上につながる ・見通しがもてるように援助することで不安を軽減し，治療・ケアへの協力を得る
#2　肺血栓塞栓症予防・治療に関連したセルフ	・セルフケア不足を代償するケアを受け入れることがで	[OP] ①（理学的予防法，抗凝固療法の実施前に）肺血栓塞栓症の有無 ②理学的予防法による副作用・合併症 ・弾性ストッキング（弾性包帯），間	・すでに静脈に血栓が存在する場合，治療やケアによって肺血栓塞栓症に発展する場合がある

その他の身体的副作用症状

問題点	短期目標	ケアプラン（OP:観察　TP:ケア　EP:教育）	根　拠
ケア不足	きる	欠的空気圧迫装置が正しく装着されているか，使用上の危険性の有無 ・下肢全体の皮膚の性状，循環障害・神経障害の有無 ③抗凝固療法による副作用・合併症 　・出血傾向 　・血液検査（Dダイマー，PT-INR，APTT，肝機能） 　・他の薬剤との相互作用による影響 ④病態や治療，ケアに対する患者・家族の発言，態度 [TP] ①弾性ストッキングは正確な計測をもとに適正なサイズを選択し，着用の際はしわやたるみがないようにする ②セルフケアの状態に応じて抗凝固薬の確実な服薬ができるよう援助する ③安静臥床が必要な場合，床上でも保清行動，排泄行動や身の回りの動作をできるだけ自分で行えるよう環境，物品を調整する ④転倒・転落の予防策を確実に実施する [EP] ①治療・ケアの目的，リスクと効果，実施計画について患者・家族に十分な説明を行う ②抗凝固薬の服用を突然中止しないように伝える ③ワルファリン服用者ではビタミンKを多く含む食物については摂取を制限するよう説明する	・適切に着用しないと静脈還流の阻害や動脈血行障害，皮膚損傷などの可能性がある ・抗凝固薬の服用を突然中断すると一時的に肺血栓塞栓症のリスクが高まる ・転倒・転落による外傷によって出血しやすくなる（特に頭蓋内出血に注意する） ・ビタミンKによりワルファリンの効果が減弱する
#3 患者・家族の抗精神病薬副作用への不安による治療遵守性の低下	・患者・家族が副作用への過度なおそれにより，抗精神病薬の服用を自己中断しない	[OP] ①薬物療法の効果，有害反応（履歴および現在の処方） ②疾患・治療に関する過去の説明内容 ③疾患・治療に対する理解・認識 ④コンプライアンスの状況 ⑤精神症状 [TP] ①複数の職種による多角的なアプローチや，医師との面接場面へ同席し，患者・家族が疑問や不安を表現しやすいよう環境を調整する	・過去から現在の薬物療法でどのような体験をしているかを把握することで，患者・家族の不安を理解し，適切な支援方法を選択できる ・医療チームとして患者・家族を支援することで，患者・家族の薬物療法への理解・認識を多角的に評価し，効果的な支援方法

問題点	短期目標	ケアプラン（OP:観察　TP:ケア　EP:教育）	根　拠
		②治療計画に患者・家族が参加できるよう支援し，薬物療法の効果，有害作用について医療者と共に評価する ③夜間や休日など緊急時を含めた相談窓口を調整し，患者・家族に知らせる ④患者・家族がピアサポートを受けられるグループや地域の支援施設を紹介したり，他の患者・家族の薬物療法に関する体験について情報を得られるように支援する [EP] ①患者・家族に対する心理教育を行う．特に精神症状と薬剤の有害作用の区別について教育し，一定期間実際にモニタリングを行ってもらう ②一般的な薬剤情報だけでなく，患者・家族の理解に合わせた情報提供を適切な媒体を用いて行う ③重大な有害作用の徴候が現れた際の対処について，あらかじめ明確に指導する	を検討できる ・能動的に治療に参加しているという意識はコンプライアンスの向上に役立つ ・きめ細かい支援体制を整備し，不安を軽減させる ・同じ立場にある患者・家族の体験は専門家の意見より説得力をもつだけでなく，エンパワーメントの効果も期待できる ・心理教育は基本的なサービスであり，長期間，抗精神病薬を安全に服用するために不可欠である

● 文　献

1) Adityanjee, Aderibigbe YA, Mathews T (1999). Epidemiology of neuroleptic malignant syndrome. *Clinical Neuropharmacology*, 22, 151-158.
2) 長嶺敬彦 (2006). 抗精神病薬の「身体副作用がわかる」—The Third Disease. 医学書院.
3) 長嶺敬彦 (2009). 予測して防ぐ抗精神病薬の「身体副作用」—Beyond Dopamine Antagonism. 医学書院.
4) 宮岡　等監，上條吉人著 (2007). 精神障害のある救急患者対応マニュアル—必須薬10と治療パターン40. 医学書院.
5) 厚生労働省. 重篤副作用疾患別対応マニュアル.
　〈http://www.mhlw.go.jp/topics/2006/11/tp1122-1.html〉〔2012.10.3〕

資料編

エビデンス集

1　幻　覚

●統合失調症の幻覚の発生率

スピッツァー（Spitzer, 1988）は，幻覚を欠陥症状として偽幻覚と区別している．慢性期の患者には情動・認知の欠陥がみられ，急性期の精神症状では情動障害が顕著であることから幻覚を自覚する患者は知覚を自らの体験に統合することができないとしている．

統合失調症における幻覚の異文化間差異の視点から，オーストリア，ポーランド，リトアニア，米国ジョージア州，パキスタン，ナイジェリア，ガーナから統合失調症と診断（DSM-IV）された1,080人の患者（平均年齢32歳，全員抗精神病薬の服用）を対象に幻覚の発生率について調査した結果，以下のことが明らかになった（冨永，2011）．

①様々な幻覚の1年間の発生率は国によって異なる．しかし②出現頻度の順位は同一であり，幻聴は全体で74.8％と最も多く発症が若年であるほど高い，③西アフリカの2国（ナイジェリアとガーナ）の患者では幻視（全体で39.1％）が多い（それぞれ50.8％と53.9％），④体感幻覚（全体で28.9％）は，罹病期間が長期にわたる患者とガーナおよびオーストリアの患者に多い，⑤幻触に関しては統計学的な有意差がない，⑥幻嗅と幻味は欧州の国々で多い．

西欧社会以外の国々で幻視の発生率が高いことは，西欧人は明確な対象物に注意を払う知覚的傾向（具体性）があるのに対して，東アジア人は物事の関係性や文脈に関心を寄せる概念的傾向（抽象性）があることが示唆されている．初期の脳画像研究では，知覚的処理において脳領域の関与が文化によって異なるという指摘がある（Bauer, et al, 2011）．

●アルコール依存症の幻覚の発生率

清水ら（1999）は，アルコール関連精神神経症状の出現率について調査し，幻覚・幻聴，嫉妬妄想の出現率を表1のように示した．

幻覚は1980年には6割の患者に認められているが，1995年には5割を切るまで減少している．この背景には，酒害に関する啓発活動で早期の治療が可能になったことが関係している．

表1 ■ アルコール関連精神神経症状の出現率（幻覚・幻聴，嫉妬妄想）

	合計出現率（％）			平均出現率（％）		
	1980	1990	1995	1980	1990	1995
幻覚・幻聴	61.2	59.7	47.9	59.4	62.0	49.0
嫉妬妄想	11.7	7.9	7.5	9.9	18.4*	7.7

＊：合計出現率と平均出現率との間で，10％以上の格差を示す．

●治　療

薬物療法の実施には，患者－治療者間の信頼関係が必要である．信頼関係が十分でないと服薬の効果は上がらない（樺島，2008）．向精神薬は脳に作用して精神症状を改善するが，心理社会的療法を併用することによって薬物が作用しやすい条件になる（Kandel, 1998）．このことは，患者－看護師の関係においても同様である．

統合失調症の心理療法（心理学的介入）は認知行動療法を含めて，急性期においても対処行動の促進となり（Allen, et al, 1992），その回復に効果的である（Drury, 1994）ことが示唆されている．

●看護介入

ヘッドホンを用いた低聴覚刺激でラジオを聴く（Feder, 1982）ことや，ポップな音楽を聴く

（Gallagher, et al, 1994）ことによって，幻聴のある患者の幻覚が減少した報告があり，そのほかにも効果を示したとの研究結果が多数報告されている．

　患者の幻覚に対するアプローチとして，看護師が認知行動療法的な手法で対処し，効果がみられている（白石ら，2010）ことから，認知行動療法の導入が示唆される．また，患者の幻声体験のとらえ方に変化を与え，幻声への対処力を増すための認知療法的接近法（原田ら，1997a，1997b）を活用した看護師のアプローチによる効果を示した事例研究がある．

　患者の症状である幻覚の内容および症状に関係している思考や感情について，治療的に話し合うことが必要との報告がある（Chadwick, et al, 1994）．精神看護では，幻聴に対して否定も肯定もしないという立場をとることが多い．統合失調症の患者（薬物療法では幻聴の改善はなく，日常生活行動に著しい支障がある）に認知療法を取り入れた看護面接を実施したケアの効果から前川（2006）は，「幻聴には否定も肯定もしない」ことによって，患者は「自分の体験は特殊である」と思うようになり，幻聴に支配された生活を送る．このことから，医療者の立場として「幻聴があることを認める」「幻聴の存在を否定しない」という介入によって患者から「共に問題に取り組む人」として認識してもらえると指摘している．

文献

Allen H, Bass C (1992). Coping tactics and the management of acutely distressed schizophrenic patients. *Behavioural Psychotherapy*, 20 (1), 61-72.

Bauer SM, Schanda H, Karakula H, et al (2011). Culture and the prevalence of hallucinations in schizophrenia. *Comprehensive Psychiatry*, 52 (3), 319-325.

Chadwick P, Birchwood M (1994). The omnipotence of voices. A cognitive approach to auditory hallucinations. *British Journal of Psychiatry*, 164 (2), 190-201.

Drury V (1994). Recovery from acute psychosis. In Birchwood M, Tarrier N, eds. Psychological management of schizophrenia. John Wiley & Sons.

Feder R (1982). Auditory hallucinations treated by radio headphones. *American Journal of Psychiatry*, 139(9), 1188-1190.

Gallagher AG, Dinan TG, Baker LJ (1994). The effects of varying auditory input on schizophrenic hallucinations：A replication. *British Journal of Medical Psychology*, 67 (Pt 1), 67-75.

原田誠一・岡崎祐士・吉川武彦・他（1997a）．幻聴に対する認知療法的接近法（第2報）―幻聴の治療のためのパンフレットの利用法とアンケート調査の結果．精神医学，39（5），529-537．

原田誠一・吉川武彦・岡崎祐士・他（1997b）．幻聴に対する認知療法的接近法（第1報）―患者・家族向けの幻聴の治療のためのパンフレットの作成．精神医学，39（4），363-370．

樺島啓吉（2008）．統合失調症患者との治療契約―私の試み．*Schizophrenia Frontier*，9（2），110-114．

Kandel ER (1998). A new intellectual framework for psychiatry. *American Journal of Psychiatry*, 155 (4), 457-469.

前川早苗（2006）．評価尺度で示す「認知療法を取り入れた看護面接」による変化．精神看護，9（2），29-35．

清水新二・白坂知信・坂本 隆・他（1999）．アルコール依存症の軽症化をめぐって―全国8精神病院調査より．精神神経学雑誌，101（5），411-426．

白石裕子・則包和也（2010）．幻覚・妄想の訴えに対する精神科看護師の認知・感情・対処の検討―精神科看護における認知行動療法の導入を目指して．日本精神保健看護学会誌，19（1），34-43．

Spitzer RL (1988). Structured clinical interview for DSM-III-R SCID. Biometrics Research Dept. New York State Psychiatric Institute.

冨永 格（2011）．統合失調症における幻覚の異文化間差異．*Psychoabstract Bimonthly*，5，13-14．

2 妄　想

●妄想の発生率

　妄想は精神疾患でよくみられる症状であり，従来からその内容により分類されている．リトアニアの統合失調症患者295人を対象として，Fragebogen für Psychotische Symptome（FPS）を用いて妄想の内容を調査した報告がある（Rudaleviciene, et al, 2010）．それによると，295人中63.3％に宗教妄想があり，最も頻繁に出現する内容は，女性では「聖人」，男性では「神」であった．また，多変量解析の結果，男性と比較して女性のほうが被害妄想をもっている人が多かった．被害妄想は患者の古い過去の出来事と関係があり，個人の信仰心と宗教妄想は関連性がないことが示唆された．

　日本では，憑依，化身，恋愛妄想，共同体被害妄想，生まれ変わり妄想などが多い（宮本，1982）．しかし，それらを実証する研究は見当たらない（野口ら，2005）．

●治　療

　薬物療法や精神療法，認知行動療法などを行っても病状が軽減するまでには多くの時間を要する（Waller, et al, 2011）．そこで，妄想に固執する患者に対し，妄想を治すのではなく，妄想にとらわれず付き合っていく方法や，妄想への態度，生き方への気づきを与えるよう患者と共に治療を進めていくことが大切である（新村ら，2010）．

●看護介入

　妄想をもつ患者に対して，コンピュータゲームを用いたグループアプローチ（井上ら，2010）やアロマッサージを用いたリラクセーションを行うこと（堀ら，2010），患者が希望する行動を社会的に容認できる形で共に行うといった行動療法（森ら，2009）により，妄想が軽減したなどの報告が多数ある．

　川田（2009）は，患者の妄想という体験を否定せず，根底にある不安を受け止め，それを取り除く具体的な対策をとる援助のなかから「妄想とうまくつき合う働きかけで，日常生活障害を軽減するケア」という意味を抽出している．また，嵐（2009）は，患者の自我を保護し，患者に代わって身体に関心を寄せ，患者の病的な身体感覚を感じ取りながら身体に働きかけるケアを行うことが，急性統合失調症状態からの回復を促していることを明らかにしている．

　また，妄想の内容に対して明らかな事実を伝えることによって，落ち着きを取り戻すことができ，行動化の防止につながることが報告されている（岩瀬ら，2006）．精神科病院での勤務歴が長く，主任以上の役職をもつ看護師ほど，認知行動療法的アプローチに近い積極的・協働的対処を行っていることが報告されている（白石ら，2010）．

　妄想をもつ患者に対する看護の注意点として，患者の感情を軽視することや間違いに気づかせようとする行動は，かえって妄想を強固にし行動化を助長させる可能性がある（岩瀬ら，2006）．

文　献

嵐　弘美（2009）．統合失調症圏の患者に対する身体ケア技術の意味づけ―生物学的寛解過程における身体感覚の変化に連動した看護ケア．日本精神保健看護学会誌，18（1），38-49．

堀みどり・土山美穂（2010）．心気妄想のあるうつ病患者への下肢マッサージを実施して―アロマオイルを用いたリラクゼーションの効果．日本精神科看護学会誌，53（1），178-179．

井上隆幸・太田誉子・堅田治男・他（2010）．攻撃的な統合失調症患者に対するリラクゼーションの効果―コンピューターゲームを利用したグループアプローチ．日本精神科看護学会誌，53（3），233-237．

岩瀬ひろみ・鶴尚登・佐保美恵子（2006）．幻覚・妄想に左右された行動のみられる患者への関わりに関する研究―離院防止に向けての援助を通して．国立病院機構長崎医療センター医学雑誌，9（1），80-86．

川田美和（2009）．統合失調症患者の看護における身体的ケアの意味．高知女子大学看護学会誌，34（1），9-19．

宮本忠雄（1982）．躁うつ病者の妄想的ディスクール―妄想研究とその周辺．弘文堂．

森由貴子・鶴岡芳美（2009）．患者の希望にそった行動療法により反社会的行動をみずから変えることができて．日本精神科看護大会学会誌，3，288-289．

新村秀人・立松一徳・水野雅文・他（2010）．妄想をもつ患者に対する森田療法的介入の可能性．日本森田療法学会雑誌，21（2），177-186．

野口正行・加藤　敏（2005）．統合失調症の発病率と症状についての文化精神医学知見．精神医学，47（5），464-474．

Rudaleviciene P, Adomaitiene V, Stompe T, et al（2010）．Delusions of persecution and poisoning in patients with schizophrenia：Sociocultural and religious background. *Medicina*（*Kaunas*），46（3），185-192．

白石裕子・則包和也（2010）．幻覚・妄想の訴えに対する精神科看護師の認知・感情・対処の検討―精神科看護における認知行動療法の導入を目指して．日本精神保健看護学会誌，19（1），34-43．

Waller H, Freeman D, Jolley S, et al（2011）．Targeting reasoning biases in delusions：A pilot study of the Maudsley Review Training Programme for individuals with persistent, high conviction delusions. *Journal of Behavior Therapy and Experimental Psychiatry*, 42（3），414-421．

3　興　奮

精神運動興奮は，初めに原因検索を十分に行う．器質的要因として，脳炎などの脳への直接的侵襲や甲状腺機能異常，全身性エリテマトーデス（SLE）などの全身疾患がある．また，物質・薬剤関連要因としてアルコールや覚醒剤といった依存物質，ステロイドなどの副作用がある．これらの因子が除外されて初めて，狭義の精神疾患の鑑別という流れになる（八田，2010）．

●疾患と発生率

精神科においてケアの対象となる興奮として精神運動興奮があるが，これは緊張病性興奮，躁病性興奮，意識障害性興奮（せん妄）に分けられる．

主として緊張型統合失調症でみられる緊張病性興奮は，急激に起こる精神運動興奮であり，意志による統制を欠き，状況との関連や行為の一貫性がなく，了解不能な興奮である（大熊，2008）．了解不能な運動爆発や衝動行為がみられ，増悪期は一般的に短く，数日ないし数か月で寛解するのが普通である．

躁病性興奮は，気分高揚と活動性の亢進，観念奔逸，多弁・多動，行為心迫がみられる．これらの興奮の発生率についてのデータはない．

意識障害性興奮は，意識障害が基本となり意識の変容や狭窄が加わり，不安や恐怖が生じ，言動がまとまらなくなる．感染症，代謝障害などの全身疾患に起因するもの，脳器質性疾患によるもの，心因性精神障害によるものに分かれる．入院患者におけるせん妄の発生率は10～30％，入院している高齢者では10～40％，術後がん患者で51％とされている（福原，2010）．

●治　療

緊張病性興奮については，早急な鎮静を要する急性精神病において，経口与薬が可能か否かで，可能であればリスペリドンを，不可能であれば，場合により拘束・静脈路を確保してハロペリドールを静注・筋注するとされている（平田，2005）．欧米ではハロペリドールの静注が推奨されていないため，わが国独自の方法であることに注意する．対応については施設差もあり，興奮への治療方法の標準化を整備する必要性が指摘されている（三澤ら，2008）．

躁病性興奮については，薬物療法として炭酸リチウム，カルバマゼピンなどの気分安定薬が第一選択であるが，興奮が強い場合には非定型抗精神病薬のアリピプラゾールやジプレキサが用いられる．アリピプラゾールは，急性躁病のプラセボ対象二重盲験試験（Sachs, et al, 2006）でも効果が検証されており，「日本うつ病学会治療ガイドライン2012」にもエビデンスが掲載されている（日本うつ病学会気分障害の治療ガイドライン作成委員会，2012）．

意識障害性興奮については，身体的・環境的要因の調整および誘因となっている薬物の中止や減量を行う．薬物療法としては，リスペリドンやオランザピン，クエチアピンなどの非定型抗精神病薬を使用し，ベンゾジアゼピン系や抗不安薬はせん妄の増悪や脱抑制をきたすことがあるので注意を要する（福原，2010）．

●看護介入

緊張病性興奮，躁病性興奮などの場合に，言語的なコミュニケーションが困難なほど興奮状態が激しい場合には，包括的暴力防止プログラム（CVPPP）を用いて対処することが推奨されている．CVPPPについては，研修に参加した看護職者の満足度が上がる，自信がもてるなどの効果についての報告（谷本ら，2008），またけがが減る（美濃ら，2007）などの報告がある．基本的には環境を整え，患者が落ち着けるようなコミュニケーションをとることがポイントになる．特に抗精神病薬な

どの使用の際には，当事者の視点に立った心理教育による支援の有効性が報告されている（Castle, 2003）．

　入院している高齢患者を対象にした介入としては，せん妄の評価スケールの活用による早期介入と発生の予防の有効性が報告されている（岡本ら，2007）．また，高齢者のサーカディアンリズムを整えるために高照度光照射療法の有用性も報告されている（小野ら，2007）．

　認知症の高齢者を対象にしてタクティールケア（いわゆるソフトマッサージ）の有効性について，無作為化臨床試験（RCT）による研究の報告がある（Suzuki, et al, 2010）．Suzukiらは，重度の認知症患者20名（介入群）に，毎回20分のタクティールケアを6週間にわたり週5〜6回の頻度で計30回実施し，コントロール群と比較している．介入群では攻撃性が有意に減少し，またストレス指標であるクロモグラニンA（CgA）のレベルも有意に減少していたことから，タクティールケアが攻撃性やストレスを緩和すると結論づけている．今後，このような予防的な介入方法の有効性に関する検証が求められる．

文献

Castle LR（2003）／上島国利監訳（2011）．双極性障害のすべて―患者・家族・治療者のためのガイドブック．誠信書房．

八田耕太郎（2010）．精神運動興奮．レジデント，3（10），18-19．

平田豊明（2005）．重症精神病の急性期治療ガイドライン―国際比較の試み．臨床精神薬理，8（10），1529-1536．

福原竜治（2010）．基礎から学ぶ麻酔科学ノート―せん妄．Anesthesia Network，14（1），17-21．

美濃由紀子・宮本真巳（2007）．指定入院医療機関の看護師によるCR（CVPPP）の実施状況と行動制限の実態―予備的調査の結果より，厚生労働科学研究補助金こころの健康科学事業　他害行為を行った精神障害者の診断，治療及び社会復帰支援に関する研究　他害行為を行った精神障害者の看護に関する研究　平成18年度分担研究報告書（分担研究者　宮本真巳）．p.61-63．

三澤史斉・野田寿恵・藤田純一・他（2008）．精神科救急入院料病棟における初期治療の意識調査―統合失調症精神運動興奮モデル事例から．臨床精神薬理，11（9），1693-1700．

日本うつ病学会気分障害の治療ガイドライン作成委員会（2012）．日本うつ病学会治療ガイドライン―Ⅰ双極性障害 2012．1-25．<http://www.secretariat.ne.jp/jsmd/mood_disorder/img/120331.pdf>［2012.6.15］

岡本真知子・大沼夏紀・箱崎恵理・他（2007）．日本語版ニーチャム混乱・錯乱状態スケールを使用する際の評定者間の一致度に関する実態調査．日本看護学会論文集成人看護Ⅰ，37，166-167．

小野博史・田口豊恵・他（2007）．術後急性期における高照度光照射の有効性．日本クリティカルケア看護学会誌，3（1），91．

大熊輝雄（2008）．現代臨床精神医学，改訂第11版．金原出版．p.98，100-101，115，121．

Sachs G, Sanchez R, Marcus R, et al（2006）．Aripiprazole in the treatment of acute manic or mixed episodes in patients with bipolar 1 disorder：A 3-week placebo-controlled study．*Journal of Psyhcopharmacology*，20（4），536-546．

Suzuki M, Tatsumi A, Otsuka T, et al（2010）．Physical and psychological effects of 6-week tactile massage on elderly patients with severe dementia．*American Journal of Alzheimer's Disease and Other Dementias*，25（8），680-686．

谷本　桂・下里誠二（2008）．包括的暴力防止プログラム運用の効果に関する研究―フォーカスグループインタビューからの検討．日本看護研究学会雑誌，31（3），332．

4 暴力

●精神科臨床における暴力

精神科臨床における暴力は，できるかぎりその発生を減らし，発生した場合の被害は最小限にとどめなければならない．患者から暴力を受けた医療スタッフは，患者との距離を大きくとることになり，最小限の基本的なケアのみを提供するようになる（Yarovitsky, et al, 2009）．その結果，患者を保健医療福祉サービスから遠ざけてしまうことになる．

暴力の起きる要因については，ニジマン（Nijman, 2002）のモデルがすでにわが国に紹介されている（包括的暴力防止プログラム認定委員会, 2005）．精神科入院患者の攻撃性が引き起こされる過程には，病棟変数，患者変数，スタッフ変数の3つが存在する．そこに精神疾患が加わり，本人が望まない入院という状況が加わるなど，環境的・認知的・コミュニケーション・ストレスが相まって攻撃性が引き出される．また，攻撃性が環境的・認知的・コミュニケーション・ストレスを刺激するもととなっている．

●治　療

暴力はいかなる精神疾患においても発生する可能性がある．梅津（2009）は，「不穏，暴力は非特異的な症状であり，それによって状態像や疾患を特定することはできない」と述べている．ただ，不穏，暴力がみられたときには，出現頻度の高い状態像や疾患を推定する必要があるとして「不穏，暴力がよくみられる状態としては，意識障害，緊張病状態，精神運動興奮状態，幻覚妄想状態，躁状態，パーソナリティ障害によるものなどがある」と説明する．

何が原因であるにしろ，暴力を行使する主体は興奮状態であることが多いので，安全を高める配慮や鎮静効果を得るために向精神薬が用いられる．澤（2009）は，暴力への対処として，環境的，精神療法的，身体療法的，総合的対処をあげている．なかでも身体療法的対処では，「幻覚妄想による場合，激しい躁状態の場合，意識障害を伴うせん妄などの場合で薬物療法の使い方も異なる」と日本精神科救急学会の精神科救急医療ガイドライン（2009）を参照するよう勧めている．総合的対処法では，「暴力により当事者も対応する医療者も暴力に巻き込まれないようにする対処法」として包括的暴力防止プログラムを紹介している．

扮（2011）は，「不幸にも暴力行為が起きた場合，患者の興奮に対し速やかに向精神薬による鎮静を図るべきである」と明言し，「非経口的な方法を取らざるを得ないことが多く，その場合先立って身体拘束が必要となることがほとんどであろう．行動制限の最小化に留意することは当然であるが，緊急時は暴力行為の続発を防いで被害を最小化することが優先されると考える」と述べている．

長谷川（1998）は，興奮や暴力の激しい患者に薬物を投与し鎮静を図った場合には，「呼吸抑制その他バイタルサインの変化に注意を要する．また，呼吸抑制に備え，アンビューバッグなど人工呼吸の用意をしておくべきである」と薬物を用いた場合の基本的な注意を喚起している．

●看護介入

患者と療養生活全般をとおして身近でかかわる看護師は，発生要因が何であれ患者の暴力の対象となりやすい．

草野ら（2007）は，精神科入院患者から暴力行為を受けた看護師が抱いた感情とその感情に影響を及ぼす要因を明らかにするため，精神科看護経験が2年以上あり，過去5年以内に精神科入院患者から身体的暴力を受けた看護師14人を対象に，半構成的面接を実施した．その結果，精神科入院患者から暴力を受けた看護師は，「暴力行為によって生じた情緒的反応」「自己概念を揺るがす感情」「患者とかかわることへの戸惑い」「暴力行為の解釈」「看護師としての職業意識」「体験を分かち合う

ことの困難さ」「支えになった同僚の存在」「患者との関係修復」「暴力行為を受けた体験からの学び」といった体験をしていた．草野らは，多くの看護師が同じ患者から暴力行為を再び受けるのではないかという恐怖を抱いていることや，暴力行為を予期していなかったという事実を踏まえて，「暴力行為について組織的に取り上げ，職員間で暴力行為への認識や対策を共有できるシステム，暴力行為を受けた看護師へのサポートも配慮したシステムが必要である」とまとめている．

また，江波戸（2004）は，暴力への対応は看護師個人の自助努力に任されてきたことや，看護師は従来から暴力に対して工夫し伝承してきたものの，人権を意識するあまりその対策を明らかにしてこなかったことなどを踏まえて，システムを構築することを提言し，包括的暴力防止プログラムの導入を推奨している．

煤賀（2010）は，医療の現場における暴力がその発生要因やスタッフの心理的ケアに着目して研究された時期を経て，病院での組織的な実践や暴力対応システムが紹介されるに至った現時点に立って，医療だけではサポートしきれない病気によらない理由で暴力を起こす人が紛れている事実を，看護師が認めていく勇気が問われていると指摘する．医療従事者が暴力から身を守るには，「他職種を交え，それぞれの人間性を土台にしてチームで疑問と不安を語り合い，専門性を超えて，感じ取り，配慮し，互いにカバーしあうことが重要」と結論している．

文 献

江波戸和子（2004）．精神科看護と暴力．病院・地域精神医学，47（4），33-38．

長谷川朝穂（1998）．F精神科救急医療　6．暴力的な患者へのアプローチ．西園昌久・山口成良・岩崎徹也・他編，専門医のための精神医学．医学書院．p.239-240．

包括的暴力防止プログラム認定委員会編（2005）．DVDブック　医療職のための包括的暴力防止プログラム．医学書院．

草野知美・影山セツ子・吉野淳一・他（2007）．精神科入院患者から暴力行為を受けた看護師の体験—感情と感情に影響を与える要因．日本看護科学会誌，27（3），12-20．

日本精神科救急学会（2009）．精神科救急医療ガイドライン．http://www.jaep.jp/gl/gl_1.pdf，[2012/09/15]

Nijman HL（2002）．A model of aggression in psychiatric hospitals. *Acta Psychiatrica Scandinavica*, 106（Suppl.412），142-143．

澤　温（2009）．暴力からの被害の回避，対処．山内俊雄総編集，精神科専門医のためのプラクティカル精神医学．中山書店．p.547-553．

粉　祐二（2011）．興奮・暴力．永井良三総監修，研修ノートシリーズ　精神科研修ノート．診断と治療社．p.260-262．

煤賀隆宏（2010）．現代の精神医療における暴力を考える．精神医療，57，91-97．

梅津　寛（2009）．不穏，暴力．山内俊雄総編集，精神科専門医のためのプラクティカル精神医学．中山書店．p.44-48．

Yarovitsky Y, Tabak N（2009）．Patient violence towards nursing staff in closed psychiatoric wards：It's long-term effects on staff's mental state and behavior. *Medicine and Law*, 28（4），705-724．

5　希死念慮・自殺企図

●自殺の年齢と性差

　2009（平成21）年の年齢別自殺率（人口10万人中の自殺者数）は，19歳以下4.3％，20歳代23.0％，30歳代24.9％，40歳代30.4％，50歳代36.4％，60歳代31.5％，65歳以上28.7％，全年齢24.4％で，50歳代の自殺率が一番高くなっている．性別では，男性36.2％，女性13.2％であり，女性に比べて男性の自殺は約70％と多い（厚生労働統計協会，2011）．

●精神障害と自殺

　WHO（2004）の分析では，自殺者の96％に何らかの精神障害が認められ，「狭義の精神障害に該当せず」は，4％であった．精神障害の内訳は，気分障害（うつ病）30.5％，物質関連障害（アルコール依存症）17.1％，統合失調症13.8％，パーソナリティ障害12.3％，器質性精神障害6.3％，その他の診断22.3％となっている．しかし，生前に適切な治療を受けていた人は1～2割程度にとどまっていた．したがって，精神障害の早期発見と治療によって自殺予防の余地は十分に残されているとWHOは強調している．また，双極性障害の自殺リスクは，大うつ病性障害よりも高く，10～19％と見積もられており，双極性障害患者の自殺の80％は，大うつ病エピソードの時期に起きているので特に注意が必要である（山田，2012）．

　自殺危険率の高いうつ病患者の特徴は，基本情報として，男性であること（5～10倍），65歳以上，単身者であること，次に，病歴・家族歴からは，自殺企図の既往があること，精神科入院歴があること，自殺の家族歴があることである．合併疾患は，アルコール・薬物依存の併発，パニック障害の併発，重症身体疾患の併発などがある．また，抗うつ薬使用後のいわゆる「アクチベーション（症候群）」など副作用に注意が必要である（日本うつ病学会，2012）．「アクチベーション」の症状は焦燥感や不安感の増大，不眠，パニック発作，アカシジア，敵意，易刺激性・衝動性の亢進，躁・軽躁状態などである．

　自殺企図手段の生命的危険性の高い絶対的危険群を年齢層別にみると，若年層（30歳未満）では統合失調症および妄想性障害が52％と最も多く，高年齢層（50歳以上）ではうつ病が48％と最も多い．アルコール依存症を中心とした精神作用物質性障害は中年層（30～49歳）で22％と最も割合が高い．この結果より，高年齢層ではうつ病を特に重視し，若年層では統合失調症および妄想性障害に対しての自殺防止を第一に重視する必要がある（飛鳥井，1996）．

●治　療

　統合失調症の自殺防止を目指した薬物療法では，精神病の前駆期と発症後の最初の1年間は，自殺行為を最小限に抑えるためにより集中的な介入を行い，次に，自殺の危険因子として抑うつと絶望感に注意する．特に慢性期の統合失調症においては絶望感に注目する必要がある．統合失調症の自殺に対する薬物選択としては，第二世代抗精神病薬（クロザピン）が第一選択薬であると考えられた．治療による病識の変化は，患者の良好な適応にも不適応にも進展する可能性があり，注意深いモニタリングが必要である（兼田，2006）．

　うつ病患者の自殺率は高く自殺防止への取り組みが重要である．近年，精神科病院における取り組みとしてストレスケア病棟が開設されている．ストレスケア病棟への全入院患者数10,427人のうち，自殺者は25人（自殺率0.24％）と低く，ストレスケア病棟では，うつ病患者への治療内容を多軸的にとらえ，心理療法（カウンセリング）の充実，治療を受ける施設・病室の環境整備，新しい薬物による治療法の開発など，患者の早期回復を考えた治療に取り組んでいる（徳永，2006）．

● 看護介入

　精神科病院の入院患者が自殺するケースが後を絶たない現状に，片桐ら（2009）は看護師の意識が高ければ，入院患者の自殺を予見しやすくなり，自殺予防につながると考え，自殺予防に関するアセスメントシートを作成し調査した．その結果，精神科勤務経験のある看護師のほうが，経験のない看護師よりも自殺に対する意識が高く，自殺の既遂者にかかわった看護師のほうが，かかわっていない看護師よりも自殺に関する意識が高かった．この調査結果から，アセスメントシートを使用することで自殺に関する意識を高め，自殺予防を促進するための取り組みを工夫している．

　南迫ら（2011）は1年以内にうつ病患者への看護経験がある精神科病院に勤務する看護師を対象に，うつ病患者に対する看護をどのようにとらえているか調査を実施した．その結果，「十分な観察」に基づき，病状の周期や日内変動を含めた回復の状態を見ながら「コミュニケーションの工夫」「環境調整」を行い，セルフケア能力の査定を加味して「自殺防止対策」「薬物療法への支援」「日常生活行動への支援」「再発防止を踏まえたかかわり」を実践していた．さらに「自殺防止対策」には，「十分な観察」と「コミュニケーションの工夫」により患者への理解を深めること，「コミュニケーションの工夫」には，回復過程によって励ましてはいけない段階と回復を促進させるために励ましが必要な段階など，患者の病状段階を的確に判断したかかわりが重要であることを示唆した．

文　献

飛鳥井望（1996）．自殺の危険因子として精神障害―生命的危険性の高い企図手段をもちいた自殺失敗者の診断学的検討．精神神経学雑誌，96（6），415-443．

兼田康宏（2006）．統合失調症における自殺と薬物療法．臨床精神薬理，9（8），1553-1560．

片桐俊介・小野塚美夏（2009）．精神科と一般科病棟における自殺リスクアセスメントシート導入の比較検討．日本精神科看護学会誌，52（1），208-209．

厚生労働統計協会（2011）．国民衛生の動向．厚生の指標増刊，58（9），396-397．

南迫裕子・中川志穂・川合文女・他（2011）．精神科看護師がとらえるうつ病看護　1年以内にうつ病看護経験がある精神科看護師の記述より．日本精神科看護学会誌，54（3），96-200．

日本うつ病学会（2012）．日本うつ病学会治療ガイドラインⅡ．大うつ病性障害2012 Ver.1．p.8．
　　　<http://www.secretariat.ne.jp/jsmd/0726.pdf>［2012.9.3］

徳永雄一郎（2006）．防止可能なうつ病の自殺―ストレス病棟入院者1万人の調査から．心身医学，46（12），1070．

山田和男（2012）．双極うつ病．樋口輝彦・市川宏伸・神庭重信・他編．今日の精神疾患治療指針．医学書院．p.120-122．

World Health Organization（2004）．Suicide Rates.
　　　<http://www.who.int/mental_health/prevention/suicide/suiciderates/en/,2004>［2012.9.3］

6　多弁・多動

●多弁の原因と治療

　　多弁は，双極性障害の躁病相，統合失調症の急性期，パーソナリティ障害，甲状腺機能亢進症，アルコール離脱期の振戦せん妄，喪失に伴う悲嘆などの過大な心理的負荷に対する「躁的防衛」（Sadock, et al, 2007），薬剤誘発性の躁状態（Sadock, et al, 2007），ウェルニッケ失語症や右半球損傷例（深沢ら，2009）などで起こる．

　　多弁の治療では，双極性障害の多弁には気分安定薬による治療，甲状腺機能亢進やアルコールせん妄にはその原因疾患の治療を行う．重篤な身体疾患による死の恐怖に対する躁的防衛には，周囲とのトラブルがない限り，支持的精神療法で様子をみる（森田ら，1997）．

●多弁のある患者への看護介入

　　何が患者にとって多弁につながる刺激となっているのかをアセスメントし，静かな環境で休息がとれるよう調整する（仲地，2009）．

　　看護師のかかわりも刺激の一つであることを自覚し，低い落ち着いた声で，簡潔明瞭なコミュニケーションを心がける（仲地，2009）．患者の言動に理屈っぽさや威圧感を感じても，看護師は対抗して威圧的にならず（下地ら，2004），感情的に巻き込まれたり議論したりせず（仲地，2009），一定の距離を保って接する．患者と落ち着いて過ごす方法を話し合い，刺激が大きい集団での活動には当面参加を控えるように説明する（仲地，2009）．

　　多弁のある患者に看護師は陰性感情を抱きやすいが，患者の訴えの根底に不安があることを踏まえ，訴えを傾聴し患者が安心感をもてるようにかかわる（下種，2006）．

　　真正ラベンダーやスイートオレンジを用いたアロマセラピーによる看護師のケアリング行動も効果がある（奥野ら，2005）．

●多動の原因と治療

　　多動の原因は，①ドパミンとドパミン受容体の質的・量的変化（下川ら，2011），②前頭葉−線条体（fronto-striatal）のシステム不全（大村，2011），特に③瞬時の情動（emotion）を抑制し反応を遅らせる「自己抑制機能」（相原，2010）の発達障害による実行機能の問題（相原，2010）が背景にある．また，衝動性に加えて劣等感や低いセルフエスティーム（自尊心）（中村，2005）が関与している．

　　ADHDの多動と他の疾患による多動の鑑別には，山崎らが作成したDSM-Ⅳを基盤にしたADHD RS-Ⅳ-J（ADHD Rating Scale-Ⅳ日本語版）が有用である（中村ら，2003）．

　　多動の治療では，ADHD患者の多動には抗てんかん薬，非定型抗精神病薬，抑肝散加陳皮半夏などの漢方薬による治療（川嶋，2011），双極性障害の躁病相には抗てんかん薬，非定型抗精神病薬，甲状腺機能亢進や器質的脳障害の患者には原因疾患の治療を行う．

　　ブラックら（Black, et al, 2009）は，1988〜2008年に6〜18歳を対象に行われた瞑想療法の文献レビューをとおして，リラクセーション，呼吸のコントロール，身体の特別な動きと自己操作により，自己への気づき，内省，感情知能，ソーシャルスキルが向上することを明らかにしている．

●多動のある患者（児）とその家族への看護介入

　　多動のある患者（児）では，多動が起こる文脈とその意味のアセスメントに基づき，転倒や自傷，暴力などの危険を回避・予防する．多動には，リラックスルームの使用（誉田ら，2012），ミュージックヒーリング（小畑ら，2007），スキンシップと行動療法的なかかわり（前田ら，2011，中村，

2005）が有効である．また，劣等感や低い自尊心を考慮に入れ，患者の得意なことに焦点を当てた「存在感を認める」（中村，2005）かかわりが必要である．

　末吉（2010）は，看護師が日常生活におけるすべての刺激が発達に影響することを認識し，児の変化とその意味の理解に基づいて様々な経験が快の刺激として感じられるようかかわることで脳内の神経ネットワークの形成を促すことの重要性を述べている．また，その人らしい将来の生活を描きながら，基本的な生活習慣の獲得に向けて成功体験が積み重ねられるよう援助すること，愛着の形成をとおした人間関係の能力の育成，適応的な行動への称賛や承認を通じた社会への適応力の育成が必要である（末吉，2010）．

文　献

相原正男（2010）．発達障害の臨床・基礎研究における認知神経科学の意義とその展望．山梨大学看護学会誌，9（1），3-8.

Black DS, Milam J, Sussman S（2009）．Sitting-meditation interventions among youth：A review of treatment efficacy．*Pediatrics*，124（3），e532-e541.
　　<http://pediatrics.aappublications.org/content/124/3/e532.full.html>［2012.4.15］

深沢美奈・保坂敏男・武田　清・他（2009）．ウェルニッケ失語症例のコミュニケーション障害と非言語的手段の使用について．健康科学大学紀要，5，221-230.

川嶋浩一郎（2011）．小児の精神発達障害，心身症における抑肝散と抑肝散加陳皮半夏の使用経験．日本東洋醫學雜誌，62（3），483-490.

前田祐佑・竹内京子・田邊佳史・他（2011）．行動障害のある患者に対する癇癪・自傷・他害行為の減少への取り組み―個別的な関りを通して．中国四国地区国立病院機構・国立療養所看護研究学会誌，7，255-257.

中村仁志（2005）．反社会的行動が頻発する軽度発達障害児の事例比較―2 事例の比較を通して．山口県立大学看護学部紀要，9，41-48.

森田達也・井上　聡・千原　明（1997）．終末期癌患者のそう状態．精神医学，39（1），59-65.

仲地珖明監，岩切真砂子・河野伸子・後藤優子・他（2009）．精神科看護の理解とよくある場面での看護ケア＜精神看護 QUESTION BOX ①＞．中山書店，p.52-53.

中村仁志・林　隆・木戸久美子（2003）．注意欠陥/多動性障害を持つ子どもの行動について―ADHD-RS-IV を用いた行動比較．山口県立大学看護学部紀要，7，43-47.

小畑秀利,中本美紀,吉岡　寛（2007）．保護室隔離中の看護―不穏・多動・爆発性を呈する患者にミュージックヒーリングを試みて．日本精神科看護学会誌，50（2），143-147.

奥野壽惠子・後藤真弓（2005）．精神科領域におけるアロマセラピー．日本精神科看護学会誌，48（1），178-179.

大村一史（2011）．ADHD における実行機能の指標としての事象関連電位．山形大学紀要（教育科学），15（2），131-142.

Sadock BJ, Sadock VA（2005）/融　道男，岩脇　淳監訳（2007）カプラン臨床精神医学ハンドブック―DSM-IV-TR 診断基準による診療の手引，第 3 版．メディカル・サイエンス・インターナショナル．

下川哲昭・鯉淵典之（2011）．CIN85 の機能欠損はドーパミン受容体のエンドサイトーシスを抑制し多動を引き起こす．Kitakanto Medical Journal，61（3），455.

下種　涼（2006）．多弁，多訴である患者への対応―看護師の対応が患者に及ぼす影響．日本精神科看護学会大会学会誌，31，352-353.

下地美智子・波多野喜美代・長井和子・他（2004）．精神運動興奮状態を周期的に繰返す患者へのスタッフの対応姿勢の経過と反応―A 氏と他者との関係から学んだこと．日本精神科看護学会誌，47（1），65-68.

末吉真紀子（2010）．精神運動発達遅滞児の発達を支援する看護実践上の指針．宮崎県立看護大学研究紀要，10（1），24-37.

誉田裕史・田中愛香・三輪由佳理（2012）．行動障害のある利用者へのリラックスルームの活用と効果．重症心身障害の療育，7（1），23-26.

7 うつ

●疾患と有病率

うつ病は，最も古く頻回に記述されている精神医学的な病気である（Stuart, et al, 2005）．うつ病は，気分障害として主にICD-10やDSM-Ⅳ-TRによって診断される．うつ病は，ICD-10のマニュアルでは，「気分（感情）障害」の項目に含まれ，重症度は3段階で評価される（中根ら，1994）．上記のマニュアルでは，双極性感情障害を除くうつ病は，反復性うつ病性障害とうつ病エピソードに分類される．うつは，うつ病と抑うつ状態に分けて考える必要がある．

以下，うつ病のなかでも大うつ病を中心に述べる．

うつ病は内因性の疾患であり，抑うつ的な気分と何事についても興味や関心，楽しさが感じられなくなることである（尾崎，2009）．

大うつ病の生涯有病率は，米国では12.7%（Kessler, et al, 1994），日本では6.2%との報告もあるが（川上，2006），国により有病率に大きな差があり，環境要因が大きいとの見解もある（尾鷲，2005）．性差については，各国と同様に日本でも生涯有病率では女性が男性の2倍と報告されている（立森，2011）．また，「朝，調子が悪く，夕方以降に楽になる」という日内変動の特徴もある（尾崎，2009）．

●治療

大うつ病の治療では，精神療法と薬物療法の組み合わせが効果的である（Sadock, et al, 2003）．薬物療法では近年，選択的セロトニン再取り込み阻害薬（SSRI）とセロトニン・ノルアドレナリン再取り込み阻害薬（SNRI）が第一選択薬としてスタンダードになっている（姫井，2008）．藤井ら（2005）は，日本においてSSRIとSNRIが約7割の症例で処方されていると報告している．

薬物療法以外では，認知の偏りを修正して問題解決を手助けする認知行動療法がある．清水ら（2011）は，うつ病に対する認知行動療法の動向について，その効果は多くの研究で明確であると述べている．

その他の治療として，電気けいれん療法があり，最近は，麻酔医の協力を得て筋弛緩剤を用い，けいれん発生を阻止して行う修正型電気けいれん療法が普及しつつあり，うつ病の昏迷状態や強度の希死念慮のある患者には有効とされている（大森，2009）．

●看護介入

急性期の患者に対しては，自己評価が低下しているため自殺の可能性がある．そこで，①病気であることを伝えて回復を保障する，②休息・睡眠を促す，③服薬の必要性の理解を促す，④付き添い・見守る，⑤心気的な訴えに対応する，⑥日常生活（食事，清潔保持）を援助する介入が必要である（坂田，2004）．

回復期においては，うつ病の再発予防を踏まえた援助が重要であり，①慢性的な自尊心の低下の改善，②非効果的個人コーピングの改善，③絶望感の改善，④無力感の改善が必要である（Fortinash, et al, 2007）．田島ら（2010）は，うつ病休職者に対して集団認知行動療法を実施して，うつ症状の緩和や復職への不安が軽減したことを報告している．看護でも認知行動療法は可能であり，再発予防を見すえた看護介入も重要である．復職支援については，リワーク支援が進展しつつある．東（2011）は，クリニックにおけるリワーク支援により，復職や再就職者が増加したことを報告しており，うつ病の看護では復職を目標とした介入も必要とされている．しかし，回復期は心身のエネルギーが回復するため，自殺行動に注意しなければならない（岩橋，2008）．

文献

東奈緒子 (2011). 精神科病院のサテライトクリニックにおけるリワーク. 日本社会精神医学会雑誌, 20, 342-346.

Fortinash KM, Holoday-Worret PA (2007) / 北島謙吾・川野雅資監訳, 北島謙吾訳 (2003). カプラン 臨床精神医学テキスト―DSM-Ⅳ-TR 診断基準の臨床への展開, 第2版. メディカル・サイエンス・インターナショナル. p.609-613.

藤井千太・金子奈穂子・橘川博江・他 (2005). 日本における抗うつ薬処方の現状―アジア5ヵ国における国際共同処方調査. 日本社会精神医学会雑誌, 14 (1), 30-35.

姫井昭男 (2008). 精神科の薬がわかる本. 医学書院.

岩林美樹 (2008). うつ病の患者を励ましてはいけないと聞きます. どうしてですか. 仲地珖明監・岩切真砂子・河野伸子・他編. 精神疾患の理解と看護ケア <精神看護QUESTION BOX 2>. 中山書店.

川上憲人 (2006). こころの健康についての疫学調査に関する研究. 平成16～18年度厚生労働科学研究費補助金 (こころの健康科学研究事業) こころの健康についての疫学調査に関する研究総合研究報告書.
    <http://www.khj-h.com/pdf/soukatuhoukoku19.pdf>

Kessler RC, McGonagle KA, Zhao S, et al (1994). Lifetime and 12-month prevalence of DSM-III-R psychiatric disorders in the United States. Results from the National Comorbidity Survey. *Archives General Psychiatry*, 51 (1), 8-19.

中根允文・岡崎祐士 (1994). ICD-10「精神・行動の障害」マニュアル―用語集・対照表付. 医学書院, p.38-39.

大森哲郎 (2009). 精神科治療学. 野村総一郎・樋口輝彦・尾崎紀夫編. 標準精神医学, 第4版. 医学書院. p.123-124.

尾鷲登志美 (2005). 内因性精神障害. 上島国利・渡辺雅幸編著. ナースの精神医学, 改訂2版. 中外医学社. p.72.

尾崎紀夫 (2009). 気分障害. 野村総一郎・樋口輝彦・尾崎紀夫編. 標準精神医学, 第4版. 医学書院. p.296.

Sadock BJ, Sadock VA (2003) / 井上令一・四宮滋子監訳 (2004). カプラン臨床精神医学テキストDSM-IV-TR 診断基準の臨床への展開, 第2版. メディカル・サイエンス・インターナショナル. p.609-613.

坂田三允 (2004). 統合失調症・気分障害をもつ人の生活と看護ケア. 中央法規出版.

清水馨・鈴木伸一 (2011). うつ病の認知行動療法の実際. 心身医学, 51 (12), 1079-1087.

Stuart GW, Laraia MT (2005). Principles and practice of psychiatric nursing, 8nd ed. Mosby, p.331-332.

田島美幸・岡田佳詠・中村聡美・他 (2010). うつ病休職者を対象とした集団認知行動療法の効果検討. 精神科治療学, 25 (10), 1371-1378.

立森久照 (2011). うつ病の頻度と社会負担. 最新医学, 66 (6), 1196-1199.

8　操　作

●精神科臨床における操作

　DSM-Ⅳ-TRの境界性パーソナリティ障害の症状の記述のなかにはみられないが，牛島（1991）の紹介するガンダーソン（Gunderson JG）の境界例の診断面接では，対人関係の項目の下位に，価値の引き下げ，敵意とともに操作という概念を見つけることができる．医学書の多くは，その索引に，操作（manipulation）という語を置いていないものが多い．それに比較して看護関係の書籍では，比較的容易に操作（manipulation）という語をたどってその解説を見つけることができる．これはおそらく操作という概念が心理社会的なものであり，対人関係を基軸に仕事を展開する看護師は，医師よりもこの概念が仕事上重要な位置を占めていることの現れと考えられる．

　ウィルソンら（Wilson, et al, 1996）は，境界性パーソナリティ障害患者の看護プロセスを詳述しているが，反社会的傾向のある患者の特性の説明のなかで，操作という概念を以下のように説明している．

　「操作ということを覚えていなさい．これは反社会的なクライエントの振る舞いの一つの特徴である．これはある人のニーズとして出会うときには，おそらくは普通で，破壊力のない様式である，がしかし，他者をコントロールしようとして用いられるときには，操作は対人関係の妨げとなる．反社会性のあるクライエントにとっては，他者を操作するといったことは，何にもまさるものである．なぜなら彼らは，いつも一番である必要を感じているからである」．

　ケルトナーら（Keltner, et al, 2010）は，看護師－患者関係の解説のなかで，「通常，操作とは注意，共感，コントロールそして依存を得るための一つの手段である．操作は，それがすでに働いているのでなければ容易には認識されない．そのときには，ナースは怒りや当惑を経験しているかもしれない．初期のアプローチでは，何が起こっているかもしくは何が起こったのかについて焦点をあてることである」「限界設定は，操作的な患者にとって有益である．患者が苦労して動かしている力は，役には立たない．他者に向けて直接的に彼らのニードを表現するよう患者を助けることが，より生産的なことである」と記している．

　看護の世界では，積極的に操作という概念を定義し，看護師が前向きに取り組めるよう配慮されていることがうかがえる．

●治　療

　川谷（1998）は，境界性パーソナリティ障害の治療において，彼らの治療の基本が人格の成長にあるので，何よりも治療継続性が重視されると述べ，1970年代以前は精神療法は精神病性転移を起こさないよう構造化された週1回（もしくはそれ以下）の支持的な介入であったが，1970年代頃から週2，3回の積極的な精神療法が盛んに行われるようになったと精神療法の推移を説明している．

　境界性パーソナリティ障害の薬物療法について，その気分に焦点を当てると抑うつ気分は抗うつ薬，怒りの感情はリチウムやカルバマゼピンが奏効するものの，空虚感を伴う抑うつ状態はなかなか薬物に反応しない．これについては，操作という行為はパーソナリティ障害，とりわけ境界性パーソナリティ障害にみられることが多いという前提に立って境界性パーソナリティ障害の治療を紹介したものであり，操作そのものを標的に治療するということではないためである．

●看護介入

　バウアーズ（Bowers, 2003a）によると，操作という言葉を，パーソナリティ障害患者の振る舞いの扱いにくさについてしばしば適用しているにもかかわらず，定義することが少なく，臨床と研究双方の文献であまり触れていない．また，日々の生活において，操作が人間の活動のすべての領域で起

きているにもかかわらず，その行為を管理したりかけひきしたりすることは比較的少ない．社会的な振る舞いは，道徳的な評価を含むがゆえに曖昧である．精神科臨床においては，この曖昧さを念頭におき，操作はどこででもみられる，もしくは操作の存在はみられないといった正反対の両方の選択があることを心にとどめておき，注意深く判断しなければならない．

　パーソナリティ障害患者の操作的な行動は，精神科に従事する医療者が患者を嫌う理由の一つになっている．操作されることは強い否定的な感情を喚起させ，パーソナリティ障害患者への治療やケアを提供することに深刻な好ましくない影響を与える．医療者が患者の操作的な行動に対処し，自分たちの情緒的な反応を管理するには，患者の操作的な行動を理解・解釈する方法を見つけることが必要で，それによって道徳的な非難や拒否することを避けることができる（Bowers, 2003b）．バウアーズは，操作を解釈する3つの方法を以下のように示している．

①操作を病理学的なものとしてとらえるよりも，むしろ孤立することへの当たり前の反応として解釈する．
②対象関係理論における無意識に働く防衛機制の一つである投影性同一視で解釈する．
③操作を認知の歪みによるものとして解釈する．

　バウアーズは，以上の3つの方法に基づいて操作を理解し，認知行動療法的にアプローチすることで，手段だけでなく行動を管理する方法も見出せると述べている．

　バウアーズの論文発表と同じ2003年，鈴木（2003）が境界性パーソナリティ障害患者の看護上の問題に焦点を当てた文献研究を報告している．鈴木は「看護師は，日常的なあらゆる場面で患者と関わっているため，患者の病理に巻き込まれる．特に患者の操作性，衝動性に関連する自殺の脅し，行動，自傷行為等の場面において患者への対応は困難を窮める」と現況を述べ，「境界例の患者に対しては，健康な自我を支持していく支持的精神療法と共に，最初から一定に構造化された治療の環境を提供することが必要とされる」と指摘している．ただし，この支持と制限という相反する看護援助は，時に混乱し矛盾をはらむため，患者の不適切な行動を制限するのであって，患者個人や患者の感情ではないことを看護師は把握すればよいとしている．

　鈴木（2003）は，看護師が否定的感情や逆転移に対して自責的になることを防ぐ意味でも，プロセスレコードを活用して患者とかかわることや患者の生活という視点に立って看護を行ううえでセルフケア理論を実践に導入することで，看護の専門性が発揮されると推奨している．今後，認知行動的アプローチの一つである弁証法的行動療法などが，患者の操作といった問題にどのように貢献できるのかについて検証が待たれる．

文　献

Bowers L（2003a）．Manipulation：Description, identification and ambiguity. *Journal of Psychiatric and Mental Health Nursing*, 10（3），323-328.

Bowers L（2003b）．Manipulation：Searching for an understanding. *Journal of Psychiatric and Mental Health Nursing*, 10（3），329-334.

川谷大治（1998）．境界性人格障害．松下正明・浅井昌弘・牛島定信・他編（1998）．臨床精神医学講座 7 人格障害．中山書店，p.92-93.

Keltner NL, Bostrom CE, Mcguinness TM（2010）．Psychiatric Nursing, 6th ed．Mosby.

鈴木　香（2003）．境界性人格障害患者に関するわが国の最近6年間の文献的研究—看護上の問題行動に焦点を当てて．東京保健科学学会誌，6（1），9-14.

牛島定信（1991）．境界例の臨床．金剛出版．p.38.

Wilson HS, Kneisl CR（1996）．Psychiatric Nursing, 5th ed．Addison-Wesley．p.506.

9　否　認（依存）

●アルコール依存の断酒率と精神科臨床における依存

　　アルコール依存症者の断酒継続は，治療導入後も困難であるとの報告が多い（Noda, et al, 2001, Copeland, 1997）．山根ら（1987）の調査では，入院治療後の断酒率は6か月で44％，1年で34％，2年で20％，3年で12～17％と減少している．また，保健所に相談に来たアルコール依存症者の予後は1年以上の断酒が21.2％，平均死亡年齢が50歳前後である（徳永，1996）．断酒継続の困難さは深刻な問題であり，その改善に向けた支援は重要である．

　　乱用される物質には快感などの報酬効果があるため依存を引き起こす．退薬症状によりその薬物からの離脱が困難なことも多い．依存症者自身は依存に陥っていることや薬物使用に伴う問題行動を否認するため，治療に結びつけることが困難となる．本人が依存への治療意欲をもったとしても渇望により再使用に至ることも多い（伊豫，2006）．

●治　療

　　精神作用物質使用による精神および行動の障害は，それぞれの薬物により急性中毒，乱用（または有害使用），依存，離脱，精神病性障害，健忘など出現の仕方が異なるため，精神作用物質の特徴を理解した治療が必要となる．精神作用物質使用に伴う問題は，医学的な問題だけではなく，違法薬物の使用や暴力などの法的・倫理的問題も含まれる．

　　入院治療では，集団教育プログラム（①治療の動機づけ・疾病教育・情報提供，②解毒と精神病状態の治療，③リハビリテーション施設や自助グループへのつなぎ）がある．自助グループにつなげることができない患者も多く，その理由には，対人関係の苦手意識，否認，理解力の低下などが影響している．自助グループ以外の回復支援では，2006年から再飲酒・再使用予防プログラム（Coping Skills Training：CST）の導入やミーティングを中心とした集団教育プログラムに加え，欧米で有効性が実証されている認知行動療法的アプローチなどの具体的かつ実践的な治療プログラムがある（山神ら，2009）．

　　日本においては，薬物依存症の治療プログラムが乏しく，外来治療では，漫然と外来通院を継続するか，ダルクなどの民間薬物依存リハビリテーション施設や自助グループへの参加を促す以外に選択肢がない．米国の覚醒剤依存の治療法であるmatrix model（認知行動療法を用いて開発された外来治療アプローチ）を参考に，小林ら（2007）は，外来での覚醒剤依存治療プログラムとしてSMARPP（Serigaya Methamphetamine Relapse Prevention Program）を実施している．その内容として，8週間にわたり週2回のワークブックを用いた疾病教育および認知行動療法のセッションと週1回の薬物外来ミーティングを実施し，週1回抜き打ちで尿検査を行っている．4人を対象とした結果，4人全員が8週間のプログラムを終了し，期間中の尿検査はすべて陰性であるが，プログラム終了後の4週目では2人が外来治療から脱落している．薬物に対する自己効力感スケール値は，プログラム開始時と比べて終了時または終了後4週目の再検で全例に改善がみられた．

●家族支援

　　アルコール・薬物・ギャンブル依存症など依存症問題の解決では，家族による援助が鍵となる．依存症当事者が病気の事実を事実として認めない「否認」というメカニズムと，当事者と家族との間に依存症問題を維持する連鎖となる家族システムが形成され，その連鎖の悪循環が関連している．当事者が否認を克服し，依存症問題の責任をとるためには，否認を必要としない環境を提供する必要がある．また，依存症問題を維持する連鎖の解消には，その事実に関する知識と情報を提供し，適切な対応を伝達し，家族が当事者とのかかわりのなかで実行できる支援が求められる（西川，2012）．

依存症者の責任を周囲の人が肩代わりするなど，依存症者が引き起こした問題に直面させないようにする周囲の行動をイネーブリング，その行動をする人をイネーブラーとよぶ．アルコール依存，薬物依存などのセカンダリアディクション（二次性の嗜癖）の基礎にはプライマリアディクション（基本的な嗜癖）があり，共依存は嗜癖的人間関係のことである．すなわち，他人をコントロールしたいという欲求において，他人に頼られていないと不安になる人と，人に頼ることでその人をコントロールしようとする人との間に成立する依存−被依存の関係である（斉藤，1995）．

● 看護介入

飲酒問題を認められず，指摘されると怒りを表出し，離脱期には治療，ルール，対応に不満や攻撃などの言動をとるため，看護師は傷つき嫌悪感を抱き，自信をなくすことがある．アルコールリハビリテーションプログラム（ARP）では，病気を正しく理解する基礎教育，自分の飲酒問題の振り返りや今までの考え方，行動を修正する認知行動療法，心理教育，回復のための3本柱を学習する．アルコール依存症者を看護する経験の少ない看護師がARPを行い専門的にかかわることは難しいため，正しい知識と専門的看護の視点・役割，対応技術を教育する育成プログラムがある（山城ら，2011）．

岡田（2006）は，断酒会に通う5年以上断酒している6人を対象として，どのように断酒への意識を築くか，質的研究から探究している．断酒体験で築かれた断酒への意識には，「定めた決まりで酒を断つ」「断酒を絶えず誓う」「断酒によって生まれる新たな意識」があり，仲間や家族など周囲の存在があるなかで，それぞれが相互に影響し合いながら繰り返される意識としている．「定めた決まりで酒を断つ」において，必ずしも飲酒の危機に結びついていない不安定な感情にも，あらかじめ定めておいた行動を早目にとりながら断酒生活を維持していたことについては，看護師がアルコール依存症者の断酒を理解し，必要な支援を検討するうえで示唆を与えている．

否認と気づきについて，段階評定（Denial Rating Scale：DRS）（篠原，2009）や尺度（Denial and Awareness Scale：DAS）（猪野ら，2001）がある．

文献

Copeland J（1997）．A qualitative study of barriers to formal treatment among women who self-managed change in addictive behaviours. *Journal of Substance Abuse Treatment*, 14（2），183-190.

猪野亜朗・立木茂雄・西川京子（2001）．否認と気付きの尺度（DAS）―尺度開発と項目分析．日本アルコール・薬物医学会雑誌，36（3），216-234.

伊豫雅臣（2006）．精神作用物質依存．臨床精神医学，35（増刊），59-63.

小林桜児・松本俊彦・大槻正樹・他（2007）．覚せい剤依存患者に対する外来再発予防プログラムの開発―Serigaya Methamphetamine Relapse Prevention Program（SMARPP）．日本アルコール・薬物医学会雑誌，42（5），507-521.

西川京子（2012）．依存症の家族支援．精神保健福祉，43（1），22-24.

Noda T, Imamichi H, Kawata A, et al（2001）．Long-term outcome in 306 males with alcoholism. *Psychiatry and Clinical Neurosciences*, 55（6），579-586.

岡田ゆみ（2006）．長期断酒体験で築かれた断酒への意識．日本看護研究学会雑誌，29（2），73-79.

斉藤 学（1995）．イネーブリングと共依存．精神科治療学，10（9），963-968.

篠原光代（2009）．アルコール依存症者の否認と気づきの段階評定表の作成．心理臨床学研究，27（1），76-87.

徳永雅子（1996）．アルコール依存症の長期予後研究．アルコール依存とアディクション，13（3），229-237.

山神智子・山縣正雄・大槻知也・他（2009）．埼玉県立精神医療センターにおける依存症者に対する認知行動療法の取り組み．日本アルコール関連問題学会雑誌，11，109-112.

山根 隆（1987）．アルコール中毒の長期予後に関する研究．慈恵医大誌，93，458-474.

山城郁代・髙屋邦子・古川房予・他（2011）．アルコール依存症者を看護する看護者の育成―育成プログラム導入の効果．日本アルコール関連問題学会雑誌，13，159-164.

10 否　認（犯罪・罪）

●精神障害者などの犯罪

警察庁の統計では，2010年における一般刑法犯の検挙人員32万2,620人のうち，精神障害者は1,326人（前年比6.3％増），精神障害の疑いのある者は1,556人（同5.1％減）であり，精神障害者などの比率は0.9％である．2010年における精神障害者などによる一般刑法犯の検挙人員において，罪名別では窃盗が最も多く，精神障害者などの総数2,882人の40.3％を占めている．また，罪名別検挙人員総数中に占める精神障害者などの比率は，放火15.5％および殺人12.0％である．

心神喪失者等医療観察法による入院対象者の状況（厚生労働省，2011）では，医療観察法の入院対象者の状況（2011年12月31日現在）として，ステージ別（急性期，慢性期，社会復帰期）および疾病別（ICD-10の分類）の男女別内訳を示している．約80％が統合失調症圏であり，その他は薬物障害関連が続いている．

米国では青少年の重犯罪化（学校での銃乱射など）した頃に，少年犯罪の傾向と司法精神看護を明らかにする研究が行われた．一般の人と比較すると，少年犯罪者の20～75％において，感情的な問題や行動の問題があると診断されている．精神疾患のある少年の74％には物質乱用や不安障害とその他の障害を併発していたと報告している（McCrone, et al, 2001）．

●治　療

多様な治療プログラムを提供するために，多職種チームでのアプローチが行われる．事件時の原因やその行動への振り返りと内省，病状悪化と事件時の行動との関連と防止するための対処方法について積極的に治療介入する．

治療プログラムは「原因となった疾病を治療し，対象者が再び同様の行為をすることなく社会復帰する」ために組まれており，治療プログラムの作成や実施についてはケアマネジメントの手法を取り入れ，対象者参加の個別治療プログラムで構成される．薬物療法のほかに，社会生活技能訓練（SST），自立生活技能訓練（ILST），自己疾病管理訓練やアンガーマネジメントなどの認知行動療法を中心とした訓練，また退院後の生活を想定しての生活訓練，疾病や地域の社会資源を含めた教育・医療観察制度に関する心理教育など，多種多様のプログラムが多職種の連携で運営されている．

司法精神医療における「内省プログラム」の実施については，疾患や症状だけでなく，生き方自体を取り上げることの治療的意義に関する研究がある（今村，2011）．触法精神障害者による重大な他害行為は，決して疾患だけが原因で発生したものではなく，一般刑法犯罪者と同様，生活史や「生きざま」の文脈のなかで生じている．つまり，回復支援には，認知行動療法的アプローチによって具体的な症状や問題行動の変化を促す一方で，これまでの人生を見つめ直し，生きざまにまつわるナラティブを整理していくことが重要となる．この視点から心神喪失者等医療観察法病棟において，他害行為へと収斂（しゅうれん）していった人生全体を振り返り，被害者に対する共感を促すとともに再他害行為防止策を立てるためのプログラムとして「内省プログラム」を実践している（今村ら，2010）．

松本ら（2008）は，物質使用障害が併存する触法精神障害に対する有効な治療プログラムについて報告している．物質使用障害が併存する触法精神障害者の臨床的特徴として，主要な精神障害が気分障害やその他の精神障害であること，また，対象行為として放火が多いことである．それらの精神障害者に対する認知行動療法的なワークブックを作成し，治療プログラムを実施したところ，その効果と実施可能性という点で治療的な意義を確認している．

医療観察法施行前，物質依存に対する介入は想定されていなかったが，入院処遇となった対象者の約3割に統合失調症などの精神病性障害に併存する物質乱用・依存が認められている．このため，医療観察法による指定入院医療機関に入院したアルコール・薬物などの物質依存を併存する触法精神障

害に対して「物質使用障害治療プログラム」を実施し，患者の臨床症状などから物質依存が暴力行動の危険因子として重要であるため，司法精神医療においては，物質依存に対する介入が不可欠であると指摘している（松本ら，2009）．

医療観察法における入院・通院処遇の重要な柱の一つである多職種チームアプローチは，異なる専門職同士が対等な立場でチームを組み，決定の権限と責任を全員で共有する意思決定システムである．一般の精神医療にも還元できる先進的モデルとして注目されているが，新システムの導入により，様々な戸惑いや混乱が現場に生じているのも事実である．美濃（2009）の先行施設における多職種チームアプローチ導入の実態把握に伴う研究では，治療およびケアの実施において多職種チームアプローチが重要な役割を果たす「入院時受け入れ面接」と「対象行為の確認・内省深化への取り組み」の実態を報告している．

武井（2004）は，6つの治療の柱（診断，薬物療法，精神療法，リハビリテーション，福祉，セルフヘルプ）と6つの保証（経済問題，生活技術，住宅，就労，人間関係，アフターケア）を示している．

●精神看護師の役割

米国では犯罪被害者，英国では犯罪加害者を対象として司法精神看護は発展した経緯がある．日本において司法精神看護学は，いまだ確立できていない．

司法精神看護師の役割は，法廷で裁かれる前の患者のアセスメント，保護，ケアである（Sekula, et al, 2001）．司法精神看護師には，「トラウマ，死の問題に関して，科学的調査においてヘルスケアから法医学の側面へと応用すること」が求められ（Lynch, 1993），ケアの質の向上や予防サービスによって，被害者や加害者のニーズに対応し，また家族ケアも行う．また，患者に潜在する将来的な危険のアセスメント技術が必要である（Burrow, 1993）．

文 献

Burrow S（1993）．An outline of the forensic nursing role. *British Journal of Nursing*, 2（18），899-904.

今村扶美（2011）．症状の背景にある生き方を振り返るグループ療法―司法精神医療における「内省プログラム」の挑戦．精神科治療学，26（3），309-316.

今村扶美・松本俊彦・藤岡淳子・他（2010）．重大な他害行為に及んだ精神障害者に対する「内省プログラム」の開発と効果測定．司法精神医学，5（1），2-15.

厚生労働省（2011）．心神喪失者等医療観察法による入院対象者の状況．
　　＜http://www.mhlw.go.jp/bunya/shougaihoken/sinsin/nyuin.html＞[2012.5.15]

Lynch VA（1993）．Forensic aspects of health care：New roles, new responsibilities. *Journal of Psychosocial Nursing and Mental Health Services*, 31（11），5-6.

松本俊彦・今村扶美（2009）．物質依存を併存する触法精神障害者の治療の現状と課題．精神科治療学，24（9），1061-1067.

松本俊彦・今村扶美・吉澤雅弘・他（2008）．国立精神・神経センター武蔵病院医療観察法病棟の対象者に併発する物質使用障害について―評価と介入の必要性をめぐって．司法精神医学，3, 2-9.

McCrone S, Shelton D（2001）．An overview of forensic psychiatric care of the adolescent. *Issues in Mental Health Nursing*, 22（2），125-135.

美濃由紀子（2009）．医療観察法病棟における多職種協働―看護職の立場から．精神科治療学，24（9），1069-1075.

Sekula K, Holmes D, Zoucha R, et al（2001）．Forensic psychiatric nursing. Discursive practices and the emergence of a specialty. *Journal of Psychosocial Nursing and Mental Health Services*, 39（9），51-57.

武井 満（2004）．触法精神障害者の現状と司法精神障害者対策．*Journal of the National Institute of Public Health*, 53（1），36-44.

11　怒り

●疾患と発生率

　　　　怒りは日常的に経験することであるが，DSM-Ⅳ-TRにおいても診断基準上の位置づけはなく，心的外傷後ストレス障害や境界性パーソナリティ障害の構成概念の一つとして扱われているにすぎない．精神科疾患では，症状そのものが原因となり他者への怒りが攻撃や暴力行為として表出されることがあるが，常に精神疾患患者が怒っているわけではない．

　　　　入院患者の怒りについて，病棟変数（閉鎖環境であること，楽しみのないことなど），患者変数（非自発的入院，危険だという知覚など），職員変数（職員とのコミュニケーションストレス，目標や病棟規則の無理解，職員-患者間の対人的な問題）が相互に影響し合い高め合うモデルがある（Nijman, et al, 1999）．これまで，怒りや暴力の予測因子についてのエビデンスが検討されてきたが，年齢，性，民族，婚姻，教育，社会経済的水準などの変数の予測は困難であり，唯一の単独予測因子が過去の暴力歴であり，精神疾患の有無が暴力の危険因子にはならないことが報告されている（Hamolia, 2005）．活発な精神症状のある者，物質乱用者，反社会性パーソナリティ障害者については危険性が高いとされているが，現在のところ，怒りから暴力の発生を完全に予測することは不可能である．

●治　療

　　　　入院初期の急性期は，病識がない状態で閉鎖病棟に入院するなど，様々な要因が重なるため，怒りが医療者や同室者に向かいやすい．治療への同意が得られない場合や，精神運動興奮の強い患者に対しては，抗精神病薬のベンゾジアゼピン系薬剤が使用されることが多い．可能な限り強制的な治療を行うことは避け，対話が可能であれば，怒っている原因を患者の言葉を傾聴することで確認をし，可能な範囲内でその原因をめぐる解決について丁寧に話し合いをもつことが重要である．

　　　　怒りの低減に認知行動療法を用いた研究（Deffenbacher, et al, 2000）によると，大学生を対象にベック（Beck AT）の認知療法を用いて統制群との比較を行った結果，介入群では有意に効果がみられ，15か月後のフォローアップまで維持されていたと報告している．また，対人スキルを向上させることにより怒りの緩和を図ることができると報告されている（Deffenbacher, et al, 1987）．

　　　　怒りのマネジメント研究の多くは学生や健康な人を対象としており，他害行為者や暴力的な対象者に対する実証的介入研究が少ない点が指摘されている（菊池，2006）．一方，司法精神科病棟においては，他害行為との関連で怒り・攻撃性マネジメント介入の有効性が示されている．少なくとも，「精神症状」「怒り，攻撃性」「物質乱用」の3つの要因が介入の焦点となると報告している（菊池，2006）．

　　　　精神障害者で怒りや攻撃性の問題を抱える患者への介入報告は事例報告レベルにとどまっていたが，英国でもランダム化比較試験（RCT）を用いた研究が着手されている（菊池，2006）．認知行動療法を用いた介入において用いられる技法の効果について注目されているが，どのようなタイプの対象にどの介入方法が有効かについてはほとんど検討されておらず，怒りの個人差に注目した介入効果に関する研究を行う必要性が指摘されている（増田，2005）．

●看護介入

　　　　精神科病棟で入院患者自身が怒りの感情をコントロールするセルフケア支援として，北野ら（2006，2007）はAnger Control Training（Navaco, 2002）をもとに独自のプログラムを作成し，週1回60分のグループによるアンガーマネジメントによる介入を24回6か月間にわたり実施した．その結果，介入前後で大幅に患者のイライラ感，言語的暴力，身体的暴力が減少したことを報告してい

る．しかしながら，介入終了1か月後には再び患者のイライラや攻撃が高まったことから，その有効性についての検証がさらに求められる．

　今橋ら（2009）は，統合失調症患者を対象にした「怒りコントロール」ミーティングを週1回計10回実施し，怒りの対処法の習得に効果的であったと報告している．また，野津ら（2008）は，境界性パーソナリティ障害のある患者へのアンガーマネジメントとして，3週間に12回の介入プログラムを実施した結果，自己評価による怒りの減少が確認されたと報告している．また，自己愛性パーソナリティ障害患者へ看護チームとしてのケアの提供において，看護師が患者の苦情対処に振り回されず，患者の苦情の背後にある不安や憤りの理解と支持的な対応を看護チームで一貫して提供することが有効であるとの報告もある（工藤ら，2007）．以上から，患者の怒りの背景にある病理や影響する要因を理解しつつ，看護面接による個別のケアもしくは社会生活技能訓練（SST）や心理教育的プログラムの実施が効果的であることがうかがわれる．

　一方，怒りや攻撃性は単に患者だけの問題ではなく，医療者側の何らかの要因がその引き金になり暴力の連鎖を生んでいるという指摘がある（江波戸，2007）．すなわち，病棟のケアに対する考え方やコミュニケーションのあり方といった病棟で共有されている看護理念そのものに対して問題提起をしている．怒りのマネジメント支援や怒りがエスカレートした場合の対処スキルの検証の一方で，怒りや攻撃の連鎖についてのエスノグラフィなどの手法による質的探求の必要性が示唆される．

文　献

Deffenbacher JL, Dahlen ER, Lynch RS, et al（2000）．As application of Beck's cognitive therapy to general anger reduction．*Cognitive Therapy and Research*，24，689-697．

Deffenbacher JL, Story LD, Stark RS, et al（1987）．Cognitive-relaxation and social skills interventions in the treatment of general anger．*Journal of Counseling Psychology*，34，171-176．

江波戸和子（2007）．暴力防止の基盤をつくる―看護師の自尊感情を育てることから．精神科看護，182，20-24．

Hamolia CD（2005）．Preventing and managing aggressive behavior．Stuart GW, Laraia MT．Principles and practice of psychiatric nursing, 8nd ed．Mosby．p.846-877．

今橋裕之・小西美恵子・細川哲二・他（2009）．「怒りコントロール」ミーティングの効果．日本精神科看護学会大会学会誌，34，290-291．

菊池安希子（2006）．平成17年度厚生労働科学研究費補助金障害保健福祉総合研究推進事業報告書．イギリスにおける統合失調症に対する認知行動療法―司法精神科患者への心理治療プログラム実施に向けて．p.1-6．<http://www.dinf.ne.jp/doc/japanese/resource/kousei/h17houkoku/haken/kikuchi_1.html>［2012.6.20］

北野　進（2007）．アンガーマネジメントの試み―暴力に対する予防的介入．精神科看護，34（11），32-36．

北野　進・石川博康・黒田　治（2006）．精神科病棟におけるAnger Managementプログラムの作成．日本精神科看護学会誌，49（2），379-383．

工藤聡美・阿部貴子・大竹眞由美（2007）．不安や怒りを抱える自己愛性人格障がい患者への看護―看護チームとしての看護があり方を考える．日本精神科看護学会誌，50（2），58-62．

増田智美（2005）．異なる怒りの表出傾向に対応した認知行動療法の有効性．早稲田大学人間科学研究科博士論文．

Navaco RW（2002）．Anger control therapy．Hersen M, Sledge WH, eds．Encyclopedia of Psychotherapy．Academic Press．p.41-48．

Nijman HL, á Campo JM, Ravelli DP, et al（1999）．A tentative model of aggression on inpatient psychiatric wards．*Psychiatric Service*，50（6），832-834．

野津春枝・安保寛明（2008）．青年期パーソナリティ障害患者に対するアンガーマネジメント導入への試み―中等度精神発達遅滞の疾患名も考慮したアレンジメント．日本精神科看護学会誌，51（2），246-250．

12　不潔

●疾患と発生率

　ここで取り上げる不潔は，手術時や易感染状況で必要な「清潔」の対語ではなく，何らかの理由で自身の保清や適切な環境整備が低下した状態である．

　わが国の精神科の入院患者では，65歳以上の入院患者が45.4％，うち5年以上の入院患者は39.7％を占めており，長期化の状態にある（厚生労働省障害保健福祉部，2011）．施設症は，環境，プロセス，結果によって決定されるが，日常が画一化して，それが個人のセルフケア能力を否定し，一貫して非人間化される環境および構造によって起こる（南ら，1987）．長期入院の統合失調症患者や認知症患者に不潔は発生しやすいが，その要因を症状と環境によるものか判断する必要がある．

　不潔という概念は幅広く，発生率を明確にしている研究は見当たらない．

　神郡ら（1998）は，フェーリング（Fehring, RJ）のモデルを用いて精神障害者のセルフケア領域の能力を調査しており，そのなかで不潔に関する項目が低下していた．吉池ら（2011）は，訪問看護を利用している統合失調症患者を対象として，「精神障害者社会生活評価尺度」を用いた研究で，日常生活（居室の清掃や片づけ）に問題があり助言を要する患者が28％と報告しており，統合失調症や認知症患者において「不潔」は重要な課題である．しかし，そのエビデンスはまだ十分とはいえず，今後，不潔に関して重要性を高める検証が求められている．

●治　療

　不潔を軽減する方法して，セルフケアを高める社会生活技能訓練（SST）と心理教育があげられる．SSTは対人コミュニケーションの改善や生活技能を向上させる精神療法であり，わが国では精神科の保険診療が認められている（水野，2009）．心理教育も厚生労働省医学研究の成果としてプログラムガイドラインが作成されている．

　SSTと心理教育の効果については，多くの研究がなされている．鈴木（2009）や池田ら（2012），明神ら（2009）の研究では，2つの手法を用いて，全般的な社会適応機能や精神症状，自己効力感が高まることが報告されている．不潔に関する評価に対して，その項目のみを測定する尺度は見当たらないが，精神科リハビリテーション行動評価尺度（Rehabilitation Evaluation Hall and Baker：Rehab）や精神障害者社会生活評価尺度（Life Assessment Scale for the Mentally Ill：LASMI），精神障害者ケアガイドライン（第2版）の「ケア必要度」には，不潔に関係する項目が含まれている（渡辺ら，2004）．不潔を含めたセルフケアを評価するには適した尺度である．

●看護介入

　精神科の入院患者は長期入院が多く，セルフケアが低下している．セルフケアレベル低下の背景の一つに「自己イメージの変化」（出口，2008）があり，1日の大半を病室で過ごす生活になることで，一日中同じ服を着て過ごしたり，身体が汚れても着替えないなど，個人衛生が低下した状態が定着するといわれている．それは社会的な刺激の少ない治療環境のなかで生み出されてきた傾向と考えられている（出口，2008）．田中（2011）は，入院中の患者（成人した2人の子の母親）が，「おいしい料理を作って，掃除や洗濯をして，玄関を雑巾で拭いて，花をつくりたい」という夢や希望を抱いていたことを報告している．現実的な夢や希望をもつことが患者の本来の姿であり，患者が備えていた力を低下させない看護介入が必要である．

　精神科看護では，しばしばセルフケアモデルが活用されるが，セルフケアの5要素のなかに「体温と個人衛生（日常生活にかかわるセルフケア）」がある（南ら，1987）．鶴海（2008）は，入院患者の「朝の集い」への参加の有無とセルフケアレベルに着目した研究を行い，「参加あり群」において

個人衛生が改善される傾向を報告している．清家（2007）は，精神科病棟における看護師の退院に向けた援助において，「洗濯・更衣・入浴について」援助していることを報告している．その援助の際には，日常生活をするうえでのセルフケアとして，どこまで本人ができるか確認して，援助が必要と判断したときには指導・助言をしていたと述べており，看護介入において重要な視点である．

不潔に関係するセルフケアモデルの項目には，「水・空気・食物の摂取」があり，患者自身の不潔のみならず，病院の環境を健全に保持することも重要な看護介入である．不潔に関する研究は十分とはいえず，その重要性を高める検証が求められている．

文　献

池田浩之・森下祐子・茂木省太・他（2012）．精神障害者の就労支援における認知行動療法の効果の検討―SSTおよび心理教育を中心に用いて．行動療法研究，38（1），47-56．

神郡　博・田中いずみ（1998）．精神障害者のセルフケア領域の問題に対する看護診断と診療指標に関する研究．富山医科薬科大学看護学会誌，1，1-7．

厚生労働省障害保健福祉部（2011）．精神障害者の地域生活の実現に向けて．

南　裕子・稲岡文昭監，粕田孝行編（1987）．セルフケア概念と看護実践―Dr. P. R. Underwoodの視点から．へるす出版．

水野雅文（2009）．地域精神医療．野村総一郎・樋口輝彦・尾崎紀夫編，標準精神医学，第4版．医学書院．

明神一浩・一ノ山隆司・上野栄一・他（2009）．幻聴のある患者に対する心理教育的アプローチの方法．富山大学看護学会誌，8（2），33-40．

清家太美子（2007）．精神科病棟における看護師の退院に向けての援助．日本精神保健看護学会誌，16（1），32-39．

鈴木英世（2009）．統合失調症の日常生活や障害認識に対する心理教育と社会生活技能訓練の効果．精神障害とリハビリテーション，13（1），69-78．

田中浩二（2011）．精神科長期入院患者の生活世界．日本精神保健看護学会誌，19（2），33-42．

出口禎子（2008）．日常生活行動の援助．出口禎子編．精神看護学 生活障害と看護の実践＜ナーシング・グラフィカ＞．メディカ出版．

鶴海祐子（2008）．精神科急性期病棟での集団療法の効果―精神症状・セルフケアレベルに着目した在棟期間の変化．精神科看護，35（1），45-49．

渡辺美智代・大島　巌（2004）．社会参加のための能力評価．坂田三允総編集，萱間真美・櫻庭　繁・根本英明・他編．長期在院患者の社会参加とアセスメントツール＜精神看護エクスペール 4＞．中山書店．

吉池明子・鈴木聡子・谷川百合子・他（2011）．研究を通して「ズレ」に気づく 思い込みを見直し，次の支援に活かす．精神科看護，38（3），18-22．

13　易刺激性

●精神科臨床における易刺激性

　「易刺激的雰囲気」という言葉は，1985年のMedicusの索引で登場し，しばしば用いられるがあまり定義されない用語であり，それゆえに精神病理学を背景にしてその定義に関して意見の一致を得ておくことが重要である（Snaith, et al, 1985）．そこで，スネイスら（Snaith, et al, 1985）は易刺激性を以下のように定義した．易刺激性とは，外見ではわからないような，通常は短気な言動もしくは爆発的な行動といった結果となる激しい感情の制御の減衰により特徴づけられるある気分の状態である．それは特別な状況における短いエピソードとして経験されるかもしれないし，長期化し一般化されたものとなっているかもしれない．易刺激性の経験は，個人にとっては常に不快であり，理にかなった怒りの表出という浄化の効果を欠いた明白な表現である．

　このように定義される易刺激性の問題に現象，表現型的側面のみならず遺伝学的な側面からアプローチした研究がある．ストリンガリスら（Stringaris, et al, 2012）は，易刺激的な雰囲気は精神病理学においてよくみられる機能不全の症状であり，若者の反社会的な問題と大人のうつの間の発達的な結びつきの背後にあることを明らかにした．そして，易刺激性とそれに重なる精神障害への遺伝と環境的な影響がほとんど知られていないことを指摘し，双子の同胞2,651人を対象にした横断的で長期的なデザインによる研究を行った．まず，「易刺激性」と「強情で有害な行動」といった反社会的な行動の特性が因子分析から導き出された．「強情で有害な行動」は，「うつ」よりも「非行」との間により強い関連を示したが，「易刺激性」は「非行」よりも「うつ」との間でより有意な表現型的関連を示した．遺伝学的な多変量分析においては，「易刺激性」と「うつ」との間の遺伝学的相関は，「易刺激性」と「非行」との間よりも有意に高く，対照的に，「強情で有害な行動」と「非行」との間の遺伝学的相関は，「強情で有害な行動」と「うつ」との間よりも有意に高かった．長期的なモデルにおいては，「易刺激性」と「うつ」の間の表現型的関連は，「易刺激性」と「うつ」の間の遺伝学的関連によって説明された．ストリンガリスらは，これらの知見は「易刺激性」と「うつ」との関係性の背後にある遺伝の一般的な影響の理論に一致するとしている．

●治　療

　大熊（2008）は，易刺激状態を不快感情が亢進した状態と表現し「感情興奮を統制する機能が不十分なとき，例えば酩酊状態，躁状態，統合失調症，人格異常，解離性障害（ヒステリー），てんかん，器質痴呆などの際にも感情興奮性の亢進や不安定症状がみられる」としている．古典ではあるが，シュナイダー（Schneider, K）は「我々が躁病性気分において重点を置くのは，爽快さ，より正確に愉快さだけであり，興奮性ではない．つまり，気分に重点を置く．たしかに，臨床上，特に先行して抑うつ状態が存在した場合，易刺激的で駆り立てられた活動的な状態も躁病的と見なされることがあるだろう．だが時に易刺激性は，愉快さとそこから生じる企業欲にブレーキをかけられることに対する反応にすぎない」と述べている（Schneider, 2007）．また，カプラン（Kaplan, HI）は，躁病エピソード（病相）の説明で「その気分は，易刺激的で，特に患者の野心的な計画が妨げられると，易怒的となる．患者の気分は，初期には多幸的気分が優勢で，後に易怒性へと変化することが多い」（Sadock, et al, 2003）と記している．いずれにしても，易刺激的な状態をもたらしているものが精神面であれ身体面であれ，何らかの一次的な原因により派生している場合は，その原因疾患の治療を行う．易刺激的であることそのものを標的に治療を行う際は，易刺激性を気分障害の一つであるとみなし，躁状態の際の薬物治療に準じることが多い．

　興奮が強く高い鎮静効果が必要な場合は，クロナゼパム，ロラゼパム，ハロペリドール，オランザピン，リスペリドンを用いる．リチウムは現在も双極性障害の標準的な治療薬であることから，単剤

での使用やバルプロ酸やカルバマゼピンと組み合わせて用いることもある．これらの躁状態の改善に用いる薬物の有害作用を防ぐため，モニター（検査）が必要である（Sadock, et al, 2003）．

●看護介入

　前述の治療の説明からうかがえるが，易刺激性に関する看護の報告は統合失調症，認知症，双極性障害など疾患は多岐にわたる．易刺激性が亢進した統合失調症の興奮状態でのオランザピンの口腔内崩壊錠による治療では，興奮と緊張，衝動性の調節における変化量が大きく，統合失調症の急性期の症状改善，静穏作用という点で有用であるという報告は，看護師による服薬コンプライアンス評価も取り入れた臨床的な報告である（堤ら，2008）．

　また，不穏，興奮，衝動性，易刺激性といった理由で身体拘束を受けている患者に対し，生活援助のための一時拘束解除を行う際の再拘束の可否とBroset Violence Checklist（BVC）の得点の関連を検討し，BVCが再拘束困難のリスクを予想し安全な拘束の一時解除の方法を考えるために利用できるという結果も，患者の日常生活の援助の担い手である看護師にとって有用性の高い報告である（藤川ら，2008）．

文　献

藤川　剛・上澤克昭・寺下　修（2008）．身体拘束の一時的な解除に際しての指標作りを目指して Broset Violence Checklist—BVC を用いて．埼玉県立精神保健総合センター研究紀要，18，41-42．

大熊輝雄（2008）．現代臨床精神医学，改訂第11版．金原出版．p.98

Sadock BJ, Sadock VA（2003）/ 井上令一・四宮滋子監訳（2004）．カプラン臨床精神医学テキスト DSM-IV-TR 診断基準の臨床への展開，第2版．メディカル・サイエンス・インターナショナル．

Schneider K（2007）/ 針間博彦訳（2007）．新版臨床精神病理学．文光堂．

Snaith RP, Taylor CM（1985）. Irritability：Definition, assessment and associated factors. *British Journal of Psychiatry*, 147, 127-136.

Stringaris A, Zavos H, Leibenluft E, et al（2012）. Adolescent irritability：Phenotypic associations and genetic links with depressed mood. *American Journal of Psychiatry*, 169（1），47-54.

堤祐一郎・高橋晋・二階堂亜砂子・他（2008）．急性期統合失調症激越状態（著明な精神運動興奮・焦燥感・易刺激性状態）患者に対する olanzapine 口腔内崩壊錠（Zyprexa Zydis 錠）の有用性検討．臨床精神薬理，11（1），81-90．

14 自傷

●自傷行為の発生率

自傷行為の発生頻度は，人口10万人当たり年間120～440件であり，男性より女性のほうが1.2～2.3倍多い（林，2006a）．松本（2008）は，自傷のアセスメントとして，自傷の部位に注目している．手首だけの自傷者は解離傾向が低く自殺の意図から自傷する者が多い，腕だけの自傷者は希死念慮の経験者は少ないが解離傾向が高い，部位が手首などではなく，衣服で隠れない部位を損傷している場合のほうが自傷行為を制御できない可能性が高い，と報告している．森岡（2008）は，自傷行為には自己不確実感が潜在しており，患者自身が他者から受け入れられないことが続くことによって，自分の存在に自信がもてない状態であると指摘している．

精神医学的診断として自傷行為の併発が多いのは，境界性パーソナリティ障害，解離性パーソナリティ障害などがある．岡野（2006）は，自傷行為自体をパーソナリティ障害とは独立したものであると考えるべきなのか，またパーソナリティ障害の一症状なのか，それとも解離症状としてとらえるべきなのかについては，それらの枠組みで区分して論じること自体に無理があり，自傷行為を行う人の主観世界を深く理解し，自傷行為に関する生物学的な知見を取り入れ治療論へと発展させることの重要性を指摘している．

自傷行為が始まる年齢は思春期であり，平均的開始年齢は12歳（Favazza，1989），12歳頃（山口ら，2004），11～13歳（Hawton, et al，2006）の報告がある．

●自傷行為と自殺

精神科通院中の女性自傷患者のうち，18.9％が1年以内に重篤な過量服薬を行っており（松本ら，2006），22.4％が3年以内に致死性の高い手段や方法で自殺企図に及ぶ（松本ら，2006）．また，オーエンズ（Owens, et al，2002）のメタ分析では，10代で自傷行為のある者が10年後に自殺既遂で死亡する確率は，100倍に高まると指摘している．このことは，自傷行為は自殺企図とは異なるが，長期的には自殺の危険因子であることを示している．

致死性の低い自傷行為から自殺未遂は連続的であり，非致死的な自傷行為後に精神科受診した者のうち19％に1年以内に大量服薬による自殺企図があり（松本ら，2006），自傷後1年以内の自殺の相対危険度は66倍との報告がある（Hawton, et al，2003）．

●自傷行為の程度と分類

パティソンら（Pattison, et al，1983）は，自傷行為をその致死性から3段階（高，中，低）に分け，それぞれ直接的・間接的な行為からカテゴリー化している．直接的とは自分を傷つける行為が即座であり身体に損傷を与える行為のこと，間接的とは身体損傷が即時的ではなく，その害が蓄積することで生じる行為のことである．直接的な行為の致死性が高程度（自殺あるいは繰り返しの自殺），中程度（繰り返す自殺企図あるいは重大な自傷），低程度（軽い自傷）とし，間接的な行為として，状況的危険行動，重症の拒食症（高程度），急性アルコール中毒，性的危険行動（中程度），慢性的な物質乱用（覚醒剤や薬の乱用），過食症，治療薬の中断（低程度）に分類している．この分類から，摂食障害（拒食症，過食症）は自殺や自傷の一種であり，適切な対応をしなければならない障害である．なかでも拒食症は，死と密接に関連していると認識しなければならない．

パティソンら（Pattison, et al，1983）は"deliberate self-harm syndrome（故意に自らの健康を害する症候群）"の概念を提唱し，その三徴候として「薬物の乱用または依存」「自傷」「食行動異常」をあげている．女性の摂食障害では60～70％，男性では薬物乱用の50％以上が自傷行為を伴い，共通の病理または共通の行動化要素との関連を示唆している．

●治療

　自傷行為の治療には，温かさと冷静さを兼ね備えた態度が必要であり，身体的損傷を手厚くケアすることが，患者の考え方を修正するきっかけとなる．

　自傷行為の治療には認知行動療法がある．弁証法的行動療法，マニュアルを援用した認知行動療法がある（林，2006b）．自傷行為に対する薬物療法には向精神薬を使用するが，脱抑制効果によって衝動的行動を誘発する可能性が指摘されている．

●看護介入

　統合失調症患者の自傷行為は生命にかかわる重篤なものが多いが，看護援助の具体例は少なく，各看護師が経験的に対応してきたのが実情である．効果的な援助方法として，自殺行為を行ったときに「どうすればよかったのか」について患者に問いかける，「行動化しない約束」を看護師と患者間で行うなどがあり，患者と看護師の関係が今後の再発に大きく関係する（永島，2006）．また，基本的な態度として，自傷行為のみをみるのではなく，自らを傷つけなくてはならないほど苦しんでいる，その苦しみに焦点を当てる（森岡，2008）．

　自殺既遂の予測要因は自殺企図歴があることで，10代における自傷経験が10年後の自殺既遂による死亡リスクを100倍に高める（Owens, et al, 2002）ことを勘案すると，発症率の低い自殺既遂に対してのアプローチだけでなく，発症率がより高く自殺既遂と関連が強い希死念慮や自傷，自殺企図などの自殺関連行動を予測・評価することが重要である．

文献

Favazza AR（1989）．Normal and deviant self mutilation：An essay-review．*Transcultural Psychiatric Research Review*，26（2），113-127．

Hawton K, Harriss L, Zahl D（2006）．Deaths from all causes in a long-term follow-up study of 11,583 deliberate self-harm patients．*Psychological Medicine*，36（3），397-405．

Hawton K, Zahl D, Weatherall R（2003）．Suicide following deliberate self-harm：Long-term follow-up of patients who presented to a general hospital．*British Journal of Psychiatry*，182，537-542．

林　直樹（2006a）．自傷行為—概念・疫学などの基本的事項．こころの科学，127（5），18-23．

林　直樹（2006b）．自傷行為への対応・治療の基本．こころの科学，127（5），70-75．

松本俊彦（2008）．自傷のアセスメント．臨床心理学，8（4），482-488．

松本俊彦・阿瀬川孝治・伊丹　昭・他（2006）．自傷患者の治療経過中における「故意に自分の健康を害する行為」—１年間の追跡調査によるリスク要因の分析．精神医学，48（11），1207-1216．

森岡正芳（2008）．自傷行為．臨床心理学，8（4），477-480．

永島佐知子（2006）．自殺未遂をして入院してきた統合失調症者に対する看護師の思いと看護援助の実際—自殺行為の再発予防に向けた看護援助の検討．日本精神保健看護学会誌，15（1），11-20．

岡野憲一郎（2006）．リストカット—ボーダーラインか解離性か．こころの科学，127（5），76-83．

Owens D, Horrocks J, House A（2002）．Fatal and non-fatal repetition of self-harm. Systematic review．*British Journal of Psychiatry*，181，193-199．

Pattison EM, Kahan J（1983）．The deliberate self-harm syndrome．*American Journal of Psychiatry*，140（7），867-872．

山口亜希子・松本俊彦・近藤智津恵・他（2004）．大学生における自傷行為の経験率—自記式質問票による調査．精神医学，46（5），473-479．

15　集団不適応（児童・思春期）

●疾患と罹患率

　広汎性発達障害（PDD）の罹患率は，0.63〜1.7％程度との報告がある（Chakrabarti, et al, 2001）．また，並木ら（2004）によると，臨床的な印象として2％前後は存在すると考えられ，精神遅滞に匹敵する高い罹患率をもつ．PDDのうち，約75％は知的障害を伴わないとの報告もある（Chakrabarti, et al, 2001）．また，PDDや注意欠如・多動性障害（ADHD），学習障害（LD）はそれぞれ合併することがあり，PDDの児童がADHDの特徴を併せもつことが少なくない．DSM-IV-TRの定義上では，合併する場合はPDDの診断を優先させることになっている．また，LDはPDDやADHDにしばしば合併する．

　思春期のPDDでは幻聴や妄想を伴うことがあり，統合失調症との鑑別が困難な場合がある．しかし，妄想のありようや自我の成立の違いなどから両者は異なる．発達障害と診断する場合は，その患者を理解し，患者自身も自己理解，自己受容につながるように，患者にとって有用でなければならない（飯田ら，2010）．発達障害に関する学術研究は，家計調査，遺伝子研究，薬理・生化学，神経放射線学的手法により知見が集まりつつあるが，まだ明確な生物学的マーカーがないため，診断と治療効果の判定には行動観察や心理検査が主体である（相原，2010）．

●不適応

　発達障害児（者）に不適切な対応や放置をすると，不登校，ひきこもり，無気力，抑うつ，統合失調症様症状，解離性障害，強迫性障害，いじめ，虐待，暴力の噴出，非行，行為障害・触法行為など，対人関係・社会的行動面で著しい適応困難といった不適応問題を引き起こす（Takahasi, 2008）．

　PDDの調査結果（杉山ら，2001）から，障害児療育を早期に受けたほうが受けていない児よりも良い適応であり，幼児期，学童期に発見されずに思春期以降になって不適応を起こして受診する高機能群（正常知能を有する者，IQ≧85）がある．

　小枝（2002）は，心身症や学校不適応といった心身の不適応行動と発達障害との関係において，初めは不適応行動として表面化するが，背景に発達障害が存在する事例を報告している．

●広汎性発達障害（PDD）の児童への看護介入

　生活上の困難にアプローチすることが必要になる．行動療法，カウンセリング，二次障害を抑える薬物療法，環境調整と家族支援が重要である．PDDの児童は過ごしやすさやコミュニケーションの理解度が異なるため，理解しやすい方法，理解しやすいコミュニケーションを一貫して行う（野田，2008）．

　PDDの児童の情動面については，支援者がどんな些細なことでもできたことをほめ，自信をつけることが基本になる．人間関係のトラブルを回避するために，感情や衝動をコントロールする力，人づきあいのルール，支援者の意思をわかりやすく伝えながら相手の話を聞くスキルを身につける（松久，2011）．

　入院治療を要する不適応を起こしたPDDの症例において，過去の迫害体験のトラウマに焦点を当てた治療を行った後に，初めて治療的な進展が得られる．トラウマ処理の技法が比較的広範な発達障害の症例に有効に働く（杉山，2011）．

　英国にはRegistered Nurse for the Learning Disabilitiesという看護師の登録制度があるが，学習障害看護の歴史はまだ浅く，看護実践の理論的根拠に関する文献はわずかである（木戸ら，2008）．その障害特性のために適切な医療サービスを享受できない可能性がある（Brown, 2005）．

　PDDの児童への支援について，対人関係場面のなかで自己理解を促進するために有効な心理臨床的支援について検討した研究（滝吉ら，2010）がある．4項目（①心理劇・心理劇的ロールプレイン

グ，②集団遊戯療法，③ソーシャルスキルトレーニング・行動療法に基づく訓練，④集団療法）の実施の意義，留意点，課題について考察している．

● 家族支援

　PDDの児童との生活のなかで家族が抱える困難に関する研究がある．PDDの児童の行動特性のなかで母親が精神的な影響を受けるものに，コミュニケーションの困難さ，自傷行為，パニック，他者を傷つける行動である．家族には行動の意味を理解できないことが多く，対応の難しさや，周囲から子どもの行動が理解されないことが，家族の困難感を強めている（Hastings, 2003）．また，家族員と支援者との信頼関係の構築が，家族と障害児が安心できる生活につながることによって，家族の障害児に対する否定的な感情が軽減する（King, et al. 1999）．

　PDDの児童には知覚過敏性などの問題があり，知的障害がなくとも愛着の形成が遅れやすい．小学校の年代の子どもは，甘えを両親に受け入れてもらうことが必要である．愛着形成の遅れは養育者側に非常に強い欲求不満をもたらすため，今後の見通しを伝えておく．具体的には，幼児期のうちに，小学校の年代になると接することが楽になること，小学校中学年になると親に甘えるようになることなどを伝えておく．発達障害の一般的な経過では，発達や社会性が徐々に向上をしていく．子育て不全や学校などにおけるいじめといった迫害体験が加わると不良な経過をたどる（杉山，2011）．

文　献

相原　正（2010）．発達障害の臨床・基礎研究における認知神経科学の意義とその展望．山梨大学看護学会誌，9（1），3-8．

Brown M（2005）．Emergency care for people with learning disabilities：What all nurses and midwives need to know．*Accident Emergency Nursing*, 13（4），224-231．

Chakrabarti S, Fombonne E（2001）．Pervasive developmental disorders in preschool children．*Journal of the American Medical Association*, 285（24），3093-3099．

Hastings RP（2003）．Child behaviour problems and partner mental health as correlates of stress in mothers and fathers of children with autism．*Journal of Intellectual Disability Research*, 47（Pt 4-5），231-237．

飯田順三・城島哲子（2010）．子どもの統合失調症―広汎性発達障害との関連性．近畿大学臨床センター紀要，3，5-16．

木戸久美子・林　隆（2008）．発達障害をもつ人への看護の実態に関する文献的考察．山口県立大学学術情報，1，23-27．

King G, King S, Rosenbaum P（1999）．Family-centered caregiving and well-being of parents of children with disabilities：Linking process with outcome．*Journal of Pediatric Psychology*, 24（1），41-53．

小枝達也（2002）．心身の不適応行動の背景にある発達障害．発達障害研究，23（4），258-266．

松久眞実（2011）．通常の学級における発達障害児の支援に関する実践的研究．プール学院大学研究紀要，51，243-255．

並木典子・杉山登志郎（2004）．広汎性発達障害の評価とスクリーニング．臨床精神医学，増刊号，135-141．

野田香織（2008）．広汎性発達障害児の家族支援研究の展望．東京大学大学院教育学研究科紀要，48，221-227．

杉山登志郎（2011）．そだちの凸凹（発達障害）とそだちの不全（子ども虐待）．日本小児看護学会誌，20（3），103-107．

杉山登志郎・辻井正次（2001）．高機能広汎性発達障害．児童青年精神医学とその近接領域，42（2），114-123．

Takahasi S（2008）．School maladjustment and problems of educational support for students with mild developmental disabilities．A survey of resource rooms for students with emotional disturbances in elementary and lower secondary schools in Tokyo．*Japanese Journal of Special Education*, 45（6），527-541．

滝吉美知香・田中真理（2010）．自己理解の視点からみた広汎性発達障害者の集団療法に関する先行研究の動向と課題．東北大学大学院教育学研究科研究年報，58（2），189-212．

16　認知障害

●認知障害を起こす疾患と発生率

　　　　認知障害を起こす疾患は主に認知症である．精神科病棟の入院患者394人を対象に調査したところ，男女比は178対216，精神科的診断はアルツハイマー型認知症51％，レビー小体型認知症8％，血管性認知症7％，前頭側頭型認知症4％，混合型認知症3％，軽度認知障害1％である（熊谷ら，2008）．

　　　　軽度認知機能障害（MCI）の発症率には性差があり，女性と比べ男性のほうが発症しやすく，認知症の前段階で4年後に24％が認知症へ移行する（Roberts, et al, 2012）．

　　　　2015年には65歳以上の高齢者は300万人，約13人に1人が認知症と推計される．その症状は，記憶障害や見当識障害の中核症状と行動・心理症状（BPSD）に分けられる．早期に診断を受け，早期の段階で対応すれば進行を抑え，家族に対しても適切な支援を指導することができる．早期に専門医の診断を受けるには，認知症スクーリングツールのより精度が高いアセスメントスケールの開発が必要である（椎塚，2011）．

●統合失調症にみられる認知障害

　　　　統合失調症の原因（仮説）として，ドパミン神経伝達機構の異常がある．統合失調症の一次的な原因は不明のままであるが，辺縁系のドパミン神経伝達が異常に亢進し，感情，外部感覚情報などが正常に処理されなくなり，幻聴や妄想，異常な観念・感覚に起因する異常行動，運動興奮などの陽性症状が発現する．また，大脳皮質の前頭部に分布するドパミン神経の活動低下によって，情動の平板化，思考の貧困などの陰性症状がみられる．そして，前頭皮質（連合野）で制御される認知機能の低下により認知障害などの様々な症状が現れると考えられている（Harrison, 1999, Frith, 1996）．

●治　療

　　　　認知障害や記憶障害に対しては，脳代謝改善薬の効果が期待されたが，現在では積極的に使用されていない．認知症治療薬のドネペジル塩酸塩（アリセプト®）は中核症状（認知機能障害）に効果があり，また，介護者の負担軽減（Wimo, et al, 2004）や，施設入所するまでの在宅期間の延長にも有効であった（Geldmacher, et al, 2003）．

　　　　精神科医師を対象とした調査結果において，90％以上の医師はBPSDの妄想，幻覚，暴言・暴力，せん妄の治療に対して抗精神病薬の使用が必要であると回答している（Kovach, et al, 2006）．

●看護介入

　　　　精神看護における認知症高齢者のBPSDへの対応に対して，文献検討により効果的な看護介入を抽出したところ（片丸ら，2008）．①なじみの関係をつくる，②安定した場所の確保，③BPSD検討会の背後にある要因をアセスメントする，④自尊感情を守るかかわり，⑤コミュニケーションの工夫，⑥介入のタイミングを見計らう，⑦セーフティマネジメント，⑧非薬物療法への参加を勧める，の8項目であった．

　　　　小松ら（2005）は，認知症患者への効果的な声かけの音声特徴やその反応に着目した研究を報告している．援助者の女性の声の高さについて，対象とする認知症患者によって高低の違いをつけるとBPSDの安定が図れることや，援助者の技術は経験年数によって違いが生じることが明らかになった．つまり，声かけの調子を合わせるコミュニケーション技術は経験的に獲得され，また，BPSDを現す前徴候に不同意のメッセージ（服従，謝罪，転嫁，遮断，憤懣）がある．認知症高齢者に合わせた対応の視点について，ケアの方向性の変更，状況の変化を待つ，責任転嫁のための言い訳を提案すると，BPSDの回避になる（伊東ら，2011）．

認知症高齢者の施設ケアスタッフのなかに，ケアがうまくいっているという感覚や見方，対応のなかに洗練されたものや有効なものがあると仮定し，ケアスタッフにおけるBPSDのとらえ方とBPSDの転帰について理論化を試みた（九津見ら，2008）．結果として，BPSDは「心と身体の安寧を脅かす」「居場所の安寧を脅かす」の2つとそれらの重なる概念であるととらえられ，安寧が脅かされる抑制や不安などがBPSDの触媒となり，BPSDの共鳴が起こる．BPSDの望ましい転帰には，「認知症高齢者および周囲の人が安寧に施設生活を送ることができる」「BPSDが最小限となり混乱が収束する」の2つがある．認知症高齢者の安寧には，人権やノーマライゼーションに配慮したケアの発展が必要である．

　在宅介護を継続している要援護高齢者の行動障害の特徴から，家族介護者が提供する介護についての指針を得る研究がある（東野，2006）．要援護高齢者の属性としての性，年齢，医学的診断名の有無が行動障害の「感情統制困難」「徘徊」「物の異常認知」「被害的幻覚・妄想」「無気力・健忘症状」と関連性をもつかを，要援護高齢者252人の統計的な資料をもとに明らかにしている．その結果，認知症の診断の有無がすべての因子に影響をもっていることを示し，性差が「感情統制困難」と関連し，年齢は「被害的幻覚・妄想」「無気力・健忘症状」と関連していた．一方，「徘徊」と「物の異常認知」のみが認知症の診断と密接に関連した症状であり，主要な行動障害と性，年齢，認知症の診断の有無との関連性について一定の知見を得ている．これらの結果は今後，認知症高齢者の心身状況，介護状況，周囲の環境の変化に応じた行動障害の対応を考える際の重要な視点になる．

文　献

Frith C（1996）．Neuropsychology of schizophrenia, what are the implications of intellectual and experiential abnormalities for the neurobiology of schizophrenia? *British Medical Bulletin*, 52（3），618-626.

Harrison PJ（1999）．The neuropathology of schizophrenia. A critical review of the data and their interpretation, *Brain*, 122（Pt 4），593-624.

東野定律（2006）．要援護高齢者の行動障害に関連する要因に関する研究．日本認知症ケア学会誌，5（3），449-456.

伊東美緒・宮本真巳・高橋龍太郎（2011）．不同意メッセージへの気づき―介護職員とのかかわりの中で出現する認知症の行動・心理症状の回避にむけたケア．老年看護学，15（1），5-12.

片丸美恵・宮島直子・村上新治（2008）．精神科看護における認知症高齢者のBPSDへの対応と課題―「問題行動」をキーワードとしたケーススタディの文献検討から．看護総合科学研究会誌，11（1），3-13.

小松光代・黒木保博・岡山寧子（2005）．重度認知症高齢者に対する介護スタッフの声かけ音声の特長と声かけプランの可能性を探る．日本認知症ケア学会誌，4（1），32-39.

Kovach CR, Noonan PE, Schlidt AM, et al（2006）．The Serial Trial Intervention：An innovative approach to meeting needs of individuals with dementia. *Journal of Gerontological Nursing*, 32（4），18-25.

熊谷　亮・榛沢　亮・内海雄思・他（2008）．順天堂東京江東高齢者医療センターにおける精神科病棟入院患者の現状―開院当初と比較して．順天堂医学，54（4），468-473.

九津見雅美・山田　綾・伊藤美樹子・他（2008）．施設入所認知症高齢者にみられるBPSD（behavioral and psychological symptoms of dementia）ケアのための新たな概念の構築―問題行動パラダイムを越えて．日本看護研究学会雑誌，31（1），111-120.

Geldmacher DS, Provenzano G, McRae T, et al（2003）．Donepezil is associated with delayed nursing home placement in patients with Alzheimer's disase. *Journal of the American Geriatrics Society*, 51（7），937-944.

Roberts RO, Geda YE, Knopman DS, et al（2012）．The incidence of MCI differs by subtype and is higher in men：The Mayo Clinic Study of Aging. *Neurology*, 78（5），342-351.

椎塚久雄（2011）．認知症アセスメントスケールの調査と関連する諸問題．工学院大学研究報告，111，137-144.

Wimo A, Winblad B, Shah SN, et al（2004）．Impact of donepezil treatment for Alzheimer's disease on caregiver time. *Current Medical Research and Opinion*, 20（8），1221-1225.

17　睡眠障害

●疫　学

　日本人は睡眠時間が最も短く，昼寝をしている人の割合が最も少ないが，不眠症の有病率としては10か国中6番目である（Soldatos, et al, 2005）．また，中学生以上の日本人の約20％に何らかの不眠の症状が認められ，種々の要因（心身の状態，たばこやアルコールなどの刺激物，睡眠薬などの薬剤，ライフスタイルなど）と関連している（土井，2009）．

●統合失調症の睡眠障害の特徴と治療

　統合失調症患者と健常者の睡眠の比較で，入眠潜時の延長，総入眠時間の短縮，睡眠効率の低下は有意なものであった．また，若干ではあるが，ステージ2に達するまでの時間が統合失調症では延長している（Chouinard, et al, 2004）．簡易精神症状評価尺度（BPRS）の得点とレム睡眠の長さ，レム密度とは負の相関を示していた（Poulin, et al, 2003）．

　山下ら（Yamashita, 2002）は，慢性統合失調症に対しての睡眠への効果として，リスペリドンはハロペリドールより入眠潜時が早く，ステージ3，4の徐波睡眠の増加は有意なものであったが，徐波睡眠に対する効果は薬剤や報告によって差があるため，今後の検討が必要であるとしている．そのほかの治療法には，生活のリズムや運動などの睡眠指導や高照度光療法などがある．

●うつ病の睡眠障害の特徴と治療

　不眠は慢性化しやすく，慢性化した不眠の人では不眠のない人に比べてうつ病発症リスクが数倍高まる（Hatzinger, et al, 2004）．また，一般成人の各年代において7～8時間の睡眠時間をとっている人が，最も抑うつ得点が低く，カットオフポイントを7～8時間としたとき，U字型に抑うつ得点が高くなっていた（Kaneita, et al, 2006）．また，大うつ病を発症した人と寛解した人では，REM密度の増加と徐波睡眠の短縮がみられ，大うつ病の既往がない親族にもこの傾向が認められる（Pillai, et al, 2011）．

　抗うつ薬は，レム睡眠抑制作用やレム睡眠潜時の延長作用があり，睡眠潜時の短縮や徐波睡眠の増加はあまり期待できないが，ステージ2の延長はみられるものもある（小曽根ら，2007）．

　不眠のある大うつ病患者の，フルオキセチンとエスゾピクロンの併用効果として，ハミルトンうつ病評価尺度（HAM-D）が有意に改善し，睡眠潜時および中途覚醒時間の有意な短縮と総睡眠時間および徐波睡眠の増加が認められた（Fava, et al, 2006）．

　越前屋（2010）は，薬剤抵抗性のうつ病性障害，双極性障害で現在大うつ病エピソードのある患者に対し，断眠療法と効果を維持させる目的で睡眠位相前進と高照度光療法を行い，HAM-D，自己評価抑うつ尺度（SDS），SF-36において統計的有意な改善が認められたとしている．

●看護介入

　古島ら（2009）によると，ベッドサイドで患者への声かけなどのかかわりをもちながら就寝前に足浴を実施することは，心拍数の速やかな低下，LF/HF（低周波成分/高周波成分）の交感神経活動の入眠後の低下，睡眠中の低値，主観的睡眠感は有意に高かったことを報告している．また，自分流枕の使用は，熟睡感，枕の高さ，肌触り，居心地，癒された感じへの効果がある（内田ら，2006）．

　患者の睡眠を促進するために行う看護行為の特徴として，「睡眠状態のアセスメント」「環境調整（光を防ぐ，快適な枕・リネンを整えるなど）」「リラクセーション（マッサージ，音楽療法，アロマテラピーなど）」「睡眠衛生教育」「概日リズムのリセット（覚醒のタイミング調整，日中の活動の促進など）」「薬物使用」「食物・飲み物の摂取」「症状コントロール（不安軽減，ストレス軽減

など）」の8カテゴリーがあり，非薬剤性の介入を主体としていること，先行要件と帰結での主観の重視，個人の睡眠に合わせることの重視，二次的なアウトカムが重要である（角濱，2007）．

坂倉ら（2009）は，精神科の不眠を訴える患者への看護技術として，「活動と休息のバランス調整（日中の活動を勧める，夜は入床することを勧める）」「刺激を回避（症状の安定を図る，環境を整えるなど）」「対応の統一」「指示薬の使用（作用時間に基づいて対応する，翌日のことを考え与薬の判断をするなど）」「覚醒への配慮（覚醒時に安全に配慮する，寝ることを強要しない）」「安心感を提供（付き添い，タッチングなど）」の6つのカテゴリーを抽出し，精神科看護師は，活動と休息のバランスに働きかけることを重要視している．

文　献

Chouinard S, Poulin J, Stip E, et al（2004）．Sleep in untreated patients with schizophrenia：A meta-analysis. *Schizophrenia Bulletin*, 30（4），957-967.

土井由利子（2009）．我が国における不眠症の疫学．日本臨牀，67（8），1463-1467.

越前屋勝（2010）．気分障害の時間生物学的治療とその作用機序に関する研究．平成21年度科学研究費補助金研究成果報告書．

Fava M, McCall WV, Krystal A, et al（2006）．Eszopiclone co-administered with fluoxetine in patients with insomnia coexisting with major depressive disorder. *Biological Psychiatry*, 59（11），1052-1060.

古島智恵・井上範江・児玉有子・他（2009）．不眠を訴える入院患者への足浴の効果．日本看護科学会誌，29（4），79-87.

Hatzinger M, Hemmeter UM, Brand S, et al（2004）．Electroencephalographic sleep profiles in treatment course and long-term outcome of major depression：Association with DEX/CRH-test response. *Journal of Psychiatric Research*, 38（5），453-465.

角濱春美（2007）．看護学における「SLEEP PROMOTION」の概念分析―認知症高齢者の睡眠を整えるケアの概念モデル作成の基盤として．聖路加看護学会誌，11（1），29-37.

Kaneita Y, Ohida T, Uchiyama M, et al（2006）．The relationship between depression and sleep disturbance：A Japanese nationwide general population surve. *Journal of Clinical Psychiatry*, 67（2），196-203.

小曽根基裕・伊藤洋（2007）．うつ病に伴う不眠の治療（薬物療法と認知行動療法）．睡眠医療，2（1），57-63.

Pillai Y, Kalmbach DA, Ciesla JA（2011）．A meta-analysis of electroencephalographic sleep in depression：Evidence for genetic biomarkers. *Biological Psychiatry*, 70（10），912-919.

Poulin J, Daoust AM, Forest G, et al（2003）．Sleep architecture and its clinical correlates in first episode and neuroleptic-naive patients with schizophrenia. *Schizophrenia Research*, 62（1-2），147-153.

坂倉敬子・岩間めぐみ・島本美保子・他（2009）．精神科の不眠を訴える患者への看護技術．日本看護学会論文集，精神看護，39，179-181.

Soldatos CR, Allaert FA, Ohta T, et al（2005）．How do individuals sleep around the world? Results from a single-day survey in ten countries. *Sleep Medicine*, 6（1），5-13.

内田陽子・磯田哲夫（2006）．自分流枕の癒しと睡眠の主観的評価．北関東医学会誌，56（2），143-147.

Yamashita H, Mrinobu S, Yamawaki S, et al（2002）．Effect of risperidone on sleep in schizophrenia：A comparison with haloperidol. *Psychiatry Research*, 109（2），137-142.

18 身体化

●精神科臨床における身体化

　身体化とは「精神的葛藤に対する防衛機制の一つで，葛藤を身体症状に変換すること，例えば，学校に行きたくない小学生が腹痛を起こすことがこれに含まれる」（看護大事典），「内的感情興奮に身体現象が伴ったり，精神的葛藤による不安を身体症状で防衛することは広く認められることである．精神内界に深くひそんでいる心的葛藤が身体症状としてあらわれることをステーケル（W. Stekel）は身体化と呼んだ．これはフロイト（S. Freud）の転換と同じ意味である」（南山堂医学大辞典）とある．さらに「身体化には先にもあげた，精神的緊張や感情興奮ことに異常に長くつづくストレスによって引き起こされた精神生理反応による身体症状も含まれる．1980年アメリカ精神医学会は神経症という診断分類をやめて，従来の神経症のなかの身体症状を呈するものを一括して，身体表現性障害と呼んだが，そのなかに身体化障害という原型があげられている」と補足している．確かにDSM-Ⅳ-TR（2003）では，身体表現性障害（somatoform disorders）の下位分類に身体化障害（somatization disorder）がおかれている．身体化とはフロイトの神経症研究の流れをくんだ疾患概念であることがわかる．

　中山ら（2009）は，症状の様態を扱おうとするDSMと，精神病との対比を鮮明にしようとするICDといった二大分類間の視点の相違と，現実検討能力の保持，自我違和感の存在，社会規範からの非逸脱性と社会機能障害といったDSMとICDの共通の基本原則を示しながら，神経症圏の疾患の相貌が次第に不明確になっていると指摘している．また，神経症性障害の個別の問題において，身体化障害については，きわめて多様な身体症状を呈することが診断基準によって求められており，そのため臨床上はこの診断を下せる事例はあまり多くないこと，この障害の本体がどこにあるのか，操作的診断によって集積されてきたデータからは今もって不明確であるとしている．

●治　療

　多くの教科書では，身体表現性障害全般において，その症状を単に気持ちの問題とせず，患者を長期にわたって支えていくことが，患者の無力感を改善する最良の方法であるとしている（中山ら，2009）．そのうえで，この障害の本態が中枢のストレス処理ネットワークシステムに組み入れられたストレス反応形態であり，患者の意識とは無関係に種々の反応が出現し制御不能に陥っていると考えられ，この反応系にどう向き合っていくかが治療の鍵になる．

　白波瀬（2006）は，身体表現性障害をもつ患者が最初に訪れるのが精神科ではなく一般身体科であることと，プライマリケアにおいて医学的に説明できない症状が15〜30％という割合で発生することから，一般身体科の医師に向けた助言が重要であるとし，さらに身体表現性障害をもつ患者へのアプローチを解説している．このアプローチには，①再帰属的アプローチ，②指示的アプローチ，③精神療法的アプローチがある．

　再帰属的アプローチは，患者が自らの身体症状を心理的あるいはストレスフルな要素と関連づけられるように援助するアプローチである．心身相関についてさらに理解したいという患者には，精神療法的アプローチとしての認知行動療法や短期力動的精神療法が有効である．

　白波瀬（2006）は，先行研究の試験結果や心気症の認知行動モデルを紹介し，認知行動療法は患者のなかの悪循環を明らかにし，破局的認知と気分や行動との関連を教えることが重要であると述べている．また，短期力動的集団精神療法においても身体表現性障害に対する有効性の報告がみられることを指摘し，認知行動療法が不適応的な思考や行動を同定してその修正を目指すのに対して，短期力動的精神療法はそうした不適応的な思考や行動を生み出す無意識的な願望や空想の解明とそれらへの働きかけを目的とするとしている．

また，心身相関を否定し精神科治療に拒否的な患者に対しては，指示的アプローチが有効である．指示的アプローチでは，今の治療状況では行うべき検査がないことを説明し，治療は長期にわたるため，痛みや症状を抱えながら対処していくことを治療目標にするほうが得られるものが多いことを伝えるとよい，と述べている．

　小林ら（2012）は，身体表現性障害と疼痛症状を認める慢性疲労症候群の類似点および相違点を検討した．慢性疲労症候群と身体表現性障害あるいはうつ病を明確に鑑別することは困難である．このことは症状に焦点を当て，診断を下す操作的診断の限界を示すものであり，生物学的な原因究明のための客観的検査法の確立のため，ヒトヘルペスウイルス6（HHV-6）潜伏感染タンパクであるSITH-1について紹介している．

●看護介入

　身体表現性障害において，患者が症状を認めるということは，治療および管理の精神面への効果を考えるときに有用な戦略となる（Soltis-Jarrett, 2011）．

　わが国では，身体化を疾病行動の一つの形態ととらえ看護を展開した研究がある（嵐，2011）．現状では，身体化は身体状態に影響する心理的因子の理解の変遷により，身体医療と精神医療の狭間でとらえ方に混乱がみられる．身体化の問題は，苦痛を身体的問題ととらえて治療を求める患者と，心理社会的な原因ととらえて治療しようとする医療者のとらえ方のくい違いによるところが大きい．最近，末梢での侵害刺激の存在しない身体感覚であっても，患者が痛みと表現すれば痛みと認識されるようになり，身体化は疾病行動の一つの形態としてとらえられるようになった．このような認識の変化を背景に置けば，看護は，苦痛の原因究明のみでなく疾病行動に焦点を当て，本人が「苦痛を表す言葉」でその体験を表現していることに注目し，その情動的側面に配慮して痛み耐性を上げる工夫をすることで苦痛そのものに働きかけ，軽減することに寄与できる．そのためには，心身両面において専門性を取り入れた各科に共通して有用な看護を確立していく必要がある．

　疾病行動という概念は難解ではあるものの，患者が訴える症状そのものを受け入れ，心身両面の苦痛に対して看護師がいかに専門性を発揮できるかが問われている．

文　献

相川直樹・他（1998）．南山堂医学大辞典，第18版．南山堂．p.1066.

嵐　弘美（2011）．身体化を呈する患者への看護の現状と今後の課題．東京女子医科大学看護学会誌，6（1），1-6.

米国精神医学会編，高橋三郎・大野　裕・染矢俊幸訳（2003）．DSM-Ⅳ-TR 精神医学の分類と診断の手引，新訂版．医学書院．

小林伸行・中山和彦・近藤一博（2012）．精神科領域から見た疼痛―身体表現性障害と慢性疲労症候群．女性心身医学，16（3），251-255.

中山和彦・小野和哉（2009）．精神科診断と分類について―ICD-11の課題―F4：神経症性障害および身体表現性障害．精神科，14（1），32-37.

白波瀬丈一郎（2006）．精神療法の実際―身体表現性障害患者への精神療法的介入．精神科，8（2），117-121.

Soltis-Jarrett VM（2011）．His-story or her-story：Deconstruction of the concepts of somatization towards a new approach in advanced nursing practice care. *Perspectives in Psychiatric Care*, 47（4），183-193.

和田　攻・南　裕子・小峰光博総編集（2010）．看護大事典，第2版．医学書院．

19　性別違和

●精神科臨床における性別違和

近年，マスコミでは女装愛好家や異性装者，ニューハーフなどという言葉とともにその当事者の活躍が目覚ましい．また，彼らの生活に密着した取材などを通じて，その性に関する悩みや葛藤に焦点が当てられる場合もある．このような，自らの性別に違和感をもつ人やその周囲の人に，深い苦悩があることは想像にかたくない．ウィルソンら（Wilson, et al, 1999）が編集した精神科看護の文献では，性同一性として以下のような説明がされている．

「性同一性は，諸個人の個人的でプライベートな，女性もしくは男性といったことに対する一致の感覚である．性同一性は，生物学および他者によって植えつけられた一致感と自己の一致感との相互作用によって発達する．新生児は外性器の特徴によって性が決められ，3歳になる頃には子どもは，"私は女の子よ"とか"僕は男の子だ"と言う．性同一性はある連続体としてみなすことができる．連続体の一方の端にあるのは，彼らの性の同一性が解剖学的なそれと一致するということである．中ほどには，男性と女性両方の性同一性をもつ服装倒錯者がいる．連続体のもう一方の端にあるのは異性願望者で，彼らは解剖学的な性と相容れない性同一性をもっている」（Wilson, et al, 1999）．

この問題の複雑で多様性をもった概念に関しては，同じく米国精神医学会でもその診断基準をめぐって議論があり，まもなく発行されるといわれるDSM-5でどのように扱われるかに関心が向けられている．

また，「性同一性障害の診断に関連するいくつかの一般的な問題とは別に，それがDSM-5に残るかどうかといったように，多くの問題が青年や成人の性同一性障害診断の現在の基準にかかわっている．これらの問題は，性転換と性同一性障害といった用語の類似性と差異によって引き起こされる混乱に関連している．ジェンダーの不一致といった現象の全容をとらえることが現在の基準ではできない」（Cohen-Kettenis, et al, 2010）と現況が述べられている．

●性同一性障害の治療

わが国では，日本精神神経学会（1997）において性同一性障害に関する診断と治療のガイドラインが制定されている．これによれば，性同一性障害の治療は，大別して精神科領域の治療と身体的治療に分けられ，身体的治療ではホルモン療法，FTM（female to male：女性から男性へ性別移行をするもの）に対する乳房切除術，そして性別適合手術がある．

●看護介入

松岡（2000）は，現在の性別に違和感を抱く人々の苦悩に焦点を当て，看護職の役割を論じた．女性であることへの違和感に苦悩した4人へのアンケート結果より，性別違和感のある人の苦しみは，自己の存在否定の苦しみであること，違和感は幼少期から始まるが思春期が最も顕著であること，正確な情報の重要性，家族もまた苦悩すること，社会的・法的なサポートが不備なことがあげられた．看護をはじめとする医療者は，違和感を打ち明ける勇気を受け止め，家族を支えながら当事者の困難を理解する必要がある．実際に性別違和感のある人の困難は，その特性ゆえに生活の細部にまでわたる．生活面での援助を行う看護師が，性別違和感のある人の援助で果たす役割は大きいといえる．

奥野ら（2004）は，性別適合手術を受けた12人を対象に，入院中の看護についてアンケート調査を行い，9人（MTF（male to female：男性から女性へ性別移行をするもの）1人，FTM 8人）から回答を得た．手術を受けた感想は全員が「よかった」と答えたが，入院生活での細部に不満は残った．患者の望む性を患者の性として接したことはよかったが，患者を好奇の目にさらさないよう配慮が必要である．入院中にかかわる全職員の性別違和感に対する理解が深まるよう啓発活動が必要であり，

医療チームの連携と協力が患者の安心のために欠かせない．
　性別再適合について，「身体への外科的治療あるいはホルモン療法をとおしてある性から他の性へ移行することをいう」と定義し，性別再適合を受ける人のケアニーズに関して調査した報告がある（Sobralske，2005）．その冒頭で，「初めての患者があなたのクリニックにやってきて，専門看護師に会いたいという場面を想像してみるべき」と問題提起している．患者が「性別適合手術を受けていて定期の検査をしてもらいたい」と看護師に言う．そのとき，あなたにこの患者のケアをする準備はできているかと問いかける．この研究では，性別違和感，性別再適合のプロセス，性転換患者の初期のケアニーズ，身体面のテスト，ケアや社会サービスの倫理について述べ，性別再適合を行った患者をケアすることは特異な経験だが，おおむね彼らは一般の患者と同様のケアニーズをもっている．患者が受けてきた処置や特異な健康問題に関する最もよい資源となるのだから，定番の健康スクリーニングや年齢相応で生活習慣を反映した健康増進に専念できるよう看護師が援助すること，理想体重の維持や十分な運動，健康な栄養摂取，そして健康を阻害する習慣を避けることが重要であり，患者に対してこれを明確にすることが，性にとらわれず一個人としての彼らに批判的でなく純粋な関心を示すことになると提言している．

文　献

Cohen-Kettenis PT, Pfäfflin F（2010）．The DSM diagnostic criteria for gender identity disorder in adolescents and adults．*Archives of Sexual Behavior*, 39（2），499-513．

松岡弘子（2000）．TS の人への関わりをとおして看護の役割を考える．助産婦雑誌, 54（2），111-116．

日本精神神経学会（1997）．性同一性障害に関する診断と治療のガイドライン第 4 版（主な改正点）．
　　〈http://www.jspn.or.jp/ktj/ktj_k/2012/gid_guideline_no4.html〉［2012.6］

奥野信枝・永井　敦・公文裕巳（2004）．性同一性障害患者の看護―入院中の看護の取り組みと評価．日本性科学会雑誌, 22（1），12-15．

Sobralske M（2005）．Primary care needs of patients who have undergone gender reassignment．*Journal of American Academy of Nurse Practitioners*, 17（4），133-138．

Wilson HS, Kneisl CR, eds（1999）．Psychiatric nursing, 5th ed．Prentice Hall．p.399．

20　強　迫（思考・行動）

●強迫に併存する疾患

　　強迫性障害は，大うつ病などの気分障害，また何らかのパーソナリティ障害を併存する患者に多い（實松，2012）．強迫性障害患者における大うつ病の生涯有病率は約67％，社会恐怖（社交恐怖）の生涯有病率は約25％である．強迫性障害によくみられるほかの診断は，全般性不安障害，特定の恐怖症，パニック障害，摂食障害，パーソナリティ障害である．児童・青年期の患者では，20～30％にチックの既往があり，トゥレット障害の発生率は5～7％と併存が認められる（Sadock, et al, 2003）．

●強迫性障害の発生率

　　強迫性障害の生涯有病率は2～3％，精神科の外来患者の約10％にこの障害があると推定されている．ヨーロッパ，アジア，アフリカにおける疫学研究において，それらの率が文化を超えて一致していることが確認されている．
　　成人では，強迫性障害の性差は認められないが，児童および青年期では男子は女子よりも罹患しやすく，女性は結婚や出産にかかわる時期の発症が多い．発症年齢は，およそ20歳である．全体では，約2/3の患者が25歳以前に発病し，15％未満が35歳以降に発症する（Sadock, et al, 2003）．

●治　療

　　強迫性障害のように生物学的要因が大きいと考えられるものには薬物療法と精神療法（認知行動療法など）が併用され，本人のパーソナリティや心的環境の要因が大きい場合には精神療法を主とし薬物療法を補助的に使用する．
　　薬物療法では，選択的セロトニン再取り込み阻害薬（SSRI）が第一選択とされるが，40～60％の患者はSSRIで十分な効果がないとされる．クロミプラミンも有効であるが，有害な副作用に注意が必要である．
　　行動療法を受けることを承諾し，意識的にその技法を応用する患者の3/4は症状の改善を維持する（Sadock, et al, 2003）．行動療法は，強迫性障害に対する治療効果が認められている心理療法であり，特に暴露反応妨害法とよばれる治療技法の有効性が無作為化統制試験により実証されている．暴露反応妨害法は，患者が強迫観念と不安や恐怖の出現を恐れ，回避している刺激状況に対し，あえて自らを暴露し，その際に不安が高まってもそれを無理に抑え込むための強迫行為を行わず（反応妨害）にいると，時間経過につれて不安が自然におさまってくることを繰り返し体験する技法である（黒木ら，2011）．
　　強迫性障害に対しては森田療法も有効である．神経質性格，あるいは強迫性パーソナリティ障害の患者に対しては，森田療法など定型的な精神療法を主とし，薬物療法を補助的に併用する．森田療法の治療目標は症状の改善にとどまらず，人格の成長（性格陶冶）をも射程に入れる．重症のパーソナリティ障害の共存する患者に対しては，薬物による症状の軽減と歩調を合わせて，ゆるやかに森田療法的もしくは行動療法的アプローチを実施し，治療目標は症状の改善と適応レベルの向上におく．
　　また，「かくあるべき」という強迫的な心の構えの強い神経質性格の人は，たまたま恐怖を伴うような考えが浮かぶと，そのようなことを考えてはならないとして意識から排除しようと努める結果，かえってその考えにとらわれ強迫観念に発展する．こうした「とらわれ」の心理機制を打ち破ることが森田療法の基本方向であり，それは端的に「あるがまま」という言葉に集約される．強迫性障害の精神療法の必要条件とは，強迫的悪循環と疲憊状態（疲れ果てた状態）から脱して基本的な行動を立て直すことであり，その十分条件は，制縛的（制限され自由が束縛されていること）な生活スタイルを

修正し，自己を現実によりよく生かしていくことである（中村ら，2007）．

●看護介入

　強迫行為に対して関心を示すことやその行動を禁じることは，患者の不安を増加させるため，治療の初期は強迫行為を妨げることはせず，有害で危険な状況や行動に限って介入すべきである（Schultz, et al, 2002）．

　身体汚染の不安から強迫的な手洗い行為のある患者（14歳，男性）に対し，恐怖，不快を弱めるために患者が強迫症状に直面する暴露反応妨害法を，面接者である看護師およびスタッフがチームで取り組んだ報告がある（三上，2009）．「自分がどうなりたいか」という治療後の自分をイメージし，治療中のつらさを受容したうえで，「必ずよくなる」ことを保証し，治療に対する動機づけを何度も繰り返し行った結果，暴露反応妨害法を順調に進めることができた．

　また，1日のほとんどを手洗い，入浴に費やした思春期の強迫性障害患者（中学生，女性）への看護介入の報告がある（松尾ら，2009）．看護師は，患者の呈する強迫症状や対人面での激しい衝動性を否定せず，良好な関係を築くことに努めた．患者に「過剰な手洗いを治して家に帰りたい」という治療意識が芽生えると，看護師は支持的にかかわり，患者に寄り添い，患者の頑張りをほめるとともに，退院後を見すえた積極的なアドバイスを行った．その結果，症状の軽減と対人関係の変化がみられるようになり，他者との交流時間が増え，対人技能も向上した．

　これらの報告から，強迫行為が起きている原因やその病態，影響している要因など多面的に理解を深め，患者自身が行動を変容できるように援助することが重要である．

文　献

黒木俊秀，中尾智博（2011）．強迫性障害に対する行動療法—技法とその生物学的基礎．脳21，14（3），257-261．

松尾国柱・福地由紀子・森山佳緒理・他（2009）．1日のほとんどを手洗い・入浴についやした強迫性障害患者の看護．精神科看護，36（7），45-50．

三上勇気（2009）．看護師による暴露反応妨害法の実践．精神看護，12（3），88-94．

中村　敬，舘野　歩（2007）．強迫性障害の森田療法—入院および外来治療の実際．精神科治療学，22（6），685-691．

Sadock BJ, Sadock VA（2003）／井上令一・四宮滋子監訳（2004）．カプラン臨床精神医学テキストDSM-IV-TR診断基準の臨床への展開，第2版．メディカル・サイエンス・インターナショナル．p.669-670，1044．

實松寛晋（2012）．脅迫神経症．樋口輝彦・市川宏伸・神庭重信・他編．今日の精神疾患治療指針．医学書院．p.175-178．

Schultz JM, Videbeck SL（2002）／田崎博一・阿保順子・佐久間えりか監訳（2007）．看護診断にもとづく精神看護ケアプラン，第2版．医学書院．p.253-258．

21 施設症

●精神科臨床における施設症

2004年の精神病床における患者の動態をみると，年間の全国の精神科病院の新規入院は38万人である．退院患者数は，3か月未満で退院する患者が22万人，3か月以上12か月未満で退院する患者が11万人で，短期で退院する患者が増えている．しかし，12か月を超えて入院が長期化する患者が減少していない．また，精神病床の平均在院日数は，1990年は490日であったが，2009年には307.1日と年々短縮の傾向にあるが，精神病床の入院患者の状況にほとんど変化はない（末安，2009a）．

●長期入院患者と施設症

2002（平成14）年に社会保障審議会障害者部会精神障害分会の報告のなかで，「受入条件が整えば退院可能」な患者の数が7万2,000人という調査結果が示された．この患者数は，精神科病院への入院が長期化することで施設症による意欲低下などの弊害で，退院への働きかけが進まないためと考えられる（末安，2009b）．

長期入院患者の退院を阻害する要因についての調査では，「病棟で長期入院患者の退院促進は進んでいるか」に対して，「まったく思わない」と「あまり思わない」71.9％，「どちらでもない」13.1％，「そう思う」と「とてもそう思う」は14.0％であった．また，退院促進ができない理由について因子分析を行い，6因子（退院支援の不足，長期入院によるホスピタリズム*，退院促進意識不足，看護師の経験不足，地域との連携不足，医療チームの機能不足）が抽出され（田原ら，2007），長期入院患者の退院支援が困難な現状がうかがわれた．

●看護介入

1．退院への動機づけ

退院を拒んでいる施設症患者に対する退院支援の方法を検討した研究では，退院を拒む施設症患者へ退院への動機づけを行うために，多職種がそれぞれの役割を明確にし，協働支援を行った（伊藤，2008）．対象は，退院を勧められることにより不安や緊張が高まり一時的に不安定となったが，不安に寄り添い退院のイメージをもてるようなプロセスを説明し不安の軽減を図ることで，退院を現実のものとして認識することができた．また，セルフケアの課題を達成し，肯定的フィードバックで強化することが自己効力感や自己尊重を高めることができた．セルフケアの課題における成功体験は，他の日常生活における行動の変容をもたらし退院への動機づけを高めた．

以上より，施設症患者への退院支援のキーワードは，多職種の連携と患者本人の自己効力感や自己尊重意識を高める成功体験を積み重ねることである．

2．病識をもち服薬アドヒアランスの向上を目指す

薬物療法は，患者の病識の不十分さからくる服薬自己中断の問題と，慢性疾患であることに伴う長期継続服薬の問題が存在する．

長期入院している統合失調症患者に対して，病識をもち服薬アドヒアランスが向上することを目的とした服薬教室を実施した結果，病気に対して，以前は「統合失調症ではない」と否定していたが，服薬教室を受けた後は「よくわからない」と変化し，薬の必要性に対しての認識も高まった．また，看護師の役割は，患者が自身を振り返ることができるようにかかわり，認識の変化に寄り添いサポートしていくことと，チーム医療のなかで，医師と患者との調整役としてのかかわりが患者の服薬アドヒアランス向上につながることを確認した（今井，2008）．

3. ピアサポーターとの交流

　長期入院によるホスピタリズム*によって，退院後の生活に自信がもてない患者に希望や目標を見出してもらうことを目的として，ピアサポーターとの交流と社会資源を見学する会を実施した．その結果，ピアサポーターからの言葉は患者の退院への希望や関心を高めるのに有効であり，社会生活への興味がわいた時点で見学・体験したことと，他職種と連携し情報提供することは退院へのイメージをもつために一定の効果があった（谷本ら，2008）．

　長期入院患者が社会復帰を考えるとき，最良の見通しは希望がもてることである．また，病気そのものと病気に起因する都合の悪さの分別や人生観の変化がリカバリーにつながり，ピアサポーターの助言が一番のガイドとなり，同じ病気のロールモデルとしての経験者と出会うことで，希望がもてるようになる（宇田川，2008）．

*ホスピタリズム：「施設症」と「ホスピタリズム」のそれぞれの意味は厳密にいうと異なる（森，1998）といわれているが，ここでは，同義語（Huber，1981）とした．

文　献

Huber G（1981）／林　拓二訳（2005）．精神病とは何か―臨床精神医学の基本構造．新曜社．p.175-177.

今井　正（2008）．慢性期統合失調症患者への服薬教室の効果―病識と服薬意識の変化について．日本精神科看護学会誌，51（3），323-327.

伊藤靖子（2008）．施設症患者の退院への動機づけを高めるケアの要因―自己効力感や自己尊重を高める支援の効果．日本精神科看護学会誌，51（3），117-121.

森　千鶴（1998）．施設症．川野雅資編著．精神障害者のクリニカルケア―症状の特徴とケアプラン．メヂカルフレンド社．p.154-161.

末安民生（2009a）．精神科医療・看護の現状．日本精神科看護技術協会監．精神科看護白書2006→2009．精神看護出版．p.13-18.

末安民生（2009b）．退院支援事業から地域以降支援事業へ．精神科看護白書2006→2009．精神看護出版．p.142-147.

田原耕治・藤原健一・服部朝代・他（2007）．長期入院患者の退院を阻害する要因―精神科に勤務する看護師への意識調査．日本精神科看護学会誌，50（2），362-364.

谷本三枝・山岡美幸・柳原光子・他（2008）．「退院はできない」と答えた社会的入院患者の社会復帰への動機づけ―ピアサポーターからの言葉と社会資源見学で社会生活への関心を高める．日本精神科看護学会誌，51（3），244-247.

宇田川健（2008）．当事者の持つ見通しと希望．精神科臨床サービス，8（3），304-305.

22　自閉・ひきこもり

●疾患と発生率

　2007～2009年度に取り組まれた厚生労働科学研究「思春期のひきこもりをもたらす精神疾患の実態把握と精神医学的治療・援助システムの構築に関する研究」の調査結果では，初診時ひきこもり患者の背景に，神経症27%，統合失調症24%，発達障害22%などの報告があった（齊藤，2010）．

　また，16～35歳のひきこもり経験者は，DSM-Ⅳ-TRに基づき，第1群（統合失調症，気分障害）32.9%，第2群（広汎性発達障害や精神遅滞など）32.2%，第3群（パーソナリティ障害，適応障害など）34.2%と，おおむね1/3ずつであり，診断基準を満たさないケースは0.7%であった（近藤，2010）．ひきこもりの評価・支援に関するガイドラインに定義されているように，「現に支援を必要としている，精神保健・福祉・医療の支援対象としてのひきこもり」のことであり，自閉も含めた広義の意味でとらえ判断する姿勢が求められる．

　統合失調症では，明らかな精神症状に先立って，不眠，不安，抑うつ，ひきこもりなどの非特異的症状を示す前駆期が存在し，前駆期症状を呈するもののうち1～2年で20～30%が統合失調症をきたす．統合失調症に関して初発症状について調査を行った林ら（2009）は，ひきこもりや不安・抑うつなどが有意に高かったことを報告しており，自閉・ひきこもりが重要な早期の徴候の一つといえる．

　統合失調症は大部分が10～20代に発症するが，思春期の生徒の約15%が精神病様体験をしていること（西田ら，2008）や，長崎市の中学生を対象にした調査で40%以上が低メンタルヘルス群に属すること（今村ら，2009），などが報告されている．

●治　療

　精神病状態には二次予防が有効であり，世界保健機関（WHO）と国際早期精神病協会（IEPA）は，早期精神病宣言において，社会としての回復手段の具体化を呼びかけている．世界をみると，政策による早期介入サービス（EIS）を推進する動向があり（IRIS），英国やオーストラリアなどではすでに精神状態の早期介入のための専門医療機関が普及しつつある．

　わが国でも2003年に10代・20代を中心とした「ひきこもり」をめぐる地域精神保健活動のガイドライン（厚生労働省，2003）が公表されたことで，公的機関が関与した地域ぐるみの支援に移行しつつある．また，精神疾患の未治療期間（duration of untreated psychosis：DUP）に対する新たな取り組みとして，インターネットを利用した精神保健相談への取り組みも始まっており，早期発見，治療の効果や国内外問わずセカンドオピニオンを受けられるなどの効果とともに，インターネットリテラシーや危機介入，診断などに関する限界などの課題も報告されている（茅野ら，2008）．特に好発年齢の若年患者への介入を重視し，中学・高校レベルでのメンタルヘルス教育への取り組みとして，学校における講義だけでなくインターネットサイトが立ち上げられている（東京ユースクラブ）．

　これまでの医療の側面からだけでなく，地域のなかのゲートキーパーと専門家の連携や，学際的連携などによる支援という観点からの早期の介入が重要である．

●看護介入

　統合失調症の前駆症状としての自閉・ひきこもりに関しては，疾患の早期発見による早期診断と治療介入が重要となるが，慢性期に移行した残遺型とよばれる状態は，自閉，ひきこもりなどの陰性症状により，社会適応が困難になるばかりか，医療者とのコミュニケーションも困難になる場合があり，看護介入が期待される．

　通常のケアのみよりも認知行動療法や支持的カウンセリングを付加することで，治療効果の低い患者も含めて統合失調症の陰性症状に治療効果があることや（Tarrier, et al, 2000, Pilling, et al,

2002),統合失調症診療ガイドラインで推奨されている社会生活技能訓練(SST)は,社会機能の改善が得られること,薬物療法および他の心理社会的療法と組み合わせて実施することでさらに効果があがることが報告されている.最近では集団に属していない,または1対1の支援が有効である場合などは,個別SSTの活用も提案されている.

また統合失調症患者が服薬しない場合の2,3年以内の再発率は約60～70%であるが,服薬している場合は約40%,さらに集団教育や地域でのサポートを組み合わせると再発率は15.7%になる(Olfson, et al, 2000).服薬コンプライアンスに関しては,この20年ほどの間に国内外における研究も急増している.家族への介入,家族療法が効果があるという報告(Pilling, et al, 2002)があるが,「家族アプローチの多くが臨床的効果があると考えられているものの,研究を通じたエビデンスの立証にはいたっていない」.さらに最近ではフットケアが残遺型統合失調症患者と看護師の関係性や,精神症状の改善に効果があることが報告されるなど,マッサージなどの実証が進められている段階である.

以上のことから,看護職は多職種と連携しながら,認知行動療法や心理教育,個別介入など,病院の垣根を越えて治療効果のある看護介入に取り組む必要性があり,看護師は活動の場を広げながら役割を果たすことが求められているといえる.

文　献

茅野　分・水野雅文・長谷川千絵・他(2008).インターネットを利用した精神障害の早期発見・早期治療—DUI (duration of untreated illness,疾病の未治療期間)を短縮するために.精神科治療学,23(5),579-586.

林　敬子・小野　泉・仙谷倫子・他(2009).統合失調症の初発症状.広島医学,62(4),189-193.

今村　明・中澤紀子・西田淳志・他(2009).長崎市の中学生を対象とした精神病様症状体験の調査.日本社会精神医学会雑誌,18(2),273-277.

IRIS The Early Intervention in Psychosis. Report on early detection & intervention for young people at risk of psychosis.
　　　＜http://www.iris-initiative.org.uk/silo/files/early-detection-report.pdf＞[2012.5.5]

近藤直司(2010).青年期ひきこもりケースの精神医学的背景と支援.教育と医学,58(11),1008-1016.

厚生労働省(2003).10代・20代を中心とした「ひきこもり」をめぐる地域精神保健活動のガイドライン.
　　　＜http://www.mhlw.go.jp/topics/2003/07/tp0728-1.html＞[2012.5.5]

西田淳志・岡崎祐士(2008).思春期早期の精神病様症状体験に関する疫学研究.脳と精神の医学,19(4),189-193.

Olfson M, Mechanic D, Hansell S, et al (2000). Predicting medication noncompliance after hospital discharge among patients with schizophrenia. *Psychiatric Services*, 51(2), 216-222.

Pilling S, Bebbington P, Kuipers E, et al (2002). Psychological treatments in schizophrenia: I. Meta-analysis of family intervention and cognitive behaviour therapy. *Psychological Medicine*, 32(5), 763-782.

齊藤万比古(主任研究者)(2010).思春期のひきこもりをもたらす精神科疾患の実態把握と精神医学的治療・援助システムの構築に関する研究.厚生労働科学研究費補助金(こころの健康科学研究事業)総括研究報告書.＜http://www.khj-h.com/pdf/kourousyo20.pdf＞[2012.5.5]

Stuart GW, Laraia MT(2005)/安保寛明・宮本有紀監訳(2007).精神科看護—原理と実践,原著第8版.エルゼビア・ジャパン.

Tarrier N, Kinney C, McCarthy E, et al (2000). Two-year follow-up of cognitive-behavioral therapy and supportive counseling in the treatment of persistent symptoms in chronic schizophrenia. *Journal of Consulting Clinical Psychology*, 68(5), 917-922.

東京ユースクラブ.＜http://www.tokyo-yc.org/index.html＞[2012.5.5]

23　無　為

●精神科臨床における無為

　「無為」という語に，欠陥状態や荒廃という状態をイメージしたり，「自閉」という語とセットで「無為自閉」をイメージする看護師は少なくないと思われる．大熊（2008）は，無為を感情鈍麻と意志・行為面の鈍麻とを併せて情意鈍麻と呼ぶことが多いとした．また，このような状態では，患者は周囲に対して無関心になり，無為，自閉の状態に陥る．しかし慢性期の統合失調症患者は，強い感情鈍麻の状態にありながら，時に特定の事柄に対して意外に敏感な反応を示すことがあり，この点は脳器質疾患の際の認知症に伴う感情の鈍化とは異なっており，統合失調症患者の感情鈍麻が単なる感受性低下だけではなく，自閉的態度にもよることを示唆していると述べている（大熊，2008）．

　さらに，統合失調症では欠陥状態と荒廃状態があり，無為の状態では，一日中ふとんをかぶって寝ていたり，部屋の隅にうずくまっていたり，意味もなく徘徊したりする．あるいは意欲がなく無為の生活を送ると説明している（大熊，2008）．そして，このような欠陥状態や荒廃状態は，従来は統合失調症の病的過程による非可逆的脳器質障害の結果と考えられてきた．しかし最近では薬物療法や患者への働きかけによって，荒廃状態がかなり改善される場合があることがわかった．また，荒廃状態に陥る要因として，長期間精神病院に収容され現実社会から隔離された生活を送るためのホスピタリズムの影響も無視できない．したがって，安易に欠陥，荒廃などの言葉を使わないことが望ましいと注意を促している（大熊，2008）．

　このような近年の精神医療の動向を踏まえて，以下では最近の薬物療法に関する報告を紹介する．

●治　療

　デスーザら（D'Souza, et al, 2010）は，無為は，無感情や興味喪失，非社交的そして情緒の感じられなさが現れている個人の動機づけが減少している状態で，加齢に関連する多くの症状と結びついて起きているとしている．そうした事実にもかかわらず，年配の患者における無為の認識と管理に関する情報が，現在は不足していると指摘し，文献レビューと事例を紹介している．

　無為は，加齢それ自体が原因になるわけではないのに，アルツハイマー病，脳血管性認知症，脳卒中，レビー小体型認知症，パーキンソン病といった加齢に関連した多くの病状において観察されること，無為とうつは「2つの分離した状態」であり，臨床的に無為の患者は何らの悲しみもしくは否定的な思考の徴候を示さない代わりに，彼らの病状もしくは周りの環境についての関心の欠落を示し，抗うつ薬にほとんど反応しない（D'Souza, et al, 2010）．

　紹介された3つの事例は，純粋な無為症候群，無為と非定型うつ病の重複，脳血管性認知症と精神症状のある患者であったが，無為は多くの異なった戦略をもって治療することが可能であり，特にブロモクリプチン（ドパミン受容体作動薬）を用いた事例では，それが有効であり安全であることを示唆している（D'Souza, et al, 2010）．

　無為は大脳前頭葉の機能障害の一つであり，うつ病や緊張型統合失調症によるものではない深刻な精神運動の遅延に特徴づけられ，中間皮質辺縁系のドパミン作動系システムの破綻により発症する（Bakheit, et al, 2011）．予備的根拠として，無為の患者はドパミン受容体作動薬を用いた治療に反応するかもしれないという示唆があるため，重症の無為の患者にマドパー®（パーキンソン病治療薬でレボドパ製剤）を用いたところ重要で継続性のある機能改善がみられた（Bakheit, et al, 2011）．この「劇的な改善」例から，穏やかな無為（アパシー），無為，無動無言症という状態は，ドパミン受容体作動薬に反応するが，薬物治療が必要な無為の深刻さの閾値についてはこれまで言及されていない．無為および無動無言症スペクトラムの治療は，重症度に関係なく，リスクよりも恩恵をもたらす可能性が高いことから，常に考慮すべきである．また，治療を促すことは患者がリハビリテーション

に専念することにつながり，機能改善，入院日数の短縮をもたらし，治療のリスクは最小限になると結論づけている（Bakheit, et al, 2011）．

●看護介入

患者の活動性を著しく減衰させる無為という状態に対し，看護師は様々な工夫を凝らしながら看護介入を行っている．

松永（2011）は，無為および自閉的に暮らす統合失調症患者を切り絵などの工作活動に導入し，精神障害者社会生活評価尺度（LASMI）の得点の変化，患者の表情や行動の変化を手がかりにして，患者の行動拡大と意欲の向上を報告した．その結果，看護師が固定観念をもたず患者に関心をもって根気強くかかわることで必要とされている援助を見出すことができる，と提言している．

宮地ら（2011）は，統合失調症患者と信頼関係を築いていた精神保健福祉士と連携し，患者と患者が信頼できる他職種とを交えてカンファレンスを開催・継続することで，患者が安心感のみならず楽しみも得ることができるという，看護介入に必要な患者理解を進める患者参加型カンファレンスを一つの方策として提案している．

井上ら（2012）は，回復期リハビリテーション病棟において，11人（脳血管疾患7人，整形外科疾患4人，平均年齢76.8歳）の患者を対象に，地元で親しまれているリズムを取り入れた阿波踊り体操を1日1回約2か月間導入し，前後でN式老年者用精神状態尺度（NMスケール）と機能的自立度評価表（FIM）を用いて得点化した．その結果，NMスケールでは，合計点数と家事・身辺整理，関心・意欲・交流，会話といった項目で点数が増加し有意差を認めた．有意差がみられなかった項目は，記銘・記憶と見当識であった．FIMでは運動項目の点数が増加し，有意差を認めた．認知項目でも点数の増加があったものの有意差は認められなかった．井上らは，日々訓練している病棟であり阿波踊り体操のみによる効果であったとはいえないとしながらも，認知症や高齢者にとって活動意欲の向上がみられ回復期リハビリテーション病棟では有用な体操であったと考察している．

文 献

Bakheit AM, Fletcher K, Brennan A（2011）. Successful treatment of severe abulia with co-beneldopa. *NeuroRehabilitation*, 29（4），347-351.

D'Souza G, Kakoullis A, Hedge N, et al（2010）. Recognition and management of abulia in the elderly. *Progress in Neurology and Psychiatry*, 14（6），24-28.

井上美那子・赤川典子（2012）．活動意欲の低い高齢者や認知症患者に対して阿波踊り体操を導入した効果．日本看護学会論文集2. p.31-33.

松永正子（2011）．無為自閉に生活を送っている一女性患者とのかかわり―工作活動を通して．日本精神科看護学会誌, 54（3），147-151.

宮地和美・尾崎奈美子・加藤直樹・他（2011）．無為自閉の患者に対する患者参加型カンファレンスの活用．日本精神科看護学会誌, 54（3），90-94.

大熊輝雄（2008）．現代臨床精神医学, 改訂第11版．金原出版．

24 せん妄

●疫　学

　2007年に行われた9,389例を対象にしたインフルエンザ罹患後の精神神経症状と治療薬剤との関連についての薬剤疫学のコホート研究（藤田ら，2010）では，以下のことが明らかになっている．まず，インフルエンザ罹患後の精神神経症状のなかでもせん妄は発熱後36時間頃までは5～10例/1,000人で経過し，以後減少する．せん妄の発生率は女性よりも男性が2倍程度高い，年齢では9～11歳が最も高く，6～9歳が次に高い，気管支喘息のない群に比べある群では2倍程度高い，意識障害のない群に比べある群では18倍程度高い，21～24時，0時～3時の深夜帯に発生が多い．また，アセトアミノフェンに比べてオセルタミビルはどちらもせん妄発生の危険因子になりうるが，薬剤開始からせん妄発生までの時間がオセルタミビルはアセトアミノフェンに比べて1/2と短時間（6時間程度）で発生していた（藤田ら，2010）．

●診断と治療

　MEDLINE，PsycINFO®，EMBASE databaseを使った文献研究（Peritogiannis, et al, 2009）によれば，せん妄の診断や治療評価に使用されている尺度は，Clinical Global Impression（CGI）Scale，せん妄評価スケール（Delirium Rating Scale：DRS），Memorial Delirium Assessment Scale（MDAS），Delirium Index（DI），Delirium Rating Scaleなどがある．
　せん妄の治療の基本は，基礎疾患の治療である（竹内ら，2007）が，精神神経症状が顕著な場合の日本における最も一般的な治療薬はハロペリドールである（Peritogiannis, et al, 2009）．しかし日本人の266例を対象にした遡及的研究（Miyaji, et al, 2007）では，せん妄治療にリスペリドンとハロペリドールを使用したときの死亡を含む重篤な副作用において，リスペリドンに比べてハロペリドール，特にハロペリドールのなかでも注射はリスクが高いことが明らかになっている．また，ハロペリドールの毒性のため，せん妄の第一選択薬を非定型抗精神病薬にすべきことが指摘されている（Peritogiannis, et al, 2009）．高齢のせん妄患者においては低用量（0.5～3.0mg/日）のリスペリドンで効果があり，副作用も軽度で出現率も27.3％にとどまっている（Ikezawa, et al, 2008）．
　攻撃性の強いICUせん妄に対して，抑肝散が有効との報告（中村ら，2011）がある．アルコールの離脱症状としてのせん妄には，通常ベンゾジアゼピンが使用されるが，修正版電気けいれん療法との併用により，薬物量を減量できるという報告がある（Kurokawa, et al, 2011）．
　がん性疼痛の対症療法であるモルヒネによるせん妄には，モルヒネ量を80％に減量し複方オキシコドンに代替することで78％の患者のせん妄の程度を改善できたとの報告がある（瀧川ら，2009）．
　田口ら（2008）は，食道がん患者の術後のせん妄発症の予防に光療法を用いた実験的な研究デザインで研究を行い，補光開始3日目の患者（介入群）と対照群の比較で有意差があったことを明らかにしている．

●看護介入

　粟生田ら（2007）は，一般病棟に入院する高齢者のせん妄の発症と環境およびケア因子に関する研究を行っている．ケア因子には，基本属性や現病歴，脳機能に関連する情報などの「背景・準備因子」，基礎疾患とその治療などの「身体・治療因子」，治療や日常生活の変化に対する患者の主観的な認知などの「患者因子」，患者を取り巻く物理的・人的環境の「周辺因子」に分け，心理社会的な因子102項目，せん妄発症リスクの高い薬剤104種類を抽出し分類している（粟生田ら，2007）．
　長谷川（2010）は，内科病棟に入院した70歳以上の高齢者を対象に，せん妄を発症した21人と発症しなかった179人との比較から，せん妄発症のリスク要因を以下のように明らかにした．①入院前の飲

酒習慣，②寝つきの悪さ，③ベンゾジアゼピン系薬剤の使用，④不安の存在，⑤禁食指示の存在，⑥納得しないままの入院や不満，⑦入院時血糖値200mg/dL以上，⑧見当識の低下，⑨便秘の放置の9項目のリスク要因を見出し，看護師の綿密な観察とアセスメントの重要性を指摘している（長谷川，2010）．

大木ら（2007）は，心臓血管術後のせん妄やその前兆の観察ポイントとして，せん妄の診断基準に加え，「身なり，動作，話し方」などの行動面の観察が有用であることを明らかにしている．急性期に絶対安静を治療として強いられる急性大動脈解離の患者のせん妄は全患者の60%に及ぶ（大木ら，2007）．

堤ら（2008）は，高齢の消化器疾患患者の術後せん妄の予防には，絶飲食などによる栄養や代謝が脳の脆弱性を促進することや，脱水や口喝など起こりうる問題を予測した予防的な看護介入が必要であるとした．

ICUなどの感覚刺激が過剰な環境や狭い空間での絶対安静などの感覚遮断の問題に対しては，移動式テレビを用いた日中の刺激によるサーカディアンリズムの確保（齋藤ら，2008），ハイリスク患者をあらかじめ把握して家族の協力を得るなどの予防的な看護が必要である．

文　献

粟生田友子・長谷川真澄・太田喜久子・他（2007）．一般病院に入院する高齢患者のせん妄発症と環境およびケア因子との関係．日本老年看護学会誌，12（1），21-31．

藤田利治・藤井陽介・渡辺好宏・他（2010）．インフルエンザ罹患後の精神神経症状と治療薬剤との関連についての薬剤疫学研究．薬剤疫学，15（2），73-92．

長谷川真澄（2010）．急性期治療を受ける内科高齢患者の入院3日間におけるせん妄発症のリスク要因．日本老年看護学会誌，14（2），50-59．

Ikezawa K, Canuet L, Ishii R, et al（2008）．Efficacy of risperidone in the treatment of delirium in elderly patients. *Psychogeriatrics*, 8（2），62–65．

Kurokawa T, Katayama S, Amino K, et al（2011）．Modified electroconvulsive therapy to control delirium caused by benzodiazepine withdrawal. *Journal of Tokyo Medical University*, 69（2），243-248．

Miyaji S, Yamamoto K, Hoshino S, et al（2007）．Comparison of the risk of adverse events between risperidone and haloperidol in delirium patients. *Psychiatry and Clinical Neurosciences*, 61（3），275-282．

中村　龍・小林浩之・大石悠理・他（2011）．ICU譫妄に対し抑肝散が有効であった2症例．日本集中治療医学会雑誌，18（3），427-428．

大木友美・渋谷優子・松島英介（2007）．心臓血管術後せん妄の早期発見―看護ケアの中に位置づけられる観察注意点．ICUとCCU，31（7），549-555．

齋藤大輔・八木橋史子・早川司子・他（2008）．CCUにおけるせん妄予防への取り組み―サーカディアンリズムの維持を目的とした移動式小型テレビの有用性について．ICUとCCU，32（10），958-962．

Peritogiannis V, Stefanou E, Lixouriotis C, et al（2009）．Atypical antipsychotics in the treatment of delirium. *Psychiatry and Clinical Neurosciences*, 63（5），623-631．

田口豊恵・小山恵美・池村晃輔・他（2008）．食道癌術後患者に対する午前中の補光と直腸温変動・回復過程との関連性．日本集中治療医学会雑誌，15（4），575-576．

竹内　崇・行実知昭・正木秀和・他（2007）．せん妄に対する非定型抗精神病薬の有用性．精神医学，49（8），821-828．

瀧川千鶴子・小村好弘・上田敬子・他（2009）．終末期のモルヒネによるせん妄に対する複方オキシコドンへの一部オピオイドローテーションの有用性．日本ペインクリニック学会誌，16（2），153-157．

堤千鶴子・中村聡子・樋口恵子・他（2008）．高齢者の消化器疾患における術後せん妄発症状況と援助の実際．目白大学健康科学研究，1，77-83．

25　不　安

●不安の発生率

　　DSM-IV診断による不安障害の生涯有病率の国際比較では，米国（18.1％），欧州（13.6％），メキシコ（6.6％），日本（5.5％），中国（2.7％）の順で高く（川上ら，2007），性差では，女性が男性よりも1.5倍程度高い（Sadock, et al, 2005）．

　　宇佐美（2009b）は気分障害・不安障害圏内の患者に，通常精神疾患以外の慢性疾患に有効性が確認されているセルフマネジメントプログラムを実施し，健康状態や日常生活などで効果を測定した．プログラム実施群においてプログラム開始前，7週間後，3か月後の経過別に評価し，健康状態の自己評価，健康問題に対する自己効力感，ストレス対処能力（SOC）が実施前と7週間後で有意な改善がみられ，3か月後にも維持されており，3か月後まで効果が持続しない項目（健康状態への悩み，症状への認知的対処，運動の実行度）に対する対策が必要との課題はあるが，気分障害・不安障害圏内の患者にも一定の効果が期待できるプログラムであることが明らかになった（宇佐美，2009b）．

　　角田ら（2005）は，外来通院中の乳がん術後患者154人を対象に不安の実態と関連要因について調査した．その結果，不安状態を示した対象者は15.4％，関連要因としては腫瘍径2cm以下，非浸潤性がんの手術後であることを報告している．

　　また，タイでは，妊産婦400人を対象とした産後うつ病のスクリーニングに関する調査を行った結果，40人（10％）が程度の差はあるものの産後うつ病と診断された．産後うつ病のスクリーニングに関しては，特に不安が有意な予測因子として抽出された（Liabsuetrakul, et al, 2007）．

●治　療

　　不安に対する治療法については，薬物療法（石蔵，2011）をはじめとする精神療法（田中，2011），運動療法（佐々木ら，2010），行動療法（實松ら，2008），音楽療法（大川ら，2006），リラクセーションカプセルアルファ21（マッサージ療法，温熱療法，芳香療法，音楽療法）を用いたリラクセーション法（大川ら，2005）などが行われ，多数の効果を示す研究が報告されている．なお，音楽療法などの代替・補完療法は個人によって効果が異なるため，その人に合った治療法をみつけることが大切である（大川ら，2006）．

●看護介入

　　31人の身体疾患と適応障害をもつ患者を対象とした介入研究より，患者の精神的ケアニーズには今後の生活の不安を軽減してほしいなどがあり，そのケアニーズへの介入により不安が軽減するとの報告がある．さらに，医療の複雑化・高度化，在院日数の減少から，精神看護専門看護師や多職種を交えたリエゾンチームの存在は，患者をはじめとする家族の不安や退院後の生活への不安を軽減するといえる．また，地域精神医療サービスを活用しながら，精神状態の悪化を早期に予防することが期待されている（宇佐美ら，2009a）．

　　4歳児をもつ女性260人を対象とした，睡眠健康と精神健康の関連性について質問紙調査を行った．その結果，両者は関連し，さらに入眠と睡眠維持の障害から疲労回復を伴う場合には，不安と関連することが明らかになった．以上より，入眠困難や睡眠の質の改善を図ることにより，自覚的睡眠感を改善し，不安の軽減につながることが示唆された（松田ら，2008）．

文　献

Sadock BJ, Sadock VA（2005）／融　道男・岩脇　淳監訳（2007）．カプラン臨床精神医学ハンドブック―DSM-

IV-TR診断基準による診療の手引,第3版.メディカル・サイエンス・インターナショナル.
石蔵文信(2011).男性更年期外来におけるSSRI長期投与の実際.心身医学,51(7),644-649.
角田ゆう子・福間栄祐・和田守憲二・他(2005).乳癌術後外来患者のHADS scoreによる精神的QOLの検討.日本臨床外科学会雑誌,66(1),1-6.
川上憲人・大野　裕・竹島　正・他(2007).こころの健康についての疫学調査に関する研究.平成16～18年度厚生労働科学研究費補助金(こころの健康科学研究事業)総合研究報告書(主任研究者：川上憲人).
　　<http://www.khj-h.com/pdf/soukatuhoukoku19.pdf>[2012.3.1]
Liabsuetrakul T, Vittayanont A, Pitanupong J (2007). Clinical applications of anxiety, social support, stressors, and self-esteem measured during pregnancy and postpartum for screening postpartum depression in Thai women. *Journal of Obstetrics and Gynaecology Research*, 33 (3), 333-340.
松田かおり・眞鍋えみ子・田中秀樹(2008).4歳児をもつ女性の睡眠の主観的評価と精神健康との関連.京都府立医科大学看護学科紀要,17,49-54.
大川明子・加藤みわ子・宮地由紀・他(2006).代替・補完療法と個人特性との関係―運動療法および音楽療法によるリラクセーション効果と情緒安定度.名古屋市立大学看護学部紀要,6,7-12.
大川明子・浦川加代子・井村香積・他(2005).看護ケアの一手段としての代替・相補療法に関する研究―リラクセーションカプセルの効果.三重看護学誌,7,53-58.
實松寛晋・中尾智博・鍋山麻衣子・他(2008).社会不安障害における個人行動療法プログラムの開発.メンタルヘルス岡本記念財団研究助成報告集,19,71-78.
佐々木愛・山本佳子・丹羽真一・他(2010).精神科入院患者における運動療法の効果.スポーツ精神医学,7,34-38.
田中明子(2011).心的外傷と不安―退行を抱えながら.精神分析研究,55(1),75-81.
宇佐美しおり・福嶋好重・野末聖香・他(2009a).慢性疾患で精神症状を呈する患者への地域精神科医療モデル事業およびその評価―精神看護専門看護師とリエゾン・チームの役割.熊本大学医学部保健学科紀要,5,9-18.
宇佐美しおり・岡谷恵子・山崎喜比古・他(2009b).気分障害・不安障害患者へのセルフ・マネジメントプログラム(CDSMP)の適用に関する研究.看護研究,42(5),371-382.

26　パニック

●パニック障害の疫学と病態

日本人のパニック障害の生涯有病率は0.4%で，米国の2.7%，欧州の2.1%，メキシコの0.6%に比べると低く，中国の0.2%に比べると高い（川上，2006）．パニック障害は女性が男性の2倍，20～30代の出産適齢期に頻度が高い（臼井ら，2005）．菅谷ら（2005）が行ったパニック障害患者150人を対象にした研究では，過敏性腸症候群を伴うパニック障害患者は全体の36%に上り，広場恐怖と抑うつの合併も有意に高かった．パニック発作と希死念慮との関係を指摘する研究も救命センターを中心に行われており，救命センターに搬送される患者の約50%が器質的心疾患がない胸痛であり，25%はパニック障害であり，パニック障害患者の32%に希死念慮がみられた（Fleet, et al, 2003）．

●診断と治療

診断にはDSM-Ⅳ-TRやICD-10のほかに，自己記入式パニック障害重症度評価スケール日本語版（PDSS-SR-J）やその簡易版の信頼性と妥当性が検証されている（片上，2007）．

厚生労働省の治療ガイドライン（竹内ら，2005）では，①患者と家族への疾患や治療の理解を促す教育，②薬物療法，③個人または集団を対象にした認知行動療法をはじめとする精神療法（不安や恐怖への共感的受容と対処法の獲得を目的），④暴露療法と不安階層表の併用，⑤特定の条件下での専門医への紹介があげられている．薬物療法は，日本ではベンゾジアゼピン系抗不安薬が使用されることが多いが，短時間で血中濃度が半減するため依存や耐性が生じやすく，選択的セロトニン再取り込み阻害薬（SSRI）などの抗うつ薬の使用が望まれる（中原ら，2010）．小半夏加茯苓湯を主剤にいくつかの漢方薬を併用することの効果が指摘されている（西森ら，2008）．

佐藤（2008）は，パニック障害患者に対して不安水準を低減する自律訓練法と，不安水準のモニタリングを目的とした不安階層表を併用することで，患者の自己統制感を高め，症状が軽減したと述べている．予期不安や回避行動を伴うパニック障害には，ストラテジー療法（①発作は起こるほうがよいとの逆説的リフレーミング，②発作の対処法を5つ以上確保することによる自己効力感，③発作が再度起こるのは改善してきている証拠であるとのダブルバインド）を行うことにより，患者の苦痛の軽減，POMS（Profile of Mood States）の活力を表すV尺度の改善がみられたと述べている（佐藤，2008）．

西川ら（2007）は，パニック障害患者16人に認知行動療法だけで治療を行い，15人に症状の改善と両側前頭前野の糖代謝の亢進，扁桃体以外で恐怖ネットワークにかかわる部位に糖代謝の低下があることを明らかにし，認知行動療法の脳内への効果を実証した．

パニック障害で広場恐怖を伴う場合の治療法として，エクスポージャー（暴露療法）があるが，in vivo（生体内）エクスポージャー，イメージエクスポージャーと合わせて，バーチャルエクスポージャーが用いられており，コンテンツとして，日本の状況に合わせた地下鉄のバーチャルリアリティが開発されている（河合ら，2007）．

吉原ら（2008）は，幼少期からの家族関係が病理に関係しているうつ病やパニック障害患者の場合には内観療法が有効と述べている．

●看護介入

パニック発作と心理社会的なイベントとの関係は古くからいわれているが，竹迫ら（2008）は文献研究により，がん告知後の患者の心理過程の最初に「強烈な不安によってパニックや混乱を示す」段階があること，看護介入として「インフォームド・コンセントの補足」「患者に寄り添う」「患者の思いの傾聴：把握」「家族との連絡調整」「仕事の調整がつくよう設定」「セカンドオピニオンの勧

め」「医療従事者の連携」が有効であることを明らかにしている．

　パニック障害をもつ妊婦60人を対象とした調査では，分娩時にパニック発作が起こることを心配している妊婦が43.3％に上っており，発作をコントロールする薬物療法に対する強い不安も45％が抱えていた（横山ら，2006）．妊婦の出産時のパニックへの有効な看護介入としては「ありのままの姿を受け入れて産婦の感覚を大切にするケア」（横山ら，2006），状況に合わせた具体的な説明（横山ら，2006），安心できる関係性の構築（伊藤ら，2005，横山ら，2006），「手を握る，マッサージをするなどの皮膚的接触」「訴えの傾聴・受容」「産婦のしたいことをできる限り尊重することで産婦の視点を転換させ，自ら対処しようとする産婦を支えていく」「まず自分が落ち着く」（伊藤ら，2005）が明らかになっている．

文　献

Fleet RP, Lavoie KL, Martel JP, et al（2003）．Two-year follow-up status of emergency department patients with chest pain：Was it panic disorder？ *Canadian Journal of Emergency Medicine*, 5（4），247-254.

伊藤恵里奈・小川久貴子（2005）．パニック状態となった産婦に対する助産ケアの一考察―パニック状態になる要因とその状態を回避・軽減する援助．日本ウーマンズヘルス学会誌，4, 127-137.

片上素久（2007）．自己記入式パニック障害重症度評価スケール―The Self -report Version of the Panic Disorder Severity Scale 日本語版―その信頼性妥当性の検証．心身医学，47（5），331-338.

河合隆史・李　在麟（2007）．パニック障害治療用バーチャルリアリティ．映像情報メディア学会誌，61（8），1086-1091.

川上憲人（2006）．こころの健康についての疫学調査に関する研究．平成16～18年度厚生労働科学研究費補助金（こころの健康科学研究事業）こころの健康についての疫学調査に関する研究総合研究報告書．<http://www.khj-h.com/pdf/soukatuhoukoku19.pdf>［2012.4.15］

中原敏博・中原和彦・小山憲一郎・他（2010）．うつ病，不安障害に伴う消化器症状．心身医学，50（11），1057-1063.

西川將巳・境洋二郎・熊野宏昭・他（2007）．パニック障害の脳内機構．心身医学，47（8），697-703.

西森（佐藤）婦美子・松川義純・松田康平・他（2008）．漢方治療で発作が消失したパニック障害の3例．日本東洋醫學雜誌，59（5），721-726.

佐藤安子（2008）．認知行動療法を適用したパニック障害の2事例を通した適応への心理学的フィードバック過程の検討．バイオフィードバック研究，35（2），87-92.

菅谷　渚・貝谷久宣・熊野宏昭・他（2005）．過敏性腸症候群を伴うパニック障害患者の臨床的特徴．心身医学，45（12），916-922.

竹迫靖代・小笠原知枝・吉岡さおり（2008）．肺がん告知後の患者と家族の心理的変化と看護介入に関する文献研究．広島国際大学看護学ジャーナル，6（1），57-66.

竹内龍雄・大野　裕・貝谷久宣・他（2005）．パニック障害の治療ガイドライン（平成16年度試案）．厚生労働科学研究費補助金　こころの健康科学研究事業　パニック障害の治療法の最適化と治療ガイドラインの策定に関する研究班（主任研究者：熊野宏昭）報告書．p.95-97.

臼井比奈子・尾崎紀夫（2005）．精神障害と性差医療．臨床と研究，82（8），1327-1331.

横山知加・岩佐玲子・大川未青・他（2006）．パニック障害60症例における妊娠・出産アンケート調査．心身医学，46（9），844-845.

吉原一文・辻　裕美・千田要一・他（2008）．幼少期からの家族関係が病態に関わっていると考えられたうつ病やパニック障害患者に対する内観療法の有効性．心身医学，48（6），537.

27 恐 怖

●疾患と発生率

　　恐怖は，対象への明瞭な恐れの感情である．恐怖症性不安障害は，普通は危険ではない状況や対象によって不安が誘発され，状況や対象に恐怖を抱く状態である．恐怖の対象が自分自身の疾病や醜形に向かうと心気症候群に分類される（大熊，2008）．特定の対象や状況により生じる特定の恐怖症と社交（社会）恐怖に分かれ，社交（社会）恐怖に相当する病態として，わが国では従来から対人恐怖が注目され，日本人特有のものと考えられてきた．しかし，欧米でも存在することがわかり，米国での特定の恐怖症の出現率は5〜10％，社交（社会）恐怖は2.6〜11.3％，広場恐怖は0.3〜3％と報告されている（Sadock, et al, 2003）．わが国では特定の恐怖症2.7％，社交（社会）恐怖0.8％，広場恐怖0.3％と報告されている（Kawakami, et al, 2005）．

●治　療

　　恐怖症の上位にあたる強迫性障害の治療のエビデンスについては，米国精神医学会，英国NICE（National Institute for Health and Clinical Excellence）ガイドラインまた世界生物学的精神医学会のガイドラインにおいても相違があり，確固たる臨床試験のエビデンスが構成されていない（多賀，2011）．これは，薬物療法および認知行動療法の比較対照試験を臨床で行うことの困難さのためである．

　　現在のところ，一般的に，恐怖症についてはパニック発作に加えて障害が重度の場合には抗うつ薬（SSRI，クロミプラミン）や抗不安薬，抗精神病薬を含む薬物療法を用い，認知行動療法的治療（認知行動療法，暴露反応妨害法）を用いることが多い．認知療法と行動療法（暴露療法），その両者の併用については，どれが有効かのエビデンスは明確になっていない（高塩，2011）．エビデンスレベルが明確になっていない現状を踏まえて，多賀（2011）は，日常的な臨床では，薬物療法と認知行動療法の双方を十分な説明のうえ，どちらかあるいは併用を患者に選択してもらうと述べている．国内外で認知行動療法の検討が推進されており，有効性についてのエビデンスを明確にするためのさらなる検証を期待する．舘野（2012）は，行動療法が効果的でない患者の場合には症状の軽減に焦点を当てるのではなく，患者のあるがままを受け入れ，健康的な欲求を発揮していくように援助していく森田療法の利点を指摘している．

●看護介入

　　恐怖症の症状が重い場合には，薬物療法，環境調整が重要となるが，患者が治療の目的や意味，薬の作用，副作用などについて理解できるような心理教育も併せて行う必要がある（下里，2008）．心理教育により服薬アドヒアランスが向上することが報告されており（Eker, et al, 2012），看護師が心理教育および服薬支援を行う必要がある．特にSSRIの作用の特徴および継続した内服の必要性の教育が大事になる（吉田，2011）．

　　患者が抱く恐怖には，その否定的な認知に働きかける認知行動療法に看護師がかかわる必要がある．看護師との面接をとおして，恐怖症を引き起こす思考の特徴を自己モニタリングし，効果的な対処が獲得できるような日常的な支援も重要になる．

　　三上（2009）は，強迫性障害の不潔恐怖の強い患者へ暴露反応妨害法を実施して軽快したケースについて報告している．岡田（2011）は，看護師が行うべき認知行動療法について紹介しているが，今後，神経症性障害やストレス関連障害などにより恐怖症状のある対象への看護師による介入効果についてのエビデンスが求められる．

　　以上のような介入プログラムへの導入が難しい，入院が長期化し恐怖症状が継続している対象者へ

の日常的な看護ケアとして，山根ら（2006）が不潔恐怖のための40年以上の長期入院に至っている統合失調症患者への援助について報告している．2年半にわたる丁寧な対応と声かけから，恐怖症状が改善した事例をとおして，安全感を保障した頻繁であきらめない日常的ケアの提供の重要性を述べている（山根ら，2006）．

文 献

Eker F, Harkin S（2012）. Effectiveness of six-week psychoeducation program on adherence of patients with bipolar affective disorder. *Journal of Affective Disorders*, 138（3），409-416.

Kawakami N, Takeshima T, Ono Y, et al（2005）. Twelve-month prevalence, severity, and treatment of common mental disorders in communities in Japan：Preliminary finding from the World Mental Health Japan Survey 2002-2003. *Psychiatry and Clinical Neurosciencies*, 59（4），441-452.

三上勇気（2009）．看護師による暴露反応妨害法の実践．精神看護，12（3），88-94.

岡田佳詠（2011）．看護のための認知行動療法—進め方と方法がはっきりわかる．医学書院．

大熊輝雄（2008）．現代臨床精神医学，改訂第11版．金原出版．p.274.

Sadock BJ, Sadock VA（2003）／井上令一・四宮滋子監訳（2004）．カプラン臨床精神医学テキスト DSM-IV-TR 診断基準の臨床への展開，第2版．メディカル・サイエンス・インターナショナル．

下里誠二（2008）．恐怖．川野雅資編著．エビデンスに基づく神科科看護ケア関連図．中央法規出版．p.36-41.

多賀千明（2011）．強迫性障害の治療アルゴリズムはあるのか？上島国利・三村 將・中込和幸・他編．EBM 精神疾患の治療，2011-2012．中外医学社．p.136-141.

高塩 理（2011）．パニック障害では認知療法と行動療法どちらが有効か？上島国利・三村 將・中込和幸・他編．EBM 精神疾患の治療，2011-2012．中外医学社．p.142-147.

舘野 歩（2012）．強迫性障害の森田療法．臨床精神医学，41（1），69-74.

山根國宏・有田恭子・永見和子・他（2006）．43年目の介入．不潔恐怖症をもつ人へのあきらめないかかわりの結末．精神看護，9（5），30-35.

吉田栄治（2011）．恐慌性（パニック）障害／広場恐怖．臨床精神医学，40 臨時増刊号，209-212.

28 悲　嘆

●悲嘆に併発する疾患

　　死別などによって経験される悲嘆は，多くの人が経験する一時的な反応で，誰もが体験する通常の悲嘆である．しかし，程度や期間が通常を超え，日常生活に障害があるほどの悲嘆を複雑性悲嘆と呼ぶ．複雑性悲嘆がもたらす有害な影響として，高血圧・がん・心疾患のリスク増大，免疫機能の低下，アルコール依存などの増加，また，自殺率を高めるリスク要因にもなっている（坂口，2011a）．また，大うつ病性障害，心的外傷後ストレス障害（PTSD）などの精神疾患を併発する．複雑性悲嘆の特徴的な見解として，①6か月以上の期間を経ても強度に症状が継続している，②故人への強い思慕やとらわれなど，苦痛が圧倒されるほど極度に激しい，③それらにより日常生活に支障をきたしている，この3点が重要視されている（瀬藤ら，2008）．近年，米国では，複雑性悲嘆の診断基準作成が進行中で，注目を集めている．

●複雑性悲嘆の発生率

　　坂口（2010）が行った研究では，ホスピス緩和ケア病棟で亡くなった患者家族を対象に，プリガーソン（Prigerson HG）が開発した悲嘆を評価する自記式尺度ITG（Inventory of Traumatic Grief）を使用したところ，複雑性悲嘆の有病率は2.3％であった．

　　大和田ら（2010）は，がんにより死別した遺族に対して自己評価式抑うつ尺度を使用して調査した結果，複雑性悲嘆の有病率は35.4％としている．この複雑性悲嘆の有病率は，診断時期や評価方法，死の状況などにより大きく変動する可能性があると考える．

●治　療

　　シアー（Shear K）らが開発した複雑性悲嘆治療プログラム（Complicated Grief Treatment：CGT）は，認知行動療法の技法である．対人関係療法を土台とし，そこに認知行動療法や動機づけ面接法を統合したものである．もう一つはボーレン（Boelen PA）の認知行動療法で，複雑性悲嘆にみられるコアプロセス（既存の自伝的知識と離別経験の貧しい統合，ネガティブな全般的信念と悲嘆反応についての誤解釈，不安的・抑うつ性の回避）に応じた介入を行う（伊藤ら，2010）．

●看護介入

　　看護師は，悲嘆のプロセスを理解し，遺族への悲嘆のケアを提供することが重要である．

　　坂口（2011b）の調査報告から，ホスピスで亡くなった遺族に「死別後つらかったとき何が助けになったのか？」と尋ねた結果，「個人が安らかに亡くなったこと」との回答が多くみられ，少しでも最期が苦しむことなく安らかであったと思えることが遺族には救いとなっている．また，家族にとって，心残りの少ない介護や看取りができることは大切である．そのため，遺族へのケアは死別後ではなく，亡くなる前から始まっていると考える．

　　死別という体験は個人的な体験で，一人ひとり異なる．遺族に対する対応で最も基本となることは，相手の思いを尊重し，その思いに寄り添うという姿勢で個別のニーズをとらえきめ細やかな対応を行うことである．

　　加藤（2009）は，精神科病棟での終末期看護と家族とのかかわりについて考察した．患者はアルコール性精神障害，非小細胞肺がん多発肝転移，腰椎圧迫骨折で余命半年と診断されている70歳代後半の男性で，不穏状態になり治療継続が不可能で内科的治療も行う精神科閉鎖病棟に転棟した．患者にアクティブリスニングを行い，内服薬の調整，病棟内での自由な移動を保障し，看護師が見守り続けた．これにより，状況が改善し不穏な言動がなくなり，精神的にも安定し，精神科開放病棟に移る

ことができた.また,がん性疼痛に対して,家族を含めたチーム医療で方針を確認しながら,がん告知を行った.その結果,患者自身がホスピスへの転院を納得し,緩和ケアへのギアチェンジをスムーズに行うことができた.

　複雑性悲嘆について,初期段階では,非常に強い悲嘆反応も正常反応である可能性がある.そのため,遺族自身が専門家の援助を望む場合を除いて,死別後6か月は見守ることが提唱されている.6か月以上経過し,専門家の治療的介入が必要と考えられる場合は,誠実な説明のもとに専門家の受診を勧める.そのため,前もって複雑性悲嘆に詳しい専門家と連携をとっておくことが望ましい(瀬藤ら,2010).

　宮井ら(2010)は,阪神・淡路大震災により家族を喪った遺族に対して,①心身の健康状態を中心に遺族の臨床的特徴を把握することと,②悲嘆を測定する尺度の妥当性・信頼性の検討,の2点を目的に調査を実施した.その結果106人の協力者のうち,およそ半数に心理的影響を認めた.さらに悲嘆反応とPTSD症状,うつ症状は互いに相関を認めた.また心理的影響が大きいほど,生活の質(QOL)が低下している傾向があった.災害発生から15年の年月が経過してもなお,遺族の半数において心身に影響があることが示唆された.これらより,遺族ケアは長期的視点をもって行う必要がある.

文 献

伊藤正哉・中島聡美(2010).「認知行動療法の現在」複雑性悲嘆に対する認知行動療法―治療プロセスとアウトカム.精神保健研究,22,95-100.

加藤丈雄(2009).精神科病棟での終末期看護と家族へのかかわりを通して学んだこと―その人らしさを尊重した療養生活と家族支援.日本精神科看護学会大会学会誌,52(1),94-95.

宮井宏之・内海千種・大和田攝子・他(2010).阪神・淡路大震災15年後における遺族の精神健康について.心的トラウマ研究,6,53-62.

大和田攝子・宮井宏之・内海千種(2010).がんによる死別が遺族に与える心理的影響の評価.心的トラウマ研究,6,1880-2109.

坂口幸弘(2010).ホスピス・緩和ケア病棟で近親者を亡くした遺族の複雑性悲嘆,抑うつ,希死念慮とその関連因子.志真泰夫・恒藤　暁・森田達也・他編.遺族によるホスピス・緩和ケアの質の評価に関する研究(J-HOPE).日本ホスピス・緩和ケア研究振興財団.p.48-51.

坂口幸弘(2011a).複雑性悲嘆とは? *EB nursing*,11(4),599-605.

坂口幸弘(2011b).ケアの実際―遺族ケア.がん治療レクチャー,2(3),614-618.

瀬藤乃理子・丸山総一郎・加藤　寛(2008).複雑性悲嘆(CG)の診断基準化に向けた動向.精神医学,50(11),1119-1133.

瀬藤乃理子・丸山総一郎(2010).複雑性悲嘆の理解と早期援助.緩和ケア,20(4),338-342.

29 喪失感

●精神的誘因としての喪失状況

　気分障害の精神的誘因となる状況は，近親者の死や病気，離婚，他の別離体験，家族のなかの意見の相違，職業や財産，愛憎の葛藤，引越し，生命状態の重篤な外傷などである．精神的な誘因の50％は，人間のコミュニケーション領域における喪失状況を示しており，それは死や重篤な疾患，別離，離婚，見捨てられることなどによって，親しい関係者の喪失状況であるとされる．これらは特に女性に顕著に現れ，引越しや愛憎の葛藤が誘因の状況として比較的頻繁にあり，男性は，職業や財産が誘因になるとされる（Huber，1981）．また，統合失調症では，死，別離，離婚，見捨てられる（35％）といった喪失状況が精神的誘因になるとされる（Huber，1981）．

●治　療

1．喪失体験により身体表現性障害を発症した事例（服部ら，2010）

　61歳の女性で，地域婦人会役員の退任を契機に喘息，不眠が出現し，その後も息子夫婦の問題などから身体症状や抑うつ症状など多彩な病態を呈した．薬物療法を中心に治療し，家族の協力や規則的な服薬により身体症状が軽減し，精神科デイケアへの通所では情緒が安定した．社会や家庭での役割が変化し，「世話をする」役割の喪失感から抑うつ症状を発症したものの，息子夫婦の問題の改善や孫の誕生などで「世話をする」役割を再獲得することとなり，症状の軽快につながった．

2．若年性認知症患者の喪失感の事例（松本，2010）

　精神科医院に通院する若年性認知症の男性で，自宅にひきこもりがちで，介護する妻がケアに困難を極めていた．事例の治療結果で最も配慮すべきは，認知症になった本人の初期段階での喪失感や絶望をどのように支えるかであった．若年性認知症と向き合う男性が自分の疾病を理解するとともに家族も男性の疾病を理解してかかわるという，相互作用を高めることでひきこもりは改善する．この過程において，心理教育が若年性認知症の人を支える強力なツールとなるためには，「本人の心のありよう」に細やかな目を注ぎながら本人の安堵感に配慮して展開していくことが大切である．

3．緩和ケア病棟における喪失感の事例（池永，2008）

　緩和ケア病棟の患者を理解するには，まず十分な情報収集が重要で，患者の性格傾向を知り，心理的防衛機制を理解して患者の精神面の問題を評価する．そして，支持的精神療法として，患者の無意識的な葛藤や人格の問題には入り込まず，その人なりの方法で乗り越えていけるように現実的に患者の心理を支えていく．

　がんによって生じた役割変化，喪失感や抑うつ気分に対しては，支持的な医療従事者との関係やコミュニケーション（傾聴，共感，受容，保証）をとおして軽減することを目指す．また，患者の精神面の支援を行う場合，共感していることを患者に伝え，患者自身が「気持ちをわかってもらえた」と感じて初めて，コミュニケーションの治療的な効果が出てくると考えられる．

●看護介入

1．喪失感から境界性パーソナリティ障害を発症した事例（西山，2008）

　24歳の女性で，交際していた男性と不仲になったのが原因でうつ状態になり，境界性パーソナリティ障害と診断され通院していたが，自宅近くの橋から投身自殺を図り救急搬送され外傷性脊椎損傷の危機段階であった．入院後も自傷行為が続き，その行為が「孤独と人とのつきあいがうまくコントロールできないことによる自傷行為」あるいは「喪失感を体験し不安と抑うつ，絶望感による自傷行為」と考え，セルフケア全代償システムで患者をサポートした．

　看護介入としては，継続して同じことを同じ時間に毎日行うことで患者に持続性をつけ，何かをや

り遂げる達成感を感じられるようにサポートした．また，早期から患者が地域に戻り社会生活を送るための看護ケアと，そのための家族調整や地域社会のサポート体制づくりに取り組んだ．その結果，家族は，入院中も患者から目を背けることなく，患者と共にセルフケアの再取得に専念し，3か月という短い期間で退院することができた．

2. 自己喪失感をもつ統合失調症の事例（谷藤，2010）

　精神障害者は，幻覚や妄想などの症状自体の苦痛に加えて，自己喪失や絶望，孤立を感じながら精神障害者として生きていかなければならない．患者（女性，50歳代後半）は，高校を中退し数年後に統合失調症を発症し，数年間隔で1年間ほどの入退院を繰り返した．最終退院時から週1回の定期訪問看護を開始した．

　訪問看護の経過のなかで，患者は徐々に周囲に見張られているなどの苦痛や社会への非難を強く訴えるようになった．患者の訴えを適切に理解するため傾聴に努めた結果，孤立感と人間の価値の喪失を体験しながら，他者とのかかわり方や生き方を模索していること，本人なりの症状への対処を行っていることが理解できた．そこで，患者の訴えを紙に書き，一緒に患者の訴えたいことを整理し，対処方法の支持や提案などの協働的かかわりを行った．その結果，患者は，他者を非難するだけではなく，以前と比べ落ち着いてコミュニケーションがとれるようになり，前向きに症状への対処や生き方を模索するようになった．

文　献

服部信行・稲永和豊・大塚みえか（2010）．抑うつを伴なった身体表現性障害の一症例．筑水会神経情報研究所・筑水会病院年報，28, 16-21.

Huber G（1981）／林　拓二訳（2005）．精神病とは何か―臨床精神医学の基本構造．新曜社．p.158-160, 175-177.

池永昌之（2008）．緩和ケア病棟での精神面の支援．がん患者と対症療法，19（1），27-31.

松本一生（2010）．家族との共同治療と家族支援―認知症の家族支援．最新精神医学，15（3），271-275.

西山涼子（2008）．大学病院における思春期・青年期看護――一般病棟に入院をする患者の看護．日本精神科看護学会誌，51（2），266-270.

谷藤伸恵（2010）．生きていく苦痛を訴える利用者への訪問看護―協働的かかわりを試みて．日本精神科看護学会誌，53（3），19-23.

30　便　秘

●精神科治療薬による便秘

　藤野ら（2011）は，入院中の統合失調症および統合失調感情障害の患者の処方内容をもとに，便秘治療薬投与量と患者背景や抗精神病薬の使用状況などの関係を調査している．対象405例において便秘治療薬高用量群では，フェノチアジン系を内服する患者の割合が高いことと，長い罹病期間，抗精神病薬および抗不安薬や睡眠薬の高用量投与も便秘の因子であると報告している．このことから，便秘は患者のQOLの低下や，重症化による麻痺性イレウスの発症が生命にかかわる問題であると指摘している．さらに，第二世代抗精神病薬が主流である現在において，統合失調症患者の便秘やイレウスのリスクを最小限にするための薬物療法や生活指導を検討する必要性を言及している．

　慢性便秘は，患者のQOLを低下させ，排便コントロールのために時間が費やされることになる．精神科患者の便秘は様々な要因があり，①抗精神病薬や併用される抗パーキンソン病薬など薬剤によるもの，②運動や食生活によるもの，③慢性的な下剤の投与，が考えられる．文献検討の結果，特に抗パーキンソン病薬と刺激性下剤が患者の便秘の原因になっていると報告している．精神科患者の慢性便秘は麻痺性イレウスの要因であり，便秘や麻痺性イレウスは抗精神病薬の抗コリン作用によると結論づけている（西尾ら，2008）．

●便秘，麻痺性イレウスと薬の関係

　羽生（1997）は，麻痺性イレウスと診断された26例中20例に巨大結腸症がみられ，そのすべてにクロルプロマジンやハロペリドール，抗パーキンソン病薬など抗コリン性薬剤の連用があり，また下剤や浣腸の常用がさらに悪影響を及ぼすことを報告している．患者からの自己申告が曖昧で排便の確認が困難であったり，抗精神病薬の影響により，腹痛や腹部膨満の出現が遅れたり出現しない場合がある．また，悪心・嘔吐の出現も抑えられる場合があるため，イレウスの発見が遅れる一因となる．そこで，ハイリスク状態の患者をリストアップし，腹部症状の観察を行う必要性と，消化器手術の既往がある場合には癒着による機械的イレウスを起こしやすいため観察が必要である（横山，1992）．

　服薬のコンプライアンスに影響する不快症状について，デイケアに通う比較的症状がコントロールできている患者を対象に調査した結果，患者からみた副作用で主観的有害事象（抗精神病薬を服用することで不快に思うこと）に対して，「便が出にくい」が約70％で最も多く，「のどが渇く」約57％，「体重が増えた」約52％であり，不快感はQOLの低下や服薬コンプライアンスの悪化につながる（長嶺，2006）．

　精神科病院の長期入院患者の大多数は高度の便秘を訴えており，大量の下剤を常用している．人口の高齢化に伴って副作用は増加しているが，長期大量投薬（抗精神病薬，抗うつ薬，抗パーキンソン病薬および抗コリン性薬剤の併用）が行われていない欧米の研究や報告の数が少ないため，欧米の成書には詳しい記載がほとんどなく，わが国の精神科病院における特有な副作用（巨大結腸症，慢性便秘，イレウス）である（風祭，2006，羽生ら，1996）．

●看護介入

　排ガス・排便をもたらす熱布による腰背部温罨法について，心音計で腸雑音の変化を測定した基礎実験によると，腰背部温罨法が腸管の動きを促進することがわかった（菱沼ら，1997）．入院中または老人保健施設に入所中の54人（男22人，女32人）に対し，延べ76回の腰背部温罨法を施行し，24時間以内の排ガス・排便の有無を調査している．対象者の年齢は24～97（平均60.3）歳で，47.4％に排便，40.8％に排ガスが認められた．疾患および温罨法施行前の患者状況が，排便・排ガスに関連するかどうかは明らかではないが，熱布による腰背部温罨法は，排便・排ガスを促す臨床上有用な看護技術で

ある．

　便秘に伴う不快症状を測定する尺度として，マクミランら（McMillan, et al, 1989）の標準化された便秘の評価尺度があり，深井ら（1995a）は，マクミランらの尺度から日本語版便秘評価尺度（CAS）を公表している．評価は8項目（①お腹が張った感じ，ふくれた感じ，②排ガス量の減少，③排便の回数，④直腸に内容が充満している感じ，⑤排便時の肛門の痛み，⑥便の量，⑦便の排泄状態，⑧下痢様または水様便）である．「大いに問題あり」「やや問題あり」「問題なし」の3つの選択肢があり，配点はそれぞれ2～0点の計16点満点で評価する．5点以上が看護上問題のある便秘である（深井ら，1995a）．精神科看護における便秘のケアにおいては，日本語版CASの使用によって便の回数・性状を観察・評価した研究がある（深井ら，1995b）．

　便秘に対するケアの方法には，食物繊維の摂取，水分負荷，温罨法，腹部マッサージ，バイオフィードバック，排泄教育，腸内環境改善などがある．深井ら（1994）は，精神科入院患者の男女44人を対象として，毎日の腹筋強化体操の実施，男女9人に対して排泄教育を実施して，下剤使用者が減少したと報告している．また，精神科看護における便秘ケアについて，散歩，運動，レクリエーションへの参加，適当な水分摂取（1週間普段どおり生活し，その後1週間は朝起床直後に冷水4～5 mL/体重1 kgの飲水），規則的な食事摂取，乳酸菌の使用（毎食後に市販乳酸菌飲料65mLの摂取：150億個含量），トイレ誘導（排便習慣をつける），腹部マッサージ，ツボ刺激，音楽のリラクセーション効果を試みた事例研究がある（吉川ら，2007，五十嵐ら，2004，辻裏ら，2006）．

文　献

藤野純也・谷口典男・竹村有由・他（2011）．抗精神病薬内服中の慢性期統合失調症患者における便秘について．臨床精神薬理，14（11），1829-1835．
深井喜代子・長谷川美由紀・奈良あゆみ・他（1994）．便秘を訴える精神科入院患者への集団指導の効果．日本看護研究学会雑誌，17（3），15-21．
深井喜代子・杉田明子・田中美穂（1995a）．日本語版便秘評価尺度の検討．看護研究，28（3），201-208．
深井喜代子・塚原貴子・人見裕江（1995b）．日本語版便秘評価尺度を用いた高齢者の便秘評価．看護研究，28（3），209-216．
羽生　丕，風祭　元（1996）．慢性便秘・麻痺性イレウス・巨大結腸症．臨床精神医学，25（10），1183-1188．
菱沼典子・平松則子・春日美香子・他（1997）．熱布による腰背部温罨法が腸音に及ぼす影響．日本看護科学会誌，17（1），32-39．
五十嵐浩・伊藤千代子・石澤信人（2004）．向精神薬服用者の便秘対策としての乳酸菌の利用．日本看護学会論文集（精神看護），35，197-199．
風祭　元（2006）．向精神薬の長期大量多剤併用療法と副作用．臨床精神医学，35（12），1683-1689．
McMillan SC, Williams FA（1989）．Validity and reliability of the Constipation Assessment Scale. *Cancer Nursing*, 12（3），183-188.
長嶺敬彦（2006）．静かなる副作用とノンコンプライアンス．臨床精神医学，35（1），17-26．
西尾彰泰・植木啓文（2008）．精神科患者における慢性便秘の治療．精神科治療学，23（10），1271-1278．
辻裏夏希・町亜寿香・瀬川登志恵・他（2006）．抗精神病薬・抗うつ薬服用患者における便秘と音楽の有効性—同質の原理を用いて．日本看護学会論文集（精神看護），37，54-56．
横山雅一（1992）．身体合併症病棟について．日本精神病院協会雑誌，11（4），318-322．
吉川靖子・斉藤澄子・渡辺さとみ・他（2007）．向精神薬内服患者への冷水飲水による便秘予防効果に関する研究．日本農村医学会雑誌，56（3），340．

31　水中毒

●原　因

　水中毒は多飲に限らず，抗利尿ホルモン分泌過剰，ネフローゼ症候群などでも起こる（仲地ら，2008）．多飲の原因は，①抗利尿ホルモンの分泌や作用の仕方の異常とする説（安田ら，2011），②脳における口渇中枢や浸透圧を感知する部位の異常とする説（Goldman, et al, 2007），③いくつかの遺伝子多型性との関連（長嶺，2008，新開，2007），抗精神病薬の多剤併用（茂木ら，2008）が指摘されているが，確定的なものはない（川上，2012）．

●治　療

　水中毒の治療の基本は，発生予防や過剰摂取の制限ではなく，水中毒をそれ以上発展させないことである．患者のセルフケア能力に合った方法で患者が飲水行動をコントロールし，多飲症と共存した生活ができることを目指す（仲地ら，2008，川上ら，2010）．血圧，体温，酸素飽和度，身体的・神経学的な診察，血液検査などの検査結果から，水中毒かどうかを見極め，高度な医療の必要性があるかを判断する（川上ら，2010）．

　軽症や中等症の場合，スタッフによる観察や援助があれば，医学的な処置をせずに改善することが多い．しかし重症の場合，血清塩化ナトリウムの補正，個室での水分制限，合併症の治療，重篤であれば専門治療ができる医療機関への転院も検討する（川上ら，2010，川野，2011）．血中塩化ナトリウムの補正（Yanagisawa, et al, 2005），水分制限と血清塩化ナトリウムの補正の併用（城所，2007），非定型抗精神病薬への切り替え（和佐野ら，2010，岩永ら，2010），必要のない向精神薬の中止や減量（川上ら，2010）が効果的との報告がある．

　心理教育や集団療法を用いたアプローチ（喜友名ら，2005），トークンエコノミー（田島ら，2009），リラクセーション，認知行動療法的アプローチ（井上ら，2010，信長ら，2010）による効果も報告されている．

●看護介入

　バイタルサインのチェック，嘔吐，けいれん，尿失禁，顔色など一般的な全身状態の観察や，飲水量，飲水時間，飲水場所，体重測定，血清電解質値から水中毒の有無や程度を把握する．意識レベルが低い場合，処置時の体動に注意する（川野，2011）．行動制限を最小にとどめることで症状が改善したとの報告（福岡，2008，小嶋，2008）があるが，生命の危機に直結する場合は，観察室や保護室で短期間の行動制限を行う．医療チーム内での情報収集や情報共有を密に行い，患者の生命の安全を確保する（川野，2011）．

　行動制限や症状コントロールのみに注目することは，患者・看護師双方にとってストレスである（宇佐美ら，2009）．そのため，患者との関係性を中心としたアプローチ（柴田，2008，人見ら，2007），心理・教育的側面からのアプローチ（喜友名ら，2005），スポーツやレクリエーションにより，飲水行動への固執防止と気分転換を図り，患者が関心を広げ楽しみを見出せるよう援助する（川野，2011，仲地ら，2008）．

　患者自身が主体的に行動療法に臨めるように（信永ら，2010），飲水に対する患者の思いを受容し，飲水のきっかけや動機を把握したうえで，患者ができそうなコントロール法を具体的に話し合う．患者がコントロールできなかった場合は，患者と共に振り返り，できそうな方法を再検討する．患者が認められる，ほめられる，達成感を得るという経験のなかで自尊感情を高められるようにする（松浦ら，2007，青本ら，2011，小笠原ら，2007）．また，水中毒の危険性や制限の必要性を根気よく説明する．

文　献

青本さとみ・入江正光・白川暁子・他（2011）．認知機能が低下し，水中毒を併発した統合失調症患者の回復へ向けてのケアとその構造．日本看護学会論文集　精神看護，41，11-14.

福岡竜太郎（2008）．行動制限最小化の取り組みから見えてきたこと―長期隔離を余儀なくされている患者へのアプローチ．日本精神科看護学会誌，51（2），354-358.

Goldman MB, Torres IJ, Keedy S, et al（2007）．Reduced anterior hippocampal formation volume in hyponatremic schizophrenic patients. *Hippocampus*, 17（7），554-562.

人見智美・服部眞澄・竹内あゆみ・他（2007）．青年期にある水中毒患者の飲水量の意識づけに参与型看護を導入して―飲水量自己管理ができた一事例の考察．日本精神科看護学会誌，50（2），38-42.

井上直幸・向原俊一（2010）．病的多飲水傾向に対する認知行動療法を用いたアプローチ―知的障がい患者の過剰飲水が軽減した事例より．日本精神科看護学会誌，53（3），90-94.

岩永英之・橋本喜次郎・佐藤康博・他（2010）．Clozapine 投与にて水中毒にともなう行動制限をなくすことができた慢性期解体型統合失調症の１例．臨床精神薬理，13（3），646-648.

川上宏人（2012）．慢性統合失調症患者などの水中毒への対応．救急集中治療，24（1-2），232-236.

川上宏人・松浦好徳編（2010）．多飲症・水中毒―ケアと治療の新機軸．医学書院．p.172，185.

川野雅資編（2011）．新看護観察のキーポイントシリーズ　精神科Ⅰ．中央法規出版．

城所博之・東　慶輝・星野真貴子・他（2007）．痙攣重積にて発症した水中毒の幼児２例．日本小児救急医学会雑誌，6（1），173-176.

喜友名悟・知念広晃・佐久川淳子・他（2005）．多飲水のある患者との心理教育を通しての関わり―自助グループの活用とグループアプローチを試みた効果．日本精神科看護学会誌，48（2），128-132.

小嶋千春（2008）．QOL の向上をもたらした水中毒患者の隔離解除援助―患者の QOL を重視し行動制限が最小化できた事例より．日本精神科看護学会誌，51（2），37-41.

松浦好徳・河西敏也・新津　勇（2007）．水中毒への対応に革命を起こした病院のノウハウ―受け止める，知識を提供する，褒める，看護の意識を統一する．精神看護，10（4），27-35.

茂木泰子・石綿啓子（2008）．水中毒患者への看護介入に関する文献の動向．つくば国際大学研究紀要，14，203-210.

長嶺敬彦（2008）．水中毒の原因として疑われる「アンギオテンシンⅡ」．精神看護，11（3），97-106.

仲地珖明監，岩切真砂子・河野伸子・他（2008）．精神看護 QUESTION BOX 3 薬物療法・身体合併症の理解と看護ケア．中山書店．

信永州洋・一ノ山隆司・千　英樹・他（2010）．水中毒患者の水分摂取方法の改善に対する援助―認知行動療法的なかかわりの取り組み．臨牀看護，36（9），1218-1224.

小笠原育子・附田美佐子・漆畑　努・他（2007）．15年以上もの行動制限を必要とした水中毒患者の看護―小さな行動目標を立案し達成感を得させる関わり．十和田市立中央病院研究誌，20（1），101-104.

柴田　晋（2008）．水中毒の制御による行動制限緩和に向けたかかわり―時間と空間の共有を通して．日本精神科看護学会誌，51（2），24-27.

新開隆弘（2007）．抗精神病薬による水中毒をどう予測するか．臨床精神薬理，10（8），1423-1431.

田島愛子・江上倫子・永野　孝・他（2009）．精神科看護と水中毒（第２報）―トークンエコノミー式の動機付けを行って．筑水会神経情報研究所・筑水会病院年報，27，60-62.

宇佐美しおり・野末聖香編（2009）．精神看護スペシャリストに必要な理論と技法．日本看護協会出版会．p.244.

和佐野研二郎・吉田眞美・大山司郎・他（2010）．重度の多飲水の Aripiprazole が奏効した統合失調症の３症例．筑水会神経情報研究所・筑水会病院年報，28，29-33.

Yanagisawa K, Hiromura K, Yagi H, et al（2005）．Water intoxication associated with moderate dose of cyclophosphamide pulse therapy in an elderly patient：A case report and literature review. *Modern Rheumatology*, 15（1），65-68.

安田治正・三嶋正芳（2011）．水中毒により横紋筋融解症を併発した１例―急性腎不全合併リスクに関する一考察．日本集中治療医学会雑誌，18（1），111-112.

32　その他の身体的副作用症状

　今日の精神科臨床において薬物療法は大きな役割をもっている．薬物を適切に使用することにより，幻覚，妄想，不穏，興奮，抑うつ，躁，焦燥，不安，緊張，強迫，不眠など様々な精神症状を消失あるいは軽減することができる．薬物療法の効用と限界を熟知することは，今日の精神科臨床において必須である（大森，2009）．しかし，薬物療法には時に生命の危険をもたらす副作用があることを忘れてはならない．

●悪性症候群

　神経弛緩薬性悪性症候群の発生率は0.1〜0.2%，好発年齢，性差，季節，薬物投与経路による明らかな差は認められないが，高力価薬物投与下での身体的疲労や脱水，精神状態の増悪期に発症することが多い重篤な副作用である（村田ら，1999）．悪性症候群は，通常，抗精神病薬の投与開始後間もなく生じることが多い．筋硬直，高熱，意識障害などの症状を呈し，対応が遅れると死に至ることもある（Healey，2009）．ドパミンD_2受容体遮断作用を有するため，精神科臨床で最も注意を要する．診断基準として，レベンソン（Levenson，1985）やカロフら（Caroff, et al, 1993）のものが知られている．

　まず原因薬物を中止し，経過中は重症度に応じた十分な全身管理を行う（村田ら，1999）．急性循環不全と急性腎不全をいかに予防・治療するかが，悪性症候群の予後を左右する（長峰，2009）．

　千ら（2010）は，悪性症候群のため民間精神病院から総合病院精神科へ転院してきた30代の統合失調症患者に，悪性症候群の対症療法に加えて声かけや励まし，タッチングなどの支持的精神療法的かかわりを行い，悪性症候群の改善とともに簡易精神症状評価尺度と患者・看護師関係の改善も得たことを報告した．悪性症候群の急性期から積極的に支持的精神療法を活用することは，身体症状が回復してからの患者−看護師間の信頼関係の構築に効果があると提言している．

●肺血栓塞栓症

　今日，抗精神病薬の使用は患者の精神症状を改善するための標準的な治療に欠かせないが，その使用により血栓（凝血塊）のリスクが6倍に上昇（Healey，2009）し，高齢者や何らかの理由で動けない人，経口避妊薬ほか血栓の生じやすい薬を服用している人においては特にリスクが高くなる傾向がある（Healey，2009）．抗精神病薬の使用に加えて，やむをえず行動制限を課すこともある精神科においては十分な対策が必要であり，海外でも深部静脈血栓症（DVT）や肺塞栓症を急性腎不全や誤嚥性肺炎とともに悪性症候群に関連する重大な副作用として報告している（Bilanakis, et al, 2009）．

　対策としては，十分な観察を行い，息切れ，胸痛，四肢の疼痛，浮腫などが認められた場合には薬物投与を中止する（住吉ら，2012）．杉田ら（2006）は，薬物による鎮静や身体拘束が行われることの多い措置入院患者の肺動脈血栓症の発生や原因となるDVTのリスク対策として，過去の患者のデータを参照しスタッフ間で学習会を行うなどしてクリニカルパスを作成した．パスを導入する前後で看護師への意識調査を行い，パス導入後に統一した医療・観察・看護の提供による業務の効率化が図れたと答えるものが増え，統一した看護の質とケア提供が図れたと報告している．

　西堀ら（2005）は，精神科病棟入院中に肺塞栓症を発症した3例を，静脈血栓症の誘発因子であるウィルヒョウの三徴（血管壁の変化，血流状態の変化，血液構成要素の変化）などから分析し，精神運動興奮やうつ状態のときには脱水傾向にあり，抑制が行われると血流の停滞と凝固が起こりやすく，抑制の解除・離床の際には血栓の否定検査であるDダイマー値を測定するなどの安全対策の必要性を訴えた．

　落合ら（2011）は，日本総合病院精神医学会の予防指針をもとに独自のDVT予防アセスメントシー

トを作成し，当該精神科救急病棟での予防・発症の実態を明らかにした．その結果，水分摂取の減少に伴う循環動態の異常が強い危険因子であることと行動制限の最小化が倫理面とDVT発症予防にとどまらず身体管理面からも重要であると述べている．

● セロトニン症候群

セロトニン症候群は，脳内のセロトニン活性の充進により発症し，セロトニン再取り込み阻害作用の強い抗うつ薬により生じる副作用（坂上ら，1999）である．頻度は低いが，中枢セロトニン活動充進によっても生じる（大森，2009）．セロトニン再取り込み阻害作用の強い抗うつ薬単独でも生じるが，選択的セロトニン再取り込み阻害薬（SSRI）とモノアミン酸化酵素阻害薬（MAOI）を併用した場合に生じることが多いとされる．

精神症状としては見当識障害や焦燥感，神経症状として反射充進やミオクローヌス，自律神経症状として発熱，発汗，下痢などがみられる．服薬中止によって速やかに回復する（大森，2009）．アクティベーションシンドロームやSSRI誘発性賦活症候群といわれるものは，SSRI服用の初期段階にみられやすい不安，焦燥，不眠，衝動性，躁状態などの中枢刺激症状（西嶋，2011）を指しているが，薬が原因のものとしてとらえるのか，双極性障害が見逃されていたため出現したととらえるのか，専門家の間でも議論がある（田島，2012）．

原因薬剤の中止と，補液や体温冷却などの保存的な治療で一般に予後はよく，約70％の症例は発症24時間以内に改善する（西嶋，2010）．

● 尿閉，排尿困難

ほとんどの抗うつ薬は排尿困難を起こすことがあり，排尿障害は抗コリン作用の強い抗うつ薬でしばしば認められる．特に高齢者では尿閉に注意する．尿閉は前立腺肥大のある中高年男性に出現することが多い（Healey，2009）．

治療には薬物の減量・中止，あるいはベタネコールやジスチグミンなどのコリン作動薬を用いる（坂上ら，1999）．

十分な観察のうえ，不安の軽減を図り，ゆとりをもって排尿に臨むよう説明する．また，必要時導尿を考慮する．抗うつ薬が処方されている場合，排尿困難を訴えないことがあるので，あらかじめ副作用について説明しておき，看護師側から尋ねるとよい（山本，2008）．

文　献

Bilanakis N, Peritogiannis V, Kalampokis G (2009). Infections as complications of neuroleptic malignant syndrome. *World Journal of Biolobical Psychiatry*, 10 (4 Pt 3), 973-976.

Caroff SN, Mann SC (1993). Neuroleptic malignant syndrome. *Medical Clinics of North America*, 77 (1), 185-202.

Healey D (2009) / 田島　治・江口重幸監訳，冬樹純子訳（2009）．ヒーリー精神科治療薬ガイド．みすず書房．p.55-56, 98.

Levenson JL (1985). Neuroleptic malignant syndrome. *American Journal of Psychiatry*, 142 (10), 1137-1145.

村田慎一・田島　治（1999）．抗精神病薬の副作用とその対策．松下正明総編集．精神科薬物療法＜臨床精神医学講座第14巻＞．中山書店．p.80-95.

長峰敬彦（2009）．精神系副作用―悪性症候群．薬局，60 (10)，65-71.

西堀文隆・加藤小代子・丸山恭子・他（2005）．精神科病棟における深部静脈血栓症の危険因子と対策．日本看護学会抄録集　精神看護，36, 68.

西嶋康一（2010）．悪性症候群とその周辺疾患．新興医学出版社．p.79.

西嶋康一（2011）．セロトニン症候群，賦活症候群，断薬症候群．医学のあゆみ，236 (10)，923-928.

落合　治・江島紀子・長谷川加代子・他（2011）．精神科救急病棟における深部静脈血栓症リスクの実態調査―予防アセスメントシートの活用を通して．精神科看護，38（9），45-54．

大森哲郎（2009）．薬物療法．野村総一郎・樋口輝彦・尾崎紀夫編．標準精神医学，第4版．医学書院．p.125, 138．

坂上紀幸・清水宗夫（1999）．抗うつ薬の副作用とその対策．松下正明総編集．精神科薬物療法＜臨床精神医学講座第14巻＞．中山書店．p.151-169．

千　英樹・野原　茂・一ノ山隆司・他（2010）．支持的精神療法的なかかわりが患者-看護師関係の構築に有効であった事例―意思表示ができない重症の悪性症候群を併発した患者の看護．臨牀看護，36（7），974-981．

杉田繁一・榎本勇司・吉崎弘之・他（2006）．措置入院のクリニカルパス作成と評価―PTE・DVT発生予防の視点と看護師の意識調査から．日本精神科看護学会誌，49（2），188-192．

住吉太幹・樋口悠子（2012）．ペロスピロン．野村総一郎・中村　純・青木省三・他編．抗精神病薬完全マスター＜精神科臨床エキスパート＞，医学書院．p.143-156．

田島　治（2012）．特集2／きちんと知っておきたいSSRIの複雑な副作用．精神看護，15（3），45-53．

山本勝則（2008）．排泄．山本勝則・藤井博英編著．根拠がわかる精神看護技術．メヂカルフレンド社．p.161．

索　引

あ
アカシジア　53, 115
悪性症候群　287, 362
アクティベーションシンドローム　113
アメンチア　24
アルコール依存症　76
アルコール離脱症状重篤度評価尺度改訂版　80
アルコールリハビリテーションプログラム　317

い
怒り　95, 320
　　──のセルフマネジメント　96
意識障害性興奮　304
易刺激性　112, 324
依存　76, 316
依存症　77
依存症候群　77
5つのP　155
一般化　78
医療観察法　87
　　──病棟　87

う
迂遠　139
うつ　58, 312
うつ病　58
　　──性障害　59

え
エンケファリン　124

か
概日リズム睡眠障害群　153
過呼吸　240
過小評価　78
寡動　221
関係妄想　15
観念奔逸　139

き
記憶障害　140, 220
器質性便秘　268
希死念慮　40, 308
機能性便秘　268
気分障害　58
記銘力障害　140

く
逆転移　70
急性悲嘆反応　256
境界性パーソナリティ障害　123, 314
強迫　186, 338
強迫観念　186
強迫行為　186
強迫思考　186
強迫性障害　187, 338
恐怖　229, 245, 352
恐怖症　245, 352
　　──性不安障害　352
緊張病性興奮　24, 304

く
グリーフケア　255
グリーフワーク　255

け
けいれん性便秘　268
激越うつ病　24
血統妄想　15
幻覚　6, 300
幻覚妄想状態　24
幻嗅　7
幻視　6
幻触　7
幻聴　6
見当識障害　140, 220
幻味　7

こ
攻撃　78
高次脳機能障害　141
構造化　129
考想仮視　6
考想仮声　6
広汎性発達障害　132, 328
興奮　23, 304
合理化　78
呼吸法　98
誇大妄想　15

さ
罪業妄想　15
錯視　6
残遺妄想　16

し
CIWA-Ar　80
CVPPP　35
GID　172
ジェンダー　173
　　──・アイデンティティ　173
自我　88, 231
弛緩性便秘　268
思考障害　220
思考促迫　139
思考途絶　139
思考抑制　139
自己損傷　122
自殺　40
自殺関連行動　122
自殺企図　40, 122, 308
自殺総合対策大綱　41
自傷　122, 326
　　──行為　122
施設症　196, 340
失見当識　140, 220
失語　140
失行　140
嫉妬妄想　16
失認　140
自動思考　248
自閉　203, 342
自閉症　203
社会的ひきこもり　204
社交恐怖　245, 352
社交不安障害　245
シャルル・ボネ症候群　7
宗教妄想　15
重症薬疹　289
集団不適応　132, 328
執着気質　60
熟眠障害　150
循環気質　60
情意鈍麻　344
症候性便秘　269
小視症　7
心気症　166
心気妄想　15
真正妄想　14
振戦せん妄　221
身体化　165, 334
　　──障害　165
身体醜形障害　166

365

身体表現性障害　165
心理学的解剖　41

す
睡眠衛生　151
　　──教育　151
睡眠時随伴症群　154
睡眠障害　149, 332
　　──国際分類第2版　149
睡眠相後退障害　154
睡眠薬　152
スプリッティング機制　68

せ
精神運動興奮　23
精神運動性障害　220
精神生理性不眠症　150
性的指向　174
性転換症　174
性同一性　173
　　──障害　172, 336
性別　173
性別違和　172, 336
　　──症候群　172
性別再適合　337
性役割　173
説明妄想　15
セロトニン症候群　288, 363
漸進的筋弛緩法　98
全体感情妄想　15
せん妄　24, 220, 346

そ
操作　67, 314
喪失感　261, 356
想像妊娠　16
早朝覚醒　150
躁病性興奮　24, 304

た
多飲症　278
体感幻覚　7
退行　78
大視症　7
対象喪失　261
対人依存　77
多動　221
多弁・多動　52, 310

ち
知覚の歪み　220
中枢性過眠症群　152
中途覚醒　150

超自我　88
直腸性便秘　268

て
ディエスカレーション　29, 96
転移　70
転換性障害　166

と
投影　78
疼痛性障害　166

な
ナルコレプシー　153

に
入眠幻覚　7
入眠障害　150
尿閉　289, 363
妊娠妄想　16
認知機能　139
認知障害　139, 330

は
パーソナリティ障害　67
肺血栓塞栓症　288, 362
排尿困難　289, 363
暴露反応妨害法　338
発達障害　133
発明妄想　15
パニック　237, 350
　　──発作　25, 237
半陰陽　174

ひ
BPSD　144, 330
BVC　99
被害妄想　15
ひきこもり　203, 342
微小妄想　14
悲嘆　253, 261, 354
　　──のプロセス　254
悲嘆反応　253
被毒妄想　7, 15
否認　76, 87, 316, 318
憑依妄想　16
広場恐怖　237
貧困妄想　15

ふ
Broset Violence Checklist　99
不安　229, 348
賦活症候群　113

複雑性悲嘆　254, 354
不潔　104, 322
不整脈　288
物質依存　77
不眠症　149
ブラックアウト　77
プロセス依存　77

へ
ペアレンティング障害　135
変視症　8
弁証法的行動療法　46, 129
便秘　268, 358

ほ
防衛機制　231
包括的暴力防止プログラム　35
暴力　32, 306
ポストベンション　44
ホスピタリズム　196
保続　139

み
水中毒　278, 360

む
無為　213, 344

め
酩酊　26
滅裂思考　139
メランコリー親和型性格　60

も
妄想　14, 302
妄想気分　15
妄想知覚　15
妄想着想　15
妄想的曲解　15
妄想様観念　14
もうろう状態　24

や
薬剤性便秘　269

よ
予期悲嘆　253

れ
レム睡眠行動障害　155
恋愛妄想　16

精神症状のアセスメントとケアプラン　　32の症状とエビデンス集	
2012年11月9日　第1版第1刷発行	定価（本体 3,500 円＋税）
2025年4月7日　第1版第10刷発行	

編　著	川野雅資 ©	＜検印省略＞
発行者	亀井　淳	
発行所	株式会社 メヂカルフレンド社	

〒102-0073　東京都千代田区九段北3丁目2番4号
麹町郵便局私書箱48号　電話(03)3264-6611　振替00100-0-114708
https://www.medical-friend.jp

Printed in Japan　落丁・乱丁本はお取り替えいたします　　　印刷／(株)広英社　製本／(株)村上製本所
ISBN978-4-8392-1470-8　C3047　　　　　　　　　　　　　　　　　　　　　　　　　　　106093-092

- 本書に掲載する著作物の著作権の一切〔複製権・上映権・翻訳権・譲渡権・公衆送信権（送信可能化権を含む）など〕は，すべて株式会社メヂカルフレンド社に帰属します．
- 本書および掲載する著作物の一部あるいは全部を無断で転載したり，インターネットなどへ掲載したりすることは，株式会社メヂカルフレンド社の上記著作権を侵害することになりますので，行わないようお願いいたします．
- また，本書を無断で複製する行為（コピー，スキャン，デジタルデータ化など）および公衆送信する行為（ホームページの掲載やSNSへの投稿など）も，著作権を侵害する行為となります．
- 学校教育上においても，著作権者である弊社の許可なく著作権法第35条（学校その他の教育機関における複製等）で必要と認められる範囲を超えた複製や公衆送信は，著作権法に違反することになりますので，行わないようお願いいたします．
- 複写される場合はそのつど事前に弊社（編集部直通 TEL03-3264-6615）の許諾を得てください．